U0376978

Primary and Revision Total Ankle Replacement
Evidence-Based Surgical Management

全踝关节初次置换与翻修术
循证外科管理

原　　著　[美]Thomas S. Roukis　　Gregory C. Berlet

　　　　　　Christopher Bibbo　　Christopher F. Hyer

　　　　　　Murray J. Penner　　Markus Wünschel

　　　　　　Mark A. Prissel

主　　译　龙　华　牛　舜　马保安

副 主 译　李永伟　赵　振　董　川

译　　者　（按姓氏笔画排序）

　　　　　刘小明　李国臣　张　鹏　张弘韬

　　　　　邵若菲　陈　军　段大鑫　徐　奎

　　　　　郭　艳　梁立卓

世界图书出版公司

西安　北京　广州　上海

图书在版编目 (CIP) 数据

全踝关节初次置换与翻修术：循证外科管理 /（美）托马斯 S. 卢奇斯 (Thomas S.Roukis) 等主编；龙华，牛舜，马保安主译 . —西安：世界图书出版西安有限公司，2021.4
书名原文：Primary and Revision Total Ankle Replacement:Evidence-Based Surgical Management
ISBN 978-7-5192-8157-1

Ⅰ . ①全… Ⅱ . ①托… ②龙… ③牛… ④马… Ⅲ . ①人工关节 – 踝关节 – 移植术（医学）Ⅳ . ① R687.4

中国版本图书馆 CIP 数据核字（2021）第 039809 号

Translation from the English language edition:
Primary and Revision Total Ankle Replacement
Evidence-Based Surgical Management
edited by Thomas S. Roukis, Gregory C. Berlet, Christopher Bibbo, Christopher F. Hyer,
Murray J. Penner, Markus Wünschel and Mark A. Prissel
Copyright © Springer International Publishing Switzerland 2016
This Springer imprint is published by Springer Nature
The registered company is Springer International Publishing AG
All Rights Reserved

书 名	全踝关节初次置换与翻修术：循证外科管理	
	QUANHUAI GUANJIE CHUCI ZHIHUAN YU FANXIUSHU: XUNZHENG WAIKE GUANLI	
原 著	［美］Thomas S. Roukis　Gregory C. Berlet　Christopher Bibbo	
	Christopher F. Hyer　Murray J. Penner　Markus Wünschel	
	Mark A. Prissel	
主 译	龙华　牛舜　马保安	
责任编辑	杨莉	
装帧设计	绝色设计	
出版发行	世界图书出版西安有限公司	
地 址	西安市高新区锦业路 1 号都市之门 C 座	
邮 编	710065	
电 话	029-87214941　029-87233647（市场营销部）	
	029-87234767（总编室）	
网 址	http://www.wpcxa.com	
邮 箱	xast@wpcxa.com	
经 销	新华书店	
印 刷	西安牵井印务有限公司	
开 本	889mm×1194mm　1/16	
印 张	27	
字 数	500 千字	
版次印次	2021 年 4 月第 1 版　2021 年 4 月第 1 次印刷	
版权登记	25-2018-226	
国际书号	ISBN 978-7-5192-8157-1	
定 价	328.00 元	

医学投稿　xastyx@163.com ‖ 029-87279745　029-87284035
（如有印装错误，请寄回本公司更换）

主译简介 ◀ Main Translators

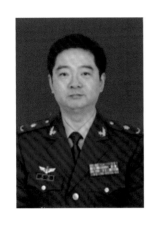

龙 华

　　空军军医大学唐都医院关节外科主任，副主任医师，副教授，硕士研究生导师，医学博士。中华医学会骨科学分会骨肿瘤学组委员，陕西省骨与关节学会医工结合与临床研究分会常务委员。专业致力于骨软骨损伤修复的研究，在关节置换方面积累了丰富经验，并先后赴香港大学玛丽医院、美国 Colorado 关节置换中心、Dallas 西南医学中心关节外科研修。临床上擅长复杂髋膝关节初次置换和翻修手术，涵盖自早中期到终末期关节疾病的序贯治疗。

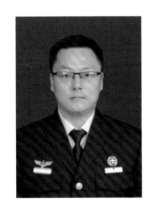

牛 舜

　　空军军医大学唐都医院骨科副主任医师，医学博士。陕西省医学会关节外科分会青委会副主任委员，中国人民解放军医学科学技术委员会骨科专业委员会青年委员会关节工作组委员，中国人民解放军医学科学技术委员会骨质疏松与康复学组委员，陕西省骨与关节学会医工结合与临床研究分会委员，西安市卫健委骨科质量控制中心委员。临床上擅长骨关节疾病的早期诊断及人工关节置换术。

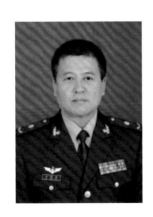

马保安

　　空军军医大学唐都医院骨科主任医师，教授，博士生导师，中央军委保健委员会专家。中华医学会骨科分会关节病学组委员，中国医师协会骨科分会委员，陕西省骨科学会副主任委员。从事骨科临床30余年，在人工关节置换领域经验丰富，开展了一大批采用置换手术治疗终末期骨关节疾病的新技术，手术病例数千例。获得军队医疗成果一等奖，陕西省科技进步一等奖，以及中华医学科技二等奖各一项。

译者名单 ◀ Translators

龙　华　空军军医大学第二附属医院骨科

牛　舜　空军军医大学第二附属医院骨科

马保安　空军军医大学第二附属医院骨科

李永伟　空军军医大学第二附属医院骨科

赵　振　空军军医大学第二附属医院骨科

董　川　空军军医大学第二附属医院骨科

李国臣　空军军医大学第二附属医院骨科

刘小明　空军军医大学第二附属医院骨科

陈　军　西安市人民医院骨科

邵若菲　西安外国语大学研究生院

郭　艳　空军军医大学第二附属医院骨科

徐　奎　空军军医大学第二附属医院骨科

张弘韬　空军军医大学第二附属医院骨科

梁立卓　空军军医大学第二附属医院骨科

段大鑫　中国人民解放军联勤保障部队第九六四医院骨科

张　鹏　西安市秦皇医院骨科

原著作者 ◀ Contributors

Orfan Arafah, MBBS, FRSC(C) Department of Orthopaedic (49), College of Medicine, King Khalid University Hospital/King Saud University, Riyadh, Saudi Arabia

Thanos Badekas, MD Department of Orthopedics, Hygeia Hospital, Attika, Greece

Jason T. Bariteau, MD Department of Orthopedic Surgery, Emory University, Atlanta, GA, USA Department of Orthopedics, Emory University School of Medicine, Atlanta, GA, USA

Annette F. P. Bartel, DPM, MPH Gundersen Medical Foundation, La Crosse, WI, USA

Thomas C. Beideman, DPM Department of Foot and Ankle Surgery, Mercy Suburban Hospital, Norristown, PA, USA

Gregory C. Berlet, MD, FRCSC Orthopedic Foot and Ankle Center, Westerville, OH, USA

Jean-Luc Besse, MD, PhD Laboratoire de Biomécanique et Mécanique des Chocs, Université Lyon 1, IFSTTAR, LBMC UMR-T 9406, Bron, France

Service de Chirurgie, Orthopédique et Traumatologique, Hospices Civils de Lyon, Centre Hospitalier Lyon-Sud, Pierre-Bénite, France

Bernhard Devos Bevernage, MD Clinique du Parc Léopold, Foot and Ankle Institute, Brussels, Belgium

Christopher Bibbo, DO, DPM, FACS Department of Orthopaedic Surgery, Marshfield Clinic, Marshfield, WI, USA

Michel Bonnin, MD Department of Joint Replacement, Centre Orthopédique Santy, Lyon, France

Stephen A. Brigido, DPM, FACFAS Foot and Ankle Reconstruction, Coordinated Health System, Bethlehem, PA, USA

Frederick F. Buechel, MD Department of Surgery, St. Barnabas Medical Center, South Orange, NJ, USA

Bradly W. Bussewitz, DPM Steindler Orthopedic Clinic, Iowa City, IA, USA

Derek Butterwick, MD, FRSC Department of Orthopaedics, University of British Columbia, Vancouver, BC, Canada

Woo Jin Choi, MD, PhD Department of Orthopaedic Surgery, Severance Hospital, Seoul, South Korea

Jean Alain Colombier, MD Department of Foot and Ankle Surgery, Clinique de l'Union, Saint-Jean, France

James M. Cottom, DPM, FACFAS Fellowship Director, Coastal Orthopedics and Sports Medicine, Bradenton, FL, USA

Justin L. Daigre, MD Atlantic Foot & Ankle Center of Chesapeake, Chesapeake, VA, USA

Timothy R. Daniels, MD, FRCSC Department of Surgery, University of Toronto, St. Michael's Hospital, Toronto, ON, Canada

Paul André Deleu, MScPod Clinique du Parc Léopold, Foot and Ankle Institute, Brussels, Belgium

Sagar J. Desai, MD, MSc, FRCSC Department of Surgery, University of Toronto, St. Michael's Hospital,

Toronto, ON, Canada

Jason George DeVries, DPM   Department of Orthopedic Surgery, BayCare Clinic, Manitowoc, WI, USA

Lawrence A. DiDomenico, DPM   Department of Surgery, St. Elizabeth Hospital, Youngstown, OH, USA

David A. Ehrlich, MD   Department of Surgery, Thomas Jefferson University Hospital, Philadelphia, PA, USA

Andrew D. Elliott, DPM, JD   Gundersen Medical Foundation, La Crosse, WI, USA

Norman Espinosa, MD   Institute for Foot and Ankle Reconstruction Zurich, Zurich, Switzerland

Michel Fessy, MD, PhD   Laboratoire de Biomécanique et Mécanique des Chocs, Université Lyon 1, IFSTTAR, LBMC UMR-T 9406, Bron, France

Service de Chirurgie, Orthopédique et Traumatologique, Hospices Civils de Lyon, Centre Hospitalier Lyon-Sud, Pierre-Bénite, France

Fabrice Gaudot, MD   Department of Orthopedic Surgery, Raymond Poincaré University Hospital, Garches, France

Nikolaos Gougoulias, MD, PhD   Department of Trauma and Orthopaedics, Frimley Park Hospital NHS Foundation Trust, Frimley Park Hospital, Camberley, UK

Jun Hashimoto, MD, PhD   Department of Rheumatology and Allergology, NHO Osaka Minami Medical Center, Kawachinagano, Japan

Safet Hatic II, DO, MA   Orthopedic Associates of SW Ohio, Centerville, OH, USA

Beat Hintermann, MD   Clinic of Orthopaedic Surgery and Traumatology, Kantonsspital Baselland, Liestal, Switzerland

Makoto Hirao, MD, PhD   Department of Orthopaedics, Osaka University Hospital, Osaka, Japan

Christopher F. Hyer, DPM, MS, FACFAS   Orthopedic Foot and Ankle Center, Westerville, OH, USA

Grant Medical Center Podiatric Medicine and Surgical Residency, Columbus, OH, USA

Alexandre Di Iorio, MD, MSc   Service de Chirurgie, Orthopédique et Traumatologique, Hospices Civils de Lyon, Centre Hospitalier Lyon-Sud, Pierre-Bénite, France

Keiji Iwamoto, MD, PhD   Department of Orthopedic Surgery, National Hospital Organization Osaka National Hospital, Osaka, Japan

Thierry Judet, MD   Department of Orthopedic Surgery, Raymond Poincaré University Hospital, Garches, France

Bom Soo Kim, MD   Department of Orthopaedic Surgery, Inha University Hospital, Incheon, Republic of Korea

Markus Knupp, MD   Clinic of Orthopaedic Surgery and Traumatology, Kantonsspital Baselland, Switzerland

Stephen J. Kovach, MD   Division of Plastic Surgery, Department of Orthopaedic Surgery, Hospital of the University of Pennsylvania, Philadelphia, PA, USA

Division of Plastic Surgery, Perelman Center for Advanced Medicine, Philadelphia, PA, USA

Harish V. Kurup, MBBS, MS, MRCSEd, PG Cert, FRCS   Department of Orthopaedics, Pilgrim Hospital, Boston, UK

Sameh A. Labib, MD   Department of Orthopedic Surgery, Emory University, Atlanta, GA, USA

Jin Woo Lee, MD, PhD   Department of Orthopaedic Surgery, Severance Hospital, Seoul, South Korea

Moses Lee, MD Department of Orthopaedic Surgery, Severance Hospital, Seoul, South Korea

Thibaut Leemrijse, MD Clinique du Parc Léopold, Foot and Ankle Institute, Brussels, Belgium

L. Scott Levin, MD, FACS Paul P. Magnuson Professor of Orthopedic Surgery, Raymond and Ruth Perelman School of Medicine at the University of Pennsylvania, Philadelphia, PA, USA

Nicola Maffulli, MD, MS, PhD, FRCP, FRCS(Orth) Department of Musculoskeletal Disorders, Faculty of Medicine, University of Salerno, Salerno, Italy
Queen Mary University of London, Barts and The London School of Medicine and Dentistry, William Harvey Research Institute, Centre for Sports and Exercise Medicine, Mile End Hospital, London, UK

Jeffrey E. McAlister, DPM, AACFAS Department of Orthopedic, The CORE Institute, Sun City West, AZ, USA

Falk Mittag Department of Orthopedic Surgery, University Tuebingen, Tuebingen, Germany

Benjamin D. Overley Jr., DPM PMSI Division of Orthopedics, Department of Surgery, Pottstown Memorial Medical Center, Pottstown, PA, USA

Michael J. Pappas, PhD Department of Mechanical Engineering, New Jersey Institute of Technology, Newark, NJ, USA

Murray J. Penner, MD, BMechEng, FRCSC University of British Columbia, Vancouver, BC, Canada
Department of Orthopedics, Vancouver Coastal Health Authority and Providence Health Care, Vancouver, BC, Canada

Mark A. Prissel, DPM Atlantic Foot & Ankle Center of Chesapeake, Chesapeake, VA, USA

Thomas S. Roukis, DPM, PhD Orthopedic Center, Gundersen Health System, La Crosse, WI, USA

Ryan T. Scott, DPM, FACFAS Department of Orthopedics, The CORE Institute, Phoenix, AZ, USA

Devin C. Simonson, DPM Orthopedic Center, Gundersen Health System, La Crosse, WI, USA

W. Bret Smith, DO, MS, FAOAO Foot and Ankle Division, Department of Orthopedics, Providence Hospitals, Moore Center for Orthopedics, Lexington, SC, USA

Matthew D. Sorensen, DPM, FACFAS Weil Foot and Ankle Institute, Chicago, IL, USAFoot and Ankle, Trauma and Sports Injury, Des Plaines, IL, USA

Kazuomi Sugamoto, MD, PhD Department of Orthopaedic Biomaterial Science, Osaka University Graduate School of Medicine, Osaka, Japan

Toru Suguro, MD, PhD Japan Research Institute of Artificial Joint, Tokyo, Japan

Tetsuya Tomita, MD, PhD Department of Orthopaedic Biomaterial Science, Osaka University Graduate School of Medicine, Osaka, Japan

Stephan Hermann Wirth, MD University Hospital Balgristof, Zurich, Switzerland

Markus Wünschel, MD Foot and Ankle Center Karlsruhe, Karlsruhe, Germany

Keitaro Yamamoto, PhD Department of Orthopaedic Surgery, TOHO University, Tokyo, Japan

Hideki Yoshikawa, MD, PhD Department of Orthopaedic Surgery, Osaka University Graduate School of Medicine, Osaka, Japan

郑重声明

　　本书提供了相关主题准确及权威的信息。由于医学是不断更新并拓展的领域，因此相关实践操作、治疗方法及药物都有可能会改变，建议读者审查相关主题的最新信息，包括产品的制造商、建议剂量、配方、方法和疗程、不良反应及相关措施。作者、编辑、出版者或经销商不对书中的错误或疏漏以及应用其中信息产生的任何后果负责，关于出版物的内容不作任何明确或暗示的保证。作者、编辑、出版者和经销商不承担由本出版物所造成的任何人身或财产损害责任。

译者序 ◀ Preface

　　人工关节置换目前已成为治疗终末期骨关节疾病的主要手段，被认为是20世纪最成功的"里程碑式"的外科手术之一。我国关节置换外科虽起步较晚，但自20世纪90年代起，其临床应用呈迅猛增长态势，现在我国每年完成人工关节置换手术超60万例。

　　髋膝关节置换手术的成功无疑令所有关节外科医生欢欣鼓舞，并跃跃欲试地将其设计、理念和技术拓展到其他关节，客观上也确实起到了显著拓宽关节置换适应证的作用。然而，踝关节置换技术在全球的发展却相对迟缓，记得我们在做第一台全踝关节置换时，我国全年踝关节置换例数也仅有几十台，究其原因，无外乎以下几个方面：①适应证相对较窄且含糊，我国较多地区踝关节炎多继发于距骨缺血坏死或大骨节病。②踝关节融合术重复性较好且允许患者无痛行走，术后并发症发生率低，长期以来是临床处理踝关节炎的主流、传统方法。③早期使用第一、二代全踝关节假体失败的经历令很多医生记忆犹新，而高价格、高并发症和功能不如预期让不少有适应证的患者望而却步。

　　人类追求完美卓越的脚步永无停歇，这一点在医学上表现得尤为突出。相比一个无痛的、融合的踝关节，无论是患者还是医生，他们更希望存留一定的活动度和接近正常的步态。近年来，随着踝关节置换理论和技术的不断更新和发展，特别是随着生物材料和表面涂层工艺的发展应运而生的新一代置换系统在临床上的使用，人们又重拾对全踝关节置换的信心和渴望。足踝领域专业化和踝关节置换技术训练专科化是大势所趋，但是目前国内有关踝关节置换方面的书籍较少，截至本书翻译完成我们在国内图书销售网站上仅查到一两本有关该领域的图书。整个翻译过程也是我们深入学习的过程，该书论述的重点未放在不同系统的具体操作上，因为这部分信息可以通过产品使用手册完整获得，而是将重点放在术后并发症的处理和对于失败病例的翻修上，相关章节的编者均是该领域经验丰富和具有较高造诣的专家，相信读者可以通过他们的论述掌握踝关节置换理念的精髓和目前国际关节学界的足踝手术主流思想，这也正是本书编者们编写本书的目的。

　　由于译者能力所限，在本书翻译过程中难免出现疏漏或谬误，恳请广大关节外科同仁批评指正。

龙 华 牛 舜 马保安

2021年3月

原著序 ◀ Preface

　　非常荣幸由我来向大家推介这部名为《全踝关节初次置换与翻修术：循证外科管理》的著作。作为终末期踝关节炎的一种主要外科治疗方案，全踝关节置换手术一直是该领域的研究热点，自 2000 年以来同行评议的相关文献数量不断增长就证明了这一点。显而易见，随着踝关节初次置换在临床上的应用越来越广泛，对踝关节置换术后翻修技术的需求也随之迫切起来。不幸的是，除了注册系统和最近逐渐增多的同行评审文献来源的数据，对于全踝关节初次置换和翻修技术操作的描述性文献却很匮乏。此外，有关全踝关节初次置换的权威著作出版已是 10 年前 (Total Ankle Arthroplasty, Batt Hintermann, Springer, 2005)，虽然该书采用国际视角论述相关问题，但其版本未曾更新。其余出版物要么是介绍"如何操作"的技术手册或专刊，要么仅聚焦于有限的临床问题，并且主要涉及的踝关节假体无法在北美使用。

　　著名国际期刊图书出版公司 Springer 的临床医学编辑 Kritopher Spring 认识到这一知识缺口，2013 年秋他联系到我，想知道我是否有兴趣编写一部全方位深入阐述全踝关节置换的专著。当时我们一致认为，这本书的重点应放在可在北美使用的全踝关节置换假体上，并将国际关节学界汲取的附加"经验教训"纳入其中。我选择的共同编者来自兼具不同医学学位和背景的群体，他们被认为是全踝关节置换各个方面真正的权威。某些外科医生被公认为特定专业方向的专家，他们共同撰写了相应章节。全书内容建立在循证医学材料的基础上，并附有大量的操作步骤照片。各章节内容将理论、数据和操作技巧有机结合起来，并配套有详细的图表和最新的参考文献。这部专著像是位经验丰富的外科医生全力指导全踝关节置换领域的新手。虽然撰写这部专著耗费了大量的时间和精力，但筹备过程亦是学习过程，令我受益匪浅。希望本书所提供的医学信息能帮助足踝外科医生学习和提高全踝关节置换手术技能，并推动关节置换外科领域的进一步发展——这正是我们编写此书的初衷所在。

　　感谢各位共同编者，正是他们的豁达大度使他们从百忙之中抽出大量时间帮我达成对这部专著的严格甚至苛刻的要求。希望《全踝关节初次置换与翻修术：循证外科管理》的读者能像我一样尽情享受这部专著，并从共同编者们的手术经验中获益。这部专著顺利成书还离不开开发编辑 Joni Fraser 所提供的细节上的持续关注，她完全掌握了"牧猫"的艺术。最后，我想把这部专著献给我美丽的妻子 Sherri 以及可爱的孩子 Averie 和 Devon，感谢他们一直以来的支持和关爱，没有你们的付出，我永远无法完成这部专著，获得此次梦寐以求的学习机会，我对你们的爱和感激永恒不变。

Thomas S. Roukis, DPM, PhD

La Crosse, WI, USA

目　录　◀ Contents

第一部分

简　介

第 1 章　北美踝关节置换的历史

Nikolaos Gougoulias, Nicola Maffulli

引　言

近年来全踝关节置换（total ankle replacement, TAR）的尝试和进展来源于踝关节炎患者的要求，相比一个无痛、融合的踝关节，他们更希望有一定的关节活动度[1-6]。全髋和全膝关节置换术的成功[7, 8]显著拓展了关节置换的适应证，当然也包括踝关节。此外人们发现，虽然踝关节融合术的结果重复性好且允许患者无痛地活动，但踝关节融合后患者的步态是非正常生理状态的[9, 10]，并可能在数年内导致邻近关节发生退变[11]。踝关节置换的理念并不新颖，其产生比大多数人想象的要早。虽然大西洋沿岸国家最初的尝试被认为是试验性的，

N. Gougoulias, MD, PhD (✉)
Department of Trauma and Orthopaedics, Frimley Health NHS Foundation Trust, Frimley Park Hospital, Portsmouth Road, Frimley GU16 7UJ, UK
e-mail: gougnik@yahoo.com

N. Maffulli, MD, MS, PhD, FRCP, FRCS(Orth)
Department of Musculoskeletal Disorders, Faculty of Medicine, University of Salerno, Salerno, Italy

Queen Mary University of London, Barts and The London School of Medicine and Dentistry, William Harvey Research Institute, Centre for Sports and Exercise Medicine, Mile End Hospital, 275 Bancroft Road, London E1 4DG, UK
e-mail: n.maffulli@qmul.ac.uk

© Springer International Publishing Switzerland 2016
T.S. Roukis, et al. (eds.), *Primary and Revision Total Ankle Replacement*,
DOI 10.1007/978-3-319-24415-0_1

但随后的研究逐渐系统化，并促进了现代踝关节置换假体的发展，使该术式成为一种切实可行的踝关节融合的替代治疗方案[1-6, 12-14]。北美踝关节置换的发展离不开欧洲国家这些年来取得的进步（表 1.1），而踝关节置换全球性的经验才是最具广泛性的经验！

最初的尝试

虽然绝大多数文献承认，踝关节置换的历史是由法国人 Lord 和 Marotte 开创的，他们在 1973 年使用髋关节置换假体上下颠倒完成了第一例踝关节置换手术[15]，但踝关节置换的最初报道可以追溯到 1913 年，Leo Eloesser 医生在 California 旧金山市通过踝关节表面同种异体移植尝试替代痛性踝关节炎的关节融合[16]。关节置换假体的需求导致了半踝关节置换的出现，这是一种定制的钴铬钼合金距骨穹隆的表面置换假体。Carol Larson 医生于 1962 年在 Iowa 将其应用于一例 31 岁男性患者（既往患有 Weber C 型踝关节骨折术后创伤性关节炎的重体力劳动者）[17]。他将当时髋关节置换领域普遍采用的臼杯置换概念运用在踝关节，通过外侧入路植入距骨穹隆假体，患者术后 3 个月即可负全部体重，并在工厂从事重体力劳动多年。尽管困难重重，这个"原始的"内植物在体内存留了 40 多年，直到患者 71 岁随访时仅表

表 1.1　北美和欧洲全踝关节置换系统多年应用的比较

	北　美	欧　洲
初次尝试	钴铬钼合金的距骨表面置换	"反髋"的踝关节假体
20 世纪 70 年代	Irvine	St.Georg-Buchholz
	Newton 踝	Imperial 大学 London 医院
	Mayo 全踝关节置换	Richard Smith
	New Jersey 全踝关节置换	Conaxial Beck-Steffee
		Thompson Richards
20 世纪 80 年代	Buechel-Pappas	STAR
	Agility Ⅰ 型	
现在	STAR（3 组件）	STAR（3 组件）
	Salto（2 组件）	HINTEGRA
	INBONE Ⅰ 型和Ⅱ型	Salto（3 组件）
	Agility LP 型	BP 类型假体（几个）
	Zimmer 骨小梁金属	
	Hintegra（仅加拿大使用）	
	Infinity	

现为很小的后足对位不良和轻微的活动度减低（跖屈 25°），美国矫形外科足踝协会（American Orthopaedic Foot & Ankle Society, AOFAS）评分 85 分，无疼痛和功能受限[17]。

最早的全踝关节置换就是 Lord 和 Marotte 将翻转的股骨柄植入胫骨远端，他们完全切除了距骨，并将一个水泥型的髋臼杯安装在跟骨上。这一术式陆续被应用在 25 例患者中，仅 7 例患者术后疗效满意，有 12 例患者置换失败，因此作者不推荐这类假体置换进一步应用于人体。在当时，Lord 和 Marotte 认识到踝关节生物力学的复杂性，认为单纯具有背伸 - 跖屈运动的铰链式假体不能模拟正常的踝关节运动，应避免采用[18]。

第一代全踝关节置换系统

外科医生在设计当初，更倾向于"传统意义上"的踝关节假体，即订制与自身踝关节匹配的假体，就是所谓的第一代踝关节假体系统。

它们或多或少具有限制性，由两个组件组成[1, 2]。世界各地的外科医生基本是在 20 世纪 70 年代开始设计踝关节假体的。

在欧洲，St.Georg-Buchholz 踝关节假体（半限制性）出现于 1973 年[19, 20]，Imperial 大学 London 医院设计的踝关节系统（限制性，具有一个聚乙烯胫骨组件）[21, 22]，Conaxial Bech-Steffee 踝关节假体（高度限制性型）[23]，Bath and Wessex 踝关节假体（非限制性，两组件）[24]，以及 Thompson Parkridge Richards（TPR, Richards International, Memphis, TN）踝关节假体系统（半限制性）[25, 26]均在 20 世纪 70 年代使用。报道结果显示，这类踝关节系统由于早中期很高的假体失败率在后来被淘汰[25-27]。Richard Smith 踝关节置换假体是一种非限制性、非单一半径球窝设计（"ball-and-socket"）假体，应用于 1975—1979 年的英国，疗效也不尽如人意，术后 2 年和 7 年的假体松动率分别为 14% 和 29%[28]。

一种不同的踝关节系统，Takakura Kyocera 假体（TNK, Kyocera Medical, Kyoto, Japan）在

日本首次于 1975 年使用[29]。此后该系统经历了从组件材料（不锈钢，聚乙烯，氧化铝瓷）、涂层（无 / 有羟基磷灰石）到固定方式（水泥或非水泥固定）等多次改良。当前的版本中，它是由多个氧化铝陶瓷组件构成。虽然设计者在研究中报道了第三代改良 TNK 系统的良好结果，但独立研究显示在类风湿关节炎患者中不能得到可重复的类似效果[30]。

北美采用的一些不同设计的踝关节置换系统

20 世纪 70 年代 Irvine 全踝关节置换假体（非限制性）因在加州 Irvine 使用而得名。这种假体是一种早期设计的类型，它几乎复制了距骨的外形，通过 32 例距骨解剖测量结果构建了距骨形态[31]。最初的设计想法是使假体在三维平面运动并允许旋转。然而，组件间的旋转导致应力施加在韧带上，早期结果（9 个月的随访）显示 28 例内置物有 2 例失败[31]，伤口愈合问题和对线不良是比较常见的并发症，但还缺乏更多的文献报道。

Newton 踝关节置换假体（Hownmedica, Rutherford, NJ）也是一种非限制性、非一致性、水泥型、两组件（高密度聚乙烯胫骨组件和钴铬钼合金距骨组件）的系统，临床应用 50 例。胫骨组件为圆柱体的一部分，距骨组件为半径逐渐轻微减小的球体的一部分。非一致性可能导致较高的聚乙烯磨损，因此这类假体无菌性松动的发生率高达 75%，3 年内 34 例假体中原位稳定存留的比例仅为 38%[32]。

Mayo 踝关节置换系统由 Richard Stauffer 于 20 世纪 70 年代设计，是高度一致性的双组件结构，包括采用水泥固定的聚乙烯胫骨组件[33]。早期结果令人振奋[33]，但是 1974—1988 年 Mayo 中心的 179 例患者共 204 例踝关节置换的近期随访结果显示，只有 19% 的患者疗效满意，而 36% 的关节假体需要取出[34]，且在年轻患者中结果更差。有 57 例距骨侧假体组件的影像学检查观测到松动，19 例踝关节发生并发症，94 例需要接受计划外再手术。5 年、

10 年和 15 年假体累积生存率分别为 79%、65% 和 61%[34]。作者将高失败率归咎为假体限制性设计，建议不要使用限制性的踝关节假体。

New Jersey 圆柱体踝关节假体由骨科医生 Frederick Buechel, Sr. 和生物工程师 Micheal Pappas 共同设计[35]，并于 1974 年首次应用。超高分子聚乙烯（UHMWPE）距骨侧组件有一圆柱形表面，与钴铬合金材质的胫骨假体踝穴对合。双侧假体组件均采用骨水泥固定并配备双重固定鳍边设计。这个假体系统的命运与同时代的其他踝关节假体类似，然而这一假体的继任者 Buechel-Pappas（Endotec, South Orange, NJ）将在本章节后面讨论。

总之，第一代踝关节假体中绝大多数由于下沉导致的高失败率、持续疼痛或畸形加重而逐渐退出市场。

升级版（第二代）踝关节置换假体和当前的设计趋势

努力提高踝关节置换疗效是关节外科医生不懈的追求。第二代踝关节假体包括胫骨和距骨的金属组件，使用聚甲基丙烯酸甲酯（polymethylmethacrylate, PMMA）骨水泥固定[1, 2]。金属组件间插入聚乙烯衬垫组件形成关节摩擦界面，聚乙烯衬垫要么固定在胫骨组件上没有独立的运动，要么可以活动[1, 2]，由此可分为三组件或两组件，固定衬垫或活动衬垫假体。升级版踝关节置换假体更倾向于再现正常后足力学机制的解剖型设计。人们认识到限制性假体会导致高的撞击力，从而引发假体松动。研究者将注意力放在如何有效减少组件间的摩擦力上，这样才能在合适的韧带平衡引导下假体表面间形成非限制性滑动。此外，PMMA 骨水泥的应用正逐渐被淘汰，假体表面涂层诱导骨长上能力成为研究热点。人们已经认识到 PMMA 骨水泥作为一种假体组件的固定方式（在过去数十年里作为髋关节和膝关节置换的常规固定方式）与骨溶解和人工关节松

动的高发生率紧密相关。踝关节置换中假体固定还要求相对较多的截骨量，研究发现置换后假体界面下胫骨侧骨密度和承载力较距骨侧显著减低，这将影响假体的固定和稳定性[36]。因此现代设计理念趋向于最小的截骨量，特别是胫骨侧[1, 2]。近年来，新的安装工具使得假体更准确地安放，更小的截骨量，更多地保留骨量成为可能[1, 2]。上述所有的进步不是一蹴而就的，假体设计、生物材料、假体涂层以及安装器械的改进是一个循序渐进的过程，发展至今经历了30多年。疗效随访，失败病例分析以及循证医学证据的收集整理在这一过程中起到了巨大的推动作用。

在20世纪70年代末至80年代初，有3个不同的第二代踝关节置换系统被设计应用于临床，即Agility全踝关节置换系统（DePuy Synthes Orthopaedics, Warsaw, IN）、Buechel-Pappas系统和斯堪的纳维亚全踝关节置换系统（STAR, Waldemar Link, Hamburg, Germany/Stryker Orthopaedics, Mahwah, NJ）。多年来，这些系统经过数次改良，成为当代临床广泛使用的踝关节假体[1, 2]。截至本书出版，美国公众可以在美国FDA批准的7种金属基托、固定平台骨水泥踝关节假体和1种三组件、活动平台非水泥假体中选择使用。这7种固定平台骨水泥型假体分别是：① Agility和Agility LP踝关节置换系统（DePuy Synthes Orthopaedics, Inc.,Warsaw, IN）；② INBONE Ⅰ 和 Ⅱ 以及Infinity全踝关节置换系统（Wright Medical Technology, Inc., Arlington, TN）；③ Eclipse（Integra LifeSciences, Plainsboro, NJ）；④ Salto Talaris和Salto XT全踝关节置换假体（Tornier, Inc., Bloomington, MN/Wright Medical Technology, Inc., Arlington, TN）；⑤ Zimmer Trabecular Metal全踝关节置换假体（Zimmer, Inc., Warsaw, IN）。此外，一种三组件、活动平台非水泥型假体——STAR踝关节置换系统也被美国FDA批准进行上市前临床试用，进行4年、6年和8年连续随访数据的收集[37]。

Agility 全踝关节置换系统

在20世纪80年代初，美国所有的踝关节置换假体均已退市。南Dakota的Frank Alvine博士设计了一种Alvine踝关节系统，并经过改良成为Agility全踝置换假体于1984年应用于临床。这一踝关节置换系统临床应用超过25年，是2006年前美国FDA唯一批准的踝关节假体[1]。该系统仍然保留了当时美国广泛使用的两组件式假体，尽管如今很多人已不赞同这种设计。它允许与内外侧沟之间存在间隙，这样能够缓冲旋转撞击力（距骨组件可以从一侧向另一侧滑动）。Agility系统（图1.1）需要融合下胫腓联合，有时这也会产生一些问题[38]，此外该假体安装时截骨量较大[39]。这种半限制型假体由钛合金的胫骨侧组件和钴铬合金的距骨侧组件构成，当它在旋转和矢状面移动时距骨的"滑动"没有复制正常的踝关节运动学。为了增强骨整合作用，两侧组件表面都使用了钛珠喷涂，模块化的聚乙烯衬垫被锁定在胫骨侧假体组件上。设计者将该系统的随访结果发表在1998年[40]和2004年[38]，论文报道1995—2004年的686个病例的失败率（包括后期行翻修和关节融合）为6.6%，此结果相对于1984—1994年的132个病例的失败率11%较低[38]，其他相关研究[41-43]显示了较低的临床疗效结果。一篇系统性文献回顾显示，经过加权分析平均随访22.8个月，2 312例踝关节置换中失败率为9.7%[44]。而经过长达6.6年的加权平均随访，234例踝关节置换病例的失败率为15.8%[12]。这一系统的改良型于2007年推出，即Agility LP踝关节置换系统（DePuy Synthes Orthopaedics, Warsaw, IN；图1.2）[45]。新的设计包括宽基底的距骨组件，从而自内外侧覆盖了更多的距骨穹隆。尽管更新了一些设计，但Agility和Agility LP系统目前基本不再使用，已被新一代的踝关节置换系统所替代。关于Agility和Agility LP系统的进一步研究仍应继续，这样我们就能确定导致高失败率的确

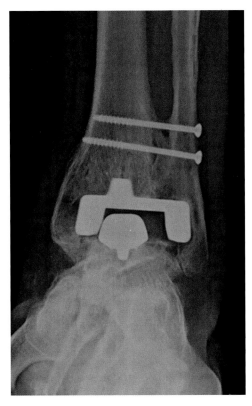

图 1.1　Agility 系统是半限制型、两组件、固定衬垫假体，需要下胫腓联合的融合。在旋转和矢状面运动中允许距骨假体从一侧向另一侧滑动

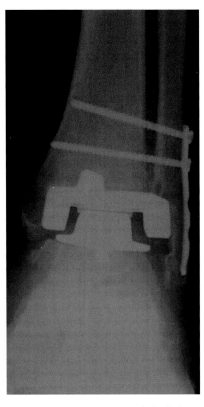

图 1.2　新一代 Agility LP 假体具有宽基底的距骨侧假体组件

切原因，理解和掌握其有利特征，并将这些知识运用在将来踝关节置换系统的设计中。

Buechel-Pappas 假体和 Buechel-Pappas 类型假体

LCS（低接触应力）假体（DePuy, Warsaw, IN）设计理念的代表是 1978 年的"新泽西"踝关节置换系统，它带有一个聚乙烯"半月板"的革命性变化。LCS 假体第一次临床应用的时间是 1981 年[46]。LCS 假体（即后来发展成为的"Buechel-Pappas"假体）是一款三组件踝关节假体，在踝关节置换领域引入了活动衬垫概念。由于美国 FDA 的限制，两组件设计作为主流在美国使用了很多年[47]，而三组件踝关节假体仅作为临床试验的一部分。然而，在美国 Buechel 和 Pappas 最早提出的"活动衬垫"概念被欧洲的许多假体设计所采纳，并被广泛应用于临床[1, 2]。

具体来说，三组件、活动平台的 Buechel-

Pappas 假体由第一代"新泽西"和 LCS 踝关节假体演化而来[46]，是很多现代踝关节假体的前身。在第一代 Buechel-Pappas（Mark Ⅰ）假体设计中，胫骨侧假体组件和活动衬垫前后方的限制被取消。这种狭窄的沟槽设计允许更大的活动度，而不以牺牲踝关节假体固有的矢状面稳定性为代价。术后并发症包括活动衬垫半脱位，距骨组件下沉，严重的超高分子聚乙烯衬垫磨损，踝关节骨折，以及骨溶解。通过分析使用这种假体的术后并发症，改良设计生产出新一代 Mark Ⅱ 型 Buechel-Pappas 假体。这种新设计（即著名的"深槽"设计）包括带有两个鳍边的加厚半月板样超高分子聚乙烯衬垫与一个带有深槽结构的距骨侧组件形成摩擦界面。聚乙烯活动衬垫（"人工半月板"）在摩擦界面上提供了一个低接触应力的非限制性运动，同时也允许内外翻[46, 48]。这种假体在生物材料和设计上还得到了进一步改进。在它初始系列设计的 40 例踝关节置换病例中，随访 2~20 年（平均 12 年）疗效为良好至优秀的概率为 70%。1990 年后使用"深槽"设计的 75 例踝关节病例随访 2~12 年（平均 5 年），良好到优秀水平的病例占 88%[48]。其他研究者也报道了 74 例 Buechel-Pappas（"深槽"设计）假体随访 8 年和 12 年的假体生存率分别为 93.4%[50] 和 90%[49]。一篇系统性回顾文献报道，加权平均分析 253 例随访 6.3 年的多中心 Buechel-Pappas 踝关节置换病例（包括改良型）的失败率为 12%（包括假体设计者的病例在内）[12]。Buechel-Pappas 假体后来逐渐被其继任者所替代（见后文）。

Buechel-Pappas 假体主要在欧洲、澳大利亚和新西兰得到广泛使用[12]，由于在美国受到 FDA 的限制，仅在临床试验中使用。使用所有 Buechel-Pappas 假体（这类假体具有相对长的胫骨柄）时存在的顾虑是在置入胫骨侧组件时需要在皮质骨上开窗，但是文献回顾未发现有因此而失败的报道。使用这种胫骨柄的另一个担心是将它固定在踝关节上方脆弱且富含脂肪的松质骨上是否稳定[36, 50, 51]。

Buechel-Pappas 三组件活动衬垫踝关节假体的改良型在欧洲被广泛应用于临床。Mobility Total Ankle 系统（DePuy United Kingdom, Leeds, England；图 1.3）由瑞士 Pascal Rippstein 博士、英国 Peter Wood 博士和美国 Chris Coetzee 博士共同设计[52]。这一系统是一个三组件、带有圆锥形胫骨柄的 Buechel-Pappas 类型假体，距骨侧组件与距骨穹隆相匹配，但保留了距骨自身的内外侧沟（不同于 Buechel-Pappas 假体）。Wood 等发表了他们在 2003—2005 年使用 Mobility Total Ankle 系统做的 100 例踝关节置换病例的早期疗效，最短的 5 年随访中 5 例（5%）患者需要行翻修手术，4 年假体生存率为 93.6%[95%CI（84.7%，97.4%）][53]。新西兰近期的研究显示这类假体 4 年中疗效较差的病例占 14%，患者主诉为持续的踝关节疼痛，但没有特异性病因的报道[54]。同一篇研究中还发现有 29% 的病例在踝关节假体周围出现影像学可见的透亮带。截至 2008 年，美国

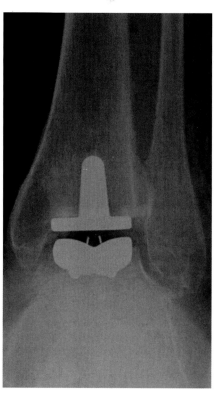

图 1.3　Mobility 全踝置换系统是一种 Buechel-Pappas 类型假体（三组件、活动衬垫、胫骨柄、非水泥固定）

FDA 管理下临床研究免责机构（Investigational device exemption, IDE）已经对 Mobility Total Ankle 系统和 Agility LP Total Ankle 系统进行了对比试验研究，但我们没有得到近年的相关试验数据。此外，尽管根据国家关节注册系统显示 Mobility Total Ankle 系统被广泛应用于临床，但根据非公开报道和个人对假体使用者的调查，目前这一系统已经退市。

许多其他的 Buechel-Pappas 类型假体（三组件、活动衬垫、胫骨柄）在欧洲被广泛使用，但在北美未应用于临床[1, 2]，其中我们曾关注在法国和英国广泛使用多年的 Ankle Evolutive System（Transysteme JMT Implants, Nimes, France）[56, 57]，后来都因为骨溶解率高而退市[56, 58]。

Salto 活动衬垫版本和 Salto Talaris 踝关节置换假体

Salto 活动衬垫版本的踝关节假体（Tornier, Saint Martin, France）由法国的 Michel Bonnin 博士、Jean Alain Colombier 博士、Thierry Judet

博士和 Alain Tornier 于 1994—1996 年共同设计 [59, 60]。这种 "欧洲版本" 的 Salto 假体也是三组件、非水泥固定的活动衬垫假体，从 1997 年开始在欧洲广泛应用于临床。而两组件的改良版于 2006 年被美国 FDA 批准在美国上市 [47]。胫骨侧假体组件由一个中空的固定装置固定（图 1.4）。钛离子喷涂技术被应用于胫骨和距骨侧组件上，聚乙烯衬垫的胫骨侧是平坦的，而衬垫距骨侧表面的槽型设计与距骨组件匹配，允许冠状面上内外翻活动。内侧金属胫骨组件边缘防止内侧撞击 [60]。为提升假体的骨整合能力，距骨侧组件设计了一个龙骨和一个固定装置。这种特殊形状的距骨组件模拟了距骨自然的前宽后窄、外侧凸缘弧形半径大于内侧的结构。活动衬垫由超高分子聚乙烯材料制成，在屈伸状态下与距骨组件高度匹配。法国设计者报道的疗效结果为 8.9 年的假体生存率为 85%[60]，而独立系列研究显示这种人工关节的 5 年假体生存率约为 87%[61]。近年来发表的美国早期临床数据显示平均 2.8 年随访（最短为 2 年）的假体生存率为 96%[62]。来自

法国的研究还显示 Salto 活动平台系统和 Salto Talaris 固定平台假体的疗效没有显著差异 [63]。

Scandinavian 全踝关节置换系统

STAR 系统是由丹麦的 Hakon Kofoed 博士和 Waldemar Link GmbH & Co. 公司（Hamburg, Germany）于 1978 年研制，是一款两组件、非限制性踝关节置换假体，其设计覆盖内外侧关节面。自 1986 年以来，STAR 假体的胫骨侧组件包含了聚乙烯衬垫 [51, 64]。这种改良设计是为了在假体 – 骨界面上尽可能降低旋转应力，与 Buechel-Pappas 假体系统倡导的活动衬垫理念相一致 [46, 48]。假体胫骨侧组件的两个锚定结构的作用是加强固定力量（图 1.5）。假体距骨侧的纵脊与活动衬垫的远端界面匹配。这种假体允许背伸和跖屈，但不允许距骨倾斜，而平坦的活动衬垫胫骨侧表面允许踝关节做旋转活动。另一个改良设计是 1990 年生物活性表面喷涂技术被用在非水泥固定表面，到 1999 年又采用双喷涂工艺以增强骨长上能力。

STAR 假体是欧洲临床应用最普遍的踝关

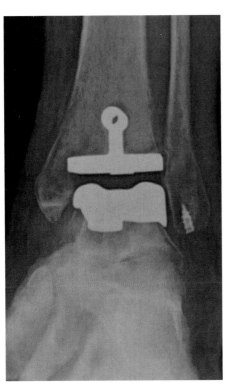

图 1.4　Salto Talaris 全踝置换系统是一种两组件、固定衬垫假体

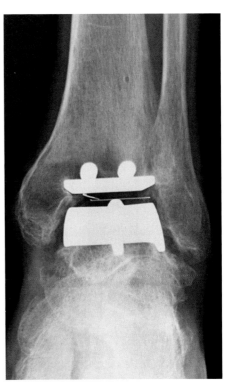

图 1.5　STAR 全踝置换系统是唯一被美国 FDA 批准在美国应用于临床的三组件、非骨水泥固定假体

节置换系统之一，也是具有最长使用历史的人工踝关节假体之一，在使用过程中经历了数次改良。STAR 假体的临床应用时间超过 19 年，当前设计版本的假体在世界各地被植入超过 15 200 例患者体内[65]。STAR 踝关节置换系统主要在欧洲使用，由于美国 FDA 的限制未在美国使用。美国 FDA 管理下的临床研究免责机构（investigational device exemption, IDE）针对 STAR 假体的临床试验开始于 2000 年，采用非劣效性检验、前瞻性分析、多中心控制的关键研究方法对比研究使用 STAR 系统进行踝关节置换与踝关节融合的安全性和有效性。超过 670 例患者被纳入 IDE 登记系统并进行持续的随访分析。STAR 系统也是被美国 FDA 批准的唯一使用非水泥固定的踝关节置换系统。近 5 年来采用全新安装器械植入的 STAR 踝关节置换系统都运用了多孔等离子喷涂技术[65]。

该系统发明者报道称非水泥固定设计（1990—1995）[51]的假体生存率高达 95.4%，但这一数据未被其他使用者证实[12, 66-75]。Wood 等[66]发表了 200 例 STAR 系统的系列随访研究，10 年的假体生存率为 80%，该数据与其他文献中报道的 8 年 84% 的假体生存率相似[67]。2010 年进行的一项系统性文献回顾证实，随访 6.3 年平均加权分析 344 例使用 STAR 系统踝关节置换病例，失败率为 13%[12]。另一项发表的系统文献分析了 2 088 例使用非水泥固定的 STAR 系统的病例的 10 年随访结果，假体生存率仅为 71%[68]。瑞典的一组关节外科医生报道[69, 70]了 58 例使用双涂层 STAR 假体的 5 年生存率为 98%，显著高于早期使用单涂层假体的 5 年生存率。STAR 假体的一个潜在问题是胫骨侧组件周围缺乏骨支撑，容易使其下沉入胫骨远端松质骨内，同时有关节周围骨化的可能。

Hintegra 全踝关节置换假体

Hintegra 全踝关节置换假体（Integra, Saint Priest, France）是一种非限制性、非水泥固定、三组件假体，由瑞士的 Beat Hintermann 博士、比利时的 Greta Dereymaeker 博士、西班牙的 Raman Viladot 博士、法国的 Patrice Diebold 博士于 2000 年设计。它是一种 "STAR 类型" 假体，非关节金属面有一层孔隙率 20% 的多孔涂层，由液钛和羟基磷灰石喷涂覆盖允许骨长上。胫骨侧组件是一个 4mm 厚、平坦的承载板，有 6 个锥形突起钉入胫骨，两枚螺钉固定可获得额外的稳定（当前并不推荐使用螺钉固定）。距骨侧假体组件呈圆锥形，内侧的半径小于外侧，模拟距骨正常的解剖结构。假体内外侧具有 2.5mm 的高边，以确保聚乙烯衬垫的稳定性，也能引导活动衬垫前后向的移动（图 1.6）[76, 77]。关节设计的理念之一是确保植入假体的截骨量最小，因此需要时还可进行翻修[78]。Hintegra 全踝关节置换假体在欧洲、加拿大和韩国广泛应用[81, 82]。大多数发表的文献都来自发明者所在的医疗机构，最新文献回顾调查了 722 例使用该系统的踝关节置换患者，5 年和 10 年的假体生存率分别为 94% 和 84%[77]。

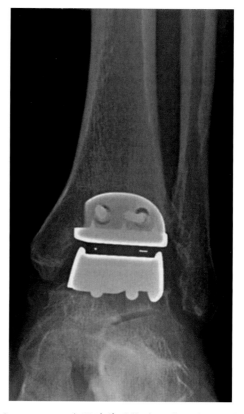

图 1.6 Hintegra 全踝关节置换系统是一种三组件、非水泥固定、活动衬垫假体

INBONE 全踝关节置换系统

INBONE Ⅰ 全踝关节置换系统（Wright Medical Technology, Inc., Memphis, TN）是一种两组件、固定衬垫、"组配式"假体，可用在初次和翻修 TAR 中。该系统的一个主要特点就是组配式的胫骨柄，可通过增加节段向胫骨近端延伸。距骨侧组件可以选择短柄假体固定在距骨体中，也可以在需要距下关节融合时选择长柄假体延伸固定于跟骨以增加稳定性（多用于翻修手术）。最初的 INBONE Ⅰ 系统（图 1.7）的距骨侧组件平坦，可能导致不稳定。二代 INBONE Ⅱ 置换系统（图 1.8）获得美国 FDA 批准于 2005 在美国应用于临床。这种假体距骨侧组件有一个沟槽，可提高超高分子聚乙烯衬垫和组件接触界面的稳定性[83-85]。迄今为止，仅有少量发表的文献研究使用 INBONE Ⅰ 系统进行 TAR 的影像学资料和临床疗效分析[86-89]。美国最近发表的早期临床结果显示平均随访 3.7 年（最短2 年）的假体生存率为 89%。不幸的是，缺乏该假体的运动学和生物力学特性的可靠研究。

这些年来踝关节置换系统到底发生了那些改变？

人们从早期 TAR 的失败中汲取教训，在 20 世纪 80 年代设计了更好的踝关节假体。改进设计的目的是减少假体的限制性，从而减少造成假体聚乙烯磨损、骨溶解和松动的"摩擦力"。Agility 踝关节置换系统、Buechel-Pappas 系统和 STAR 系统分别在北美和欧洲翻开了 TAR 历史的新篇章，随后经过改良逐渐演变为现代 TAR 系统。美国 FDA 限制使用活动衬垫的生物型假体影响了部分类型的 TAR 在美国的使用，STAR 系统近些年才获批在美国使用。在加拿大，Mobility 和 Hintegra 系统也可应用于临床。三组件活动衬垫假体是否比

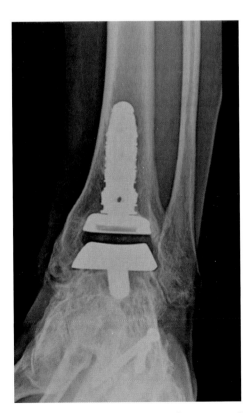

图 1.7　INBONE 全踝置换假体的特点是组配式胫骨柄。INBONE Ⅰ 型假体系统（早期设计）具有一个相对平坦的距骨侧假体组件，可能导致不稳定

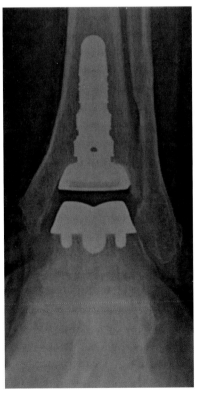

图 1.8　INBONE Ⅱ 型假体系统（改良型）增加了距骨沟槽设计，可提高聚乙烯衬垫和距骨侧假体组件间的稳定性

两组件固定衬垫假体具有更好的运动学特点，目前还存在争议，没有明确的证据表明哪种设计更佳[90]。有趣的是，一些 Buechel-Pappas 型假体，特别是 AES 和 Mobility 系统开始在欧洲被广泛接受[55]，而有些早期被誉为"有希望的"假体类型却陆续退市。

不仅人工关节设计不断改进，关节外科医生对踝关节生物力学的理解和 TAR 手术经验的积累也不断增加。北美和大多数西欧国家倾向于足踝外科专业化，专门的医生接受 TAR 手术训练。改进的设计使得假体能够模拟正常的踝关节运动，复杂精密的安装器械使得假体植入更精准，生物材料的发展使得假体-骨固定更稳定，骨长入更可靠，以及不断积累的手术技巧均提高了踝关节置换的临床疗效，也使得近年来 TAR 的手术适应证不断拓展[2, 12]。

TAR 的未来

随着人工关节设计、手术技巧和临床疗效的改进，尽管相同的理念、生物材料、假体表面涂层等被应用于临床，但踝关节置换假体仍未取得髋膝关节假体的成功[1, 2, 8, 12, 79]。最有可能的原因归纳为：①后足更为复杂的力学机制；②踝关节炎常常继发于创伤后或慢性踝关节外侧不稳定；③解剖学结构限制了胫骨和距骨的截骨量，更大的截骨量可以使关节活动度更好，且置换后的关节更易 "平衡"，但这一点在踝关节难以做到。因此，TAR 中如何恢复畸形踝关节炎患者的力线，术中防止内踝骨折，避免出现容易导致早期失败的边缘载荷增加具有很大的挑战性。此外，广泛的软骨下截骨还导致"固定"假体的骨质量下降。未来应该把精力投入到允许更小截骨量的"表面置换"假体设计上，同时加深对踝关节置换知识和手术技术的理解（例如截骨、软组织平衡等）。生物材料和表面涂层工艺的发展也将促进假体的骨长入，从而提升临床疗效。

总 结

时间逐渐淘汰了限制型、骨水泥固定的"第一代"踝关节置换假体。虽然一些两组件、解剖型假体仍在使用，三组件、活动衬垫的 TAR 假体逐渐成为主流，但这也要接受时间的检验。不仅是人工关节要不断改进，患者和医生也要不断改变。医生的专业化能够提升他们的手术疗效，拓展 TAR 的适应证范围，完成一些技术要求高的"复杂踝"处理。TAR 的未来还将设定限制，因为追逐智慧理念的热情也常伴随着怀疑主义的滋生。

参考文献

[1] Gougoulias N, Maffulli N. History of total ankle replacement. Clin Podiatr Med Surg, 2013, 30(1):1-20.

[2] Gougoulias NE, Khanna A, Maffulli N. History and evolution in total ankle arthroplasty. Br Med Bull,2009,89(1):111-151.

[3] Easley ME, Adams Jr SB, Hembree WC,et al. Results of total ankle arthroplasty. J Bone Joint Surg Am, 2011,93(15):1455-1468.

[4] Chou LB, Coughlin MT, Hansen Jr S, et al. Osteoarthritis of the ankle: the role of arthroplasty. J Am Acad Orthop Surg,2008,16(5):249-259.

[5] Guyer AJ, Richardson G. Current concepts review: total ankle arthroplasty. Foot Ankle Int, 2008, 29(2): 256-264.

[6] Cracchiolo Ⅲ A, Deorio JK. Design features of current total ankle replacements: implants and instrumentation. J Am Acad Orthop Surg, 2008, 16(9): 530-540.

[7] Learmonth I, Young C, Rorebeck C. The operation of the century: total hip replacement. Lancet, 2007,370(9597):1508-1519.

[8] Labek G, Thaler M, Janda W, et al. Revision rates after total joint replacement: cumulative results from worldwide joint register datasets. J Bone Joint Surg Br, 2011,93(3):293-297.

[9] Hahn ME, Wright ES, Segal AD, et al. Comparative gait analysis of ankle arthrodesis and arthroplasty:

initial findings of a prospective study. Foot Ankle Int, 2012,33(4):282-289.

[10] DeHeer PA, Catoire SM, Taulman J, et al. Ankle arthrodesis: a literature review. Clin Podiatr Med Surg,2012,29(4):509-527.

[11] Coester LM, Saltzmann CL, Leupold J, et al. Long-term results following ankle arthrodesis for posttraumatic arthritis. J Bone Joint Surg, 2001, 83(2): 219-228.

[12] Gougoulias N, Khanna A, Maffulli N. How successful are current ankle replacements. a systematic review of the literature. Clin Orthop Relat Res, 2010, 468(1): 199-208.

[13] Haddad SL, Coetzee JC, Estok R, et al. Intermediate and long-term outcomes of total ankle arthroplasty and ankle arthrodesis. A systematic review of the literature. J Bone Joint Surg Am, 2007, 89(9): 1899-1905.

[14] Zaidi R, Cro S, Gurusamy K, et al. The outcome of total ankle replacement: a systematic review and meta-analysis. Bone Joint J, 2013,95(11):1500-1507.

[15] Lord G, Marotte JH. Total ankle prosthesis. Technic and 1st results. Apropos of 12 cases. Rev Chir Orthop Reparatrice Appar Mot, 1973,59(2):139-151.

[16] Eloesser L. Implantation of joints. Cal State J Med, 1913,11(12):485-491.

[17] Muir DC, Amendola A, Saltzman CL. Forty-year outcome of ankle "cup" arthroplasty for post-traumatic arthritis. Iowa Orthop J, 2002,22:99-102.

[18] Lord G, Marotte JH. Total ankle replacement. Rev Chir Orthop Reparatrice Appar Mot, 1980,66(8):527-530.

[19] Buchholz HW, Engelbrecht E, Siegel A. Totale Sprunggelenksendoprothese Model St. Georg. Chirurg, 1973,44:241-245.

[20] Engelbrecht E. Ankle endoprosthesis model "St. George". Z Orthop Grenz, 1975,113(4):546-548.

[21] Freeman MA, Kempson MA, Tuke MA. Total replacement of the ankle with the ICLH prosthesis. Int Orthop, 1979,2(4):237-331.

[22] Bolton-Maggs BG, Sudlow RA, Freeman MA. Total ankle arthroplasty. A long-term review of the London Hospital experience. J Bone Joint Surg Br, 1985, 67(5): 785-790.

[23] Wynn AH, Wilde AH. Long-term follow up of the Conaxial (BeckSteffee) total ankle arthroplasty. Foot Ankle,1992,13(6):303-336.

[24] Carlsson ÅS, Henricson A, Linde L, et al. A 10-year survival analysis of 69 Bath and Wessex ankle replacements. Foot Ankle Surg, 2001, 71(1): 39-44.

[25] Jensen NC, Kroner K. Total ankle joint replacement: a clinical follow-up. Orthopedics, 1992,15(2):236-239.

[26] Schill S, Biehl C, Thabe H. Ankle prostheses. Mid-term results after Thompson-Richards and STAR prostheses. Orthopade,1998,27(3):183-187.

[27] Wood PLR, Clough TM, Jari S. Comparison of two total ankle replacements. Foot Ankle Int, 2000, 21(7): 546-550.

[28] Kirkup J. Richard Smith ankle arthroplasty. J R Soc Med, 1985,78(4):301-304.

[29] Tanaka Y, Takakura Y. The TNK ankle. Short- and mid-term results. Orthopade, 2006,35(5):546-551.

[30] Nishikawa M, Tomita T, Fujii M, et al. Total ankle replacement in rheumatoid arthritis. Int Orthop, 2004, 28(2):123-126.

[31] Waugh TR, Evanski PM, McMaster WC. Irvine ankle arthroplasty: prosthetic design and surgical technique. Clin Orthop, 1976,114:180-184.

[32] Newton Ⅲ SE. Total ankle arthroplasty. Clinical study of fifty cases. J Bone Joint Surg Am, 1982, 64(1): 104-111.

[33] Stauffer RN, Segal NM. Total ankle arthroplasty: four years' experience. Clin Orthop, 1981,160:217-221.

[34] Kitaoka HB, Patzer GL. Clinical results of the Mayo total ankle arthroplasty. J Bone Joint Surg Am, 1996, 78(11):1658-1664.

[35] Pappas MJ, Buechel FF, DePalma AF. Cylindrical total ankle joint replacement: surgical and biome-chanical rationale. Clin Orthop, 1976,118:82-92.

[36] Hvid I, Rasmussen O, Jensen NC, et al. Trabe-cular bone strength profiles at the ankle joint. Clin Orthop, 1985, 199:306-312.

[37] http://www.accessdata.fda.gov/cdrh_docs/pdf5/P050050A.pdf. Accessed 21 Dec 2014.

[38] Knecht SI, Estin M, Callaghan JJ, et al. The Agility total ankle arthroplasty. Seven to sixteen-year follow-up. J Bone Joint Surg Am, 2004,86(6):1161-1171.

[39] Feldman MH, Rockwood J. Total ankle arthroplasty: a review of 11 current ankle implants. Clin Podiatr Med Surg, 2004,21(3):393-406.

[40] Pyevich MT, Saltzman CL, Callaghan JJ, et al. Total ankle arthroplasty: a unique design. Two to twelve-year follow-up. J Bone Joint Surg Am, 1998,80:1410-1420.

[41] Hurowitz EJ, Gould JS, Fleising GS, et al. Outcome analysis of agility total ankle replacement with prior adjunctive procedures: two to six year follow up. Foot Ankle Int, 2007,28:308-312.

[42] Sprit AA, Assal M, Hansen Jr ST. Complications and failure after total ankle arthroplasty. J Bone Joint Surg, 2004,86:1172-1179.

[43] Kopp FJ, Patel MM, Deland JT, et al. Total ankle arthroplasty with the Agility prosthesis: clinical and radiographic evaluation. Foot Ankle Int,2006,27:97-

103.

[44] Roukis TS. Incidence of revision after primary implantation of the Agility total ankle replacement system: a systematic review. J Foot Ankle Surg, 2012, 51(2):198-204.

[45] Cerrato R, Myerson MS. Total ankle replacement: the Agility LP prosthesis. Foot Ankle Clin, 2008,3(3):485-494.

[46] Buechel FF, Pappas MJ, Iorio LJ. New Jersey low contact stress total ankle replacement: biomechanical rationale and review of 23 cementless cases. Foot Ankle, 1988,8(6):279-290.

[47] http://www.fda.gov/MedicalDevices/default.html. Accessed 11 Nov 2014.

[48] Buechel Sr FF, Buechel Jr FF, Pappas MJ. Twenty-year evaluation of cementless mobile-bearing total ankle replacements. Clin Orthop Relat Res, 2004,424:19-26.

[49] Doets HC, Brand R, Nelissen RG. Total ankle arthroplasty in inflammatory joint disease with use of two mobile-bearing designs. J Bone Joint Surg, 2006, 88(6): 1272-1284.

[50] San Giovanni TP, Keblish DJ, Thomas WH, et al. Eightyear results of a minimally constrained total ankle arthroplasty. Foot Ankle Int,2006,27(6):418-426.

[51] Kofoed H, Sorensen TS. Ankle arthroplasty for rheumatoid arthritis and osteoarthritis. J Bone Joint Surg Br, 1998,80(2):328-332.

[52] Rippstein PF, Huber M, Coetzee JC, et al. Total ankle replacement with use of a new three-component implant. J Bone Joint Surg Am, 2011,93(15):1426-1435.

[53] Wood PL, Karski MT, Watmough P. Total ankle replacement: the results of 100 mobility total ankle replacements. J Bone Joint Surg Br, 2010,92(7):958-962.

[54] Muir D, Aoina J, Hong T, et al. The outcome of the Mobility total ankle replacement at a mean of four years: can poor outcomes be predicted from pre- and post-operative analysis. Bone Joint J, 2013, 95(1): 1366-1371.

[55] Roukis TS, Prissel MA. Registry data trends of total ankle replacement use. J Foot Ankle Surg, 2013, 52(6): 728-735.

[56] Besse JL, Brito N, Lienhart C. Clinical evaluation and radiographic assessment of bone lysis of the AES total ankle replacement. Foot Ankle Int, 2009, 30(10): 964-975.

[57] Goldberg AJ, Sharp RJ, Cooke P. Ankle replacement: current practice of foot and ankle surgeons in the United Kingdom. Foot Ankle Int, 2009, 30(1):950-

954.

[58] Kokkonen A, Ikävalko M, Tiihonen R, et al. High rate of osteolytic lesions in medium-term follow-up after the AES total ankle replacement. Foot Ankle Int, 2011,32(2):168-175.

[59] http://www.tornier-us.com/lower/ankle/ankrec004/. Accessed 11 Nov 2014.

[60] Bonnin M, Gaudot F, Laurent JR, et al. The Salto total ankle arthroplasty: survivorship and analysis of failures at 7 to 11 years. Clin Orthop Relat Res, 2011,469:225-236.

[61] Schenk K, Lieske S, John M, et al. Prospective study of a cementless, mobile-bearing, third generation total ankle prosthesis. Foot Ankle Int, 2011,32(8):755-763.

[62] Schweitzer KM, Adams SB, Viens NA, et al. Early prospective clinical results of a modern fixed-bearing total ankle arthroplasty. J Bone Joint Surg Am, 2013,95:1002-1011.

[63] Gaudot F, Colombier JA, Bonnin M, et al. A controlled, comparative study of a fixed-bearing versus mobile-bearing ankle arthroplasty. Foot Ankle Int, 2014, 35(2):131-140.

[64] Kofoed H. Scandinavian Total Ankle Replacement (STAR). Clin Orthop Relat Res, 2004,424:73-79.

[65] http://www.totalsmallbone.com/us/products/foot_ankle/star.php4. Accessed 11 Nov 2014.

[66] Wood PLR, Prem H, Sutton C. Total ankle replacement. Mediumterm results in 200 Scandinavian total ankle replacements. J Bone Joint Surg Br, 2008, 90(5): 605-609.

[67] Karantana A, Hobson S, Dhar S. The Scandinavian total ankle replacement: survivorship at 5 and 8 years comparable to other series. Clin Orthop Relat Res, 2010, 468(4):951-957.

[68] Zhao H, Yang Y, Yu G, et al. A systematic review of outcome and failure rate of uncemented Scandinavian total ankle replacement. Int Orthop, 2011, 35(12): 1751-1758.

[69] Anderson T, Montgomery F, Carlsson Å. Uncemented STAR total ankle prosthesis. J Bone Joint Surg, 2003, 85(7):321-329.

[70] Carlsson Å. Single- and double-coated star total ankle replacements: a clinical and radiographic follow-up study of 109 cases. Orthopade, 2006,35(5):527-532.

[71] Henricson A, Nilsson JÅ, Carlsson A. 10-year survival of total ankle arthroplasties: a report on 780 cases from the Swedish Ankle Register. Acta Orthop, 2011, 82(6):655-659.

[72] Fevang BTS, Lie SA, Havelin LI, et al. 257 ankle arthroplasties performed in Norway between 1994 and 2005. Acta Orthop, 2007,78(5):575-583.

[73] Valderabano V, Hintermann B, Dick W. Scandinavian

total ankle replacement. Clin Orthop Relat Res, 2004,424:47-56.

[74] Saltzman CL, Mann RA, Ahrens JE, et al. Prospective controlled trial of STAR total ankle replacement versus ankle fusion: initial results. Foot Ankle Int, 2009, 30(7):579-596.

[75] Mann JA, Mann RA, Horton E. STAR ankle: long-term results. Foot Ankle Int, 2011,32(5):473-484.

[76] Barg A, Knupp M, Henninger HB, et al. Total ankle replacement using Hintegra, an unconstrained, threecomponent system: surgical technique and pitfalls. Foot Ankle Clin, 2012,17(4):607-635.

[77] Barg A, Zwicky L, Knupp M, et al. Hintegra total ankle replacement: survivorship analysis in 684 patients. J Bone Joint Surg Am, 2013,95(13):1175-1183.

[78] Hintermann B, Zwicky L, Knupp M, et al. Hintegra revision arthroplasty for failed total ankle prostheses. J Bone Joint Surg Am,2013,95(13):1166-1174.

[79] Labek G, Klaus H, Schlichtherle R, et al. Revision rates after total ankle arthroplasty in sample-based clinical studies and national registries. Foot Ankle Int, 2011,32(8):740-745.

[80] Daniels TR, Younger AS, Penner M, et al. Intermediate-term results of total ankle replacement and ankle arthrodesis: a COFAS multicenter study. J Bone Joint Surg Am,2014,96(2):135-142.

[81] Lee KT, Jegal H, Park YU, et al. Comparison of sagittal subluxation in two different threecomponent total ankle replacement systems. Foot Ankle Int, 2013, 34(12): 1661-1668.

[82] Choi GW, Kim HJ, Yeo ED, et al. Comparison of the Hintegra and Mobility total ankle replacements. Short-to intermediate-term outcomes. Bone Joint J, 2013, 95(8): 1075-1082.

[83] Scott RT, Witt BL, Hyer CF. Design comparison of the INBONE I versus INBONE II total ankle system. Foot Ankle Spec,2013,6(2):137-140.

[84] Abicht BP, Roukis TS. The INBONE II total ankle system. Clin Podiatr Med Surg, 2013,30(1):47-68.

[85] DeOrio JK. Revision INBONE total ankle replacement. Clin Podiatr Med Surg, 2013,30(2):225-236.

[86] Clement RC, Krynetskiy E, Parekh SG. The total ankle arthroplasty learning curve with third-generation implants: a single surgeon's experience. Foot Ankle Spec, 2013,6(4):263-270.

[87] Datir A, Xing M, Kakarala A, et al. Radiographic evaluation of INBONE total ankle arthroplasty: a retrospective analysis of 30 cases. Skeletal Radiol,2013,42(12):1693-1701.

[88] Ellis S, Deorio JK. The INBONE total ankle replacement. Oper Tech Orthop, 2010,20(3):201-210.

[89] Adams SB, Demetracopoulos CA, Queen RM, et al. Early to mid-term results of fixed-bearing total ankle arthroplasty with a modular intramedullary tibial component. J Bone Joint Surg Am, 2014,96(23):1983-1989.

[90] Valderrabano V, Pagenstert GI, Müller AM, et al. Mobile- and fixed-bearing total ankle prostheses: is there really a difference. Foot Ankle Clin, 2012, 17(4): 565-585.

第2章 第一、二、三代全踝关节置换系统的假体生存率

Thomas S.Roukis,Annette F.P.Bartel

引 言

TAR 系统的进化史可以根据以下因素大致分为三代：①假体组件数目；②假体的固定方式；③使用的年代。具体地说，第一代 TAR 系统（20 世纪 60 年代至 80 年代）由胫骨侧金属组件和距骨侧聚乙烯（PE）组件构成，有的系统两侧组件材料正好反过来，但它们与骨骼的固定方式为单纯依靠聚甲基丙烯酸甲酯（PMMA）骨水泥。用于假体植入的专用安装器械非常有限。第二代 TAR 系统（20 世纪 80 年代到 21 世纪初）的假体组件材质是金属或陶瓷，绝大多数通过 PMMA 骨水泥与骨固定，少数通过金属或生物多孔涂层固定。PE 衬垫绝大多数是非活动的，固定在胫骨侧组件的下表面；但是有些 PE 衬垫是部分活动的。有基本的假体安装专用器械。第三代 TAR 系统（21

世纪初到现在）由金属的胫骨侧和距骨侧假体构成，多数通过金属或生物多孔涂层固定，少数仍采用 PMMA 骨水泥固定。PE 衬垫绝大多数是部分活动设计，还有些是固定在胫骨侧组件的下表面。稳定成熟的假体安装器械包括髓内或髓外定位系统，计算机辅助截骨系统，以及基于 CT 扫描的个体化截骨导板。

人们普遍认为第一代 TAR 系统远远落后于第二代假体系统，第二代也落后于当前的第三代 TAR 系统[1]。因此，TAR 假体生存率常常受到质疑，即使有一些特定设计对假体使用寿命产生影响，人们对其原理也知之甚少。由于绝大部分 TAR 相关文献资料来自假体发明者、设计团队成员或付费咨询公司，使得评估多种设计特点的疗效变得越发困难。因此选择假体设计者和（或）利益相关方的文献资料很可能存在偏差，这在前面描述过。Labek 等[2] 研究了第二代 TAR 系统的疗效，国家关节置换注册系统和经鉴别存在特殊选择（设计者）的临床研究偏差率接近 50%。比较 Buechel-Pappas 系统（BP, Endotec, South Orange, NJ）和 Scandinavian 全踝置换系统（STAR, Waldemar Link, Hamburg, Germany/Stryker Orthopaedics, Mahwah, NJ）与国家关节注册系统的临床研究数据时，这种偏差尤为突出。此外，在 Agility 全踝关节置换系统（DePuy Synthes

T. S. Roukis, DPM, PhD (✉)
Orthopedic Center, Gundersen Health System,
1900 South Avenue, La Crosse, WI 54601, USA

e-mail: tsroukis@gundersenhealth.org

A. F. P. Bartel, DPM, MPH
Gundersen Medical Foundation, 1900 South Avenue,
La Crosse, WI 54601, USA
e-mail: afbartel@gundersenhealth.org

© Springer International Publishing Switzerland 2016
T.S. Roukis, et al. (eds.), *Primary and Revision Total Ankle Replacement*,
DOI 10.1007/978-3-319-24415-0_2

Orthopaedics, Warsaw, IN）系统性回顾分析中证实，排除设计者的文献后并发症的发生率提高了近 2 倍，从 6.6%（68/1 033）提高到 12.2%（156/1 279），提示存在明显的选择性偏差[3]。类似情况也发生在初次 STAR 置换系统的回顾研究中，排除设计者或相关专业机构的文献使得并发症发生率提高超过 2 倍，从 5.6%（45/807）提升到 13.2%（224/1 700），提示存在选择（设计者）和发表（利益相关）偏差[4]。

此外，关于 TAR 疗效的已发表数据，无论是患者还是假体系统相关的信息，仅包含很少可直接比较的数据集，经常包含大量的伴随足和（或）踝纠正先前畸形的手术疗效，而且收集的信息包括术者在特定TAR 系统学习阶段的数据。再者，由于假体组件的特征、固定方式和安装器械近乎不间断地改良，结果使得很少有发表的研究文献能对相同设计的 TAR 系统随访观察超过 5 年。这些问题都干扰了我们对哪些设计特征能显著影响假体长期生存率做出判断。

假体生存率的定义

医学文献中对 TAR 假体生存率的定义并非完全一致，而 Henricson 等[5]对 TAR 翻修的定义得到了广泛认同，即去除或更换一侧或一侧以上金属组件但不包括单纯更换 PE 衬垫。TAR 失败则还包括转换成踝关节或胫 – 距 – 跟骨关节融合术和下肢截肢术。然而尽管也很重要，TAR 翻修并不包括被称为再手术的其他关节相关的操作（如更换 PE 衬垫、局部清创术、假体周围感染的处理等）或被认为是辅助操作的非假体关节相关手术（如距下关节融合术，韧带松解或折叠加强术，跟腱延长术等）。

假体生存率分析

假体生存率的分析方法包括判定失败率和

生存率。失败率是指临床研究中 TAR 失败的数量和总数量的比值。相反，生存率是指金属组件原位保留（未经翻修）的 TAR 数量与总数量的比值。假体生存率被认为更具有临床相关性，出现在几乎所有发表的人工关节疗效分析文献中。对于假体生存率的描述更为精确的是计算 Kaplan-Meier（卡普兰 – 梅尔）估值，它可以预测事件随时间发生的概率并通过生存概率曲线图直观显示。如果发生患者失访、死亡或未到计算点，如接受翻修术，则假体生存时间将不被统计[6, 7]。

本章节描述的第一、二、三代 TAR 系统的假体生存率均是基于正式发表的相关数据，通过分析 Kaplan-Meier 生存概率曲线得出。定义的时间增量为 1 年，通过 Kaplan-Meier 曲线提取每个数据。如果 Kaplan-Meier 曲线不能提供，则按照 1 年增量记录数值。这里只基于正式发表的 Kaplan-Meier 曲线或通过审查的报道数值，讨论第一、二、三代 TAR 系统关于死亡、翻修或 5 年随访的临床疗效。

不同时代的全踝关节置换假体生存率

第一代 TAR 系统中满足我们纳入标准的包括 Thompson Parkridge Richards 踝关节假体（TPR, Richards International, Memphis, TN）[8]、Mayo 踝关节假体（Mayo Clinic, Rochester, MN）[9, 10]、低接触应力假体（LCS, DePuy, Warsaw, IN）[11]和 STAR（圆柱形双组件 PE 胫骨侧假体和不锈钢距骨侧版本）[12-14]。共有 346 个第一代 TAR 假体通过审查进行了超过 11~15 年的随访，得到的生存率加权平均值为 5 年 0.88，10 年 0.76，15 年 0.61（图 2.1）。

第二代 TAR 系统包括 BP 假体[15, 16]、Agility TAR 系统[17-19]、STAR 假体（系统三组件，非水泥固定，活动 PE 衬垫）[20-23]、ESKA 系统（GmbH&Co, Lübeck, Germany）[24]和 Takakura Nara Kyocera 假体（TNK, Kyocera Medical, Kyoto, Japan）[25]。共有 1 125 个第二

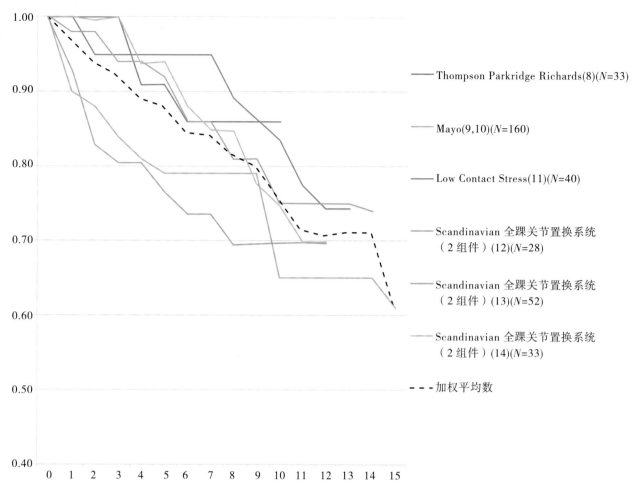

图 2.1　第一代全踝关节置换系统随访超过 11~15 年的假体生存率 Kaplan-Meier 估值曲线

代 TAR 假体通过审查进行了超过 12~15 年随访，得到的生存率加权平均值为 5 年 0.91，10 年 0.83，15 年 0.66（图 2.2）。

第三代 TAR 系统包括 Salto 活动衬垫版踝关节假体（Tornier, Saint Martin, France）[26-28]，Salto Talaris 全踝关节置换假体（Tornier, Inc., Bloomington, MN/Wright Medical Technology, Inc., Memphis, TN）[29]，Hintegra 全踝关节置换系统（Integra, Saint Priest, France）[30]，Mobility 全踝关节置换系统（DePuy United Kingdom, Leeds, England）[31] 和 Bologna-Oxford（BOX, Finsbury Orthopaedics Ltd., Leatherhead, United Kingdom）[32]。共有 1 509 个第三代 TAR 假体通过审查进行了超过 5~12 年的随访，得到的生存率加权平均值为 5 年 0.93，10 年 0.83（图 2.3）。

讨　论

我们回顾分析了不同时代 TAR 系统的生存率数据。首先，同一时代 TAR 系统中个别假体出现与随访时间无关的过高或过低的生存率数据，差异范围为 10%~20%。其次，通过比较每一代 TAR 系统的累积加权 Kaplan-Meier 生存率平均估值，发现第一、二、三代 TAR 系统第一个 10 年假体生存率差异小于 10%。如果以当前第三代 TAR 系统的生存率数值作为统计终点，随访 10~12 年，第一代和第三代 TAR 系统假体生存率差异大于 15%，而第一代和第二代 TAR 系统生存率差异非常小，随访 12~15 年假体生存率基本相同。第三，不管 TAR 系统的年代，总体的假体生存

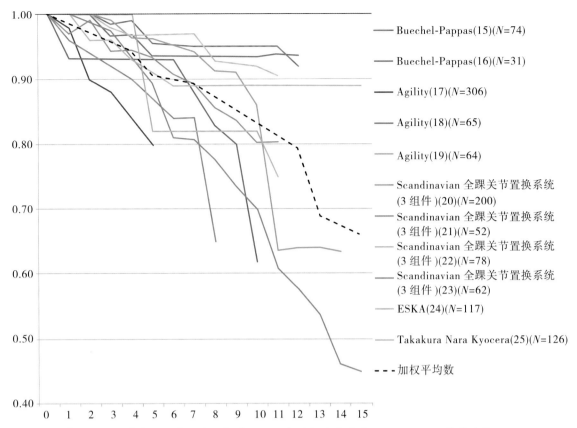

图 2.2 第二代全踝关节置换系统随访超过 12~15 年的假体生存率 Kaplan-Meier 估值曲线

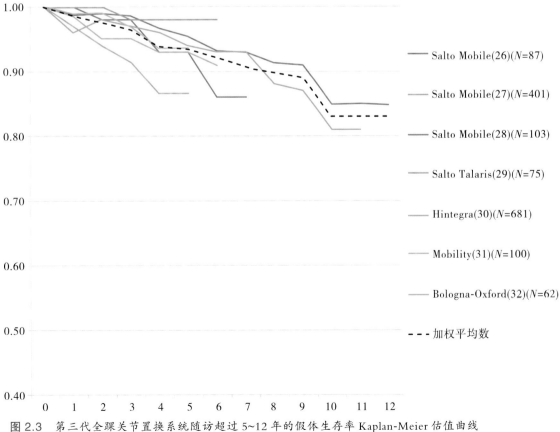

图 2.3 第三代全踝关节置换系统随访超过 5~12 年的假体生存率 Kaplan-Meier 估值曲线

率随访5年约为90%，10年约为80%，15年约为65%。不乐观的是，每代TAR系统随着随访时间的延长，假体生存率显著降低。尽管不同踝关节假体的差异明显，但第一、二、三代TAR系统生存率总体上说差异很小（图2.4）。然而，是否这种差异在临床疗效上有显著意义还不清楚。此外，如果可以准确地判定具体设计特点对假体生存率的影响，对能否提高TAR假体10年以上生存率的影响还不很清楚。基于我们的发现，过去所秉持的第一代TAR假体远远落后于第二代，第二代落后于当前第三代假体的观念表面上看并未得到支持。

第四，本次纳入研究的数据时间跨度为5~15年，共评估了346例第一代，1 125例第二代和1 509例第三代TAR系统，希望通过长时间随访较为健康的患者人群来预测TAR的大体发展趋势。例如，通过系统回顾超过10年的国家注册系统数据发现踝关节假体使用经历了3个大体模式：①临床使用量很少；②初期使用量大，之后近乎弃用；③临床使用量持续增长[33]。持续增长期更应仔细评估TAR假体，以发现和鉴别可能引起之前出现广泛弃用的设计趋势。例如，通过分析国家注册系统中有关Salto活动衬垫版本的TAR假体信息，发现截至2011年的数据显示该系统临床使用量剧增并进入持续增长期[33]。然而，在2012年挪威关节置换注册系统中首次出现该活动衬垫版本，到2013年该版本迅速被固定衬垫的Salto Talaris和Salto Talaris XT全踝关节假体（Tornier, Inc., Bloomington, MN/Wright Medical Technology, Inc., Memphis, TN）取代[35]。特别是当纳入注册系统的其他TAR假体相对稳定持续使用很长一段时间，而在相同TAR系统内有活动衬垫突然转向固定衬垫的现象很有趣且

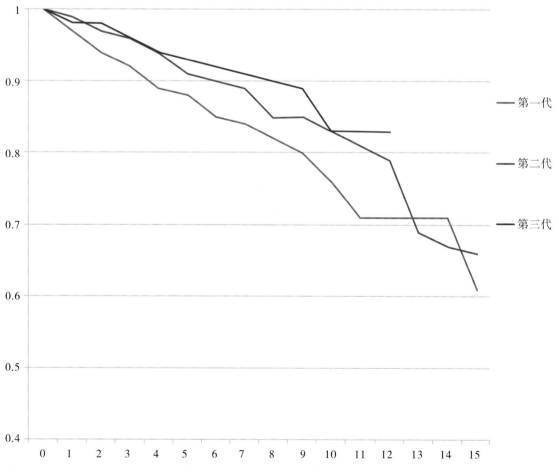

图2.4 第一、二、三代全踝关节置换系统随访超过15年的假体加权平均生存率Kaplan-Meier估值曲线

不明原因。通过比较第二、三代 TAR 假体固定和活动衬垫版本的累计加权 Kaplan-Meier 生存率估值平均数，我们发现它们在假体生存率方面差异很小（图 2.5）。有趣的是，固定衬垫的 Salto Talaris 全踝置换假体目前正接受欧洲的临床评估[36]，而活动衬垫的全踝关节假体在欧洲被广泛使用[33]。这种情况招致一些批评，主要是担心在选择系统和关节准备时难以获得固定衬垫假体的准确信息[37]，同时影响活动衬垫假体的准确植入经验，就像文中所说"…难以确定假体组件的正确位置"[38]。然而，近期发表的一篇论著研究了踝关节置换术后患者的主动负重运动，文章观察了 12 例患者均使用活动衬垫 FINE 全踝置换系统（Nakashima Medical, Okayama, Japan），发现胫骨板和 PE 衬垫在前 – 后位的移动距离只有 1.6mm[39]。此

外，Salto 活动衬垫系统的体内运动学也发现胫骨板和 PE 衬垫的移位范围为 1~1.5mm[40, 41]。相似地，观察了 15 例 STAR 系统置换后患者的主动负重运动，胫骨板和 PE 衬垫的前 – 后位移动距离仅有 0.7mm，并伴有超过 3.3° 的理论旋转角度[42]。这些研究提示，TAR 系统中的 PE 活动衬垫并不具备太多的活动功能，而基本上与胫骨侧假体保持原位固定，功能上更像固定衬垫假体。此外通过生物力学尸体研究显示，活动衬垫[43-46]的 TAR 系统与固定衬垫[47-49]假体相比更不能忍受对位不良。总体上说，TAR 手术要求精准安装假体是非常明确的，因为 PE 活动衬垫或 PE 固定衬垫与距骨侧组件的不协调使得踝关节对对位不良的容错率有限。最后，活动和固定衬垫假体在临床疗效上无显著差异[50]提示：衬垫类型不应作为术者选择

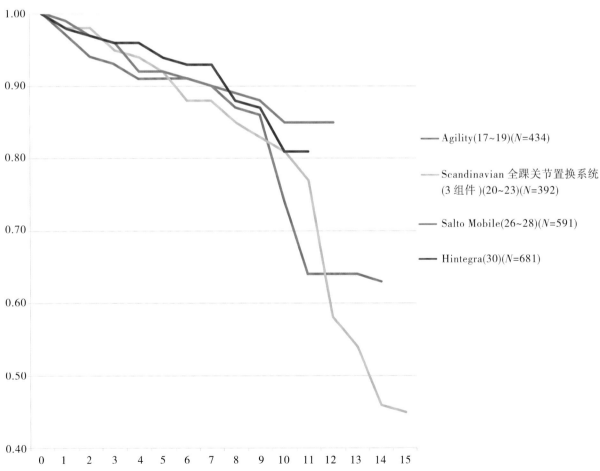

图 2.5　第二、三代代表性的固定和活动衬垫全踝关节置换系统随访超过 15 年的假体加权平均生存率 Kaplan-Meier 估值曲线

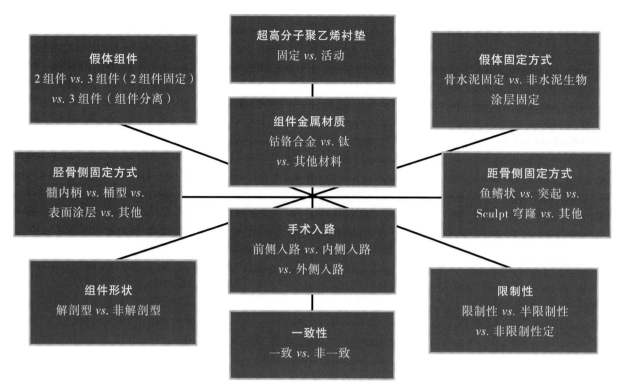

图 2.6　全踝关节置换系统设计特点分类系统（引自 Gill, LH. Challenges in total ankle arthroplasty, Foot Ankle Int,, 2004，25(4):195–207; Hintermann B. Current designs of total ankle prostheses// Total Ankle Arthroplasty: Historical Overview, Current Concepts, and Future Perspectives. 1st. New York：Springer, 2004：69–100.）

特定假体的主要标准（图 2.6）。需要进一步的研究证明哪些具体的设计特点能对 TAR 假体的长期生存率产生可预测效应，以及它们对 TAR 翻修策略的影响[51]。

总　结

　　基于公开发表的 Kaplan-Meier 生存估值曲线及通过审查的死亡或翻修数据，可以发现第一、二、三代 TAR 系统的 5 年随访假体生存率仅有很小的差异。这种差异是否具有显著的临床意义还未可知。然而，我们的发现并不支持过去的普遍观念，即第一代 TAR 假体远远落后于第二代，同样第二代也落后于当前使用的第三代假体系统。需要进一步的研究鉴别印证哪些具体的假体设计特点能影响 TAR 系统 10 年以上的生存率。

参考文献

[1] Gougoulias N, Maffulli N. History of total ankle replacement. Clin Podiatr Med Surg, 2013,30(1):1-20.

[2] Labek G, Thaler M, Janda W, et al. Revision rates after total joint replacement: cumulative results from worldwide joint register datasets. J Bone Joint Surg Br, 2011,93(3):293-297.

[3] Roukis TS. Incidence of revision after primary implantation of the Agility total ankle replacement system: a systematic review. J Foot Ankle Surg, 2012, 51(2): 198-204.

[4] Prissel MA, Roukis TS. Incidence of revision after primary implantation of the Scandinavian total ankle replacement system: a systematic review. Clin Podiatr Med Surg, 2013,30(2):237-250.

[5] Henricson A, Carlsson Å, Rydholm U. What is a revision of total ankle replacement. Foot Ankle Surg, 2011,17(3):99-102.

[6] Dobbs HS. Survivorship of total hip replacements. J Bone Joint Surg Br, 1980,62(2):168-173.

[7] Biau DJ, Latouche A, Porcher R. Competing events influence estimated survival probability: when is

Kaplan-Meier analysis appropriate. Clin Orthop Relat Res,2007,462:229-233.

[8] Jensen NC, Linde F. Long-term follow-up on 33 TPR ankle joint replacements in 26 patients with rheumatoid arthritis. Foot Ankle Surg, 2009,15(3):123-126.

[9] Kitaoka HB, Patzer GL. Clinical results of the Mayo total ankle arthroplasty. J Bone Joint Surg Am, 1996,78(11):1658-1664.

[10] Kitaoka HB, Patzer GL, Ilstrup DM, et al. Survivorship analysis of the Mayo total ankle arthroplasty. J Bone Joint Surg Am,1994,76(7):974-979.

[11] Buechel Sr FF, Buechel Jr FF, Pappas MJ. Twenty-year evaluation of cementless mobile-bearing total ankle replacements. Clin Orthop Relat Res, 2004, 424: 19-26.

[12] Kofoed H. Cylindrical cemented ankle arthroplasty: a prospective series with long-term follow-up. Foot Ankle Int,1995,16(8):474-479.

[13] Kofoed H, Sørensen TS. Ankle arthroplasty for rheumatoid arthritis and osteoarthritis. J Bone Joint Surg Br, 1998,80(2):327-332.

[14] Kofoed H. The Scandinavian total ankle replacement. Clin Orthop Relat Res, 2004,424:73-79.

[15] San Giovanni TP, Keblish DJ, Thomas WH, et al. Eightyear results of a minimally constrained total ankle arthroplasty. Foot Ankle Int,2006,27(6):418-426.

[16] Kraal T, van der Heide HJ, van Poppel BJ, et al. Long-term follow-up of mobile-bearing total ankle replacement in patients with inflammatory joint disease. Bone Joint J, 2013,95(12):1656-1661.

[17] Spirit AA, Assal M, Hansen Jr ST. Complications and failure after total ankle arthroplasty. J Bone Joint Surg Am, 2004,86(6):1172-1178.

[18] Hurowitz EJ, Gould JS, Fleisig GS, et al. Outcome analysis of Agility total ankle replacement with prior adjunctive procedures: two to six year follow-up. Foot Ankle Int, 2007, 28(3):308-312.

[19] Criswell BJ, Douglas K, Naik R, et al. High revision and reoperation rates using the Agility total ankle system. Clin Orthop Relat Res, 2012,470:1980-1986.

[20] Wood PLR, Prem H, Sutton C. Total ankle replacement: mediumterm results in 200 Scandinavian total ankle replacements. J Bone Joint Surg Br, 2008, 90(5): 605-609.

[21] Karantana A, Hobson S, Dhar S. The Scandinavian total ankle replacement: survivorship at 5 to 8 years comparable to other series. Clin Orthop Relat Res, 2010, 468(4):951-957.

[22] Mann JA, Mann RA, Horton E. STAR ankle: long-term results. Foot Ankle Int, 2011,32(5):473-484.

[23] Brunner S, Barg A, Knupp M, et al. The Scandinavian total ankle replacement: longterm, eleven to fifteen-year, survivorship analysis of the prosthesis in seventy-two consecutive patients. J Bone Joint Surg Am, 2013,95(8):711-718.

[24] Rudigier J, Menzinger F, Grundei H. Total ankle replacement: 14 year experience with the cementless ESKA ankle prosthesis. Fuss Sprungg, 2004, 2(2): 65-75.

[25] Takakura Y. Total ankle arthroplasty using TNK ankle for osteoarthritis. Seikei-Saigaigeka, 2008,51:919-924.

[26] Bonnin M, Gaudot F, Laurent JR, et al. The Salto total ankle arthroplasty: survivorship and analysis of failures at 7 to 11 years. Clin Orthop Relat Res, 2011,469(1):225-236.

[27] Schenk K, Lieske S, John M, et al. Prospective study of a cementless, mobile-bearing, third generation total ankle prosthesis. Foot Ankle Int, 2011,32(8):755-763.

[28] Rodrigues-Pinto R, Muras J, Oliva XM, et al. Total ankle replacement in patients under the age of 50: should the indications be revised. Foot Ankle Surg, 2013,19(4):229-233.

[29] Nodzo SR, Miladore MP, Kaplan NB, et al. Short to midterm clinical and radiographic outcomes of the Salto total ankle prosthesis. Foot Ankle Int, 2014,35(1):22-29.

[30] Barg A, Zwicky L, Knupp M, et al. Hintegra total ankle replacement: survivorship analysis in 684 patients. J Bone Joint Surg Am, 2013,95(13):1175-1183.

[31] Wood PLR, Karski MT, Watmough P. Total ankle replacement: the results of 100 Mobility total ankle replacements. J Bone Joint Surg Br, 2010,92(7):958-962.

[32] Bianchi A, Martinelli N, Sartorelli E, et al. The Bologna-Oxford total ankle replacement: a mid-term follow-up study. J Bone Joint Surg Br, 2012, 94(6): 793-798.

[33] Roukis TS, Prissel MA. Registry data trends of total ankle replacement use. J Foot Ankle Surg, 2013, 52(6): 728-735.

[34] Norwegian Arthroplasty Register. http://nrlweb. ihelse.net/Rapporter/Rapport2013.pdf (2013). Accessed 12 Dec 2014.

[35] Norwegian Arthroplasty Register. http://nrlweb. ihelse.net/Rapporter/Rapport2014.pdf (2014). Accessed 12 Dec 2014.

[36] Gaudot F, Colombier J-A, Bonnin M, et al. A controlled, comparative study of a fixed-bearing versus mobile-bearing ankle arthroplasty. Foot Ankle Int, 2014, 35(2):131-140.

[37] Pappas MJ, Buechel Sr, FF. Chapter 4: The ankle// Buechel Sr, FF, Pappas MJ, editors. Principles of human joint replacement: design and clinical application. Berlin: Springer, 2011:91-152.

[38] Kofoed H. Total ankle replacement: back to the future. Clin Res Foot Ankle. 2013,1:e102. doi: 10.4172/2329-910X.1000e102 .

[39] Iwamoto K, Shi K, Tomita T, et al. In vivo kinematics of three-component mobile-bearing total ankle replacement for rheumatoid arthritis during gait. Ann Rheum Dis,2013,72:895.

[40] Rush SM, Todd N. Salto Talaris fixed-bearing total ankle replacement system. Clin Podiatr Med Surg, 2013,30(1):69-80.

[41] Yalamanchili P, Donley B, Casillas M, et al. Salto Talaris total ankle replacement. Oper Tech Orthop, 2008,18(4):277-281.

[42] Kofoed H. Active weight bearing tibio-talar motion and meniscal translation in the S.T.A.R. prosthesis: a radiographic comparative study of the STAR toward the opposite normal ankle joint. Clin Res Foot Ankle, 2013,1:e101. doi: 10.4172/2329-910X.1000101 .

[43] Tochigi Y, Rudert MJ, Brown TD, et al. The effect of accuracy of implantation on range of movement of the Scandinavian total ankle replacement. J Bone Joint Surg Br, 2005,87(5):736-740.

[44] Affatato S, Taddei P, Leardini A, et al. Wear behaviour in total ankle replacement: a comparison between an in vitro simulation and retrieved prostheses. Clin Biomech,2009,24(8):661-669.

[45] Barg A, Elsner A, Anderson AE, et al. The effect of three-component total ankle replacement malalignment on clinical outcome: pain relief and functional outcome in 317 consecutive patients. J Bone Joint Surg Am, 2011,93(21):1969-1978.

[46] Espinosa N, Walti M, Favre P, et al. Misalignment of total ankle components can induce high joint contact pressures. J Bone Joint Surg Am, 2010,92(5):1179-1187.

[47] Saltzman CL, Tochigi Y, Rudert MJ, et al. The effect of Agility ankle prosthesis misalignment on the peri-ankle ligaments. Clin Orthop Relat Res, 2004,424:137-142.

[48] Nicholson JJ, Parks BG, Stroud CC, et al. Joint contact characteristics in Agility total ankle arthroplasty. Clin Orthop Relat Res,2004,424:125-129.

[49] Fukuda T, Haddad SL, Ren Y, et al. Impact of talar component rotation on contact pressure after total ankle arthroplasty: a cadaveric study. Foot Ankle Intm,2010,31(5):404-411.

[50] Valderrabano V, Pagenstert GI, Müller AM, et al. Mobile-and fixed-bearing total ankle prostheses: is there really a difference. Foot Ankle Clin, 2012,17(4):565-585.

[51] Roukis TS. Strategies for revision total ankle replacement. J Orthop Trauma Rehabil, 2014, 18(2): 59-68.

第3章 固定和活动衬垫设计的全踝关节置换对比研究

Murray J. Penner, Derek Butterwick

引 言

关节置换结合文献中关于衬垫选择存在很多争议[1]，其中特别激烈的争论点主要是围绕固定衬垫和活动衬垫的设计方面。虽然过去数十年来主要的争论点集中在全膝关节置换术中衬垫类型的选择，但在全踝关节置换（TAR）领域这个话题目前仍然非常活跃。持续争论的基本原因之一是活动和固定衬垫概念都有其显著的理论优势和缺点；同时，采用两种假体设计系统术后都存在疗效优异的患者和具有潜在失败风险的患者。

M.J. Penner, MD, BMechEng, FRCSC (✉)
Department of Orthopaedics, University of British Columbia, Vancouver, BC, Canada

Department of Orthopaedics, St. Paul's Hospital, Vancouver Coastal Health Authority and Providence Health Care, 1000-1200 Burrard Street, Vancouver, BC, Canada V6Z 2C7
e-mail: murray.penner@gmail.com

D. Butterwick, MD, FRCSC
Department of Orthopaedics, University of British Columbia, Vancouver, BC, Canada
e-mail: derekbutterwick@hotmail.com

© Springer International Publishing Switzerland 2016
T.S. Roukis, et al. (eds.), *Primary and Revision Total Ankle Replacement*,
DOI 10.1007/978-3-319-24415-0_3

活动衬垫概念的起源：全膝关节置换

在全膝关节置换中，固定平台设计（图3.1）假体的运动依赖于股骨组件和聚乙烯衬垫之间的活动。正常膝关节的运动学研究显示，发生在膝关节接触面上的复杂运动不仅包括角矢状面一定范围的移动，而且也包括前后方向的平移、轴向旋转和股骨髁的抬升[2]。为了适应多种复杂的运动形式，固定平台设计的一个特征就是衬垫的形合度低[3]。这种类型的设计使得假体关节面呈点-面接触，增加了沿着接触面的前后方向的滑动，但这也会导致较高的接触应力，聚乙烯分层碎裂，并最终增加聚乙烯磨损[4]。为了降低磨损，衬垫可以采用形合度较高的设计，即最大限度地增加接触面从而达到降低磨损的目的。然而，这样就会将较大的平移和旋转应力传递到骨-假体接触面，这些潜在的应力增高可能导致无菌性松动[5]。

为了获得高形合度衬垫接触面的优势，活动衬垫的概念应运而生，它允许发生在聚乙烯衬垫下表面和高抛光的胫骨组件表面之间的前后平移和轴向旋转[6,7]。这种设计的典型代表是旋转平台衬垫（图3.2A）或半月板衬垫（图3.2B）。然而，这些设计又带来了一个潜在的新问题，就是接触面的"背侧磨损"[8-10]。

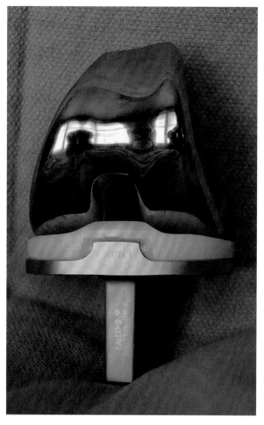

图 3.1　全膝关节置换系统固定衬垫设计中聚乙烯衬垫通过锁定装置固定于胫骨基托

自从这种设计出现以来，有大量文献报道活动衬垫在理论上优于固定衬垫[11]。然而，尽管有理论上的优势，但很多临床文章对比研究这两种设计后并未发现任何疗效参数的显著差异[12-17]。此外，Kim 等[18]发表了一篇里程碑式的前瞻性研究，他们选择了 108 例 51 岁以下的双膝骨关节炎患者，随机选择一侧接受固定衬垫全膝置换，而对侧接受活动衬垫全膝置换。通过平均 16.8 年的随访观察，在关节活动度、功能评分、并发症发生率及影像学松动观测等方面两种设计假体未显示出明显差异。实际上，这篇论著的编辑评论持续呼吁暂停该领域的进一步研究，因为他们认为两种设计的临床差异不显著已是明确的事实[19]。2013 年一篇权威的荟萃分析调查研究了 6 861 例膝关节置换病例，发现活动衬垫和固定衬垫两种设计在透亮线的发生率、骨溶解、无菌性松动或假体生存率方面无差异[20]。尽管在全膝关节置换领域该问题基本得到澄清，但在 TAR 领域围绕这个主题的争论仍在继续。

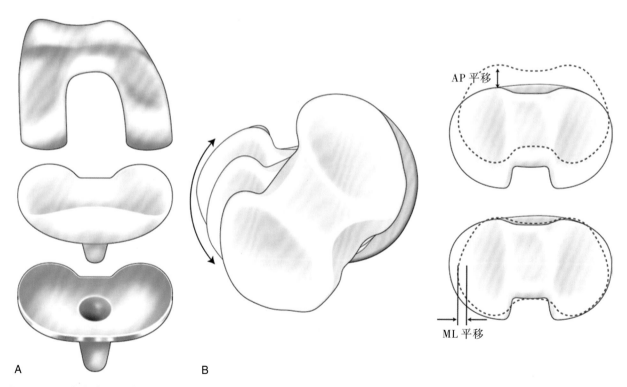

A　　　　　　　　　　B

图 3.2　全膝关节置换中活动衬垫设计示例。A. 旋转铰链式设计，即聚乙烯衬垫下表面有一个锥形聚乙烯柱轻松地插入胫骨基托内匹配的锥形槽中，允许接触面进行旋转运动。B. 半月板衬垫设计允许聚乙烯衬垫和胫骨基托间进行前后和内外平移及旋转

TAR 衬垫设计

衬垫构造

当前 TAR 存在两种主要的衬垫设计。一种是两组件、固定衬垫设计，聚乙烯衬垫通过锁定装置固定在胫骨侧组件上（图 3.3A）；另一种是三组件、活动衬垫设计（图 3.3B）。在活动衬垫设计中，聚乙烯衬垫平坦的上表面与高抛光胫骨侧组件形成关节，而聚乙烯衬垫凹形下表面与凸形的距骨侧组件形成关节。

可替代的衬垫设计原理

TAR 中多种衬垫构造的原理与全膝关节置换有相似之处。而在全髋关节置换中聚乙烯衬垫磨损与假体无菌性松动关系密切[3]，所以无菌性松动被认为是 TAR 失败的首要原因[21, 22]，因此减少衬垫磨损在 TAR 中非常重要。然而，迄今为止只有一篇关于 TAR 中体内磨屑颗粒的定量研究[23]，少数可检索到的研究论著也显示聚乙烯颗粒在无菌性松动早期的作用十分微弱[24, 25]。尽管如此，通过全膝关节置换将活动衬垫概念引入 TAR 就是希望利用潜在的理论优势减少聚乙烯磨损，改进踝关节运动学。

固定衬垫踝关节假体设计的优点

固定衬垫设计被认为能提供一些活动衬垫所不能满足的优点。固定衬垫假体能通过胫骨侧组件 / 聚乙烯衬垫形成稳定固定的"穹窿"，与高抛光的活动的距骨形成关节，再现踝关节的正常解剖。此外，其避免了后文描述的一些活动衬垫设计相关的担忧也被认为是潜在的优点。

固定衬垫踝关节假体设计的担忧

与膝关节十分类似，踝关节活动范围并不单纯发生在矢状面，还包括轴向旋转[26, 27]。在 TAR 固定衬垫设计中衬垫表面呈高度一致性，转移至骨 – 假体界面的应力可能增加。这已经通过有限元分析得到证实，因此一些设计者希望借助髓内固定将应力向近端的胫骨干传递[28]。此外，固定衬垫假体需要较厚的胫骨侧组件来容纳聚乙烯衬垫的锁定装置，而这又只能通过更多的胫骨截骨来实现。因为自胫骨穹窿近端方向的干骺端骨质脆弱，增加胫骨近端截骨可能导致假体胫骨侧组件固定在骨质脆弱的干骺端，而不是坚固的软骨下骨上[29]。没有良好的前后侧皮质轮廓供假体固定附着，就会发生假体早期下沉的风险。然而，绝大多数固定衬垫的现代胫骨侧组件都采用相对较薄的设

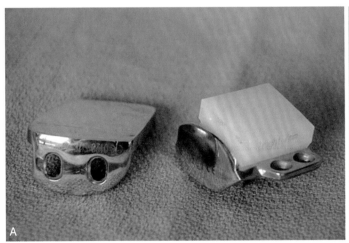
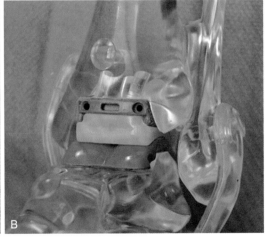

图 3.3　全踝关节置换衬垫设计示例。A. Hintegra 活动衬垫全踝关节置换系统 (Newdeal, Lyon, France/Integra, Plainsboro, New Jersey)。B. Wright Medical Infinity 全踝关节置换系统 (Wright Medical, Memphis, TN)

计，这样仅需表面置换的截骨量，并能保证获得支撑的是牢固的软骨下骨（图 3.3）。

保证 TAR 组件轴向旋转的正确位置对于满意的术后功能至关重要。轴向旋转的正确位置包括胫骨侧组件相对于踝穴（胫骨和腓骨）的旋转力线，距骨侧组件相对于距骨的旋转力线，以及距骨侧组件和胫骨侧组件的正确对线。在活动衬垫设计中，后者所带来的风险可以避免，因为胫骨侧组件是非限制性的，所有距骨侧组件可处在任意轴位。然而，固定衬垫设计中力线必须保证通过具有相对限制性的衬垫。因此，将假体两侧组件安装在合适的轴向位置对于固定衬垫设计是至关重要的。由于固定衬垫组件间的关节面相对一致，组件的旋转定位不良可能导致接触面不匹配并增加衬垫磨损。在一项 Agility 全踝关节置换系统（DePuy Orthopedics, Warsaw, IN）固定衬垫的体外试验中，使用 6 具新鲜冰冻尸体来评估距骨侧组件旋转对位不良的影响。研究者应用静态轴向负荷和 10 种不同的动载荷分别作用于处在中立位、7.5° 内旋位和 7.5° 外旋位的距骨侧假体上，当假体旋转对线不良时通过压力感受器发现衬垫的接触面积显著降低，压力峰值和扭转力矩明显升高，提示这种特别的固定衬垫设计不能耐受严重的旋转对线不良[30]。其他研究者也对比研究过固定衬垫 Agility 全踝置换系统和活动衬垫 Mobility 系统（DePuy Orthopedics, Warsaw, IN），发现在两种设计中旋转对线不良超过 5° 都会导致压力增加[31]。然而，活动衬垫设计相对于固定衬垫对对线不良的敏感性低。尽管如此，绝大多数现代固定衬垫设计已进行改良，使之能容许一定程度的旋转对线不良，从而减小峰值应力对聚乙烯衬垫和骨 - 假体界面的冲击（图 3.4）。

相对于固定衬垫假体，活动衬垫设计允许聚乙烯衬垫和胫骨侧组件间旋转和前后平移。从理论上说，因为距骨侧组件和聚乙烯衬垫之间的关节面要维持一致性，旋转对线不良假体可以通过衬垫和胫骨侧组件形成的面 - 面接触关节自行矫正对线，潜在地避免了应力向骨 - 假体界面传递。因此，使用活动衬垫设计的假体似乎对术者的技术要求较低，对胫骨侧组件旋转对线也不用太严格。然而，活动衬垫设计对胫骨侧和距骨侧组件旋转对线不良程度的容

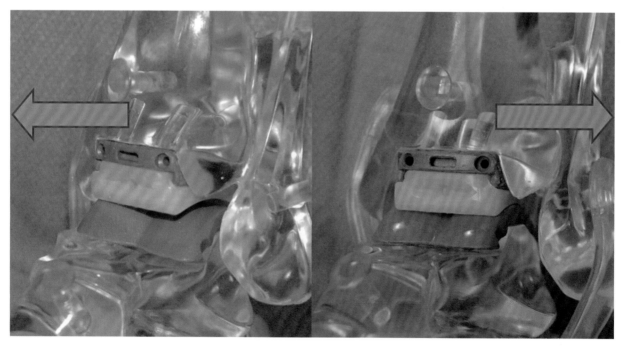

图 3.4　固定衬垫设计的 Wright Medical Infinity 全踝关节置换系统 (Wright Medical, Memphis, TN)，显示衬垫表面低形合度设计允许内外旋转运动。箭头所示为通过踝关节衬垫表面的内旋和外旋运动

忍性也是非常有限的，因为显著的旋转对线不良仍可能增加峰值应力[31]，并可能引起衬垫未被胫骨侧组件完全覆盖，导致衬垫边缘载荷增大及聚乙烯磨损增加。此外，为避免踝关节内出现碰撞，距骨侧假体的轴向位置也是至关重要的。

尽管活动衬垫设计可能在生物力学上具有优势，但也存在一些潜在的缺点。额外的面 - 面接触关节面带来了"背侧磨损"的问题，这也增加了额外的磨损来源和聚乙烯碎屑。虽然 TAR 文献中未显示无菌性松动与聚乙烯碎屑有直接关系[32]，但从全髋和全膝置换中推测活动关节间隙中的碎屑颗粒仍会促使假体松动。因此，任何额外的碎屑颗粒来源均会影响假体的长期寿命。没有锁定装置，聚乙烯衬垫还可能发生脱位，虽然这种情况的发生概率很低。

对于活动衬垫假体存在的担心还包括手术要求胫骨侧组件和衬垫之间需要面 - 面接触的关节面，如果存在任何位置下韧带的不平衡，这种设计将导致聚乙烯衬垫边缘载荷增加，失去完美的面 - 面接触。特别是对于 Scandinavian 全踝关节置换系统（STAR；Stryker Orthopaedics, Inc., Kalamazoo, MI），有研究者报道这可能是引起该系统聚乙烯衬垫断裂发生率高的原因[33]。

此外，也可能是最重要的，在活动衬垫设计中距骨运动除了发生轴向旋转还可能通过面 - 面接触产生内外侧平移，由此可能导致踝关节撞击，这可能是内外踝疼痛的一个重要原因（图 3.5）。

全膝关节置换的文献除了上述生物力学研究外，还有大量的比较研究。与之不同的是，TAR 仅有一篇临床研究比较了活动衬垫和固定衬垫设计。2014 年回顾性研究将 33 例连续的固定衬垫 Salto Talaris 解剖型踝关节置换系统（Tornier, Bloomington, MN）与 33 例活动衬垫的 Salto 假体进行配对比较，通过 24 个月的随访发现两种设计在假体位置的影像学评估、临床和影像学检测关节活动度及死亡率方面无统计学差异[34]。然而，固定衬垫组的美国足

踝医师协会评分明显高于活动衬垫组（90 *vs.* 85），透亮带（4 vs. 13）和软骨下骨囊性变（1 *vs.* 8）的发生率低于活动衬垫组。作者得出结论：没有证据表明固定衬垫假体较活动衬垫设计落后。

总　结

如上所述，当前关于 TAR 没有生物力学数据及很少的临床资料能为活动或固定衬垫设计的选择提供可以借鉴的经验。能收集到的绝大多数数据是通过研究与当前设计截然不同的传统固定衬垫假体系统得到的，与现在的研究无相关性。目前掌握的信息显示，衬垫选择对 TAR 疗效的影响可能存在但非常小，许多其他的假体设计特点和安装因素可能更为重要。虽然通过全膝关节置换文献去推测 TAR 的做法必须谨慎，但在全膝置换中不同衬垫设计类型确实对疗效的影响缺乏显著性差异。尽管在 TAR 领域有强有力的理论研究支持存在差异的看法，但文献中不同衬垫设计间疗效差异很小甚至没有的观点更具有代表性。

综上所述，没有任何来自临床研究的证

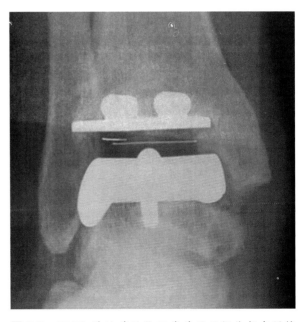

图 3.5　STAR 系统前后位 X 线片显示假体与内踝接触，提示存在内踝撞击征[36]

据表明TAR的两种衬垫设计间存在显著差异。临床医生最好集中精力关注和研究其他已知影响假体生存率的因素，如术者的经验[35]、足踝对线和韧带稳定性问题。

参考文献

[1] Heisel C, Silva M, Schmalzried TP. Bearing surface options for total hip replacement in young patients. J Bone Joint Surg Am,2003,85(7):1366-1379.

[2] Dennis DA, Komistek RD. Kinematics of mobile-bearing total knee arthroplasty. Instr Course Lect,2005,54:207-220.

[3] Naudie DD, Ammeen DJ, Engh GA, et al. Wear and osteolysis around total knee arthroplasty. J Am Acad Orthop Surg,2007,15(1):53-64.

[4] Szivek JA, Anderson PL, Benjamin JB. Average and peak contact stress distribution evaluation of total knee arthroplasty. J Arthroplasty, 1996,11(8):952-963.

[5] Benjamin J, Szivek J, Dersam G, et al. Linear and volumetric wear of tibial inserts in posterior cruciate-retaining knee arthroplasties. Clin Orthop Relat Res, 2001,392:131-138.

[6] Wen Y, Liu D, Huang Y, et al. A meta-analysis of the fixed-bearing and mobile-bearing prostheses in total knee arthroplasty. Arch Orthop Trauma Surg, 2011,131(10):1341-1350.

[7] Huang C-H, Liau J-J, Cheng C-K. Fixed or mobile-bearing total knee arthroplasty. J Orthop Surg,2007,2:1.

[8] Conditt MA, Ismaily SK, Alexander JW, et al. Backside wear of ultrahigh molecular weight polyethylene tibial inserts. J Bone Joint Surg Am, 2004,86:1031-1037.

[9] Conditt MA, Thompson MT, Usrey MM, et al. Backside wear of polyethylene tibial inserts: mechanism and magnitude of material loss. J Bone Joint Surg Am,2005,87:326-331.

[10] Engh GA, Ammeen DJ. Epidemiology of osteolysis: backside implant wear. Instr Course Lect, 2004, 53: 243-249.

[11] Insall JN. Adventures in mobile-bearing knee design: a mid-life crisis. Orthopedics,1998,21:1021-1023.

[12] van der Voort P, Pijls BG, Nouta KA, et al. A systematic review and meta-regression of mobilebearing versus fixed-bearing total knee replacement in 41 studies. Bone Joint J, 2013, 95-B(9):1209-1216.

[13] Smith H, Jan M, Mahomed NN, et al. Metaanalysis and systematic review of clinical outcomes comparing mobile bearing and fixed bearing total knee arthroplasty. J Arthroplasty,2011,26(8):1205-1213.

[14] Mahoney OM, Kinsey TL, D'Errico TJ, et al. The John Insall Award: no functional advantage of a mobile bearing posterior stabilized TKA. Clin Orthop Relat Res, 2012,470(1):33-44.

[15] Parratte S, Pauly V, Aubaniac JM, et al. No long-term difference between fixed and mobile medial unicompartmental arthroplasty. Clin Orthop Relat Res, 2012,470(1):61-68.

[16] Post ZD, Matar WY, van de Leur T, et al. Mobile-bearing total knee arthroplasty: better than a fixed-bearing. J Arthroplasty, 2010,25(6):998-1003.

[17] Bistolfi A, Massazza G, Lee GC, et al. Comparison of fixed and mobile-bearing total knee arthroplasty at a mean follow-up of 116 months. J Bone Joint Surg Am, 2013,95(12):e83.

[18] Kim YH, Kim JS, Choe JW, et al. Long-term comparison of fixed-bearing and mobile-bearing total knee replacements in patients younger than fifty-one years of age with osteoarthritis. J Bone Joint Surg Am, 2012,94(10):866-873.

[19] Shaw JA. The definitive answer: fixed-bearing versus mobile- bearing TKA: commentary on an article by Young-Hoo Kim, MD, et al."Long-term comparison of fixed-bearing and mobile-bearing total knee replacements in patients younger than fifty-one years of age with osteoarthritis". J Bone Joint Surg Am, 2012, 94(10):e69.

[20] Zeng Y, Shen B, Yang J, et al. Is there reduced polyethylene wear and longer survival when using a mobile-bearing design in total knee replacement. A meta-analysis of randomised and non-randomised controlled trials. Bone Joint J, 2013, 95-B(8): 1057-1063.

[21] Glazebrook MA, Arsenault K, Dunbar M. Evidence-based classification of complications in total ankle arthroplasty. Foot Ankle Int,2009,30(10):945-949.

[22] Krause FG, Windolf M, Bora B, et al. Impact of complications in total ankle replacement and ankle arthrodesis analyzed with a validated outcome measurement. J Bone Joint Surg Am, 2011,93(9):830-839.

[23] Kobayashi A, Minoda Y, Kadoya Y, et al. Ankle arthroplasties generate wear particles similar to knee arthroplasties. Clin Orthop Relat Res, 2004,424:69-72.

[24] Dalat F, Barnoud R, Fessy MH, et al. Histologic study of periprosthetic osteolytic lesions after AES total ankle replacement. A 22 case series. Orthop Traumatol Surg Res, 2013,99(6 Suppl):S285-295.

[25] Yoon HS, Lee J, Choi WJ, et al. Periprosthetic osteolysis after total ankle arthroplasty. Foot Ankle

Int, 2014,35(1):14-21.

[26] Komistek RD, Stiehl JB, Buechel FF, et al. A determination of ankle kinematics using fluoroscopy. Foot Ankle Int,2000,21(4):343-350.

[27] Lundberg A, Svensson OK, Németh G, et al. The axis of rotation of the ankle joint. J Bone Joint Surg Br, 1989,71(1):94-99.

[28] Falsig J, Hvid I, Jensen NC. Finite element stress analysis of some ankle joint prostheses. Clin Biomech (Bristol, Avon), 1986,1(2):71-76.

[29] Aitken GK, Bourne RB, Finlay JB, et al. Indentation stiffness of the cancellous bone in the distal human tibia. Clin Orthop Relat Res, 1985,201:264-270.

[30] Fukuda T, Haddad SL, Ren Y, et al. Impact of talar component rotation on contact pressure after total ankle arthroplasty: a cadaveric study. Foot Ankle Int, 2010,31(5):404-411.

[31] Espinosa N, Walti M, Favre P, et al. Misalignment of total ankle components can induce high joint contact pressures. J Bone Joint Surg Am, 2010,92(5):1179-1187.

[32] Koivu H, Mackiewicz Z, Takakubo Y, et al. RANKL in the osteolysis of AES total ankle replacement implants. Bone, 2012,51(3):546-552.

[33] Daniels T, Penner M, Mayich D, et al. Prospective clinical and radiographic intermediate outcomes of 113 Scandinavian total ankle arthroplasties. J Bone Joint Surg,2004, 93-B(Supp IV).

[34] Gaudot F, Colombier JA, Bonnin M, et al. A controlled, comparative study of a fixed-bearing versus mobile-bearing ankle arthroplasty. Foot Ankle Int, 2014,35(2):131-140.

[35] Haskell A, Mann RA. Perioperative complication rate of total ankle replacement is reduced by surgeon experience. Foot Ankle Int,2004,25(5):283-289.

[36] Richardson A, DeOrio J, Parekh S. Arthroscopic debridement: effective treatment for impingement after total ankle arthroplasty. Curr Rev Musculoskelet Med, 2012,5(2):171-175.

第4章 基于全球注册系统数据的全踝关节置换发展趋势

Mark A.Prissel,Thomas S.Roukis

引 言

全球有一些国家采用国家关节注册系统（National joint registries, NJRs）来评估和监测人工关节置换的安全性、临床疗效和假体生存率[1, 2]。绝大多数国家包括美国在内收集这些数据，但目前仅能获取全髋关节置换和全膝关节置换的相关信息。不幸的是，全球仅6个国家通过国家注册系统来监测初次全踝关节置换（TAR）的临床应用。当前可获得的TAR相关数据来源于澳大利亚[3]、英格兰/威尔士/北爱尔兰[4]、芬兰[5]、新西兰[6]、挪威[7]和瑞典[8]的国家注册系统。欧洲还有一些国家，包括荷兰[9]和德国[10]，也收集初次TAR的相关数据，但没有发表在年度报告中[9, 10]。2013年我们基于可靠的国家注册系统数据，发表了关于初次TAR观测趋势的新分析[11]。本章节的

目的在于通过国家注册系统数据提供最新和综合性的调查报告。

有趣的是，最早的关节置换注册系统是在美国Mayo临床中心由Mark B. Coventry博士于1969年建立。之后，一些美国单一机构注册体系陆续建立，包括Kaiser Permanente和US Health East[1]。近年来，美国骨科医师协会（American Academy of Orthopedic Surgeons, AAOS）于2011年完成了关节注册系统试点，开始收集人工全髋和全膝关节置换的相关数据。到2012年10月，美国关节置换注册系统（American Joint Replacement Registry, AJRR）从51家医疗机构包括72家医院收集了超过30 000例全关节置换数据信息[12]。截至2014年10月，AJRR的数据来源增长到388家医院，但仍没有关于TAR的相关数据[13]。尽管近些年来增长率令人印象深刻，但提供数据的医疗机构仍不到全美4 200家进行关节置换医院的10%。为获得意义重大、准确的年报，挪威国家注册系统充分体现出大规模参与的重要性和注册系统的完备性[14]。显然，报告数据的质量需要依靠高度的参与性。从理论上讲，在接下来的若干年AJRR将不断扩充提供可靠数据来源的医疗机构，以及将来自足踝外科医生的初次TAR数据信息纳入系统。如果AJRR不能通过关节置换注册系统来收集评估初次TAR

M. A. Prissel, DPM
Atlantic Foot & Ankle Center of Chesapeake, 725 Volvo Pkwy.
Suite 100, Chesapeake, VA 23320, USA

e-mail: ofacresearch@orthofootankle.com
T. S. Roukis, DPM, PhD (✉)
Orthopedic Center, Gundersen Health System, 1900 South
Avenue, La Crosse, WI 54601, USA
e-mail: tsroukis@gundersenhealth.org

© Springer International Publishing Switzerland 2016
T.S. Roukis et al. (eds.), *Primary and Revision Total Ankle Replacement*,
DOI 10.1007/978-3-319-24415-0_4

信息，将会出现一个独立机构来完成此项任务。

尽管新一代初次 TAR 系统在假体设计上呈现出长足的进步，安装器械的准确性和组件材料的可靠性大大提高，但踝关节假体的长期生存率仍不清楚。一项来自关节注册系统的评估报告曾显示，初次 TAR 的再翻修率显著高于髋膝关节置换，具体地说高出 3 倍[15]。在一项对 NJR 数据进行评估的研究中显示，初次 TAR 的 5 年翻修率超过 20%，10 年翻修率超过 40%，显著高于髋膝关节相同时间段的翻修率[16]。这些报告结果与近期连续抽样的 75 例初次 TAR 病例随访观察 3.6 年的假体生存率为 98% 的报道大相径庭[17]。

不幸的是，关于初次 TAR 的文献多数存在误差，继发来源于相关赞助商和设计者。近年来关于 Agility 全踝关节置换系统（DePuy Synthes, Warsaw, IN）和 Scandinavian 全踝关节置换系统（STAR, Waldemar Link, Hamburg, Germany/Stryker Orthopedics, Kalamazoo, MI）的系统性回顾调查显示，非设计者、无薪酬咨询机构在翻修率上的数据显著高于从设计者和付费咨询机构获得的数据[18, 19]。虽然前者仍有一定程度的误差，但收集和评估 NJR 的数据可使有经验的足踝外科医生对术后疗效有合理的预期。这并不是说行业资助方提供的数据不真实或是存在故意误导，而是我们更需要使用批判的眼光和对潜在误差的理解去看待问题。对于像初次 TAR 这类技术要求较高的手术，与行业产品资助方关系密切的术者很可能成为该领域富有经验的权威，结果导致初次 TAR 相关的学习曲线较为完美，所以足踝外科医生在评估不同作者及其研究数据时要全面考虑[20, 21]。

NJR 每年都提供一份大样本的综合性数据，其中包括假体系统和患者的相关信息。如果采集得当，这些数据很大程度上能提供对医生和患者有用的信息：

（1）能将问题和经验及时反馈给术者和生产厂家；

（2）及时发现和报告并发症；

（3）降低患者的并发症发生率；

（4）监测新的手术方法和假体植入技术疗效；

（5）及时发现和鉴别不良假体设计；

（6）判定和预测人工关节系统在特定时间内的发展趋势。

有趣的是，美国特定 TAR 系统的准入和使用机制与全球其他国家有很大程度的不同。例如 2009 年成功获批的 STAR 系统，是通过美国食品药品监督管理局（FDA）通过严格审批程序批准的一款活动衬垫、三组件的非水泥固定系统。尽管一些厂家进行大量的市场宣传，但是并没有相关研究支持活动衬垫较固定衬垫具有明显优势。大样本系统回顾和多元回归分析显示，活动平台在全膝关节置换中具有理论上的优势，但在临床翻修率、疗效评分或患者满意率方面未证实与固定平台有显著差异[23]。而在美国临床上普遍使用的金属基托、固定平台、两组件水泥固定型踝关节置换系统明确通过 510（k）规则审批。这种临床使用模式与全球其他国家的模式形成鲜明对比，至少与那些拥有关节置换注册系统的国家不同。2013 年我们的研究表明，2000—2011 年上述 6 个拥有注册系统的国家在临床上使用的 TAR 系统 97% 是活动衬垫、三组件、非水泥固定的假体[11]。有趣的是，由 Salto 活动衬垫踝关节系统（Tornier S.A.S. Montbonnot Saint Martin, France）和 Salto 固定衬垫解剖型踝关节系统（Tornier, Inc., Arlington, TN）的设计者通过配对比较对两个系统进行了 2 年的随访研究。他们发现固定衬垫组的美国足踝外科协会踝关节功能评分（$P=0.05$）相对于活动衬垫组提高显著，且拥有较少的透亮带（$P=0.02$）和软骨下囊性变（$P=0.01$），但在临床表现上与活动衬垫组等同[24]。通过对这类信息的长期分析，特别是收集到的 NJR 数据，我们可以预测美国和世界范围内 TAR 假体设计和临床应用的未来趋势。

检索方法

电子数据库 OvidSP-Medline[25] 可以查询

2014 年 5 月至 2014 年 12 月的数据，无发表语言或日期的限制，采用包含性的文本词语查询，如"ankle arthroplasty"、"ankle implant"、"ankle replacement"，以及 "database"、"registry" 或 "revision surgery"，首字母大写代表布尔运算符。再根据数据库提供的文献手工检索出额外的相关文章。当然也可以通过 24 个国家的 33 个国家注册中心特定的网址严格在线检索 TAR 的相关数据[1]。此外，也可以通过普通搜索引擎[26]查询检索另外 4 个国家(阿根廷[27]、巴西[28]、印度[29]和日本[30])注册系统的数据。我们还可以个人联系新西兰注册系统的数据拥有者以获得额外的相关信息，这些数据在被应用到我们原创论著中时须特殊标明[11]。

如果一篇参考文献不能通过购买、图书馆管理员协助查询或电邮联系作者获得，那只能放弃使用。如果参考文献不是用英语书写，也可以通过在线翻译工具将母语为丹麦语、德语、日语、罗马尼亚语、挪威语或瑞典语的文章翻译成英语[31]。

结果分析：世界范围内不同踝关节假体的使用趋势

我们从涉及初次 TAR 的 5 个出版物和 5 个在线更新数据库中甄选适合纳入调查体系的潜在合格信息，同时还检索了 6 个国家关于 TAR 的相关数据：澳大利亚[3]、英格兰 / 威尔士 / 北爱尔兰[4]、芬兰[5]、新西兰[6]、挪威[7]和瑞典[8, 32]，其中因 Skyttä 等[5]的一篇年代报告在芬兰未检出，以及 Henricson 等[32]提供的信息在瑞典年度报告中有明确数据被排除外，我们过去纳入 NJR 趋势分析的剩余研究资料均应被纳入国家年度报告中[3-8, 32-35]，但结果是这些研究并没有独立地纳入趋势分析研究中，因为这会使数据重复，它们会作为年度报告的补充供研究中参考。接下来，我们根据具体 TAR 系统上市或退市的相关注册信息随机地将数据分成 3 个特定时间段：2000—2006 年，

2007—2010 年，以及 2011—2013 年。2000—2013 年世界范围内共有 16 个 TAR 系统共 6 630 例踝关节置换数据被采集，其中临床上最常用的 TAR 系统是 Mobility 假体（n=2 375，36%；DePuy Synthes, Leed, UK；表 4.1）。通过观察分析这些采集的相关注册信息，我们最终发现了踝关节置换的 4 种使用模式。

放弃使用

研究分析中发现的第一种使用模式是放弃使用，我们将其定义为世界范围内过去 2 年或更长时间（例如 2012 年、2013 年）踝关节假体使用量为 0。按照这个标准，16 个 TAR 系统中有 5 个处于弃用状态。Agility 全踝关节置换系统最后使用是在 2007 年，那年也仅使用过 2 次。Evolutive 踝 关 节 系 统（AES, Transysteme JMT Implants, Nimes, France）自从 2008 年以后再未使用，2012 年该假体退市[36]。Büechel-Pappas 系统（Endotec, South Orange, NJ）最后使用是在 2011 年，那年也只使用了 2 次。ESKA 系统（GmbH&Co, Lübeck, Germany）于 2009 年使用了最后 2 次。Ramses 系统（Laboratoire Fournitures Hospitalières Industrie, Heimsbrunn, France）自 2004 到 2005 年共使用 11 次，此后未再用于临床。

使用量极小

我们的分析发现第二种使用模式是使用量极小，即在 2012—2013 年，特定年份时间范围内 TAR 使用量未超过 50 例。按照这个标准，16 个 TAR 系统中有 4 个假体列入使用量极小的范围。INBONE Ⅱ 全踝关节置换系统（Wright Medical Group, Inc., Memphis, TN）第一次临床使用是 2012 年，但一共才使用了 3 例。Rebalance 系 统（Biomet UK, Bridgend, South Wales, UK）从 2012 年开始采集数据，2013 年共使用了 47 例，这也是该系统的最高纪录。固定衬垫 Salto Talaris 系统在 2013 年共使用 23 例，这也是唯一有注册信息的年份。Taric 系统（Implantcast GmbH, Buxtehude, Germany）在 2012 年临床上只使用了 1 例。

表 4.1　2000—2013 年世界范围内初次全踝关节置换假体使用情况的国家注册系统数据

年份	Agility	AES	BOX	BP	CCI	ESKA	Hintegra	InBONE II	Mobility	Ramses	Rebalance	Salto Mobile Version	Salto Talaris	STAR	Taric	Zenith	总计
2000	10	—	—	2	—	—	—	—	—	—	—	—	—	112	—	—	124
2001	20	—	—	0	—	—	—	—	—	—	—	—	—	138	—	—	158
2002	17	17	—	0	—	—	—	—	—	—	—	—	—	133	—	—	167
2003	17	85	—	42	—	—	—	—	—	—	—	—	—	79	—	—	223
2004	29	99	—	44	—	—	2	—	3	6	—	—	—	64	—	—	247
2005	25	104	—	42	—	—	6	0	42	5	—	5	—	61	0	—	290
2006	1	78	—	14	—	—	11	0	68	0	—	33	—	79	0	—	284
2007	2	18	—	17	—	—	8	0	111	0	—	30	—	55	0	—	241
2008	0	17	6	22	20	1	35	0	197	0	—	56	—	60	0	—	414
2009	0	0	26	21	52	1	46	0	213	0	—	57	—	60	0	—	476
2010	0	0	51	7	37	0	78	0	500	0	—	107	—	57	0	78	915
2011	0	0	44	2	37	0	74	0	540	0	32	142	—	82	0	109	1 062
2012	0	0	68	0	44	0	103	2	418	0	44	187	—	72	1	131	1 070
2013	0	0	60	0	23	0	112	1	283	0	47	208	23	72	0	130	959
总计	121	418	255	213	213	2	475	3	2 375	11	123	825	23	1 124	1	448	6 630

Agility (DePuy Orthopaedics, Inc, Warsaw, IN); Ankle Evolutive System (AES) (Transysteme JMT Implants, Nimes, France); Bologna-Oxford (BOX) (Finsbury, Leatherhead, UK); Büechel-Pappas (BP) (Endotec, South Orange, NJ); CCI Evolution (Implantcast GmbH Lüneburger Schanze, Buxtehude, Germany); ESKA (GmbH & Co, Lübeck, Germany); Hintegra (Integra, Saint Priest, France); INBONE II (Wright Medical Technology, Memphis, TN); Mobility (DePuy UK, Leeds, England); Ramses (Laboratoire Fournitures Hospitalières Industrie, Heimsbrunn, France); Rebalance (Biomet UK Ltd, Bridgend, South Wales, England); Salto Mobile Version (Tornier S.A.S. Montbonnot Saint-Martin, France); Salto Talaris (Tornier, Inc., Bloomington, MN/Wright Medical Technology, Inc., Arlington, TN); LINK Scandinavian Total Ankle Replacement (LINK STAR, Waldemar Link, Hamburg, Germany); Taric (Implantcast GmbH, Buxtehude, Germany); Zenith (Corin Group PLC, Cirencester, England)

初始使用量大，后期逐渐减少

研究分析中发现的第三种使用模式是初始使用量大，后期逐渐减少，我们将其定义为在特定年份假体使用量峰值超过 50 例，接下来使用量减少到约峰值的 50%。按照这个标准，16 个 TAR 系统中有 3 个列入此范围。CCI Evolution 系统（Implantcast GmbH, Lüneburger Schanze, Buxtehude, Germany）在 2009 年达到的使用峰值为 52 例，而到最近的 2013 年使用量只有 23 例（使用量较峰值减少 56%）。临床上使用最广泛的假体 Mobility 系统也被划分在此范围，其 2011 年使用达到峰值为 540 例，但是到 2013 年仅使用 283 例（使用量较峰值减少 48%）。STAR 系统在 2001 年达到的使用峰值为 138 例，在接下来的 10 年中使用量减少，在 2007 年减少到 55 例（使用量较峰值减少 60%），2013 年使用量为 72 例（使用量较峰值减少 47%）。

初始使用量大，后期持续增长

研究中发现的最后一种模式是初始使用量大，后期持续增长，我们将其定义为峰值使用量超过 50 例，接下来要么使用数量每年持续增长，要么在特定时间段有很少量减少，截至目前总体仍持续增长。按照这个标准，16 个 TAR 系统中有 4 个列入此范围。Bologna-Oxford 系统（BOX, Finsbury, Leatherhead, UK）第一次记录是在 2008 年，为 6 例，而到 2010 年使用量已达 50 例，2013 年临床使用 60 例。Salto 活动衬垫版假体第一次记录是在 2005 年，为 5 例，到 2008 年使用量达到 50 例，2013 年为 208 例。Zenith 系统（Corin Group PLC, Cirencester, UK）第一次记录为 2010 年，为 78 例，到 2013 年使用量达到 130 例。

每年在国家注册系统中登记的初次 TAR 病例总数不断增加，2000 年以来存在个别例外。2005 年和 2006 年报告的使用例数有轻度下降，2007 年踝关节假体使用量较 2004 年又有显著增加。2012 年度报告显示最大的初次

TAR 注册数据达 1 070 例，而 2013 年又有轻微下降，为 959 例。2000—2006 年，平均每年踝关节假体使用量为 213 例；2007—2010 年，平均每年假体使用量为 512 例；2011—2013 年，平均每年假体使用量为 1 030 例。是否根据这些数据的增长就能推断出世界范围内相同时间段初次 TAR 总量增长，或者说人们已经认识到收集分析关于初次 TAR 注册系统数据的重要性，这还很难下定论，但这确实是彻底改进注册系统的一个机会。

结果分析：各个国家的 TAR 数据

澳大利亚骨科协会的"国家关节注册系统"始建于 2006 年 7 月 28 日，分析的相关数据截至 2013 年 12 月 31 日。"2014 年踝关节置换疗效统计分析的补充报告"包括 2007—2013 年的 TAR 相关数据[3]，其中涉及 10 种不同假体设计的 1 331 例踝关节置换。2007—2010 年共报告 652 例初次 TAR（平均每年 163 例），2011—2013 年共报告 679 例初次 TAR（平均每年 226 例）。使用频率最高的假体系统为 Mobility（$n=552$；41%），虽然 2013 年该假体的使用量较 2011 年（$n=121$）显著减少。第二个最常用的假体为 Hintegra 系统（$n=314$；24%），见表 4.2。

英格兰、威尔士和北爱尔兰国家注册系统于 2010 年 4 月 1 日开始报告初次 TAR[4]，其"第 11 版关于髋、膝和踝关节置换假体使用的 2014 年度报告"收集的数据截至 2013 年 12 月 31 日。2010 年共报告 407 例初次 TAR（$n=407$ 例/年），而 2011—2013 年共报告 1 579 例初次 TAR（$n=526$ 例/年）。最常用的踝关节假体仍是 Mobility 系统（$n=1\,008$；51%），第二个常用的假体为 Zenith 系统（$n=435$；22%），见表 4.3。

芬兰关节置换注册系统始建于 1980 年，从开始就包含初次 TAR 数据。尽管通过电邮沟通可确认近期数据的可靠性[11]，但信息仅限于最近发表的研究数据，纳入本研究的相关数据仅包含 2000—2006 年[5]。从 2000 年 1 月 1

表 4.2　2007—2013 年澳大利亚骨科协会国家关节置换注册系统中全踝关节置换假体的具体使用情况

年份	Agility	BOX	BP	CCI	ESKA	Hintegra	Mobility	Salto Mobile Version	STAR	Zenith	总计
2007	2	0	11	0	0	6	37	1	1	0	58
2008	0	6	18	0	1	34	98	11	0	0	168
2009	0	24	21	0	1	45	75	19	3	0	188
2010	0	28	7	1	0	63	101	35	3	0	238
2011	0	14	2	3	0	56	121	70	4	1	271
2012	0	23	0	0	0	64	70	65	2	6	230
2013	0	11	0	0	0	46	50	63	2	6	178
总计	2	106	59	4	2	314	552	264	15	13	1 331

Agility (DePuy Orthopaedics, Inc, Warsaw, IN); Bologna-Oxford (BOX) (Finsbury, Leatherhead, UK); Büechel-Pappas (BP) (Endotec, South Orange, NJ); CCI Evolution (Implantcast GmbH, Lüneburger Schanze, Buxtehude, Germany); ESKA (GmbH & Co, Lübeck, Germany); Hintegra (Integra, Saint Priest, France); Mobility (DePuy U.K., Leeds, England); Salto Mobile Version (Tornier, Saint-Martin, France); LINK Scandinavian Total Ankle Replacement (LINK STAR, Waldemar Link, Hamburg, Germany); Zenith (Corin Group PLC, Cirencester, England)

表 4.3　2010—2013 年英格兰、威尔士和北爱尔兰国家关节置换注册系统全踝关节置换假体的具体使用情况

年份	BOX	Hintegra	INBONE II	Mobility	Rebalance	Salto Mobile Version	STAR	Taric	Zenith	总计
2010ᵃ	23	15	0	254	0	23	14	0	78	407
2011	29	18	0	294	4	28	28	0	108	509
2012	44	34	2	280	13	38	31	1	125	568
2013	47	62	1	180	13	43	32	0	124	502
总计	143	129	3	1 008	30	132	105	1	435	19 86

a: 2010 年的数据包含 2010 年之前的 13 例 TAR 置换

Bologna-Oxford (BOX) (Finsbury, Leatherhead, UK); Hintegra (Integra, Saint Priest, France); INBONE II (Wright Medical Technology, Memphis, TN); Mobility (DePuy UK, Leeds, England); Salto Mobile Version (Tornier, Saint-Martin, France); Rebalance (Biomet UK Ltd, Bridgend, South Wales, England); Salto Mobile Version (Tornier, Saint-Martin, France); LINK Scandinavian Total Ankle Replacement (LINK STAR, Waldemar Link, Hamburg, Germany); Zenith (Corin Group PLC, Cirencester, England); Taric (Implantcast GmbH, Buxtehude, Germany); Zenith (Corin Group PLC, Cirencester, England)

日到 2006 年 12 月 31 日临床使用的初次 TAR 涉及 3 个假体系统。AES 系统是最常用的踝关节假体（n=298；61%），STAR 系统为第二常用的假体（n=181；37%），见表 4.4。

新西兰国家关节注册系统始建于 2000 年 1 月，从开始就包含初次 TAR 数据[6]。通过过去发表的文章，我们还能确定 2000—2006 年初次 TAR 的相关数据[11]。报告数据中涉及 7 个系统共 1 057 例假体。2000—2006 年共报告 297 例初次 TAR（n=42 例 / 年）；2007—2010 年共报告 430 例初次 TAR（n=108 例 / 年）；2011—2013 年共报告 330 例初次 TAR（n=110 例 / 年）。Mobility 系统仍是最常用的假体（n=449；42%），然而最近这几年该系统在新西兰的使用量锐减，2013 年仅报告 6 例。第二个最常用的假体是 Salto 活动衬垫系统（n=417；39%），2013 年使用量很高（n=101），表 4.5。

挪威关节置换注册系统始建于 1987 年，

表 4.4　2000—2006 年芬兰关节置换注册系统全踝关节置换假体的具体使用情况

年份	AES	Hintegra	STAR	总计
2000	0	0	43	43
2001	0	0	53	53
2002	14	0	46	60
2003	67	0	20	87
2004	79	0	3	82
2005	81	2	6	89
2006	57	10	10	77
总计	298	12	181	491

Ankle Evolutive System (AES)(Transysteme JMT Implants, Nimes, France); Hintegra (Integra, Saint Priest, France); Mobility (DePuy U.K., Leeds, England); LINK Scandinavian Total Ankle Replacement (LINK STAR, Waldemar Link, Hamburg, Germany)

自 1994 年 1 月开始包含初次 TAR 数据。它的"2014 年度报告"采集分析了 2000—2013 年的完整数据[7, 35]，共报告 809 例踝关节假体。

2000—2006 年共报告 250 例初次 TAR（$n=36$ 例 / 年），2007—2010 年共报告 299 例初次 TAR（$n=75$ 例 / 年），2011—2013 年共报告 260 例初次 TAR（$n=87$ 例 / 年）。最常用的假体是 STAR 系统（$n=576$；71%），第二常用的假体是 Mobility 系统（$n=100$；12%），见表 4.6。

瑞典关节注册系统始建于 1993 年 4 月，从开始就包含初次 TAR 数据。"瑞典关节注册系统 2013 年度报告"延续采用过去发表的相关版本，提供 2000—2013 年初次 TAR 的相关数据[8, 32]，共报告踝关节假体 956 例。2000—2006 年共报告 455 例初次 TAR（$n=65$ 例 / 年），2007—2010 年共报告 258 例初次 TAR（$n=65$），2011—2013 年共报告 243 例初次 TAR（$n=81$ 例 / 年），其中最常用的假体是 Mobility 系统（$n=266$；27%），第二常用的假体是 STAR 系统（$n=201$；21%），但是自 2007 年后再未使用（表 4.7）。

表 4.5　2000—2013 年挪威关节置换注册系统全踝关节置换假体的具体使用情况

年份	AES	CCI	Hintegra	Mobility	Rebalance	Salto Mobile Version	Salto Talaris	STAR	总计
2000	0	0	0	0	0	0	0	18	18
2001	0	0	0	0	0	0	0	29	29
2002	0	0	0	0	0	0	0	36	36
2003	0	0	0	0	0	0	0	25	25
2004	3	0	2	0	0	0	0	34	39
2005	0	0	4	0	0	0	0	36	40
2006	0	0	1	0	0	0	0	62	63
2007	0	0	2	4	0	0	0	52	58
2008	0	4	1	2	0	0	0	60	67
2009	0	12	1	25	0	0	0	57	95
2010	0	13	0	26	0	0	0	40	79
2011	0	17	0	16	7	0	0	50	90
2012	0	12	0	12	8	11	0	39	82
2013	0	11	0	15	0	1	23	38	88
总计	3	69	11	100	15	12	23	576	809

Ankle Evolutive System (AES) (Transysteme JMT Implants, Nimes, France); CCI Evolution (Implantcast GmbH, Lüneburger Schanze, Buxtehude, Germany); Hintegra (Integra, Saint Priest, France); Mobility (DePuy UK, Leeds, England); Rebalance (Biomet UK Ltd, Bridgend, South Wales, England); Salto Mobile Version (Tornier, Saint-Martin, France); Salto Talaris (Tornier, Inc., Bloomington, MN/Wright Medical Technology, Inc., Arlington, TN); LINK Scandinavian Total Ankle Replacement (LINK STAR, Waldemar Link, Hamburg, Germany)

表 4.6　2000—2013 年新西兰国家关节注册系统全踝关节置换假体的具体使用情况

年份	Agility	BOX	Hintegra	Mobility	Ramses	Salto Mobile Version	STAR	总计
2000	10	0	0	0	0	0	6	16
2001	20	0	0	0	0	0	8	28
2002	17	0	0	0	0	0	11	28
2003	17	0	0	0	0	0	9	26
2004	29	0	0	3	6	0	10	48
2005	25	0	0	34	5	5	1	70
2006	1	0	0	47	0	33	0	81
2007	0	0	0	49	0	29	1	79
2008	0	0	0	62	0	45	0	107
2009	0	2	0	79	0	38	0	119
2010	0	0	0	76	0	49	0	125
2011	0	1	0	64	0	44	0	109
2012	0	1	5	29	0	73	0	108
2013	0	2	4	6	0	101	0	113
合计	119	6	9	449	11	417	46	1 057

Agility (DePuy Orthopaedics, Inc, Warsaw, IN); Bologna-Oxford (BOX) (Finsbury, Leatherhead, UK); Hintegra (Integra, Saint Priest, France); Mobility (DePuy UK, Leeds, England); Ramses (Laboratoire Fournitures Hospitalières Industrie, Heimsbrunn, France); Salto Mobile Version (Tornier, Saint-Martin, France); LINK Scandinavian Total Ankle Replacement (LINK STAR, Waldemar Link, Hamburg, Germany)

讨　论

本项研究的目的是调查和解读采集到的关于初次 TAR 的国家注册系统数据，并对观察到的踝关节置换假体的使用模式进行分析。2000—2013 年 6 个国家报告的初次 TAR 相关数据共涉及 16 个假体系统。在研究时间段报告的 6 630 例踝关节假体中有 6 473 例（98%）为三组件、活动衬垫、非水泥固定假体。在世界范围内绝大多数医生更愿意选择活动衬垫假体，这个结果与我们之前的研究非常相似[11]。然而 Gaudot 等 2014 年发表的文章直接比较了 Salto 活动衬垫假体和 Salto Talaris 固定衬垫假体的疗效，可能为世界范围内偏向于选择三组件、活动衬垫假体的理论优势提供了思考和借鉴[24]。通过 NJR 数据持续关注近些年初次

TAR 假体的使用模式将为大多数外科医生和关节行业关于 TAR 系统的分类选择提供思路。Gaudot 等[24] 的比较研究的最终结果仍拭目以待，因为 Salto Talaris 系统只有短期数据，而 Salto 活动衬垫存在长期观察结果[37, 38]。不幸的是，法国的国家注册系统和美国一样不采集关于初次 TAR 的数据信息。解读来自法国的数据结果可能受到设计者偏差的影响，在比较这两种系统时同时纳入设计者和非设计者的相关数据在当前研究中无法采信。如果在未来的数年内这些数据能被包含使用，世界范围内踝关节假体的使用模式可能发生改变，我们将会看到固定衬垫的两组件 TAR 假体作为临床医生的选择方案，在美国广泛使用的系统也将被世界其他国家接纳。当前，美国可使用的同时代的两组件固定衬垫 TAR 假体只有有限的高质量文献支持其使用和证明其生存率，显然需

表 4.7　2000—2013 年瑞典关节注册系统全踝关节置换假体的具体使用情况

年份	AES	BP	CCI	Mobility	Rebalance	STAR	总计
2000	0	2	0	0	0	45	47
2001	0	0	0	0	0	48	48
2002	3	0	0	0	0	40	43
2003	18	42	0	0	0	25	85
2004	17	44	0	0	0	17	78
2005	23	42	0	8	0	18	91
2006	21	14	0	21	0	7	63
2007	18	6	0	21	0	1	46
2008	17	4	16	35	0	0	72
2009	0	0	40	34	0	0	74
2010	0	0	23	43	0	0	66
2011	0	0	17	45	21	0	83
2012	0	0	32	27	23	0	82
2013	0	0	12	32	34	0	78
总计	117	154	140	266	78	201	956

Ankle Evolutive System (AES) (Transysteme JMT Implants, Nimes, France); Büechel-Pappas (BP) (Endotec, South Orange, NJ); CCI Evolution (Implantcast GmbH, Lüneburger Schanze, Buxtehude, Germany); Mobility (DePuy UK, Leeds, England); Rebalance (Biomet UK Ltd, Bridgend, South Wales, England); LINK Scandinavian Total Ankle Replacement (LINK STAR, Waldemar Link, Hamburg, Germany)

要对多种同时代的固定衬垫假体进一步研究，才能激发临床医生的使用热情。同时，还要进一步调查国际上使用的多种活动衬垫假体存在的潜在问题。比如，最近澳大利亚的一项研究连续观察了 62 例使用 Mobility 假体进行初次 TAR 的患者，发现平均随访 32 个月翻修率高达 12%，其中 31% 的再手术发生在平均 14 个月时[20]。有趣的是，通过可收集的关于初次 TAR 的 NJR 报告数据，我们发现只有挪威连续使用 STAR 系统。这一系统是活动衬垫的三组件假体，也可以在美国使用，尽管报道有很高的翻修率且在其他注册系统中已经弃用（如澳大利亚[3]、瑞典[8]和新西兰[6]）。

总体上看，通过我们的分析研究发现了 4 种踝关节假体的使用模式。有趣的是，我们过去的研究只定义了 3 种使用模式。本次研究我

们增加了"放弃使用"作为一种使用模式来定义那些初次 TAR 中不再使用的假体系统。有些假体在过去和当前研究中分类相同，而有些假体的使用偏离了过去研究所定义的模式。例如，最有趣的是虽然按照世界范围内 2013 年的 NJR 数据，Mobility 系统仍然是最常用的初次 TAR 假体（n=283），但与其 2011 年的使用量峰值（n=540）相比，下降趋势令人印象深刻。在我们过去的研究中，Mobility 系统被归入"初始使用量大，后期持续增长"的范围，但当前研究该系统被划归为典型的"初始使用量大，后期逐渐减少"的范围。尽管这一结论是根据截至 2013 年 12 月 31 日的数据得出，但 2014 年 6 月 Mobility 系统在英国退市，2014 年 12 月该系统在世界范围内停产[39]。这也证实了持续监测采集的 NJR 数据的重要性，并显示关于初次 TAR 假体使用的快速变化。除了监测使用模式，在瑞典和新西兰还应用 Kaplan-Meier 曲线来观察预测假体生存率。此外，最近还通过合并 NJR 数据来探索世界范围内使用 Kaplan-Meier 曲线分析假体生存率的可能性[40]。研究显示 TAR 的整体 2 年生存率为 94%，5 年生存率为 87%，10 年生存率为 81%。有趣的是，当纳入国家分层系统统计 AES、Büechel-Pappas 和 STAR 系统占全部系统的比例 ≥ 35% 时，5 年假体生存率为 78%~89%，而所占比例 <35% 时，5 年假体生存率为 90%~93%[40]。

虽然欧洲已经出现了建立"国际关节注册系统"的讨论，但至今仍未施行。坦率地说，收集到的大量 NJR 数据具有高度变异性[2]。当前对于 NJR 的看法反映出进行数据收集的特定国家的愿望，关节置换注册系统的未来方向是站在全球的视角为相关外科医生和行业群体收集信息。每个注册系统都有各自的优势，但没有那个系统是没有瑕疵的。瑞典国家注册系统截至 2013 年报告病例的完整率超过 95%，提供了超过 20 年的有价值的数据[8]。新西兰注册系统提供了广泛的初次手术细节，包括手术间类型、抗生素使用情况、骨水泥使用情况、手

术入路和骨移植情况，此外还包括详细的患者信息统计[6]。澳大利亚注册系统提供了 TAR 翻修手术的详细信息，当对 TAR 翻修术进行分类时，注册系统能准确鉴别单纯更换聚乙烯衬垫和更换金属组件的差异[3]。正是因为不懈的努力，最终才能采集到高质量数据，形成模板规范，同时在信息收集过程中 NJR 年度报告还发布问卷让临床医生和医疗机构完善相关信息。

　　NJR 数据并非没有瑕疵。在一些国家提供的相关数据中，对注册系统的完整性认识不足就会带来不确定性，即注册系统中描述的假体使用模式是否能够准确代表这个国家的总体假体使用情况。此外，当临床医生向各自 NJR 提交结果的同时又在同行评议期刊中发表了一篇涉及同样患者群体的研究论文，就会存在报告数据重复的风险。这就需要负责解读数据的医生深入理解，或是需要研究者进行荟萃分析或系统性回顾调查这些数据信息。在英国，即使将英格兰、威尔士及北爱尔兰的公立医院排除，NJR 中志愿者的参与仍存在潜在的选择偏倚。另外，解读 NJR 数据也需要将设计者的数据纳入并深入理解和认识，也可能存在相应的偏差[19]。数据的采集过程高度依赖每个临床医生的报告病例，不幸的是，不同医生向各自的注册系统提交时存在多种方式，以及不同的注册系统要求提供的信息非标准化，使得整个过程缺乏一致性。

总　　结

　　基于 2000—2013 年世界范围内关于初次 TAR 的 NJR 数据，我们观察分析并更新了过去的研究。我们观察研究了来自 6 个国家注册系统的 6 630 例初次 TAR，其中 6 473 例（98%）使用的是三组件、活动衬垫、非水泥固定假体。从收集的数据中我们发现了 4 种踝关节假体的使用模式：放弃使用，使用量极小，初始使用量大，以及后期逐渐减少和初始使用量大、后期持续增长。有趣的是，我们将当前的研究与

过去的相关数据进行比较时，发现有些假体系统被划分在不同模式范围，显示基于 NJR 数据的初次 TAR 表现出快速变化趋势。这种变化趋势在未来的若干年还将继续，特别是随着 Mobility 系统的退市和更多可在美国使用的固定衬垫假体进入国际市场。尽管缺乏更多的研究支持其优越性，但时间会告诉我们全球范围内初次 TAR 被活动衬垫假体垄断的局面是否会继续，不管怎样，我们都鼓励临床医生和假体行业高度关注每年的重要信息，因为这些数据通过国家注册系统年度报告向公众公开发布，使得临床医生在进行初次 TAR 的患者和假体选择时做出明智的决定，同时我们也将致力于将初次和翻修 TAR 的数据采集加入美国国家注册系统中。

参考文献

[1] Arthroplasty watch. www.arthroplastywatch.com/?page_id=5 . Accessed 21 Dec 2014.

[2] Phillips JRA, Waterson HB, Searle DJ, et al. Registry review. Bone Joint 360, 2014,3(3):1-7.

[3] Australian Orthopaedic Association National Joint Registry demographics and outcome of ankle arthroplasty supplementary report 2014. https://aoanjrr.dmac.adelaide.edu.au/documents/10180/172288/Demographics%20and%20Outcomes %20of%20Ankle%20Arthroplasty . Accessed 21 Dec 2014.

[4] National Joint Registry for England, Wales and Northern Ireland 11th annual report 2014. http://www.njrreports.org.uk . Accessed 21 Dec 2014.

[5] Skyttä ET, Koivu H, Ikävalko M, et al. Total ankle replacement: a population-based study of 515 cases from the Finnish arthroplasty register. Acta Orthop,2010,81(1):114-128.

[6] Rothwell AG. The New Zealand Joint Registry fifteen-year report January 1999 to December 2013. http://www.nzoa.org.nz/system/files/NZJR2014Report.pdf . Accessed 21 Dec 2014.

[7] Norwegian Arthroplasty Register: 2013. http://www.haukeland.no/no/OmOss/Avdelinger/leddprotesar/Sider/default.aspx . Accessed 21 Dec 2014.

[8] Swedish Ankle Arthroplasty Registry: 2013. http://www.swedankle.se/arsrapporter.php . Accessed 21 Dec 2014.

[9] http://www.lroi.nl . Accessed 21 Dec 2014.

[10] Kofoed H, Kostuj T, Goldberg A. European registers for total ankle replacement. Foot Ankle Surg, 2013,19(1):1.

[11] Roukis TS, Prissel MA. Registry data trends of total ankle replacement use. J Foot Ankle Surg, 2013,52(6):728-735.

[12] Etkin CD, Hobson SE. American Joint Replacement Registry continues to grow. http://universimed.com/node/101701 . Accessed 21 Dec 2014.

[13] American Joint Replacement Registry. https://teamwork.aaos.org/ajrr/default.aspx . Accessed 21 Dec 2014.

[14] Espehaug B, Furnes O, Havelin LI, et al. Registration completeness in the Norwegian Arthroplasty Register. Acta Orthop, 2006,77(1):49-56.

[15] Labek G, Thaler M, Janda W, et al. Revision rates after total joint replacement: cumulative results from worldwide joint register datasets. J Bone Joint Surg, 2011,93(3):293-297.

[16] Labek G, Klaus H, Schlichtherle R, et al. Revision rates after total ankle arthroplasty in sample-based clinical studies and national registries. Foot Ankle Int, 2011,32(8):740-745.

[17] Nodzo SR, Miladore MP, Kaplan NB, et al. Short to midterm clinical and radiographic outcomes of the Salto total ankle prosthesis. Foot Ankle Int, 2014,35(1):22-29.

[18] Roukis TS. Incidence of revision after primary implantation of the Agility total ankle replacement system: a systematic review. J Foot Ankle Surg, 2012,51(2):198-204.

[19] Prissel MA, Roukis TS. Incidence of revision after primary implantation of the Scandinavian total ankle replacement implant: a systematic review. Clin Podiatr Med Surg, 2013,30(2):237-250.

[20] Summers JC, Bedi HS. Reoperation and patient satisfaction after the Mobility total ankle arthroplasty. ANZ J Surg, 2013,83(5):371-375.

[21] Schimmel JJP, Walschot LHB, Louwerens JWK. Comparison of the short-term results of the first and last 50 Scandinavian total ankle replacements: assessment of the learning curve in a consecutive series. Foot Ankle Int, 2014,35(4):326-333.

[22] U.S. Food and Drug Administration: Scandinavian total ankle replacement system approval. http://www.fda.gov/MedicalDevices/ProductsandMedicalProcedures/DeviceApprovalsandClearances/Recently-Approved Devices/ucm254830.htm . Accessed 21 Dec 2014.

[23] Van der Voort P, Pijls BG, Nouta KA, et al. A systematic review and meta-regression of mobile-bearing versus fixed-bearing total knee replacement in 41 studies. Bone Joint J, 2013,95(9):1209-1216.

[24] Gaudot F, Columbier JA, Bonnin M, et al. A controlled, comparative study of a fixed-bearing versus mobile-bearing ankle arthroplasty. Foot Ankle Int, 2014, 35(2):131-140.

[25] OvidSP. http://ovidsp.tx.ovid.com/ . Accessed 21 Dec 2014.

[26] Google. www.google.com . Accessed 21 Dec 2014.

[27] Associación Argentina de Ortopediay Traumatologia Registro de Implantes. http://www.aaot.org.ar/registro_implantes.php . Accessed 21 Dec 2014.

[28] Ministry of Health of Brazil: SUS health care data base department. http://www2.datasus.gov.br/DATASUS/index.php?area=0202&VObj =. Accessed 21 Dec 2014.

[29] National Joint Registry India. http://joint.registry.india.tripod.com/index.html . Accessed 21 Dec 2014.

[30] http://jsra.info/. Accessed 21 Dec 2014.

[31] Google Translate. http://translate.google.com/ #. Accessed 21 Dec 2014.

[32] Henricson A, Nilsson JÅ, Carlson Å. 10-year survival of total ankle arthroplasties: a report on 780 cases from the Swedish Ankle Register. Acta Orthop, 2011, 82(6):655-659.

[33] Hosman AH, Mason RB, Hobbs T, et al. A New Zealand national joint registry review of 202 total ankle replacements followed for up to 6 years. Acta Orthop, 2007,78(5):584-591.

[34] Tomlinson M, Harrison M. The New Zealand joint registry: report of 11-year data for ankle arthroplasty. Foot Ankle Clin,2012,17(4):719-723.

[35] Fevang BTS, Lie SA, Havelin LI, et al. 257 ankle arthroplasties performed in Norway between 1994 and 2005. Acta Orthop,2007,78(5):575-583.

[36] http://www.mhra.gov.uk/home/groups/dts-bs/documents/medicaldevicealert/con174792.pdf . Accessed 21 Dec 2014.

[37] Bonnin M, Gaudot F, Laurent J-R, et al. The Salto total ankle arthroplasty: survivorship and analysis of failures at 7 to 11 years. Clin Orthop Relat Res, 2011,469(1):225-236.

[38] Columbier J-A, Judet TH, Bonnin M, et al. Techniques and pitfalls with the Salto prosthesis: our experience of the first 15 years. Foot Ankle Clin, 2012, 17(4):587-605.

[39] Thomson C, Goldberg A. Total ankle replacement versus arthrodesis: randomized clinical trial (TARVA). http://anklearthritis.co.uk/news/mobility-ankle-replacement-withdrawn/. Accessed 21 Dec 2014.

[40] Bartel AFP, Roukis TS. Total ankle replacement survival rates based on Kaplan-Meier survival analysis of national joint registry data. Clin Podiatr Med Surg, 2015,32(4):483-494.

第 5 章 踝关节置换和踝关节融合的疗效对比

Timothy R. Daniels, Sagar J. Desai

引 言

终末期踝关节炎是一类严重影响人们身体健康和运动功能的疾病，发病率高达 6%[1]，大量研究证实了这一点[2-4]。Glazebrook 等[3]发现终末期踝关节炎对身心损害的严重程度至少与髋关节炎类似。终末期踝关节炎传统的治疗方法是踝关节融合术。近年来随着关节假体设计、植入技术的进步，以及临床疗效的提高，全踝关节置换术（TAR）正成为越来越多患者的选择。本章节提供了踝关节融合术和置换术直接对比的循证医学证据，除了广泛收集大量回顾性文献进行整理分析外，还重点关注近年来公开发表的相关研究论著。然而，仅仅根据文献证据为某一个特定的患者选择最佳的手术方案是不足的，在做决策前需要考虑多方面的因素。本章节旨在探讨可靠的手术方式以为术者的选择提供最佳的证据。

T. R. Daniels, MD, FRCSC (✉) • S. J. Desai, MD, MSc, FRCSC
Department of Surgery, University of Toronto, St. Michael's Hospital, Suite 800, 55 Queen Street East, Toronto, ON, Canada M5C 1R6
e-mail: danielst@smh.toronto.on.ca; sjdesai@uwo.ca

© Springer International Publishing Switzerland 2016
T.S. Roukis et al. (eds.), *Primary and Revision Total Ankle Replacement*,
DOI 10.1007/978-3-319-24415-0_5

踝关节融合术

踝关节融合术长期以来被认为是治疗终末期踝关节炎最可靠的术式[5-22]。这一节将围绕多个主题对踝关节融合术的文献进行回顾分析，其中包括手术技术、关节镜融合技术、步态分析、并发症、相邻关节的退变和功能疗效。

手术技术

最早的踝关节融合是采用 Paris 石膏技术固定踝关节来完成[23]。1951 年 John Charnley 描述了一种使用外固定架固定达到踝关节融合的技术，并被临床医生使用了多年，直到 20 世纪 70 年代内固定得到广泛应用。使用内固定技术被认为能够可靠地融合踝关节，截至目前，文献中描述了超过 40 种内固定方法[11, 13, 15, 16, 23-40]，其中螺钉固定是当前应用最广泛的固定方式，临床Ⅲ、Ⅳ级临床研究证实，应用现代螺钉固定技术时骨不连和感染的发生率较外固定架固定低[16, 19, 25, 30, 31, 41-45]。目前外固定架固定仅适用于涉及感染、严重骨缺损、严重畸形和软组织条件差的复杂病例[46-48]。

多种螺钉内固定方式被评估分析，包括固定螺钉的规格、数量、固定位置和配置。Friedman 等[49]报道使用交叉螺钉固定比平行固定具有更高的抗扭力强度。Ogilvie-Harris 等[50]发现在矢状面上拧入第三枚螺钉比单纯双螺钉固定能显著增强抗压力和抗扭转力，但是不论 2 枚还是 3 枚螺钉固定都能获得良好的临床疗效[16, 30, 31, 42, 43, 45]。

单独使用钢板或结合螺钉固定在生物力学和临床研究中被证明是有效的[16, 27, 29, 36, 51]。使用前路钢板螺钉标准固定方法在生物力学的尸体骨研究中证明能够增强结构刚度并减少微动发生[51]，随后的临床研究也证实了前路钢板对踝关节融合的有效性[18, 29]。虽然有证据支持前路钢板的临床应用，但是安放钢板需要进一步切开和分离软组织，有可能给软组织存在潜在危险的患者（比如糖尿病、大量吸烟者等）带来伤口愈合的风险。单纯螺钉内固定方式就能获得良好的效果，因此需要额外分离软组织以安放钢板的优势被削弱了。

关节镜下关节融合术

关节镜下踝关节融合术最早由 Schneider 于 1983 年描述[52]，很快成为关节外科医生普遍采用的一种方法，特别是近 10 年来。镜下关节处理创伤小，理论上对于存在软组织高风险的患者是种较好的选择。这类潜在危险包括有既往手术瘢痕、植皮术后、开放性损伤、血管损伤及全身并发症，这些都可能增加伤口并发症的风险。但是要指出的是，除了两篇Ⅳ级临床研究证实关节镜下融合术在血友病患者治疗中的有效性[53, 54]外，这种优势很大程度上只是理论性的。

过去 10 年的大量研究证实了关节镜下关节融合术的可行性，Ⅲ～Ⅳ级临床研究证明镜下实施关节融合与开放手术具有相同的融合率，同时具有住院时间短、出血少和疗效评分高的优势[12, 21, 55-60]。2005 年 Ferkel 和 Hewitt 通过平均 72 个月的随访评估了 35 例接受镜下踝关节融合手术的患者[12]，其中 34 例（97%）在平均 12 周内获得了融合，3 例患者需要借助骨刺激来防止骨延迟愈合，无其他并发症报道。同样，2005 年，Winson 等报道以平均 12 周融合为标准，105 例接受镜下融合术的患者中有 9 例（7.6%）平均 65 个月的随访观察出现未融合[60]，其中有 4 例发生在术者最早手术的 8 例患者中，这一结果提示镜下踝关节融合术存在手术技术难度大，学习曲线长的特点。

截至目前只有 4 篇研究直接比较了关节镜下和开放手术行踝关节融合的疗效[21, 55, 56, 61]。Myerson 和 Quill 对比了 17 例接受镜下融合术和 16 例接受开放融合术的患者疗效，显示镜下融合组的关节融合时间平均为 8.7 周，而开放组为 15.5 周，但两组的并发症发生率无显著差异。开放组患者存在更复杂的病理情况，包括畸形和骨质量差。作者也指出畸形严重程度、局部血运、是否存在前期感染及距骨和胫骨远端的血运对踝关节融合都有重要影响，因此病例固有的选择偏差限制了该对比研究的价值。O'Brien 等[56]进行了一项回顾研究，包括 19 例行镜下融合术的患者和 17 例行开放融合术的患者。镜下组存在止血带使用时间短、出血少、住院时间短等优势，两组在手术时间、不融合率、影像学融合位置和并发症发生率上无显著差异。Nielson 等[61]在一项包含 58 例行镜下融合术的患者和 49 例行开放融合术的患者的对比研究中发现，镜下组的出院时间较开放组平均缩短 2.3d，以 12 周为融合标准，两组存在显著差异，其中 90% 的镜下组患者和 57% 的开放组患者 12 周内获得融合，1 年后两组的融合率在统计学上相似，分别增加到 95% 和 84%。两组患者的选择基线差异只存在于术前对线不良的程度上，即开放组的冠状位对线不良超过 5°，提示开放组患者存在较大的复杂性，这可能影响对比研究结果。近年来，Townshend 等[21]采用多中心直接比较研究分析了镜下和开放条件下行踝关节融合术的病例。两组研究中每组 30 例患者，踝关节炎评分（Ankle Osteoarthritis Scale, AOS）、SF-36（Short Form-36）评分、住院时长和影像学对线均得到评估。镜下融合组对比开放组具有较短的住院时间（2.5d/3.7d）和较高的 AOS 评分（术后 1、2 年中），两组的 SF-36 评分、并发症发生率、手术时间和术后对线情况类似。

虽然没有Ⅰ级随机对照试验比较镜下和开放条件下踝关节融合的疗效，但Ⅲ、Ⅳ期临床试验证据支持镜下踝关节融合的有效性。镜下融合技术较开放手术显示出相似的融合率、较短的融合时间、较短的住院时间和潜在较低的感染风险。大多数作者报道的镜下融合组患者的畸形较小，但越来越多的证据表明其对于存在较大度数畸形的患者同样有效[59, 60]，进一步扩大了该术式的手术适应证。

步态分析

我们回顾了 30 年来关于踝关节融合术后步态和足踝运动学的研究，文献证实在行踝关节融合术后患者的步态和运动学均发生了显著改变[17, 62-69]。最近的研究也显示出相似的结果，只是存在一些变率。Sealey 等[70]进行了一项前瞻性研究，分析了 48 例接受踝关节融合术的患者在矢状面上的运动，发现术前平均矢状面运动度数为 37.2°，术后下降为 22.6°。为了弥补融合术后踝关节活动度的丢失，患者的距下关节和内侧柱的运动增加 10.8%。Fuentes-Sanz 等[65]发现融合术后踝关节矢状面活动度较对侧肢体显著减少，但未发现足底压力或其他步态参数改变。在另一项对 26 例患者的步态分析中，Thomas 等[64]也发现在踝关节融合前后患者的步幅、运动节奏、后足和中足的矢状面、冠状面及横断面的活动度均发生显著变化。

虽然这些研究在结果上存在一定差异，但接受踝关节融合术的患者在步态上大体会出现以下改变：

（1）步速变缓；

（2）步幅变短；

（3）节律降低；

（4）足跟抬起过早；

（5）站立中期胫骨前倾增加；

（6）前足足底压力增加；

（7）站姿地面着力点后移；

（8）髋关节屈曲角度增加；

（9）后足活动度降低。

相邻关节骨关节病

关于踝关节融合术后并发症最主要的争论点之一就是距骨周围关节，特别是距下关节骨关节病的发生和进展。Beyaert 等[62]通过对踝关节融合术后患者的步态进行分析，提出了距骨周围关节骨关节病发生发展的生物力学解释。他们发现后足活动度减少导致站立相中期胫骨前移的减少，使足跟过早抬起并增加了中足剪切力。他们认为踝关节融合术后患者不正常步态的力学机制导致相邻关节骨关节病的发生发展。当前，Ⅲ、Ⅳ期临床试验也证实踝关节融合术后相邻关节骨关节病可能是踝关节活动度丧失导致[8, 10, 44, 62, 64, 71-78]。Coester 等[72]通过对 23 例创伤性关节炎接受踝关节融合术的患者为期 22 年的随访，发现同侧距下关节、距舟关节、跟骰关节、舟楔关节、跖跗关节及第一跖趾关节骨关节病的发生率较对侧高。同侧足持续表现出不适症状，包括活动受限、疼痛和功能障碍。其他研究也证实了踝关节融合术后对距下关节骨关节病的不良影响[71, 74]。Buchner 和 Sabo[71]发现 48 例接受胫距关节融合的患者有 47% 出现中等到严重的距下关节骨关节病。此外还发现，出现距下关节骨关节病的患者较没有或只有轻度距骨相邻关节退变的患者长期疗效差。Fuchs 等[74]对 17 例患者融合的 18 个踝关节进行了长达 20 年的随访，他们发现距下关节相对于跗骨间关节更易发生退变。距下关节骨关节病往往与较差的临床疗效密切相关，跗骨间关节退变却未发现这种相关性。

许多研究表明，由于一些患者先前存在骨关节病，因此踝关节融合术后同侧关节骨关节病的评估存在困难。一项Ⅲ期和一项Ⅳ期临床试验对比研究了踝关节融合术前后相邻关节骨关节病发生的情况。Sheridan 等[79]调查了 70 例终末期踝关节炎患者的 71 个融合的踝关节，其中 68 个踝关节（95.8%）术前在后足或中足就存在骨关节病，其中距下关节最常受累（77.5%）。这些作者得出结论，踝关节骨关节病患者常常伴发同侧相邻关节骨关节病，因此术后观察到的病理改变不一定是踝关节融合术直接导致的结果。然而，Thomas 等[64] 回顾分析了 26 例接受踝关节融合术的患者，平均随访 4 年，发现其中 4 例（15%）术前没有、疑似或存在非常轻微的距下关节骨关节病的患者在融合术后发展为中到重度骨关节病。

虽然相关研究显示踝关节融合术后可能引发同侧后足骨关节病，但是许多患者还是从中获益。尽管出现了相邻关节病理改变，但他们对疗效还是满意的[17, 45, 72, 74]。无论医生还是患者都对相邻关节骨关节病的发生存在忧虑，但踝关节融合术后疼痛的缓解增加了患者对满意疗效的预期。

临床结果

虽然有踝关节置换术这一选择，研究者仍普遍认为踝关节融合术是治疗终末期踝关节炎的一种可靠的外科技术。尽管存在对步态改变、相邻关节退变和活动度丧失的担心，踝关节融合术后的临床疗效和患者满意度仍较高。获得中期良好临床疗效的患者占总数的 66%~90%[5, 6, 10, 11, 14, 16, 19, 23, 34, 36, 43, 45, 77, 80, 81]。这类研究大多数是应用未经验证的疗效评分体系针对小样本进行的Ⅳ级回顾性非比较研究。

近期研究证实了终末期踝关节炎进行踝关节融合术时运用现代手术技术的有效性，其中包括采用坚强内固定、优化软组织处理和骨膜剥离最小化，这些技术有利于获得最优的临床疗效。Thomas 等[64] 评估了 26 例接受踝关节融合术的患者的功能效果后发现，虽然后足功能和步态与正常人存在显著差异，但疼痛的缓解率和患者的满意度是很高的。26 例患者中有 20 例对手术结果满意，其中 25 例表示愿意再次接受手术。Hendrickx 等[14] 评估了 60 例（66 个踝）接受开放手术，采用双切口和 3 枚螺钉固定方法进行踝关节融合的患者，平均随访 9 年，91% 的患者满意术后疗效。融合率高达 91%，有 6 例患者因未融合再次手术。Fuentes-Sanz 等[65] 评估了 20 例接受单纯踝关

节融合术的患者，平均随访 3 年，所有患者对术后疗效均满意，他们认为手术对日常生活无明显限制。80% 的患者的功能评分为良好，70% 的患者重返过去的工作岗位并恢复了以往的活动水平。Strasser 和 Turner[20] 报道了他们平均随访 2.2 年的观察结果，在超过 70 岁的患者中有 90% 获得了融合且功能满意。

踝关节融合术虽然可能引起相邻关节退变，改变正常步态和降低关节活动度，但是术后功能和患者满意度维持在较高水平。关于踝关节融合术疗效的进一步文献报道将在下文与踝关节置换的对比内容中阐述。

踝关节置换术

踝关节置换术最早出现在 20 世纪 70 年代，使用第一代假体时因出现早期无菌性松动导致了很差的临床疗效和功能[82, 83]。随着人们对 TAR 复杂性认识的加深，第三代假体改良设计的出现以及手术技术的进步，TAR 才得以推广和发展。通过医保结算得到的数据，1991 年接受 TAR 的病例数为 72 例，这一数字在 2010 年上升到 888 例，增加率超过 1 000%[84]。此外，美国开展 TAR 的医院由 1991 年的大约 3%，增加到 2010 年的 13%。TAR 病例数的增长也使临床数据的采集平稳增长。本章节检索了近年来关于 TAR 的各方面文献，包括步态分析、假体生存率、疗效和并发症。

步态分析

与踝关节融合术相比，踝关节置换术能明确感知的优势之一就是患者术后更接近正常的步态。虽然现代 TAR 术后步态分析证实患者可以获得接近正常的步态模式[85-89]，但许多这类研究受到随访时间短和随访样本量少的限制。

Brodsky 等[85] 采用三维步态分析技术记录了 50 例接受 TAR 的患者的术前步态信息，经过平均 49 个月的随访，证实 TAR 能显著提高患者的步态参数。TAR 术后患者的步速增加

反应在步幅和节律的改善上，踝关节活动度也由术前的平均 14.2° 提升到术后的 17.9°。许多研究还将 TAR 术后相对正常的步态与踝关节融合术后的步态进行了对比。Valderrabano 等[89] 采用踝关节 - 后足三维运动学分析技术研究了 15 例创伤性踝关节炎患者和 15 例正常对照组患者，术前步态分析发现两组间受累肢体所有的时空参数都存在显著差异，包括运动节律、步速、跨步时间、阶跃时间、步幅与步长。而术后 12 个月所有参数与对照组已无显著差异，置换组的运动节律达到正常对照组的 95.7%，步速、跨步时间、阶跃时间、步幅与步长分别达到正常对照组的 92.3%、97.2%、94.3%、97.0%、95.7%。Detrembleur 和 Leemrijse[86] 评估了 20 例 TAR 术前和术后 7 个月的患者，发现所有的步态时空参数在手术仅仅 7 个月后就达到了良好峰值。另一项研究中，Valderrabano 等[89] 也证实了置换术后 3~12 个月步态参数显著进步，而术后 3 个月时患者的步态参数较术前差。这一结果提示 Detrembleur 和 Leemrijse[86] 的研究中步态参数的进步发生在较长时期的随访中。

基于文献数据，采用第三代假体的 TAR 相对于术前及正常对照确实能够改善步态参数。关于置换术后步态分析的进一步讨论将在下文与融合术后的对比内容中阐述。

假体生存率

长期研究证实全髋和全膝关节置换术后具有优良的假体生存率。采用早期第一代假体进行的 TAR 往往伴随着很高的并发症发生率、很差的疗效和很低的假体生存率。自从第三代假体应用于临床后，假体生存率呈现平稳显著的提高。然而，这类假体生存率的研究数据多来源于Ⅲ、Ⅳ级临床研究，由于缺乏高质量的Ⅰ、Ⅱ级临床研究，因此存在固有的数据偏倚[90-113]。

Haddad 等[96] 进行了一项包含 1998—2005 年发表的 10 篇研究共 852 例 TAR 的荟萃分析，显示 5 年的假体生存率为 78%，10 年的假体生存率为 77%。Hosman 等[99] 报道了来源于

新西兰注册系统的 202 例 TAR 病例的数据，5 年的假体生存率为 86%。Fevang 等[95] 报道了来自挪威注册系统的 257 例 TAR 病例，5 年和 10 年的假体生存率分别为 89% 和 76%。瑞典注册系统中 780 例 TAR 病例的 5 年和 10 年的假体生存率分别为 81% 和 69%[114]。近期研究也显示出较好的假体生存率。Mann 等[104] 研究了 80 例患者共 84 例 TAR，平均随访 9.1 年，假体生存率高达 91%。在一项大样本生存率研究中（包含 684 例患者，共 722 个踝），采用 Hintegra 假体的 5 年和 10 年的整体生存率分别为 94% 和 84%[92]。而在另一项包含 85 例患者共 88 个 TAR 的研究中，Sproule 等发现 3 年和 4 年的假体生存率分别为 89.6% 和 88.4%[109]。2013 年一项系统的回顾分析对 58 篇研究论著中的 7 942 例 TAR 进行了荟萃分析，Zaidi 等发现 10 年的假体生存率为 89%，每年失败率平均为 1.2%[113]。

综上所述，短期和中期随访分析显示 TAR 的假体生存率波动范围为 67.7%~98.7%。虽然大多数数据来源于Ⅲ、Ⅳ级临床研究，存在固有的数据偏倚，但是可以相信 TAR 假体生存率的提高与现代假体设计、手术技术的提高和术者经验的积累密不可分。

临床结果

早期研究显示使用第一代假体的 TAR 疗效较差[82, 83]，随着第二、三代假体的出现，TAR 的临床疗效、假体生存率和患者满意度平稳上升。虽然大多数近期研究报道 TAR 术后疼痛缓解率和功能得分升高[115]，但部分患者仍然无法获得术后无痛的状态[90, 116-119]。一项多中心研究中患者的满意度范围为 80%~97%[101, 102, 104, 106, 111, 116-118, 120-123]。然而许多这类研究因缺乏有效的疗效评估标准而存在局限性。

许多因素包括术者的经验，术前下肢力线，以及踝关节炎的病因等都会对 TAR 的疗效产生影响。关键的决定因素之一是术者的经验，同一术者操作的前 50 例踝关节置换病例和接下来的 50 例病例相比具有较高的并发症发生

率和早期失败率[97, 107, 112, 124]。Schuberth 等[107]回顾分析了同一术者最初操作的 50 例 TAR 病例，平均随访 2 年发现 19 例出现术中踝关节骨折，12 例术后发生对位不良，6 例下胫腓关节不愈合，8 例需要行踝关节翻修术，10 例出现伤口并发症。除了伤口因素，并发症发生率随着术者经验的积累而降低。Lee 等[124] 回顾研究了 50 例 TAR 病例，对比分析了前 25 例和后 25 例并发症的发生情况。在前 25 例病例中，60% 出现了围术期并发症，而在后 25 例中并发症发生率只有 20%。这些并发症包括术中踝关节骨折，以及胫骨侧和距骨侧组件位置安放欠佳。而有经验的关节外科医生选择 TAR 合适病例的能力更难以量化。

踝关节冠状面的畸形程度在 TAR 中易于矫正的说法存在争议。最初研究发现 TAR 术后存在畸形导致假体生存率降低，早期失败率升高，同时增加了边缘载荷[94, 112, 125, 126]。由于目前已经认识到冠状面畸形的控制和通过辅助手段矫正畸形的重要性，从而提升了存在冠状面畸形的患者接受 TAR 后的疗效[127-131]。2009 年，Hobson[127] 和 Kim[128] 等证实术前存在踝关节内翻畸形的患者接受 TAR 可以获得良好的疗效。Reddy 等[129] 随后也证实了 TAR 能够成功矫正中到重度踝关节冠状面畸形。近年来，Sung 等[130] 报道了 24 例冠状面畸形 > 20° 和 79 例畸形 < 20° 的 TAR 疗效的对比研究。短期随访显示 TAR 术后两组的美国足踝外科学会平均得分（AOFAS）、视觉模拟量表疼痛得分（VAS）和患者满意度均得到提升，术后并发症和早期失败率两组间无显著差异。这一研究证实了 TAR 矫正畸形的有效性，但受到随访时间短和缺乏有效疗效评估手段的限制。Trajkovaski 等[131] 对比研究了 26 例术前内翻 ≥ 10°（内翻组）和 36 例术前畸形 <10°（中立组）的患者接受 TAR 后的临床疗效，其中内翻组 26 例患者中有 18 例术前畸形 > 20°。内翻组较中立组在接受 TAR 手术中需要更多地使用辅助操作来矫正畸形（81%/47%），两组的 AOFAS、AOS 和 SF-36 评分无显著差异。

内翻组和中立组的并发症发生率分别为 19% 和 14%。研究者们普遍认为冠状面内翻 > 10° 的患者接受 TAR 手术仍能获得满意的疗效，但需要强调细致的手术技术纠正畸形的重要性。

关节炎的病因被认为是影响 TAR 疗效的一个潜在因素，但是当前没有明确的证据证实不同病因间存在稳定差异。Naal 等[132] 和 Bai 等[133] 分别报道了创伤性关节炎患者较原发性骨关节炎患者行 TAR 术后满意度低，且并发症发生率高。然而，其他研究并未发现不同病因存在 TAR 手术疗效的显著差异。Kofoed 和 Sorensen[134] 评估了 25 例骨关节炎和 27 例类风湿关节炎患者的 TAR 术后疗效，发现在并发症发生率、翻修率和假体生存率方面两组间无显著差异。Anderson 等[91] 也报道了原发性关节炎、创伤性关节炎和类风湿关节炎患者接受 TAR 后的疗效评分无显著差异。Kraal 等[135] 对 76 例炎性关节病患者的 93 个 TAR 进行了前瞻性研究，平均随访 15 年，发现疗效评分和假体生存率与接受 TAR 的其他患者相当。相关研究也显示炎性关节病患者 TAR 术后的疗效评分和假体生存率良好[106, 136]。

多种患者因素也被认为能够潜在影响 TAR 的术后疗效，包括年龄、性别和体重。但迄今为止，还没有研究显示不良的手术疗效和这些因素明确相关。关于 TAR 的理想患者年龄一直存在争议[111, 137-139]。最初的研究对 TAR 应用于年轻患者持谨慎态度[137, 139]，但是近期的文献证实不同年龄组的临床疗效无显著差异。Kofoed 和 Lundberg-Jensen[138] 观察了 30 例年龄 < 50 岁和 70 例年龄 ≥ 50 岁接受 TAR 的患者，两组的年龄中位数分别是 46 岁和 63 岁。这些患者平均随访 5 年，发现在假体生存率和翻修率方面无显著差异。Valderrabano 等[111] 进行的为期 4 年的随访显示了相似的结果。挪威关节注册系统也显示年龄对疗效无显著影响[95]。

性别也被认为是影响 TAR 疗效的一个潜在因素，但是挪威[95]和瑞典[97]关节注册系统均显示性别对 TAR 的术后疗效无显著影响。

近期的两项研究中评估调查了患者手术

时的体重[140, 141]。Barg 等[140] 对 118 例肥胖患者（123 个踝）进行了回顾性调查，这些个体最小的体重指数（body mass index, BMI）为 30kg/m²。通过对影像学资料和临床疗效进行平均 67 个月的随访，发现这些患者的疼痛明显缓解，运动功能和活动度显著改善。假体金属组件的 6 年存活率为 93%，深静脉血栓（deep venous thrombosis, DVT）发生率为 9.8%，较以往报道的 TAR 术后 3.9% 的有症状 DVT 发生率为高[142]。虽然 Barg 等[140] 未直接对比肥胖患者和体重正常患者（BMI < 30kg/m²）的疗效，但基于以往文献，他们认为 TAR 对于肥胖患者也是一种可行的选择。Noelle 等[141] 研究了 100 例 TAR 术后并发症的发生率，统计发现 BMI > 30kg/m² 的患者发生无菌性松动的概率较高。同时这类人群还存在伤口延迟愈合的趋势，但观察结果受到样本量低和混淆变量多的影响。

踝关节融合术和踝关节置换术的对比

终末期踝关节炎的最佳手术方案应通过大样本、良好的设计和随机临床试验对比研究融合术和 TAR 的疗效获得。然而，可感知的 TAR 的优势和踝关节融合的劣势使得患者难以随机注册进入临床试验。虽然踝关节融合术和 TAR 均被证实能很好地缓解疼痛和改善功能，但许多患者更倾向于选择可维持踝关节活动度的 TAR。尽管目前缺乏随机控制的 I 级临床研究证据，但大量的研究直接对比观察了接受两种手术后患者的功能疗效、步态、生活质量、并发症和再手术情况[69, 96, 122, 143–153]。本节将向大家展示最新发表的文献，直接对比踝关节融合术和置换术的各项指标。

步态比较

踝关节融合术后步态的运动学改变一直是医生和患者关注的重要问题。当医生和终末期踝关节炎患者讨论踝关节融合术时，患者普遍表达了对融合术导致关节僵直和步态改变的担忧。关节外科医生一般会对患者强调：无论行融合术还是置换术，缓解疼痛才是第一要务，随着疼痛的缓解步态均会得到相应改善。关于踝关节融合术后的步态分析已经得到了广泛研究[17, 62–68]，结果见本章节前文。

有 5 篇最近发表的 II 级临床研究[69, 143, 146, 147, 149] 直接比较了 TAR 和踝关节融合术后的步态参数。2003 年 Valderrabano 等通过尸体标本和轴向负荷装置证实了 TAR 和踝关节融合术后的运动学差异[154, 155]。TAR 术后步态更接近于正常运动范围，但足和小腿的运动转换减少[155]。一项研究对比分析了接受 TAR、融合术和健康对照各 12 例，Piriou 等发现无论 TAR 还是融合术均不能使患者恢复正常的运动和速度，但踝关节融合组较 TAR 组表现出较快的步速、较长的步幅和不对称的步态模式，而 TAR 组表现为较大的运动范围、对称的步态和更接近于正常的地面反作用力模式。这篇研究主要的局限在于缺乏各组术前步态的比较分析，这可能导致潜在基线的差异。

Hahn 等[147] 比较了接受 TAR 和踝关节融合术各 9 例患者术后 1 年的状况。发现融合组的髋关节运动范围增加，而置换组的踝关节运动范围更大。有趣的是，这项研究发现 TAR 组术后的改进主要表现在跖屈，而背屈运动恢复较小。这与其他文献中 TAR 术后背屈运动改进大的观点相矛盾[69, 146]。

Singer 等[69] 比较了接受 TAR 和踝关节融合术各 17 例患者及正常对照 10 人，对比研究还包括年龄、性别和体重指数。步态分析选择在融合术后 1.6 年和 TAR 术后 1.3 年。对照组的矢状面运动范围为 27.9°（s=5.3°），大于 TAR 组和融合组并具有统计学意义，而 TAR 组的矢状面运动范围（18.1°）较融合组（13.7°）大，也具有显著差异。研究还观察到主要的差异表现在背屈功能：TAR 组平均背屈 11.9°，较融合组（6.8°）明显增大并与正常对照相等。而跖屈功能方面 TAR 组（6.2°）和融合组

（6.8°）均小于正常对照组（16°）。TAR 组的胫骨倾斜较融合组大，而两组的胫骨旋转和冠状面运动范围相似。作者的结论是无论患者行 TAR 还是踝关节融合术都无法恢复正常的步态模式，很大程度上是跖屈的限制。作者还推测可能是假体没有重建后跟的结构，从而缺乏后方的支持才导致在步态终末期跖屈功能受限。除此之外，由于踝关节背伸功能的改善使 TAR 术后步态更接近正常。

Flavin 等[146] 通过时空测量和运动学参数观察比较了 TAR、踝关节融合术和正常对照病例各 14 例，发现两个手术组的术后多项步态参数较术前明显改进。接受 TAR 的患者在步速、步幅和节律上显著改善，步态周期的第一、二次摇臂较接受融合术的患者更接近正常。TAR 术后矢状面活动范围平均增加 4.1°（从 15.2° 上升到 19.2°），而踝关节融合组没有改变。特别是 TAR 组的矢状面背屈活动度较大，而融合组的跖屈活动范围显著增加，这样的结果相互弥补导致两组在整个矢状面活动度上无显著差异。

这些 II 级临床研究证实了 TAR 和融合术后步态上的差异。尽管存在一些微小的不一致，但总体显示出 TAR 术后矢状面活动范围，以及步速、步幅、节律和对称性等步态参数较融合术后改善明显。

临床疗效对比

6 篇 II 级[122, 144, 145, 150-152]、1 篇 III 级[153] 和 1 篇 IV 级[96] 临床研究直接对比了踝关节融合术和 TAR 的术后功能、生活质量、并发症和再手术率。虽然这些研究无法提供 I 级临床证据，但这些研究结果极大地提升了我们对 TAR 作为踝关节融合术的一种替代选择的理解和期望。这些研究并没有提供一种治疗策略，但医生可以利用它们向患者讲述 TAR 和踝关节融合术的优缺点和应保有的期望，帮助患者根据需要做出明智的选择。

Haddad 等[96] 对 49 篇文献进行了系统性回顾，对 852 例 TAR 和 1 262 例踝关节融合术患者的临床疗效进行了荟萃分析。结果显示，接受 TAR 的患者的术后效果，其中优良占 38%，良好占 30.5%，较差占 34%，而融合组的优良、良好和较差概率分别是 31%、37% 和 13%。TAR 和踝关节融合组的翻修率分别为 7% 和 9%。TAR 组翻修最常见的原因是假体松动和（或）下沉（28%），而不融合是踝关节融合组最常见的翻修原因（65%）。最后，1% 的 TAR 患者和 5% 的融合组患者需要接受膝关节以下的截肢。虽然这篇荟萃分析受到个别研究文献质量的限制，但它第一次直接对比了 TAR 和踝关节融合术的疗效。

Slobogean 等[152] 进行了一项多中心的前瞻性群组研究，通过由 SF-36 问卷调查得到的健康状态评分来对比 TAR 和融合术后患者的生活质量。两组中共 107 例患者证实了从基准线到术后 1 年的健康状态评分明显改善，术后 1 年两组无显著差异。

Saltzman 等[150] 对比了 37 例接受 TAR 和 23 例接受踝关节融合术的患者，平均随访 4.2 年，病因只包括创伤性和原发性踝关节炎。通过对比 SF-36 生理成分总评（physical component summary, PCS）、SF-36 心理成分总评（mental componet summary, MCS）、AOS 疼痛评分、AOS 功能障碍评分发现，TAR 组在各项得分中表现更好。两组的 SF-36MCS 和 AOS 疼痛评分存在显著差异。TAR 组的 37 例患者中有 15 例（41%）需要再次手术，包括清创、截骨、骨移植、聚乙烯衬垫更换、因伤口裂开而重新闭合、假体金属组件翻修。而融合组的 23 例患者中有 5 例（22%）需要辅助手术，原因包括不融合、内固定去除和 1 例舟楔关节融合。先于这篇研究，Saltzman 等[122] 还报道了 TAR 和踝关节融合术的早期疗效对比，虽然只随访了 24 个月，但早期结果显示出 TAR 具有更好的功能和同样的疼痛缓解率。

2012 年 Schuh 等[151] 回顾比较研究了 21 例踝关节融合术和 20 例 TAR 术后患者的运动能力、娱乐活动及临床功能疗效，平均随访 34.5 个月。手术前 90% 的融合组患者和 86%

的 TAR 组患者热衷于运动和娱乐活动，两组术后这个数字下降到 76%，术前和术后的组间差异无统计学意义。作者还调查了患者的满意度：踝关节融合组患者非常满意占 80%，比较满意占 5%，不满意占 5%，而 TAR 组中非常满意、比较满意和不满意分别占 76%、10% 和 0。两组患者的满意度也无显著差异。

SooHoo 等[153] 调查了 10 年间 4 705 例踝关节融合和 480 例 TAR 患者的再手术率和并发症发生情况，数据来源于加利福尼亚医院的公开数据库。TAR 组术后 90d 内因发生早期并发症而行翻修手术的比例较高，而融合组术后 5 年 2.8% 的患者需接受距下关节融合术，高于 TAR 组的 0.7%。然而，TAR 组中 23% 的患者最终接受了翻修手术，而融合组中该比例仅为 11%。作者得出结论，TAR 术后发生并发症和再次手术的风险较高，但需接受距下关节融合的比例较低。

Krause 等[148] 通过平均随访 39 个月调查了 112 例患者的 114 例 TAR，同时平均随访 37 个月调查了 47 例患者的 47 例踝关节融合，评估术后并发症发生率及其影响。结果发现两组的术后平均 AOS 评分显著提高，但 54% 的 TAR 患者和 26% 的融合组患者发生了并发症。TAR 组的并发症包括无菌性松动、术中和术后骨折、感染、相邻关节融合失败、踝关节内外侧沟撞击症、聚乙烯衬垫过度磨损或碎裂，以及对位不良。融合组的并发症包括相邻关节骨关节炎、不融合、内翻畸形、踝关节内侧沟相关性不适、持续的非特异性疼痛、术中腓浅神经损伤和术中骨折。作者在 TAR 组中收录了一些非常复杂的病例 [按照加拿大足踝外科协会（Canadian Orthopaedic Foot and Ankle Society, COFAS）终末期踝关节炎分类系统] 和一些类风湿关节炎病例，这也是造成 TAR 组总体并发症发生率高的原因。

最近，Danies 等[144] 评估了接受踝关节融合术和 TAR 患者的中期疗效，调查人群包括 232 例 TAR 和 89 例踝关节融合共 321 例，最短随访时间为 4 年。TAR 组的 AOS 总分和

SF-36 评分较高，但经调整患者特征基线（例如年龄、性别、手术治疗侧别、吸烟、BMI、炎性关节病、AOS 评分基线和手术医生）后组件差异大幅减小。而 TAR 组的翻修率约为融合组的 2 倍（17%/7%）。作者认为融合术和 TAR 临床疗效相当，但 TAR 组再手术率和严重并发症发生率高。

近期文献直接比较了 TAR 和融合术的术后功能、生活质量、并发症和再手术率，显示出一些一致的趋势。踝关节融合和 TAR 具有类似的临床疗效，包括疼痛评分、患者满意度和生活质量的改善。TAR 的并发症发生率、再手术率和翻修率较高，而融合组具有较高的相邻关节骨关节病发生率，可能需要手术融合。后者可能在踝关节融合组长期随访中见到。其实准确评估患者的满意度和成功的术后疗效非常困难，这个领域还有很多工作要做。

总　结

对于终末期踝关节炎，踝关节融合术和 TAR 都是可行的策略。踝关节融合术可以预期缓解疼痛和改善功能，但存在步态改变、后足活动度降低和相邻关节骨关节病的问题。随着第三代踝关节置换假体的出现，TAR 近来有拓展的趋势，主要是置换后步态能接近正常，活动度改善，潜在避免了相邻关节骨关节炎的发生。然而，TAR 的再手术率和并发症发生率较融合术高。基于目前的文献，对于这两种术式的选择还没有明确的推荐方案。对每例患者必须进行个体化评估，根据患者的自身特点来考量每种术式的优点和风险。未来研究在评估 TAR 和融合术在终末期踝关节炎中的地位时，需要关注患者的期望及改善后足活动的优势，而不单单只观察在平地稳定状态下的行走，还要关注在其他条件下的运动表现（例如在崎岖的道路、斜坡、下坡、上下楼梯和运动中改变方向等）。

参考文献

[1] Huch K, Kuettner KE, Dieppe P. Osteoarthritis in ankle and knee joints. Semin Arthritis Rheum, 1997, 26(4):667-674.

[2] Agel J, Coetzee JC, Sangeorzan BJ, et al. Functional limitations of patients with end-stage ankle arthrosis. Foot Ankle Int, 2005,26(7):537-539.

[3] Glazebrook M, Daniels T, Younger A, et al. Comparison of health-related quality of life between patients with end-stage ankle and hip arthrosis. J Bone Joint Surg Am, 2008,90(3):499-505.

[4] Segal AD, Shofer J, Hahn ME, et al. Functional limitations associated with end-stage ankle arthritis. J Bone Joint Surg Am, 2012,94(9):777-783.

[5] Aaron AD. Ankle fusion: a retrospective review. Orthopedics, 1990,13(11):1249-1254.

[6] Abdo RV, Wasilewski SA. Ankle arthrodesis: a long-term study. Foot Ankle, 1992,13(6):307-312.

[7] Adams JC. Arthrodesis of the ankle joint: experiences with the transfibular approach. J Bone Joint Surg Br, 1948,30B(3):506-511.

[8] Ahlberg A, Henricson AS. Late results of ankle fusion. Acta Orthop Scand, 1981,52(1):103-105.

[9] Akra GA, Middleton A, Adedapo AO, et al. Outcome of ankle arthrodesis using a transfibular approach. J Foot Ankle Surg,2010,49(6):508-512.

[10] Boobbyer GN. The long-term results of ankle arthrodesis. Acta Orthop Scand, 1981,52(1):107-110.

[11] Charnley J. Compression arthrodesis of the ankle and shoulder. J Bone Joint Surg Br, 1951,33B(2):180-191.

[12] Ferkel RD, Hewitt M. Long-term results of arthroscopic ankle arthrodesis. Foot Ankle Int, 2005, 26(4):275-280.

[13] Hagen RJ. Ankle arthrodesis. Problems and pitfalls. Clin Orthop Relat Res, 1986,202:152-162.

[14] Hendrickx RP, Stufkens SA, de Bruijn EE, et al. Medium- to long-term outcome of ankle arthrodesis. Foot Ankle Int, 2011,32(10):940-947.

[15] Kopp FJ, Banks MA, Marcus RE. Clinical outcome of tibiotalar arthrodesis utilizing the chevron technique. Foot Ankle Int, 2004,25(4):225-230.

[16] Mann RA, Rongstad KM. Arthrodesis of the ankle: a critical analysis. Foot Ankle Int, 1998,19(1):3-9.

[17] Mazur JM, Schwartz E, Simon SR. Ankle arthrodesis. Long-term follow-up with gait analysis. J Bone Joint Surg Am, 1979,61(7):964-975.

[18] Mohamedean A, Said HG, El-Sharkawi M, et al. Technique and short-term results of ankle arthrodesis using anterior plating. Int Orthop, 2009,34(6):833-837.

[19] Muir DC, Amendola A, Saltzman CL. Long-term outcome of ankle arthrodesis. Foot Ankle Clin, 2002, 7(4): 703-708.

[20] Strasser NL, Turner NS. Functional outcomes after ankle arthrodesis in elderly patients. Foot Ankle Int, 2012,33(9):699-703.

[21] Townshend D, Di Silvestro M, Krause F, et al. Arthroscopic versus open ankle arthrodesis: a multicenter comparative case series. J Bone Joint Surg Am, 2013,95(2):98-102.

[22] Zwipp H, Rammelt S, Endres T, et al. High union rates and function scores at midterm followup with ankle arthrodesis using a four screw technique. Clin Orthop Relat Res, 2010,468(4):958-968.

[23] Hallock H. Arthrodesis of the ankle joint for old painful fractures. J Bone Joint Surg Am, 1945, 27(1): 49-58.

[24] Amin A, Mahoney J, Daniels TR. Anteromedial approach for ankle arthroplasty and arthrodesis: technique tip. Foot Ankle Int, 2012,33(11):1011-1014.

[25] Chen YJ, Huang TJ, Shih HN, et al. Ankle arthrodesis with cross screw fixation. Good results in 36/40 cases followed 3-7 years. Acta Orthop Scand, 1996, 67(5): 473-478.

[26] Colgrove RC, Bruffey JD. Ankle arthrodesis: combined internalexternal fixation. Foot Ankle Int, 2001, 22(2): 92-97.

[27] Dohm MP, Benjamin JB, Harrison J, et al. A biomechanical evaluation of three forms of internal fixation used in ankle arthrodesis. Foot Ankle Int, 1994, 15(6):297-300.

[28] Glazebrook M, Holden D, Mayich J, et al. Fibular sparing Z-osteotomy technique for ankle arthrodesis. Tech Foot Ankle Surg, 2009,8(1):34-37.

[29] Guo C, Yan Z, Barfield WR, et al. Ankle arthrodesis using anatomically contoured anterior plate. Foot Ankle Int, 2010,31(6):492-498.

[30] Holt ES, Hansen ST, Mayo KA, et al. Ankle arthrodesis using internal screw fixation. Clin Orthop Relat Res, 1991,268:21-28.

[31] Maurer RC, Cimino WR, Cox CV, et al. Transarticular cross-screw fixation. A technique of ankle arthrodesis. Clin Orthop Relat Res, 1991, 268: 56-64.

[32] Morgan SJ, Thordarson DB, Shepherd LE. Salvage of tibial pilon fractures using fusion of the ankle with a 90 degrees cannulated blade-plate: a preliminary report. Foot Ankle Int, 1999,20(6):375-378.

[33] Plaass C, Knupp M, Barg A, et al. Anterior double plating for rigid fixation of isolated tibiotalar arthrodesis. Foot Ankle Int, 2009,30(7):631-639.

[34] Ratliff AH. Compression arthrodesis of the ankle. J Bone Joint Surg Br, 1959,41-B:524-534.

[35] Ross SD, Matta J. Internal compression arthrodesis of the ankle. Clin Orthop Relat Res,1985,199:54-60.

[36] Scranton Jr PE, Fu FH, Brown TD. Ankle arthrodesis: a comparative clinical and biomechanical evaluation. Clin Orthop Relat Res, 1980,151:234-243.

[37] Smith JT, Chiodo CP, Singh SK, et al. Open ankle arthrodesis with a fibular-sparing technique. Foot Ankle Int, 2013,34(4):557-562.

[38] Wang GJ, Shen WJ, McLaughlin RE, et al. Transfibular compression arthrodesis of the ankle joint. Clin Orthop Relat Res, 1993,289:223-227.

[39] White Ⅲ AA. A precision posterior ankle fusion. Clin Orthop Relat Res, 1974,98:239-250.

[40] Wu CC, Shih CH, Chen WJ, et al. Tension-band technique for ankle fusion. Orthopedics, 2001, 24(1): 37-40.

[41] Colman AB, Pomeroy GC. Transfibular ankle arthrodesis with rigid internal fixation: an assessment of outcome. Foot Ankle Int, 2007,28(3):303-307.

[42] Moeckel BH, Patterson BM, Inglis AE, et al. Ankle arthrodesis. A comparison of internal and external fixation. Clin Orthop Relat Res,1991,268:78-83.

[43] Monroe MT, Beals TC, Manoli Ⅱ A. Clinical outcome of arthrodesis of the ankle using rigid internal fixation with cancellous screws. Foot Ankle Int, 1999, 20(4): 227-231.

[44] Takakura Y, Tanaka Y, Sugimoto K, et al. Long- term results of arthrodesis for osteoarthritis of the ankle. Clin Orthop Relat Res,1999,361:178-185.

[45] Morgan CD, Henke JA, Bailey RW, et al. Long-term results of tibiotalar arthrodesis. J Bone Joint Surg Am, 1985, 67(4):546-550.

[46] Eylon S, Porat S, Bor N, et al. Outcome of Ilizarov ankle arthrodesis. Foot Ankle Int, 2007,28(8):873-879.

[47] Johnson EE, Weltmer J, Lian GJ, et al. Ilizarov ankle arthrodesis. Clin Orthop Relat Res,1992,280:160-169.

[48] Salem K, Kinzl L, Schmelz A. Ankle arthrodesis using Ilizarov ring fixators: a review of 22 cases. Foot Ankle Int,2006,27(10):764-770.

[49] Friedman RL, Glisson RR, Nunley Ⅱ JA. A biomechanical comparative analysis of two techniques for tibiotalar arthrodesis. Foot Ankle Int, 1994, 15(6): 301-305.

[50] Ogilvie-Harris DJ, Fitsialos D, Hedman TP. Arthrodesis of the ankle. A comparison of two versus three screw fixation in a crossed configuration. Clin Orthop Relat Res,1994,304:195-199.

[51] Tarkin IS, Mormino MA, Clare MP, et al. Anterior plate supplementation increases ankle arthrodesis construct rigidity. Foot Ankle Int, 2007,28(2):219-223.

[52] Schneider D. Arthroscopic ankle fusion. Arthrosc Video J, 1983,3.

[53] Bai Z, Zhang E, He Y, et al. Arthroscopic ankle arthrodesis in hemophilic arthropathy. Foot Ankle Int, 2013, 34(8):1147-1151.

[54] Baker JF, Maleki F, Broderick JM, et al. Arthroscopic ankle arthrodesis for end-stage haemophilic arthropathy of the ankle. Haemophilia, 2014, 20(1): e97-99.

[55] Myerson M, Quill G. Ankle arthrodesis. A comparison of an arthroscopic and an open method of treatment. Clin Orthop Relat Res, 1991,268:84-95.

[56] O'Brien TS, Hart TS, Shereff MJ, et al. Open versus arthroscopic ankle arthrodesis: a comparative study. Foot Ankle Int, 1999,20(6):368-374.

[57] Collman DR, Kaas MH, Schuberth JM. Arthroscopic ankle arthrodesis: factors influencing union in 39 consecutive patients. Foot Ankle Int, 2006, 27(12): 1079-1085.

[58] Glick JM, Morgan CD, Myerson MS, et al. Ankle arthrodesis using an arthroscopic method: long-term follow-up of 34 cases. Arthroscopy, 1996,12(4):428-434.

[59] Gougoulias NE, Agathangelidis FG, Parsons SW. Arthroscopic ankle arthrodesis. Foot Ankle Int, 2007,28(6):695-706.

[60] Winson IG, Robinson DE, Allen PE. Arthroscopic ankle arthrodesis. J Bone Joint Surg Br, 2005,87(3):343-347.

[61] Nielsen KK, Linde F, Jensen NC. The outcome of arthroscopic and open surgery ankle arthrodesis: a comparative retrospective study on 107 patients. Foot Ankle Surg, 2008,14(3):153-157.

[62] Beyaert C, Sirveaux F, Paysant J, et al. The effect of tibio-talar arthrodesis on foot kinematics and ground reaction force progression during walking. Gait Posture, 2004,20(1):84-91.

[63] Buck P, Morrey BF, Chao EY. The optimum position of arthrodesis of the ankle. A gait study of the knee and ankle. J Bone Joint Surg Am, 1987,69(7):1052-1062.

[64] Thomas R, Daniels TR, Parker K. Gait analysis and functional outcomes following ankle arthrodesis for isolated ankle arthritis. J Bone Joint Surg Am, 2006, 88(3):526-535.

[65] Fuentes-Sanz A, Moya-Angeler J, Lopez-Oliva F, et al. Clinical outcome and gait analysis of ankle arthrodesis. Foot Ankle Int, 2012,33(10):819-827.

[66] Hefti FL, Baumann JU, Morscher EW. Ankle joint fusion: determination of optimal position by gait analysis. Arch Orthop Trauma Surg, 1980,96(3):187-195.

[67] King HA, Watkins Jr TB, Samuelson KM. Analysis of foot position in ankle arthrodesis and its influence on gait. Foot Ankle, 1980,1(1):44-49.

[68] Wu WL, Su FC, Cheng YM, et al. Gait analysis after ankle arthrodesis. Gait Posture, 2000,11(1):54-61.

[69] Singer S, Klejman S, Pinsker E, et al. Ankle arthroplasty and ankle arthrodesis: Gait analysis compared with normal controls. J Bone Joint Surg Am, 2013, 95(24):e191(1-10).

[70] Sealey RJ, Myerson MS, Molloy A, et al. Sagittal plane motion of the hindfoot following ankle arthrodesis: a prospective analysis. Foot Ankle Int, 2009, 30(3): 187-196.

[71] Buchner M, Sabo D. Ankle fusion attributable to

posttraumatic arthrosis: a long-term followup of 48 patients. Clin Orthop Relat Res, 2003,406:155-164.

[72] Coester LM, Saltzman CL, Leupold J, et al. Long-term results following ankle arthrodesis for post-traumatic arthritis. J Bone Joint Surg Am, 2001,83-A(2):219-228.

[73] Davis RJ, Millis MB. Ankle arthrodesis in the management of traumatic ankle arthrosis: a long-term retrospective study. J Trauma, 1980,20(8):674-678.

[74] Fuchs S, Sandmann C, Skwara A, et al. Quality of life 20 years after arthrodesis of the ankle. A study of adjacent joints. J Bone Joint Surg Br,2003,85(7):994-998.

[75] Helm R. The results of ankle arthrodesis. J Bone Joint Surg Br,1990,72(1):141-143.

[76] Lance EM, Paval A, Fries I, et al. Arthrodesis of the ankle joint. A follow-up study. Clin Orthop Relat Res,1979,142:146-158.

[77] Lynch AF, Bourne RB, Rorabeck CH. The long-term results of ankle arthrodesis. J Bone Joint Surg Br, 1988,70(1):113-116.

[78] Trouillier H, Hansel L, Schaff P, et al. Longterm results after ankle arthrodesis: clinical, radiological, gait analytical aspects. Foot Ankle Int, 2002, 23(12): 1081-1090.

[79] Sheridan BD, Robinson DE, Hubble MJ, et al. Ankle arthrodesis and its relationship to ipsilateral arthritis of the hindand mid-foot. J Bone Joint Surg Br, 2006,88(2):206-207.

[80] Morrey BF, Wiedeman Jr GP. Complications and long-term results of ankle arthrodeses following trauma. J Bone Joint Surg Am, 1980,62(5):777-784.

[81] Said E, Hunka L, Siller TN. Where ankle fusion stands today. J Bone Joint Surg Br, 1978, 60-B(2): 211-214.

[82] Bolton-Maggs BG, Sudlow RA, Freeman MA. Total ankle arthroplasty. A long-term review of the London Hospital experience. J Bone Joint Surg Br, 1985, 67(5): 785-790.

[83] Demottaz JD, Mazur JM, Thomas WH, et al. Clinical study of total ankle replacement with gait analysis. A preliminary report. J Bone Joint Surg Am, 1979, 61(7):976-988.

[84] Pugely AJ, Lu X, Amendola A, et al. Trends in the use of total ankle replacement and ankle arthrodesis in the United States Medicare population. Foot Ankle Int, 2014, 35(3):207-215.

[85] Brodsky JW, Polo FE, Coleman SC, et al. Changes in gait following the Scandinavian total ankle replacement. J Bone Joint Surg Am, 2011, 93(20): 1890-1896.

[86] Detrembleur C, Leemrijse T. The effects of total ankle replacement on gait disability: analysis of energetic and mechanical variables. Gait Posture, 2009, 29(2):270-274.

[87] Doets HC, van Middelkoop M, Houdijk H, et al. Gait analysis after successful mobile bearing total ankle replacement. Foot Ankle Int, 2007,28(3):313-322.

[88] Dyrby C, Chou LB, Andriacchi TP, et al. Functional evaluation of the Scandinavian total ankle replacement. Foot Ankle Int, 2004,25(6):377-381.

[89] Valderrabano V, Nigg BM, von Tscharner V, et al. Gait analysis in ankle osteoarthritis and total ankle replacement. Clin Biomech (Bristol, Avon), 2007, 22(8): 894-904.

[90] Ali MS, Higgins GA, Mohamed M. Intermediate results of Buechel Pappas unconstrained uncemented total ankle replacement for osteoarthritis. J Foot Ankle Surg, 2007,46(1):16-20.

[91] Anderson T, Montgomery F, Carlsson A. Uncemented STAR total ankle prostheses. Three to eight-year follow-up of fifty-one consecutive ankles. J Bone Joint Surg Am, 2003,85-A(7):1321-1329.

[92] Barg A, Zwicky L, Knupp M, et al. HINTEGRA total ankle replacement: survivorship analysis in 684 patients. J Bone Joint Surg Am, 2013, 95(13): 1175-1183.

[93] Buechel Sr FF, Buechel Jr FF, Pappas MJ. Twenty-year evaluation of cementless mobile-bearing total ankle replacements. Clin Orthop Relat Res, 2004, 424: 19-26.

[94] Doets HC, Brand R, Nelissen RG. Total ankle arthroplasty in inflammatory joint disease with use of two mobile-bearing designs. J Bone Joint Surg Am, 2006, 88(6):1272-1284.

[95] Fevang BT, Lie SA, Havelin LI, et al. 257 ankle arthroplasties performed in Norway between 1994 and 2005. Acta Orthop, 2007,78(5):575-583.

[96] Haddad SL, Coetzee JC, Estok R, et al. Intermediate and long-term outcomes of total ankle arthroplasty and ankle arthrodesis. A systematic review of the literature. J Bone Joint Surg Am, 2007,89(9):1899-1905.

[97] Henricson A, Skoog A, Carlsson A. The Swedish Ankle Arthroplasty Register: an analysis of 531 arthroplasties between 1993 and 2005. Acta Orthop, 2007, 78(5):569-574.

[98] Hintermann B, Valderrabano V, Knupp M, et al. The HINTEGRA ankle: short- and mid-term results. Orthopade, 2006,35(5):533-545.

[99] Hosman AH, Mason RB, Hobbs T, et al. A New Zealand national joint registry review of 202 total ankle replacements followed for up to 6 years. Acta Orthop,2007,78(5):584-591.

[100] Hurowitz EJ, Gould JS, Fleisig GS, et al. Outcome analysis of agility total ankle replacement with prior adjunctive procedures: two to six year followup. Foot Ankle Int, 2007,28(3):308-312.

[101] Knecht SI, Estin M, Callaghan JJ, et al. The Agility total ankle arthroplasty. Seven to sixteen-year follow-up. J Bone Joint Surg Am, 2004,86-A(6): 1161-1171.

[102] Kofoed H. Scandinavian Total Ankle Replacement (STAR). Clin Orthop Relat Res, 2004,424:73-79.

[103] Kurup HV, Taylor GR. Medial impingement after ankle replacement. Int Orthop, 2008,32(2):243-246.

[104] Mann JA, Mann RA, Horton E. STAR ankle: long-term results. Foot Ankle Int, 2011,32(5):S473-484.

[105] Pyevich MT, Saltzman CL, Callaghan JJ, et al. Total ankle arthroplasty: a unique design. Two to twelve-year follow-up. J Bone Joint Surg Am, 1998,80(10):1410-1420.

[106] San Giovanni TP, Keblish DJ, Thomas WH, et al. Eightyear results of a minimally constrained total ankle arthroplasty. Foot Ankle Int, 2006,27(6):418-426.

[107] Schuberth JM, Patel S, Zarutsky E. Perioperative complications of the Agility total ankle replacement in 50 initial, consecutive cases. J Foot Ankle Surg, 2006, 45(3):139-146.

[108] Spirt AA, Assal M, Hansen Jr ST. Complications and failure after total ankle arthroplasty. J Bone Joint Surg Am, 2004,86-A(6):1172-1178.

[109] Sproule JA, Chin T, Amin A, et al. Clinical and radiographic outcomes of the mobility total ankle arthroplasty system: early results from a prospective multicenter study. Foot Ankle Int, 2013,34(4):491-497.

[110] Su EP, Kahn B, Figgie MP. Total ankle replacement in patients with rheumatoid arthritis. Clin Orthop Relat Res, 2004,424:32-38.

[111] Valderrabano V, Hintermann B, Dick W. Scandinavian total ankle replacement: a 3.7-year average followup of 65 patients. Clin Orthop Relat Res, 2004, 424:47-56.

[112] Wood PL, Deakin S. Total ankle replacement. The results in 200 ankles. J Bone Joint Surg Br, 2003, 85(3): 334-341.

[113] Zaidi R, Cro S, Gurusamy K, et al. The outcome of total ankle replacement: a systematic review and meta-analysis. Bone Joint J, 2013,95-B(11):1500-1507.

[114] Henricson A, Nilsson JA, Carlsson A. 10-year survival of total ankle arthroplasties: a report on 780 cases from the Swedish Ankle Register. Acta Orthop, 2011,82(6):655-659.

[115] Gougoulias N, Khanna A, Maffulli N. How successful are current ankle replacements. A systematic review of the literature. Clin Orthop Relat Res, 2010, 468(1): 199-208.

[116] Besse JL, Brito N, Lienhart C. Clinical evaluation and radiographic assessment of bone lysis of the AES total ankle replacement. Foot Ankle Int, 2009, 30(10): 964-975.

[117] Valderrabano V, Pagenstert G, Horisberger M, et al. Sports and recreation activity of ankle arthritis patients before and after total ankle replacement. Am J Sports Med, 2006,34(6):993-999.

[118] Bonnin M, Gaudot F, Laurent JR, et al. The Salto total ankle arthroplasty: survivorship and analysis of failures at 7 to 11 years. Clin Orthop Relat Res, 2011, 469(1):225-236.

[119] Kopp FJ, Patel MM, Deland JT, et al. Total ankle arthroplasty with the Agility prosthesis: clinical and radiographic evaluation. Foot Ankle Int, 2006, 27(2): 97-103.

[120] Bonnin M, Judet T, Colombier JA, et al. Midterm results of the Salto total ankle prosthesis. Clin Orthop Relat Res, 2004,424:6-18.

[121] Giannini S, Romagnoli M, O'Connor JJ, et al. Total ankle replacement compatible with ligament function produces mobility, good clinical scores, and low complication rates: an early clinical assessment. Clin Orthop Relat Res, 2010,468(10):2746-2753.

[122] Saltzman CL, Mann RA, Ahrens JE, et al. Prospective controlled trial of STAR total ankle replacement versus ankle fusion: initial results. Foot Ankle Int, 2009, 30(7):579-596.

[123] Wood PL, Karski MT, Watmough P. Total ankle replacement: the results of 100 mobility total ankle replacements. J Bone Joint Surg Br, 2010,92(7):958-962.

[124] Lee KB, Cho SG, Hur CI, et al. Perioperative complications of HINTEGRA total ankle replacement: our initial 50 cases. Foot Ankle Int, 2008, 29(10): 978-984.

[125] Coetzee JC. Surgical strategies: lateral ligament reconstruction as part of the management of varus ankle deformity with ankle replacement. Foot Ankle Int, 2010,31(3):267-274.

[126] Haskell A, Mann RA. Ankle arthroplasty with preoperative coronal plane deformity: short-term results. Clin Orthop Relat Res, 2004,424:98-103.

[127] Hobson SA, Karantana A, Dhar S. Total ankle replacement in patients with significant pre-operative deformity of the hindfoot. J Bone Joint Surg Br, 2009, 91(4): 481-486.

[128] Kim BS, Choi WJ, Kim YS, et al. Total ankle replacement in moderate to severe varus deformity of the ankle. J Bone Joint Surg Br, 2009,91(9):1183-1190.

[129] Reddy SC, Mann JA, Mann RA, et al. Correction of moderate to severe coronal plane deformity with the STAR ankle prosthesis. Foot Ankle Int, 2011,32(7):659-664.

[130] Sung KS, Ahn J, Lee KH, et al. Short-term results of total ankle arthroplasty for end-stage ankle arthritis with severe varus deformity. Foot Ankle Int, 2014,35(3):225-231.

[131] Trajkovski T, Pinsker E, Cadden A, et al. Outcomes of ankle arthroplasty with preoperative coronal plane varus deformity 10 degrees or greater. J Bone Joint Surg Am, 2013,95:1382-1388.

[132] Naal FD, Impellizzeri FM, Loibl M, et al. Habitual physical activity and sports participation after total ankle arthroplasty. Am J Sports Med, 2009, 37(1):

95-102.

[133] Bai LB, Lee KB, Song EK, et al. Total ankle arthroplasty outcome comparison for post-traumatic and primary osteoarthritis. Foot Ankle Int, 2010, 31(12): 1048-1056.

[134] Kofoed H, Sorensen TS. Ankle arthroplasty for rheumatoid arthritis and osteoarthritis: prospective long-term study of cemented replacements. J Bone Joint Surg Br, 1998,80(2):328-332.

[135] Kraal T, van der Heide HJ, van Poppel BJ, et al. Long-term follow-up of mobile-bearing total ankle replacement in patients with inflammatory joint disease. Bone Joint J, 2013,95-B(12):1656-1661.

[136] Wood PL, Crawford LA, Suneja R, et al. Total ankle replacement for rheumatoid ankle arthritis. Foot Ankle Clin, 2007,12(3):497-508. vii.

[137] Kitaoka HB, Patzer GL, Ilstrup DM, et al. Survivor-ship analysis of the Mayo total ankle arthroplasty. J Bone Joint Surg Am, 1994,76(7):974-979.

[138] Kofoed H, Lundberg-Jensen A. Ankle arthroplasty in patients younger and older than 50 years: a prospective series with longterm follow-up. Foot Ankle Int, 1999,20(8):501-506.

[139] Stauffer RN, Segal NM. Total ankle arthroplasty: four years' experience. Clin Orthop Relat Res, 1981, 160: 217-221.

[140] Barg A, Knupp M, Anderson AE, et al. Total ankle replacement in obese patients: component stability, weight change, and functional outcome in 118 consecutive patients. Foot Ankle Int, 2011, 32(10): 925-932.

[141] Noelle S, Egidy CC, Cross MB, et al. Complication rates after total ankle arthroplasty in one hundred consecutive prostheses. Int Orthop, 2013, 37(9): 1789-1794.

[142] Barg A, Henninger HB, Hintermann B. Risk factors for symptomatic deep-vein thrombosis in patients after total ankle replacement who received routine chemical thromboprophylaxis. J Bone Joint Surg Br, 2011,93(7):921-927.

[143] Chopra S, Rouhani H, Assal M, et al. Outcome of unilateral ankle arthrodesis and total ankle replacement in terms of bilateral gait mechanics. J Orthop Res, 2014,32(3):377-384.

[144] Daniels TR, Younger AS, Penner MJ, et al. Inter-mediate-term results of total ankle replacement and ankle arthrodesis: a COFAS multicenter study. J Bone Joint Surg Am, 2014,96(2):135-142.

[145] Esparragoza L, Vidal C, Vaquero J. Comparative study of the quality of life between arthrodesis and total arthroplasty of substitution of the ankle. J Foot Ankle Surg, 2011,50(4):383-387.

[146] Flavin R, Coleman SC, Tenenbaum S, et al. Compar-ison of gait after total ankle arthroplasty and ankle arthrodesis. Foot Ankle Int, 2013,34(10):1340-1348.

[147] Hahn ME, Wright ES, Segal AD, et al. Comparative gait analysis of ankle arthrodesis and arthroplasty: initial findings of a prospective study. Foot Ankle Int, 2012,33(4):282-289.

[148] Krause FG, Windolf M, Bora B, et al. Impact of complications in total ankle replacement and ankle arthrodesis analyzed with a validated outcome measurement. J Bone Joint Surg Am, 2011, 93(9): 830-839.

[149] Piriou P, Culpan P, Mullins M, et al. Ankle replace-ment versus arthrodesis: a comparative gait analysis study. Foot Ankle Int, 2008,29(1):3-9.

[150] Saltzman C, Kadoko RG, Suh JS. Treatment of isolated ankle osteoarthritis with arthrodesis or the total ankle replacement: a comparison of early outcomes. Clin Orthop Surg, 2010,2(1):1-7.

[151] Schuh R, Hofstaetter J, Krismer M, et al. Total ankle arthroplasty versus ankle arthrodesis. Comparison of sports, recreational activities and functional outcome. Int Orthop, 2012,36(6):1207-1214.

[152] Slobogean GP, Younger A, Apostle KL, et al. Pre-ference-based quality of life of end-stage ankle arthritis treated with arthroplasty or arthrodesis. Foot Ankle Int, 2010,31(7):563-566.

[153] SooHoo NF, Zingmond DS, Ko CY. Comparison of reoperation rates following ankle arthrodesis and total ankle arthroplasty. J Bone Joint Surg Am, 2007,89(10):2143-2149.

[154] Valderrabano V, Hintermann B, Nigg BM, et al. Kinematic changes after fusion and total replace-ment of the ankle: part 1: range of motion. Foot Ankle Int, 2003,24(12):881-887.

[155] Valderrabano V, Hintermann B, Nigg BM, et al. Kinematic changes after fusion and total replace-ment of the ankle: part 2: movement transfer. Foot Ankle Int, 2003,24(12):888-896.

[156] Krause FG, Di Silvestro M, Penner M, et al. Inter-and intraobserver reliability of the COFAS end-stage ankle arthritis classification system. Foot Ankle Int, 2010,31(2):103-108.

第6章　当前初次全踝关节置换术的适应证和禁忌证

Andrew D. Elliott, Thomas S. Roukis

引　言

初次全踝关节置换术（TAR）兴起于 20 世纪 70 年代初次髋膝关节置换术获得成功后。不幸的是，第一代踝关节置换系统的失败率极高，导致这项技术几乎被废弃。此后 TAR 经历了几个阶段的改良，随着手术技术和人工关节设计的进步，踝关节假体的长期生存率得到提高。不仅如此，人们对于踝关节运动学的理解也越来越深入。随着 TAR 数量的增加，手术适应证日趋明确并不断拓展。

起初，TAR 的手术适应证是模糊不清和非常局限的。1979 年 Demottaz 等[1] 的一项调查中，研究了使用不同设计假体完成的 21 例 TAR。通过平均 1 年的随访得出结论，踝关节融合术仍是终末期踝关节炎的基本治疗方式，

A. D. Elliott, DPM, JD
Gundersen Medical Foundation, 1900 South Avenue,
La Crosse, WI 54601, USA
e-mail: adelliot@gundersenhealth.org

T. S. Roukis, DPM, PhD (✉)
Orthopedic Center, Gundersen Health System, 1900 South Avenue,
La Crosse, WI 54601, USA
e-mail: tsroukis@gundersenhealth.org

© Springer International Publishing Switzerland 2016
T.S. Roukis et al. (eds.), *Primary and Revision Total Ankle Replacement*,
DOI 10.1007/978-3-319-24415-0_6

TAR 仅适用于中足活动障碍者和老年患者，因为很少有文献支持该技术应用于年轻人。1982 年，Newton[2] 发表了自己做的 TAR 病例大型长期随访调查。早期他相信 TAR 的绝对禁忌证只有踝关节近期活动性感染，随着研究的深入，手术的局限性也变得明确。为进一步验证其发现，他将患者划分为骨关节炎组（34 例）、类风湿关节炎组（10 例）、既往踝关节融合术后假关节形成组（3 例）和距骨缺血坏死组（avascular necrosis，AVN；3 例）。对于骨关节炎患者，他认为只要满足以下条件就可以行 TAR：①踝关节韧带稳定性好，无明显的术前不稳定；②患者具有比较正常的解剖结构，外踝完整，无严重的胫骨关节面向前成角；③距骨内外翻畸形不超过 20°，特别是伴有距下关节或跗骨间关节病变者。对于类风湿关节炎患者，如果存在显著的距骨、胫骨外侧穹隆和腓骨骨破坏，他不推荐 TAR。他还认为长期口服糖皮质激素也是一个相对禁忌证。由于研究中的踝关节融合失败、假关节形成和距骨缺血坏死患者的临床疗效差，因此对此类患者推荐 TAR。在其论著结束语中，他强调：踝关节融合术仍然是终末期踝关节炎的治疗方案，即使对于无距下关节和跗骨间关节疾病以及活动度较好的患者也适用。

对踝关节融合术的偏爱仍在继续。1985

年 Bolton-Maggs 等[3] 发表了一篇包含 62 例行 TAR 患者的长期随访结果，所有病例均来源于 1972—1981 年的伦敦医院，平均随访 5 年半。手术适应证包括原发性和继发性骨关节炎、类风湿关节炎。虽然使用的假体不是同一品牌，但它们具有类似的设计特点，根据患者的情况得出的结论是：不推荐 TAR 术式。在所有接受 TAR 手术的患者中，只有 21% 表示满意。鉴于临床疗效极差，作者认为所有植入的假体失败只是时间问题，需要行踝关节融合术作为补救措施，进而认为不管是哪种病因导致的踝关节炎，TAR 都不适用。

与 Bolton-Maggs 等[3] 得到的令人沮丧的结论不同，McGuire 等[4] 于 1988 年发表的文章较为客观地阐述了 TAR 的局限性。这篇回顾性研究平均随访 3.8 年，调查了 25 例行 TAR 的患者，同时平均随访 3.3 年，调查了 18 例行踝关节融合的患者。这篇研究的主要目的之一就是清楚地理解 TAR 的适应证。TAR 的最初适应证包括涉及多关节的类风湿关节炎，以及老年创伤性关节炎。TAR 的禁忌证是急性或慢性感染性关节炎，软组织缺损或覆盖不足，神经病理性关节病，任何程度的距骨缺血坏死，以及作为关节融合失败的补救措施。作者发现 TAR 的适应证很大程度上是基于患者的活动水平。他们推断活动水平的增加可能是 TAR 发生无菌性松动的原因，一旦发生，后续就可能需要进行翻修手术。尽管作者强调了多关节类风湿关节炎患者的临床症状改善，但他们认为主要原因是这类患者对假体的期望值降低。从本质上来说，类风湿关节炎患者的虚弱体质更适合相对安静、活动量小的生活方式。如果这一理念得到延伸，相对于类风湿关节炎，骨关节炎患者的年龄因素是否可能是更需要考虑的因素。作者也表明 TAR 并没有明确的年龄限制，患者的活动水平反而是决定置换成功与否的重要因素。一个有趣的 TAR 适应证被作者添加在他们的讨论中，就是患者难以忍受长时间的不活动和医院生活，同时踝关节融合术后再行置换手术也是一个选择。作者并没有提到踝关

节融合术或 TAR 的住院时间或固定时间。先前的研究列出的 TAR 平均住院时间为 30d[4]。

美国 FDA 批准的全踝关节置换系统

初代的 TAR 假体适应证窄但禁忌证广泛。然而随着假体设计的不断进步，手术技术也突飞猛进。当前，美国使用的第三、四代踝关节假体相对于它们的早期产品取得了巨大的成功。在新一代的 TAR 假体中，美国 FDA 通过 510（k）表或市场准入申请批准的产品有：Stryker 公司（Kalamazoo, MI）的斯堪的纳维亚踝关节置换系统（STAR 系统）；Integra 公司（Plainsboro, NJ）的 Eclipse 踝关节置换系统；Tornier 公司的 Salto 踝关节置换系统（Bloomington, MN）；Wright 医学科技公司的 INFINITY 全踝关节置换系统（Arlington, TN）；Wright 医学科技公司的 INBONE Ⅰ、INBONE Ⅱ 和 INFINITY 假体；DePuy 公司的 Agility 和 Agility LP 全踝关节系统（Warsaw, IN）和 Zimmer 公司的金属骨小梁全踝关节系统（Warsaw, IN）。

作为美国 FDA 申请的要求，每个 TAR 系统的适应证必须明确[5-12]，但这些假体系统所列出的适应证都是模糊和有限的。一般来说，手术适应证包括骨关节炎、创伤性关节炎和类风湿关节炎。Agility LP 全踝关节置换系统的适应证还包括活动水平较低的老年人[9]。上述系统中有 5 款还适用于踝关节手术失败后的补救或翻修，分别是 Agility 假体，Eclipse 假体，INBONE Ⅰ 和 Ⅱ 系统，以及 INFINITY 系统。只有 STAR 踝关节置换系统和 Eclipse 系统在美国 FDA 审批过程中明确表明了手术禁忌证，其中 Eclipse 系统目前已不再使用。禁忌证包括活动性感染、骨量不足、缺血坏死、血供不足、沙尔科（Charcot）神经病性关节病、周围神经病变等。年龄、体重或活动水平为相对禁忌证，但骨量不足或软组织条件差，难以保证假体组件的正确位置或对线，会造成关节畸形。

只有 STAR 假体还增加了以下禁忌证：既往有感染病史，骨骼不成熟，难以修复的韧带不稳定，踝关节融合术后以及皮肤或软组织条件差者。这些只是美国 FDA 批准的部分禁忌证，还有一些美国 FDA 认可的禁忌证在一些踝关节置换系统中并没有明确列出，因此我们不应该简单推断它们不是这些产品的禁忌证。

除了 Eclipse 关节系统已退市外，所有厂家都在自己的手术技术指南中列出了 TAR 的适应证和禁忌证[13-19]。各厂家在技术指南中所列的适应证基本与美国 FDA 申报中的信息一致，但禁忌证方面，不同厂家却不尽相同。部分禁忌证是假体厂家所公认的，还有一些仅限于个别假体系统（表 6.1）。有些厂家在技术指南中还列出了一些警告，但这些警告和禁忌证没有明显的界线。这并不是说每个假体系统有其特有的禁忌证。如一个假体系统将"距骨缺血坏死"列为手术禁忌证，而其他系统可能讨论的是"骨量不足"，这个概念具有更广泛的外延。一些禁忌证虽然还没有被文献证实，但可能是个别厂家通过大量病例样本得出的经验。例如精神疾病不像是某个假体系统特有的

表 6.1　全踝关节置换技术指南中列举的手术禁忌证

公认的禁忌证（6~7 家公司技术指南中均列举）	禁忌证（4~5 家公司技术指南中列举）	提及的手术禁忌（≤ 3 家公司技术指南中列举）
踝关节或相邻骨关节活动性或既往深部感染病史	既往手术或外伤致骨量减少	距骨缺血坏死
骨骼不成熟	对线不良或骨关节及相邻解剖结构严重畸形	后足或前足对线不良需排除跖足
骨量不足难以支持假体	超声多普勒检查显示下肢血供不充足	膝关节显著对线不良者
骨质疏松症或骨量减少	既往踝关节融合史	韧带支持不足难以通过修复获得软组织稳定者
神经肌肉病变导致缺乏正常肌肉功能，影响踝关节运动	手术部位皮肤或软组织差	白细胞增多症
沙尔科关节或神经病理改变影响踝关节	脓毒症	局部炎症
	非功能性下肢肌力弱	精神疾病
	绝对体重超标	神经生物学疾病
在手术技术指南中以斜体字标注的"警告"	*肥胖*	孕妇
	体力劳动者	已知对组件过敏者
	高活动水平者	类固醇使用者
	药物或酒精成瘾者	肝炎患者或 HIV 携带者
	有其他残疾者	内外踝缺失者
	骨量差	*有经常摔跤可能者*
	代谢性疾病或药物治疗期间的进行性发展的骨骼疾病	影响软组织质量的疾病
	对组件材料敏感或过敏者	*严重关节畸形*
		周围骨肿瘤
		难以解释的血沉加快
		骨量缺失不足以使假体获得足够压配力
		在活跃个体中距下关节无功能

禁忌证,但在另一些系统禁忌证中就没有表述。所有厂家列举的禁忌证必须作为整体看待,要把它们看作是处理患肢的一般规则,而不要看成个别系统的特殊情况。以表 6.1 中列出的情况作为参考,技术指南将合适的患者限定在骨骼成熟、相对健康的群体,他们不仅适合人工关节置换,还符合过去指南中所提出的要求,例如远期对患踝的运动要求不高。患者拥有充足的骨量和良好的软组织条件以满足置换术后早期的恢复和中远期假体的稳定。如果患者满足上述条件,那么接下来的问题则是小腿或足部的任何畸形是否都能矫正以获得踝关节的良好对线。有一个适应证是因系统设计而异的,并不适用于所有的 TAR 假体,即针对既往置换或融合手术后的翻修。尽管没有一个系统将此特别列出,但是有些系统所列的"可用于既往踝关节手术的翻修"就是这个意思。

保险公司的指导原则

保险公司正在不断加大对 TAR 手术的保障力度,2011 年有 92% 的患者通过商业保险支付 TAR 的手术费用[20]。保险公司的政策是保障明确有医疗必要的患者,以及用于试验调查目的的 TAR 手术患者。因为很少有患者自费做 TAR 手术,所以保险公司的政策成为 TAR 手术的指导方针。但一项针对美国前 3 名私人保险公司(United Health Group, Wellpoint 公司和 Aetna Group)的调查发现,他们对是或不是 TAR 的手术适应证缺乏一致性[21-24]。他们对于以下几种情况均认可:只有美国 FDA 准许或批准的 TAR 系统才能被使用;TAR 适用于累及踝关节的骨关节炎、类风湿关节炎、创伤性关节炎;距骨缺血坏死被认为是手术禁忌证(表 6.2)。不同保险公司的保障条款也存在显著差异。只有 Wellpoint 一家公司在其政策中明确列出,踝关节置换术后翻修可以作为一种医疗必要手段给予保障。与之相反,也只有 Aetna Group 一家公司将"既往踝关节融合"

作为 TAR 的手术禁忌证。同时只有 Aetna Group 公司设定了患者的体重限制,其在保险政策中明确指出体重超过 250Ib(1 Ib ≈ 0.454 kg)为 TAR 的手术禁忌证。Wellpoint 公司也是唯一一家在保险政策中提到可根据对侧踝关节或同侧距下关节及中足情况行 TAR,其在保险条款中建议只有在医疗必要情况下行 TAR,即至少有以下情形之一:患侧相邻关节(距下关节或中足)存在骨关节炎,对侧踝关节已融合或存在炎性关节炎或严重骨关节炎。这一粗略的调查揭示出私人保险公司缺乏公认的 TAR 手术适应证和手术时机。

医学界的立场和声明

对于 TAR 的适应证和禁忌证,医学界也缺乏共识。一项针对三大医学专业组织 [美国骨科医师协会(American Academy of Orthopaedic Surgeons, AAOS),美国足踝外科协会和美国足踝外科医师联盟] 的调查显示,他们对于 TAR 的观念和立场也是模棱两可的。AAOS 2010 年采纳了一项关于踝关节炎手术治疗的技术概述,文件中明确指出该概述不应作为组织的官方立场,而仅用作医学教育工具。然而,在文件中明确提到了哪些因素可以影响 TAR 的预后,其中调查了 14 个因素,包括假体种类、患者的年龄、患者的术前体重、术前感染史、术前骨折情况、手术侧别、患者的性别、畸形、疾病种类、既往手术史、后足关节僵硬、术者经验、手术年代和医院手术量。技术指导中所列举的因素仅作为调查的指标,而非文献中 TAR 预后好坏的预测标准[25]。在这 14 个被调查因素中,只有术前感染史是明确的术后疗效差的指标,但这是基于质量较低的数据得出的结论。另外 6 个因素在判断预后中显示出矛盾的结果,包括假体种类、患者的年龄、畸形、疾病种类、诊断和术者经验。对于这 6 个因素,一些研究结果显示它们能显著预测术后疗效,

表 6.2　健康保险中列举的规定条款、可考虑条款和禁忌证

列举条款	健康保险			
	Anthem（Wellpoint 子公司）	UniCare（Wellpoint 子公司）	UnitedHealth Care	Aetna Group
适应证				
骨关节炎	是	是	是	是
创伤性关节炎	是	是	是	是
类风湿关节炎	是	是	是	是
既往踝关节手术	是	是	否	否
踝关节周围骨关节炎	是	是	否	否
对侧踝关节融合	是	是	否	否
对称严重的足关节炎	是	是	否	否
保守治疗 6 个月效果欠佳	是	是	是	是
禁忌证				
体内存在活动性感染灶	是	是	是	是
骨量不足	是	是	是	是
骨坏死	是	是	是	是
血供不足	是	是	是	是
沙尔科关节	是	是	是	是
周围神经病变	否	否	是	是
距骨缺血坏死	是	是	是	是
骨骼肌肉不足以维持假体正常位置或对线；对线不良	是	是	是	是
既往踝关节感染史	否	否	否	否
骨骼不成熟	是	是	是	是
难以矫正的韧带力量不足	否	否	否	是
既往踝关节融合史	否	否	否	是
皮肤或软组织条件差	是	是	是	是

而另一些研究却显示它们对判断预后效果不大。剩余因素则与 TAR 的预后无明确相关性。

美国足踝外科协会于 2014 年 3 月公开发表了一篇指南性文章 [26]，文章明确了 TAR 的适应证包括骨关节炎、创伤性关节炎或炎性关节炎，伴有踝关节中度或重度疼痛、活动度减小或功能丧失。其他适应证还包括：既往接受后足融合手术者或相邻关节发生显著关节炎改变者。欲行 TAR 手术的患者受累肢体血管灌流通畅，踝部软组织条件良好。文章还引述了 Krause 和 Schmid[27] 的回顾性研究中所讨论的几个关于 TAR 的重要原则。在为患者选择

适合的治疗方案时，年龄、关节炎的病因、畸形、不稳定、关节活动度及邻近关节退变情况均是要考虑的重要因素。文章虽然没有完全接受 Krause 和 Schmid 的标准 [27]，但明确指出了认真选择具有适应证的患者对于 TAR 手术成功的必要性。

美国足踝外科医师联盟也于 2013 年 7 月发表了关于 TAR 的指南 [28]，文中宽泛地描述了哪些患者可以考虑行 TAR；同时强调选择终末期踝关节炎患者进行 TAR 手术，应详细询问病史并认真进行体格检查。然而，文章并未明确列出踝关节置换的适应证或禁忌证。

患者相关的标准

通过回顾所有当事方的立场以及他们所列举的禁忌证和适应证，形成的广泛认同的观点是：TAR 适合治疗伴有疼痛的终末期骨关节炎、炎性关节炎或继发性关节病患者。这些患者在接受手术前必须基于他们的全身情况、患肢情况及踝关节局部情况仔细鉴别甄选。表 6.3 列出了踝关节假体厂家、私营保险公司和医疗组织经常提到的需要认真考虑的问题，有些问题在用辞或表述上有所重叠，而另一些禁忌证不要孤立地理解，将其作为广泛的手术禁忌中的一个分支更为准确。

对于全踝关节置换手术，我们应该采取一种更为系统的患者选择方法。将患者作为一个整体进行仔细评估来决定是否适合这一术式，而不是仅仅检查踝关节。年龄、体重和活动能力是经常需要考虑的因素（表 6.3）。年龄是判断骨骼成熟的首要因素，一旦患者的骨骼成熟，几乎没有公司指南因为年龄而限制患者采取这一手术。更多要考虑的是患者的体重和活动能力，文献中经常将年轻患者列为 TAR 的禁忌证，但其准确性也需要重新评估[27]。

患者的年龄

关于年龄作为 TAR 手术禁忌证的数据是相互矛盾的，支持和反对的相关研究都可被引用。而对于患者接受 TAR 手术"过于年轻"的界定常常定义在 50~55 岁[29, 30]。研究者对过去 15 年间关于年轻患者接受 TAR 的几个大样本的中期或长期随访数据进行了统计研究。1999 年 Kofoed 等[29]对比研究了 100 例年龄 ≤ 50 岁患者的 TAR 手术疗效，其研究中使用的踝关节假体（STAR 水泥型假体）目前已经退出市场，平均随访 6 年，结果显示两组间没有显著差异，统计的 6 年假体生存率近似：年轻组为 75%，而老年组为 80%。初次手术后，两组患者在疼痛缓解以及功能和活动度的改善上无统计学差异。因此，作者在文中总结到：

表 6.3 全踝关节置换患者选择时需要考虑的因素

≥ 9 份指南	5~8 份指南	0~4 份指南
肥胖（患者体重）	距骨缺血坏死	药物或酒精成瘾
活动能力（体力劳动，高活动能力）	既往踝关节融合	精神疾病
活动性感染（脓毒症，白细胞增多）	对假体组件敏感（已知的对组件成分过敏）	膝关节显著对线不良
骨量不足（骨质疏松症，骨量减少，骨坏死，既往手术导致骨质量减低，代谢紊乱或药物治疗导致骨量减少，使用类固醇激素）		局部炎症
血供不足		怀孕
关节对线不良（关节严重畸形，前足或后足对线不良导致无法正常行走，内外踝缺失）		有摔倒的可能性
沙尔科关节（神经病理疾病导致沙尔科关节，神经生物学疾病）		周围骨肿瘤
手术部位软组织条件差（难以修复的韧带支持力不足而导致关节不稳定，其他疾病导致软组织质量受到影响）		不明原因的血沉加快
神经肌肉疾病（下肢肌肉功能失用，踝关节无力）		HIV 携带者或肝炎患者

"踝关节置换对于年轻和老年类风湿关节炎及骨关节炎患者都是一种安全和治疗效果持久的手术方式。"Rodriques-Pinto 等[30] 的研究结果也支持以上观点，他们对葡萄牙和西班牙的 103 例 TAR 手术进行了多中心前瞻性研究，使用的人工关节为 Salto 活动衬垫踝关节假体（Tornier, Saint Ismier, France），平均随访 3.5 年，其中年轻患者的数量少于 50 岁以上者。作者发现年轻组术后的临床功能评分更好，而并发症发生率和假体生存率与老年组相同。

然而，也有些研究显示出相反的结果，提示接受 TAR 手术的患者年龄应大一些。2004 年 Spirit 等的研究结论就支持这一观点，他们甚至认为"年龄是 TAR 手术失败和再手术的唯一显著预测因素。"这一结论是基于对第二代 TAR 假体，特别是 Depuy Agility 全踝关节置换系统分析得出的。他们研究了一组需要进行翻修手术的 85 例踝关节置换术后病例，发现年龄中位数 ≤ 54 岁组较老年组再手术率高 1.45 倍，手术失败率高 2.65 倍。这种趋势也延续到最新的一代踝关节置换系统。Henricson 等分析了瑞典关节置换注册系统内 531 例踝关节置换病例[32]，文中研究了 1993—2005 年使用的第三代踝关节置换系统的假体生存率，主要是 318 例 STAR 踝关节置换系统。以接受翻修手术为研究终点，作者估计 10 年的假体生存率为 62%，初次置换手术年龄越低，翻修的风险越高，这一研究结果于 2007 年发表。

患者的体重

不仅是年龄，患者的体重也是影响 TAR 术后假体生存率的重要因素。肥胖，一般指体重指数（BMI）超过 $30kg/m^2$ 者，通常被认为是 TAR 手术的禁忌证（表 6.1）。一些研究甚至将肥胖者排除在 TAR 手术统计之外，从而造成缺乏大样本肥胖患者接受 TAR 手术的研究报告[33]。2007 年发表了一篇对 35 例平均体重指数为 $30kg/m^2$ 的患者接受非水泥型非限制 TAR 的 5 年随访研究，显示肥胖人群接受 TAR 的满意率高达 97%。最近的一篇报道是

2011 年 Barg 等[34] 对肥胖者使用 Hintegra 踝关节假体接受 TAR 的研究。作者随访了 123 例平均体重指数为 $32.9kg/m^2$，平均年龄为 59.8 岁的肥胖患者，发现 6 年的假体生存率为 93%，没有发现肥胖导致踝关节置换无菌性松动的趋势。这一结论是他们通过对比文献发表的非肥胖者的数据得出的。值得注意的是，内科医生希望 TAR 手术能帮助他们的患者减轻体重，但数据显示 TAR 术后 2 年体重指数平均仅降低了 $0.7kg/m^{2}$[34]。

活动能力要求

踝关节置换假体与其他人工关节一样随着使用年限的延长最终磨损失用，年龄和肥胖只是要考虑的其中两个因素。一个年轻、肥胖而不喜欢运动者可能再手术的概率要比年老、消瘦但喜欢运动的人低。直观感觉上，文献难以准确反映第 3 个重要因素——活动能力，这也是有一定道理的。不同于膝和髋，终末期踝关节炎的主要病因是创伤病史[35]。这一趋势提示考虑 TAR 的患者人群较其他关节置换人群更年轻，更为活跃。定义一个群体的活动能力和运动构成是非常困难的，文献中显示的大体趋势是接受 TAR 的高活动能力人群涉及的运动往往是低冲击力运动，如游泳、自行车和徒步旅行。以这些运动为研究基准，可靠的短期和中期随访显示出良好的结果。

2006 年 Valderrabano 等[36] 观察研究了 152 例 TAR 手术的疗效，结果显示术后参加运动者较手术前增加了 23%。这一研究报告平均随访仅 2.8 年，手术翻修率为 9%，但未发现手术翻修率和运动之间存在相关性。尽管有这些令人鼓舞的结果，但研究者提出 TAR 术后运动的基本原则还是应该遵循踝关节融合术后的运动指导，以及接受膝踝置换后的推荐方案。这些指导方案包括 TAR 术后需要骨整合的影像学证据，且关节组件没有松动和移位。TAR 术后还是应该避免高冲击力的运动，但如固定自行车、交际舞、保龄球、高尔夫球、游泳和散步是允许的。一项平均随访 4.5 年的研

究也发现了相似的结果，Bonnin 等[37] 随访观察了 145 例使用 Salto 活动衬垫行踝关节置换的患者，得出的结论是术后大部分患者都可以回归正常的文娱活动，但难以从事高冲击力的运动。这项研究样本人群的平均年龄是 60.9 岁，体重指数为 $25.6kg/m^2$。只有 8 例假体（4.4%）不得不翻修，但是没有患者是因为运动导致[37]。到目前为止研究结果表明患者的运动愿望既可能是 TAR 的适应证，也可能是其禁忌证。如果患者希望术后保持甚至开始从事一些温和的运动，如游泳或骑自行车，TAR 是可以接受的。这类运动从短期看并未增加 TAR 的翻修率，但也没有确实的证据显示 TAR 术后患者可以从事一些剧烈的体育运动，而且研究者普遍认为，对于有意愿从事高冲击力运动的患者，TAR 不是一个合适的选择方案。尽管一些研究显示了乐观的结果，但是多数研究者还是建议应限制 TAR 术后患者的运动水平。当然，还需要长期和有针对性的随访研究去发现翻修率和准确运动水平之间的关系。

局部因素：一些问题的思考原则和标准

将患者作为一个整体考虑是否适合接受 TAR 后，医生需要仔细思考更多的局部因素。骨量差或骨质疏松症是几乎公认的手术禁忌证（表 6.1）。在进行踝关节置换假体置入时，骨量丢失是截骨的结果。这就改变了局部解剖结构，降低了骨质承受正常通过踝关节轴向负荷的能力，由此带来的并发症包括假体下沉、假体周围骨折、假体 - 骨界面整合性差、骨溶解加速以及显著的或隐匿的假体失败等[38, 39]。

假体的固定方式

几乎所有可靠的全踝关节置换系统都是美国 FDA 批准的在假体 - 骨界面使用聚甲基丙烯酸甲酯（PMMA）骨水泥固定支撑的。有些医生常常担心显著骨量丢失、骨折或感染性的

PMMA 残留而选择非水泥固定的 TAR，还有些医生寻求可注射的骨移植物作为替代方法[39]。有些证据支持对骨质疏松症患者进行 TAR 时选择使用羟基磷灰石涂层的非水泥固定假体。Zerahn 等[40] 发现在使用非水泥型 TAR 假体固定时，术后第一年胫骨远端假体 - 骨界面区域的骨矿密度增加了，据此他们解读为这种非水泥固定方式是可行的。骨量差可能带来的一些即时风险就是不全骨折。Manegold 等[41] 研究了 503 例 TAR，明确的假体周围骨折占 4.2%（21 例），还有 38% 的患者由于骨量不足最终也发生骨折。

距骨缺血坏死

有一个区域需要高度关注，即患者的距骨，它是踝关节组成中最小的部分，也是罹患骨关节炎风险最高的部位，距骨侧假体也最容易发生下沉。距骨坏死带来的威胁要大于胫骨或腓骨。长期以来，临床医生并不推荐距骨缺血坏死的患者接受 TAR[42, 43]。

在决定是否适合接受 TAR 时，还要将骨坏死人群划分为两部分：部分性或完全性骨坏死。如果距骨发生缺血坏死，距骨侧假体将很难与周围骨有效整合。这类患者使用非水泥型假体是一个禁忌，因为达到良好骨长入和假体有效固定的潜力较低。然而，如果距骨能够发生再血管化，可能会增加 TAR 的成功率[43]。当然，我们所不能确定的是坏死的距骨是否能再血管化以及发生再血管化的程度。如果距骨血供令人担忧，在行 TAR 时会进一步受损害而诱发缺血坏死，这种情况下 TAR 可能成为手术的一个禁忌证。更为细致地检查 TAR 术后距骨微血供的想法近来被采用，研究结果增加了假体对距骨本身以及周围血供破坏的担忧[44, 45]。在无临床相关性尸体研究中显示，假体的置入对于距骨坏死可能是一个激发因素，但这仍需要进一步的研究证实。

如果距骨完全性骨坏死或缺失，无论是否是假体下沉或缺血引起，普遍的观点是行关节融合手术，甚至膝下截肢术都是一个可行的选

择。一个常被引用的观点是：如果距骨坏死区域超过 50%，采用大量同种异体骨移植的关节融合手术是一种合适的保肢手段[46]。然而，当距骨血供发生损害时可以采用一些技术来保留踝关节。这些研究结果来源于踝关节置换翻修手术，但操作理念可以拓展到伴有距骨大部分损害的初次病例中。Schuberth 等[46] 报告了使用 3 枚大直径金属棒或螺钉通过跟骨植入到距骨区域，再将距骨侧假体安放在其上方，使用 PMMA 骨水泥将它们结合成一个整体，该方法获得了良好的临床效果。另一个技术就是采用个体化或长柄距骨组件。距骨破坏经常造成距下关节骨关节炎，长柄假体可用于距下关节融合，还能获得跟骨把持力和稳定性。Ketz 等[47] 报道了 33 例个体化假体的使用结果，认为可以成为传统关节融合手术的合理替代方法。当距骨骨性结构发生损害不足以为 TAR 提供理想的支撑时，上述报道的手术技术可以获得成功。

软组织的覆盖和血供

如上所述，当检查踝关节局部情况时，骨质量只是要考虑的部分因素。软组织的覆盖和血液供应必须是重点检查的内容，否则患者就要承担伤口延迟愈合、假体周围深部感染，甚至膝下截肢的风险。在评估患者可能出现的伤口愈合风险时，哪些因素被认为是显著原因还存在分歧。2010 年 Whalen 等[48] 彻底调查了 TAR 术后的伤口问题，在他们的研究结果中伤口并发症的发生率高达 28%，远高于过去的报道，但是作者相信这是他们选择患者的问题导致的。在研究中，作者将导致延迟愈合的切口裂开定义为由于切口边缘皮肤全层坏死而形成的不确定或急性的术后早期并发症。烟草吸食量超过每年 12 包，周围血管疾病和心血管疾病就可能成为统计学意义上的伤口裂开的高风险因素。其他一些没有显著差异的风险因素包括止血带时间、糖尿病史、非甾体类抗炎镇痛药的使用、口服皮质醇药物及抗肿瘤坏死因子制剂的使用。值得警惕的是，3/4 的胫前动脉堵塞或缺失的 TAR 患者需要去除假体。

这项研究提示我们，如果患者存在已知的风险因素，应优先进行血管检查。如果结果显示由于胫前动脉缺失或其他原因造成前踝区域血管灌注差，最好采用替代的前方和后方入路进行 TAR[49, 50]。

2010 年 Raikin 等[51] 研究了 106 例关节置换病例，将术后伤口愈合情况分为三类：无并发症、轻微并发症和重大并发症。文中重点观察的因素包括：糖尿病史、周围血管疾病、吸烟史、炎性结缔组织病、类固醇和抗类风湿药物使用史、体重指数（BMI）、性别、年龄、假体尺寸和止血带时间。所谓轻微并发症是指那些通过局部伤口护理即可得到解决的伤口问题，而重大并发症则需要进行外科干预。糖尿病史是轻微并发症中唯一具有显著影响的因素。该研究还发现，女性、炎性结缔组织病及类固醇激素使用史与伤口重大并发症之间具有显著相关性，炎性结缔组织病患者发生伤口并发症需要再手术的概率增加了 14.03 倍。但是 van Heiningen 等[52] 于 2013 年发表的文章并不支持 Raikin 的观点[51]。van Heiningen 对类风湿关节炎接受 TAR 手术的患者进行了系统性回顾研究[52]，显示伤口愈合并发症的发生率为 9%（201 293），低于 Raikin 的报道[51]。在决策的过程中没有清晰的证据支持，术者更加需要小心谨慎，必须要仔细检查踝关节软组织的覆盖并确定局部血供充分。

踝关节对线不良

即使局部骨质量良好且血供充分，胫距关节的对线情况仍会对是否适合进行 TAR 造成影响。无法矫正的踝关节对线不良是公认的 TAR 禁忌证，但是如何判定这种畸形到何种程度就不宜接受 TAR 并不明确。当然，胫距关节对线不良可能是近端或远端的畸形导致，可以通过早期矫正解决[53]；然而，如果是踝关节本身的严重对线不良，想要恢复到正常行走状态就有难度。Henricson 和 Agren[54] 针对 196 例使用第二代 TAR 系统进行踝关节置换的病例进行随访研究，发现术前存在内外翻的患者中超过 50%（29/55 内翻和 23/46 外翻）术后残留超过 15° 畸形，这部分患者的手术失败率显著升高[54]。TAR 术后残留对线不良的主要问题是假体边缘负重，这种受力不均匀会影响聚乙烯衬垫并间接作用于假体 - 骨界面上，将导致聚乙烯磨损增加并提高假体松动率[54]。

界定踝关节对线不良程度对 TAR 的影响存在困难，不同的研究采用不同的划分标准将踝关节分成正常、轻度、中度和重度畸形。Wood 等[55] 在一项前瞻性随机研究中观察随访了 200 例采用第二代 TAR 系统进行踝关节置换的病例，发现畸形每增加 5°，危险率增加 1.64，当踝关节畸形超过 15°，TAR 术后失败率显著增加，但这种观点并不被普遍接受。Hobson 等[56] 在 2009 年发表的一篇论著中对 123 例畸形超过 10° 的 TAR 患者进行了 4 年随访，他们发现，手术前后足畸形超过 30° 并未增加置换手术的失败率和并发症，或导致不良临床效果。

绝大多数研究发现踝关节内翻为最多见的畸形，在初次置换中通过标准截骨和软组织松解均能纠正这些畸形。而由整体不稳定导致的失败不能单纯通过外侧副韧带重建解决[56]。Sung 等[57] 于 2013 年观察了 20 例踝关节冠状面严重畸形 > 20° 和 79 例畸形 < 20° 的患者，他们随访 2 年的疗效无显著差异。作者相信通过仔细修复外侧副韧带及腓骨长肌转移等辅助操作，使足踝韧带平衡是 TAR 成功的秘诀[57]。Trajkovski 等[58] 也在 2013 年发表了一篇前瞻性配对队列研究论著，文章证实术前内翻畸形 ≥ 10° 组和踝关节中立位组在 TAR 术后随访 35 个月，临床疗效无显著差异。值得一提的是，内翻组 50% 的病例（18 例）畸形 ≥ 20°。由于样本量小，研究者没有发现畸形 ≥ 20° 组和畸形 10°~20° 组的疗效差异，也没有指出对于严重畸形患者在初次置换时恢复正常足部力线是否需要其他的辅助步骤[58]。

Queen 等[59] 于 2013 年的研究中收集了大量的 2004 年以前使用活动性衬垫行 TAR 的数据，此时新一代固定平台 TAR 系统还未大量应用于临床。他们观察了 103 例踝关节中立位、中度或重度对线不良的患者，随访 2 年的结果印证了之前的研究结果，即各组间的疗效无显著差异。然而，文章也指出，对于中重度畸形的患者在进行 TAR 时需要更多的额外手术操作[59]。

有时对于比较大的踝关节畸形还需要分次手术，先矫正局部骨骼畸形再行 TAR，这种情况常见于有严重踝关节创伤的患者。在 Lee 等[60] 发表的一篇个案报道中，报道了 3 例使用 Ilizarov 技术先逐步矫正踝关节畸形，再行踝关节置换的病例。矫正程度包括一例 35° 内翻畸形伴有 2cm 短缩和另一例 15° 内翻畸形伴有 4cm 短缩。作者认为可以先使用 Ilizarov 技术矫正畸形，这样在行 TAR 时踝关节对线不良已明显纠正。因此，胫距关节对线不良接受 TAR 的适应证得以扩展。研究显示，踝关节畸形 > 15° 的患者可以通过置换获得满意矫正，这类病例已不再像过去被列入 TAR 的禁忌证。然而，需要注意的是，术者在进行踝关节置换过程中必须选择合适的方法针对软组织和骨进行辅助操作。

禁忌证

感 染

有一些全身禁忌证需要仔细检查。患者若存在活动性感染灶，无论是踝关节局部或身体其他部位，均被视为 TAR 的禁忌证。如果患者存在可能的感染病史，即使不十分明确也应同样对待。既往化脓性踝关节炎患者接受 TAR 的临床数据非常有限[61]。根据手术原则，化脓性踝关节炎的标准治疗方法能有效消除关节感染的复发[62]。出于慎重考虑，术者必须认识到 TAR 术后感染的结局将是灾难性的，但既往踝关节感染也不是踝关节置换的绝对禁忌证。

周围神经病变

糖尿病在足踝外科手术中是一个举足轻重

的影响因素。神经关节病变或沙尔科（Charcot）关节作为 TAR 的手术禁忌证是一个被广泛接受的观点（表 6.1）。尽管看似有道理，但并不是每一例糖尿病患者都不能接受踝关节置换术。Raikin 等 [63] 于 2014 年发表的 TAR 治疗趋势中明确指出，神经关节病变和糖尿病经常被视为相对禁忌证是来源于髋膝关节置换的经验。目前关于糖尿病患者 TAR 术后疗效的研究相对较少 [63]。然而，在他们 2010 年关于切口愈合并发症的研究中，确实发现即使血糖水平控制良好且无周围神经病变或神经关节病变证据的糖尿病患者仍有较高的轻微伤口愈合并发症的风险 [51]。这些发现与早期研究结果一致，之前有报道 65 例 TAR 病例中有 4 例糖尿病患者，且其中 2 例最终手术失败。尽管这项研究的样本量过少而不足以得出普遍结论，但总体来看，即使控制良好的糖尿病患者接受 TAR 也是令人担心的 [64]。即便如此，仍有一些医生尝试给沙尔科关节患者进行踝关节置换。Lee 等 [65] 于 2008 年的个案报道中描述了一例女性沙尔科关节患者在踝关节融合期进行 TAR 获得成功。作者推测：在修复过程初期甚至在破坏期的开始阶段，只要还未发展成广泛的骨量减少，就可能获得稳定的假体骨长入。

免疫性病毒感染疾病

随着手术技术的进步，TAR 被认为是处理终末期踝关节炎的有效手段，即使之前接受过关节融合术，比如血友病性关节炎。虽然对不同人群中 TAR 疗效观察的相关文献并不多，但现有的文献报道令人振奋。2010 年 Barg 等 [66] 发表了 10 例血友病性踝关节炎的系列观察，他们认为关节融合存在邻近关节退变发生率高的问题，TAR 是一个可供选择的方案。通过 5 年的随访，结果令人印象深刻：所有 10 例患者均对手术结果满意，未出现术中或围手术期并发症。由于患者中没有人免疫缺陷病毒（human immunodeficiency virus, HIV）血清反应阳性的病例，因此他们在文中提出了关于这类患者长期疗效的质疑 [66]。这一问题在

Strauss 等 [67] 于 2014 年后续的关于血友病关节炎的研究中得到解决。他们平均随访了 3 年，观察了 11 例 TAR 血友病病例，其中 5 例为 HIV 血清反应阳性，9 例丙型肝炎病毒血清反应阳性。术后患者对疗效相当满意，疼痛缓解显著。然而，假体周围感染发生率为 18.2%（11 例中发生 2 例），患者最终手术失败取出假体。研究结果显示患有免疫性病毒感染疾病的患者接受踝关节置换时，假体周围感染的概率较高。虽然研究者发现其中 1 例感染病例既非 HIV 又非丙型肝炎病毒感染阳性，而仅有多年的重度吸烟史 [67]。

神经肌肉畸形

还有一类被公认为 TAR 的手术禁忌证，同时临床上广泛采用关节融合作为治疗方案的疾病就是踝关节神经肌肉麻痹。它们通常表现为"足下垂"畸形或麻痹性肌肉失用，最终导致踝关节炎。有两篇个案报道试图将此类疾病纳入 TAR 适应证的范围内。2011 年 Bibbo 等 [68] 报道了一例男性患者因车祸导致 L5 神经损伤，治疗后残留足下垂畸形和严重的踝关节炎。作者采用踝关节置换术和改良 Bridle 肌腱转移手术作为治疗方案，随访 2 年患者可背屈 5°，使患者在正常行走中获得足够的离地间隙。第二篇是 Moran 等 [69] 发表的关于伴有踝关节畸形和神经肌肉缺陷的脊髓灰质炎患者的报道，随访 2 年疗效满意。这类疾病的共同特征是肌肉麻痹或神经肌肉病变是静止的，或者说至少不是进展的，这样要么本身就存在足够的肌肉力量，要么可以通过肌腱转移来重建踝关节的背屈功能。这两项研究也提醒大家这类疾病接受 TAR 的经验较少，采用置换术时需谨慎。

踝关节融合术后

尽管 TAR 失败后转而采用踝关节融合术经常被认为是一种可行的翻修选择方案，但踝关节融合术后试图进行 TAR 多被认为是手术禁忌证。目前针对踝关节融合术后疼痛或踝关节对位不良的处理手段有以下 3 种选择：截肢、

再次融合或转而行置换手术。踝关节融合术后进行关节置换的优点除了能够缓解疼痛外，很重要的是还能延缓相邻关节的退变。关于融合术后进行关节置换的研究文献相对较少，结果也各不相同。2004 年 Greisberg 等 [70] 的一项研究中观察了 19 例采用 Agility 全踝关节置换系统进行 TAR 的病例，患者出现术中踝关节骨折的概率高达 50%，而随访 39 个月假体生存率仅为 57.9%。作者希望通过改良现有人工关节为距骨侧宽大的新一代假体，并选择解剖结构完整的患者来提高临床疗效。关于使用 TAR 作为关节融合的翻修方法，Barg 和 Hintermann[71] 于 2010 年发表了一篇较为乐观的研究论著。他们对 33 例从关节融合转换为 TAR 的病例进行了平均 5.7 年的随访观察，临床结果非常满意。只有 1 例胫骨侧组件需要翻修，而 6 例患者（18.2%）的踝关节达到了完全无痛状态。作者着重强调需要合理计划重新形成关节的踝部截骨位置，同时要选择胫骨侧及距骨侧假体 – 骨接触面广泛的人工踝关节系统。

患者的依从性

TAR 是一种对患者要求较高的手术。在 TAR 获得成功的各种必要因素中，医生往往没有考虑到患者参与康复过程的意愿。社会经济地位较低的人群往往依从性较差，也有证据表明即使医生对这方面的认识也不足 [27]。按照此逻辑，患者必须要全身心投入到康复过程，但这很难实现，因为 TAR 经常用于治疗创伤性关节炎，患者治疗的同时还要参与伤害相关的法律纠纷及后续处理。2005 年的一项荟萃分析显示，疗效不满意与患者被卷入工作赔偿事件的比值比（OR）为 3.79，这就意味着处于不利环境中的人群对于各种治疗的疗效不满意率显著提高，其中包括骨科手术 [72]。然而，医生必须尽职尽责地确保患者在术后康复过程中遵守各项医嘱和要求。

总 结

TAR 是一种富有挑战的手术技术，具有较长的学习曲线。虽然假体设计和手术技术在不断提高，但踝关节置换术仍不是一种能广泛应用于临床的术式。TAR 的适应证多年来仍主要局限于严重疼痛的终末期原发性骨关节炎、创伤性关节炎或炎性关节病。TAR 手术禁忌证的范围还在不断变化中。随着假体设计和手术技术的进步以及医生手术熟练程度的提高，适应证的范畴将不断拓展，而一些禁忌证如踝关节对线不良正逐渐失去原来的意义。医生不再仅关注踝关节的局部条件，而是将患者视为一个整体来判断是否适合接受 TAR。

参考文献

[1] Demottaz JD, Mazur JM, Thomas WH, et al. Clinical study of total ankle replacement with gait analysis. J Bone Joint Surg Am,1979,61:976-988.

[2] Newton SE. Total ankle arthroplasty. J Bone Joint Surg Am, 1982,64:104-111.

[3] Bolton-Maggs BG, Sudlow RA, Freeman MAR. Total ankle arthroplasty: a long-term review of the London Hospital experience. J Bone Joint Surg Br,1985,67:785-790.

[4] McGuire MR, Kyle RF, Gustilo RB, et al. Comparative analysis of ankle arthroplasty versus ankle arthrodesis. Clin Orthop Relat Res, 1988,226:174-181.

[5] Wright Medical 510(k) approval for INFINITY total ankle system. http://www.accessdata.fda.gov/cdrh_docs/pdf12/K123954.pdf . Accessed 30 Oct 2014.

[6] Wright Medical 510(k) approval for INBONE total ankle I & II. http://www.accessdata.fda.gov/cdrh_docs/pdf12/K123954.pdf . Accessed 30 Oct 2014.

[7] Tornier 510(k) approval for Salto Talaris total ankle prosthesis. http://www.accessdata.fda.gov/cdrh_docs/pdf9/K090076.pdf . Accessed 30 Oct 2014.

[8] DePuy, Inc 510(k) approval for Agility ankle revision prosthesis. http://www.accessdata.fda.gov/cdrh_docs/pdf2/k020541.pdf . Accessed 30 Oct 2014.

[9] DePuy, Inc 510(k) approval for Agility LP total ankle prosthesis. http://www.accessdata.fda.gov/cdrh_docs/pdf5/K053569.pdf . Accessed 30 Oct 2014.

[10] Zimmer, Inc. 510(k) approval for Zimmer trabecular metal total ankle. http://www.accessdata.fda.gov/cdrh_docs/pdf12/K120906.pdf . Accessed 30 Oct 2014.

[11] Small Bone Innovations, Inc. approval for Scandinavian total ankle replacement system (STAR ankle). http://www.accessdata.fda.gov/cdrh_docs/pdf5/p050050a.pdf . Accessed 30 Oct 2014.

[12] Kinetikos Medical, Inc. 510(k) approval for Eclipse total ankle implant. http://www.accessdata.fda.gov/cdrh_docs/pdf6/K061749.pdf . Note: Kinetikos Medical, Inc. sold their interest in the Eclipse Total Ankle Implant to Integra LifeSciences, Inc in 2006. Accessed 30 Oct 2014.

[13] Wright Medical Technology, Inc INFINITY total ankle system surgical technique guide. http://www.wmt.com/physicians/prescribing/documents/149336-0_EN.pdf . Accessed 30 Oct 2014.

[14] Wright Medical Technology, Inc INBONE I total ankle system surgical technique guide. http://www.wmt.com/footandankle/FA214- 408.asp . Accessed 30 Oct 2014.

[15] Wright Medical Technology, Inc INBONE II total ankle system surgical technique guide. http://www.wmt.com/footandankle/FA701-1210.asp . Accessed 30 Oct 2014.

[16] Tornier Salto Talaris total ankle prosthesis surgical technique guide. http://www.peggerssupersummaries.com/wp-content/uploads/2013/12/SALT-TORNIER-TOTAL-ANKLEREPLACEMENT- UNCEMENTED.pdf . Accessed 30 Oct 2014.

[17] DePuy Orthopaedics, Inc Agility total ankle system surgical technique and design rationale published 2004. http://www.depuy.com/sites/default/files/products/files/do_agility_ankle_surgtech_dr_primary_revision_steps_0601-24- 050r2.pdf . Accessed 30 Oct 2014.

[18] Zimmer, Inc surgical technique guide for Zimmer trabecular metal total ankle. http://www.zimmer.com/content/pdf/en-US/zimmer_trabecular_metal_total_ankle_surgical_technique.pdf . Accessed 30 Oct 2014.

[19] Small Bone Innovations, Inc surgical technique guide for the STAR ankle. http://www.totalsmallbone.com/pdf/STAR_Surgical_Technique.pdf . Accessed 30 Oct 2014.

[20] Insurance Coverage for TAR. http://mcra.com/pdfs/mcra_insurance_coverage_tar.pdf .

[21] Top Private Healthcare Insurance Companies. http://health.usnews.com/health-news/health-insurance/articles/2013/12/16/top-healthinsurance-companies . Accessed 30 Oct 2014.

[22] Aetna TAR policy. http://www.aetna.com/cpb/medical/data/600_699/0645.html . Accessed 30 Oct 2014.

[23] Wellpoint, Inc doing business as UniCare TAR policy. http://www.unicarc.com/mcdicalpolicies/policies/mp_pw_a053393.htm . Accessed 30 Oct 2014.

[24] United Healthcare Group TAR policy. https://www.uhcrivervalley.com/¡/Total_Ankle_Replacement_Surgery_Arthroplasty.pdf . Accessed 30 Oct 2014.

[25] AAOS: The Surgical Treatment of Ankle Arthritis. www.aaos.org/research/overviews/AnkleArthritis_surgical.pdf . Accessed 30 Oct 2014.

[26] AOFAS position statement on TAR. http://www.aofas.org/medicalcommunity/health-policy/Documents/Total%20Ankle%20Replacement%20Position%20Statement%203-2014%20FINAL.pdf . Accessed 30 Oct 2014.

[27] Krause FG, Schmid T. Ankle arthrodesis versus total ankle replacement: how do I decide? Foot Ankle Clin, 2012,17:529-43.

[28] ACFAS position paper on TAR. https://www.acfas.org/HealthPolicy- and-Advocacy/Policy-Statements/ACFAS-PositionStatement-on-Total-Ankle-Replacement-Surgery/ . Accessed 30 Oct 2014.

[29] Kofoed H, Lundberg-Jensen A. Ankle arthroplasty in patients younger and older than 50 years: a prospective series with long term follow up. Foot Ankle Int, 1999,20:501-506.

[30] Rodriques-Pinto R, Muras J, Martin O, et al. Total ankle replacement in patients under the age of 50. Should the indications be revised? Foot Ankle Surg, 2013,19:229-233.

[31] Spirit A, Assal M, Hansen Jr ST. Complications and failure after total ankle arthroplasty. J Bone Joint Surg Am, 2004,86:1172-1178.

[32] Henricson A, Skoog A, Carlsson Å. The Swedish ankle arthroplasty register: an analysis of 531 arthroplasties between 1993 and 2005. Acta Orthop, 2007, 78:569-574.

[33] Saltzman CL, Mann RA, Ahrens JE, et al. Prospective controlled trial of STAR total ankle replacement versus ankle fusion: initial results. Foot Ankle Int, 2009,30:579-596.

[34] Barg A, Knupp M, Anderson AE, et al. Total ankle replacement in obese patients: component stability, weight change and functional outcome in 118 consecutive patients. Foot Ankle Int, 2011,32:925-932.

[35] Naal FD, Impellizzeri FM, Loibl M, et al. Habitual physical activity and sports participation after total ankle arthroplasty. Am J Sports Med, 2009,37:95-102.

[36] Valderrabano V, Pagenstert G, Horisberger M, et al. Sports and recreation activity of ankle arthritis patients before and after total ankle replacement. Am J Sports Med, 2006,34:993-999.

[37] Bonnin MP, Laurent J-R, Casillas M. Ankle function and sports activity after total ankle arthroplasty. Foot Ankle Int, 2009,30:933-944.

[38] Bibbo C. Temporary cementation in total ankle arthroplasty. J Foot Ankle Surg, 2013,52:650-654.

[39] Castro M. Insufficiency fractures after total ankle replacement. Tech Foot Ankle Surg, 2007,6:15-21.

[40] Zerahn B, Kofoed H, Borgwardt A. Increased bone mineral density adjacent to hydroxyapatite-coated ankle arthroplasty. Foot Ankle Int, 2000,21:285-289.

[41] Manegold S, Hass N, Tsisilonis S, et al. Periprosthetic fractures in total ankle replacement: classification system and treatment algorithm. J Bone Joint Surg Am, 2013,95:815-820.

[42] Newton III E. Total ankle arthroplasty clinical study of fifty cases. J Bone Joint Surg Am, 1982,64:104-

111.

[43] Lee KB, Cho SG, Jung ST, et al. Total ankle arthroplasty following revascularization of avascular necrosis of the talar body: two case reports and literature review. Foot Ankle Int, 2008,29:852-858.

[44] Oppermann J, Franzen J, Spies C, et al. The microvascular anatomy of the talus: a plastination study on the influence of total ankle replacement. Surg Radiol Anat, 2014,36:487-494.

[45] Tennant JN, Rungprai C, Pizzimenti MA, et al. Risks to the blood supply of the talus with four methods of total ankle arthroplasty. J Bone Joint Surg Am, 2014,96:395-402.

[46] Schuberth JM, Christensen JC, Railson JA. Metal-reinforced cement augmentation for complex talar subsidence in failed total ankle arthroplasty. J Foot Ankle Surg, 2011,50:766-772.

[47] Ketz J, Myerson M, Sanders R. The salvage of complex hindfoot problems with use of a custom talar total ankle prosthesis. J Bone Joint Surg Am, 2012, 94:1194-1200.

[48] Whalen JL, Spelsberg SC, Murray P. Wound break-down after total ankle arthroplasty. Foot Ankle Int, 2010,31:301-305.

[49] Bibbo C. Posterior approach for total ankle arthro-plasty. J Foot Ankle Surg, 2013,52:132-135.

[50] Bibbo C. A modified anterior approach to the ankle. J Foot Ankle Surg, 2013,52:136-137.

[51] Raikin SM, Kane J, Ciminiello ME. Risk factors for incisionhealing complications following total ankle arthroplasty. J Bone Joint Surg Am, 2010,92:2150-2155.

[52] van Heiningen J, Vlieland TPMV, van der Heide HJL. The midterm outcome of total ankle arthroplasty and ankle fusion in rheumatoid arthritis: a systematic review. BMC Musculoskel Dis, 2013,14:306. http://www.biomedcentral.com/1471-2474/14/306. Accessed 30 Oct 2014.

[53] Daniels TR, Cadden AR, Lim K-K. Correction of varus talar deformities in ankle joint replacement. Oper Tech Orthop, 2008,18:282-286.

[54] Henricson A, Ågren P-H. Secondary surgery after total ankle replacement, the influence of preoperative hindfoot alignment. Foot Ankle Surg, 2007,13:41-44.

[55] Wood PLR, Sutton C, Mishra V, et al. A randomized controlled trial of two mobile-bearing total ankle replacements. J Bone Joint Surg Br, 2009,91:69-74.

[56] Hobson SA, Karantana A, Dhar S. Total ankle replacement in patients with significant pre-operative deformity of the hindfoot. J Bone Joint Surg Br, 2009, 91:481-486.

[57] Sung K-S, Ahn J, Lee K-H, et al. Short-term results of total ankle arthroplasty for end-stage ankle arthritis with severe varus deformity. Foot Ankle Int, 2014, 35:225-231.

[58] Trajkovski T, Pinsker E, Caddens A, et al. Outcomes of ankle arthroplasty with preoperative coronal-plane deformity of 10° or greater. J Bone Joint Surg Am, 2013,95:1382-1388.

[59] Queen RM, Adams Jr SB, Viens NA, et al. Differences in outcomes following total ankle replacement in patients with neutral alignment compared with tibiotalar joint malalignment. J Bone Joint Surg Am, 2013,95:1927-1934.

[60] Lee KB, Kong I-K, Seon J-K. Staged total ankle arthroplasty following Ilizarov correction for osteoarthritic ankles with complex deformities: a report of three cases. Foot Ankle Int, 2009,30:80-83.

[61] Henricson A, Nilsson JÅ, Carlsson Å. Ten year survival of total ankle arthroplasties: a report on 780 cases from the Swedish Ankle Register. Acta Orthop, 2011,82:655-659.

[62] Mankovecky MR, Roukis TS. Arthroscopic syno-vectomy, irrigation and debridement for treatment of septic ankle arthrosis: a systematic review and case series. J Foot Ankle Surg, 2014, 53: 615-619.

[63] Raikin SM, Rasouli MR, Espandar R, et al. Trends and treatment of advanced ankle arthropathy by total ankle replacement or ankle fusion. Foot Ankle Int, 2014,35:216-224.

[64] Hurowitz EJ, Gould JS, Fleisig GS, et al. Outcome analysis of agility total ankle replacement with prior adjunctive procedures: two to six year follow up. Foot Ankle Int, 2007,28:308-312.

[65] Lee K-B, Cho S-G, Seon J-K. Cementless total ankle arthroplasty in diabetic neuropathic arthroplasty. Diab Med, 2008,25:1358-1368.

[66] Barg A, Elsner A, Hefti D, et al. Haemophilic arthro-pathy of the ankle treated by total ankle replacement: a case series. Haemophilia, 2010, 16: 647-655.

[67] Strauss AC, Goldman G, Wessling M, et al. Total ankle replacement in patients with haemophilia and virus infections: a safe alternative to ankle arthrodesis? Haemophilia, 2014,20:702-708.

[68] Bibbo C, Baronofsky HJ, Jaffe L. Combined total ankle replacement and modification bridle tendon transfer for end stage ankle joint arthrosis with paralytic dropfoot: report of an unusual case. J Foot Ankle Surg, 2011,50:453-457.

[69] Morgan SS, Brook B, Harris NJ. Is there a role for total ankle replacement in Polio patients: a case report and review of the literature. Foot Ankle Surg, 2012,18:74-76.

[70] Greisberg J, Assal M, Flueckiger G, et al. Takedown of ankle fusion and conversion to total ankle replacement. Clin Orthop Relat Res, 2004,424:80-88.

[71] Barg A, Hintermann B. Takedown of painful ankle fusion and total ankle replacement using a 3-component ankle prosthesis. Tech Foot Ankle Surg, 2010,9:190-198.

[72] Harris I, Mulford J, Solomon M, et al. Association between compensation status and outcome after surgery: a metaanalysis. JAMA, 2005,293:1644-1652.

第二部分

初次全踝关节置换系统

第7章 INBONE 初次全踝关节置换系统

Ryan T. Scott, Christopher F. Hyer, Gregory C. Berlet

引 言

在过去的 10 年中踝关节退行性骨关节病的治疗经历了一次复兴，全踝关节置换术（TAR）在治疗终末期踝关节炎中成为可能替代踝关节融合的一种选择方案（图 7.1）。最新文献显示，平均随访 10 年的 TAR 假体生存率为 94.1%，8~12 年间这一数字波动在 80%~95%[1-3]。患者年龄的增加、活动度要求高、假体设计的进步及术者经验的积累使得 TAR 发展为治疗严重踝关节炎的主流方法。

第一代踝关节置换假体为高限制假体，主要采用聚甲基丙烯酸甲酯水泥固定[4]。这些假体的设计非常稳定，但大量的剪力、压力和旋转应力作用在骨－假体界面，从而导致骨溶解、假体组件松动和失败。由于第一代人工踝关节带来的问题，工程学投入大量资源和精力关注于发展非限制性、非水泥固定、增加解剖型距骨结构和内外侧缘及即刻稳定等概念上。这些改良导致了新一代假体的相对成功，这可以从当代文献的数据中观察到[5-7]。

INBONE 全踝关节置换系统（Wright Medical

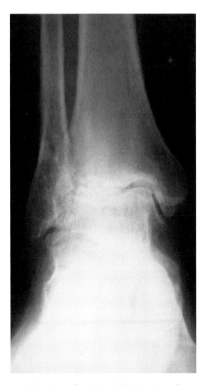

图 7.1 踝关节退变表现为关节间隙变窄、软骨下骨硬化和骨赘形成

R. T. Scott, DPM, FACFAS (✉)
Department of Orthopedics, The CORE Institute,
9305 W. Thomas Rd., Suite 305, Phoenix, AZ 85037, USA
e-mail: scottryt@gmail.com

C. F. Hyer, DPM, MS, FACFAS
Orthopedic Foot and Ankle Center, Westerville, OH, USA

Grant Medical Center Podiatric Medicine and Surgical Residency,
Columbus, OH, USA
e-mail: ofacresearch@orthofootankle.com

G. C. Berlet, MD
Orthopedic Foot and Ankle Center, Westerville, OH, USA

Polaris Surgery Center, 300 Polaris Parkway Suite 2000,
Westerville, OH 43082, USA

© Springer International Publishing Switzerland 2016
T.S. Roukis et al. (eds.), *Primary and Revision Total Ankle Replacement*,
DOI 10.1007/978-3-319-24415-0_7

Technologies, Inc., Arlington, TN）经美国 FDA 于 2005 年批准应用于临床，呈马鞍形，为固定衬垫、两组件设计，聚乙烯衬垫锁定在胫骨基托内[8-10]。固定衬垫的设计相对于活动衬垫能减少假体后方的磨损，其另一个好处就是减少了衬垫脱位的风险，这种风险在活动衬垫假体中时有发生。

INBONE（Wright Medical Technologies, Inc., Arlington, TN）是 INBONE 系统的改进型。这种新系统保留了原型号中几个重要的设计特点，包括组配式胫骨柄，较厚的聚乙烯衬垫和髓内定位系统。除了这些设计之外，INBONE II 型全踝关节置换系统还改进采用了沟槽关节，额外的距骨固定，前后方长的胫骨基托用于完全覆盖胫骨面，活动的距骨侧组件安放工具和精确的截骨装置（图 7.2）[11, 12]。

对　线

INBONE 全踝关节置换系统结合髓内导向器能使胫骨和距骨截骨精确且具有可重复性。

夹具固定坐标系统可将直径 6mm 的髓内导针放置在预定的目标位置，准确地显示解剖轴或力学轴。这个髓内导针还能自前向后通过距下关节并经由距骨体的中心，从而保留距下关节的后关节面和距骨颈下方的动脉吻合支[13]。组配式的扩孔器可在踝关节内原位安装在导杆上，便于安装胫骨侧假体柄。

截骨导板

INBONE II 型全踝关节置换系统根据尺寸大小分为 2~6 号，不同型号在宽度和长度上成比例增加。截骨导板的型号是按照术前计划和术中 C 型臂正侧位透视确认，截骨导板的安放可通过事先放置的髓内定位杆来确定。通过术中透视的侧位片确定关节线，正位片确定假体内外侧的放置位置。只要保留足够的距骨，该装置就能准确地重建关节线。

采用合适的摆锯和截骨导向器就可以顺利完成截骨。作者推荐切除后关节囊以利于改善术后的活动度。

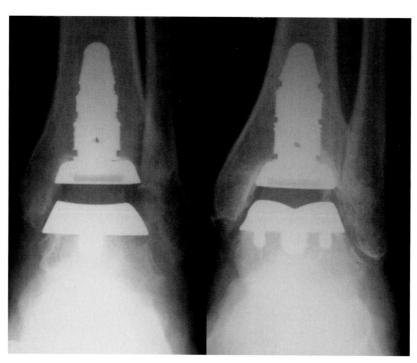

图 7.2　负重条件下正位 X 线片对比显示 INBONE 全踝关节置换系统（左）和 INBONE II 型全踝关节置换系统（右）距骨侧组件的差别。INBONE II 型全踝关节置换系统中增加的沟槽设计和前方两个短桩有利于增加假体稳定性

胫骨侧假体组件

INBONE Ⅰ型和Ⅱ型全踝关节置换系统的胫骨侧组件都提供一个组配式的胫骨柄，通过一个小的内连接组合成一系列定制长度的胫骨柄。这个模块化设计允许根据患者的个体化需要通过胫骨髓腔固定以增加组件的稳定性。力学分布通过胫骨长轴，垂直安放的胫骨侧组件也减小了胫骨穹窿 – 基托界面的剪力。这一设计降低了骨溶解、假体松动和 TAR 最终失败的风险。INBONE Ⅰ型和Ⅱ型全踝关节置换系统截骨导板允许保留内外踝以增加胫骨基托的稳定性。胫骨侧组件一旦被合适安放，其锯齿螺纹还具有抗旋转能力。

胫骨基托的尺寸从 2 号到 6 号是根据胫骨内外侧面积以及正位影像上标准或加长型号所决定。这种设计允许选择合适的胫骨覆盖以降低假体内外侧撞击的发生风险。

这种通过胫骨柄在胫骨髓腔内的紧密压配固定，而不依赖骨水泥固定的设计得到了美国 FDA 的批准。

距骨侧假体组件

INBONE 距骨侧假体组件呈鞍形，与距骨体的上关节面解剖结构匹配。距骨组件也分为 2~6 号，其前后直径分别为 33.4mm 和 48mm。此外，距骨组件允许最大限度地覆盖距骨截骨面，以利于假体获得距骨保留皮质骨支撑防止下沉。距骨假体组件较大的表面积可以减少每平方毫米的负荷，从而最终减少聚乙烯磨损。

INBONE Ⅱ型全踝关节置换系统距骨组件有一个沟槽样的关节面几何形状，允许在稳定性和自然关节活动度中寻求平衡。解剖几何形状的距骨组件在负重时提供了固有的稳定性，有限的踝关节轴向旋转。这种全新的沟槽设计相对于 INBONE Ⅰ型鞍状设计在冠状面稳定性

上提升了 2 倍。此外，INBONE Ⅱ型假体距骨侧假体组件还有两个前方固定短桩，以增加稳定性和防止假体下沉。

在 INBONE 全踝关节置换系统中，距骨侧组件通过一个单一的 10mm 或 14mm 距骨柄固定在距骨截骨面上。距骨柄长度由不损害距下关节的最佳适配长度决定。

在 INBONE Ⅱ型全踝关节置换系统中，距骨侧组件有一个中央柱和两个额外的 4mm 长的前方短桩。这种前方短桩设计能帮助消除距骨假体在横断面上的旋转剪力。

聚乙烯衬垫

当前 TAR 系统没有标准的聚乙烯衬垫厚度。聚乙烯初垫厚度指的是最大厚度，而聚乙烯负重面的厚度在一些病例中很薄。因为通过踝关节的应力至少比通过膝关节的应力高 60%，很可能应该选择一个更厚的衬垫才能使人工关节更可靠，使用时间更长。INBONE Ⅱ型全踝关节置换系统的聚乙烯衬垫厚度范围为 6~16mm，这就允许选择合适的型号以确保踝关节的足够稳定。沟槽设计的聚乙烯衬垫保证了合适的对线，并减少了冠状面过度活动。

假体植入

当使用 INBONE Ⅰ型和Ⅱ型全踝关节置换系统时，多选择标准前正中手术入路。然而，也有翻修病例使用后侧入路的报道[14, 15]。

选择合适的手术入路分离显露后，就可以借助 INBONE 夹具坐标系统建立解剖对线（图 7.3、7.4），进行截骨（图 7.5）并植入胫骨侧假体柄（图 7.6）。作为一个组配系统，先将顶端和中轴连接，通过固定的支架插入胫骨。再通过术中 X 线定位并使用合适直径的螺丝刀拧入远端柄和附件。确定莫氏锥度在前方后，插入胫骨基座，敲击直到圆锥到达合适位置。

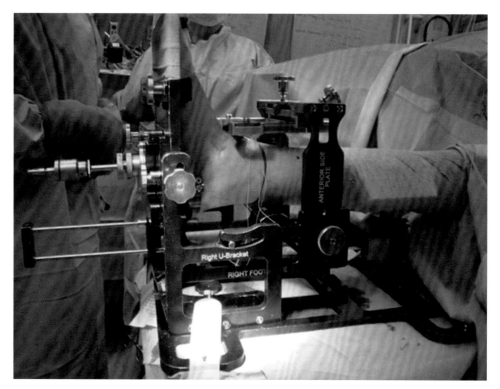

图7.3 术中影像证实采用INBONE全踝置换系统夹具能够在矢状面和冠状面上获得解剖对线

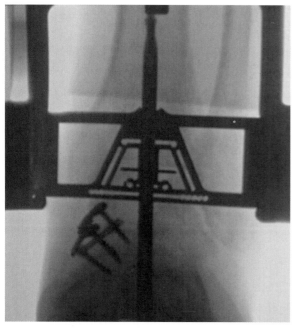

图7.4 术中C型臂影像增强系统正位显示胫骨和距骨的解剖对线。注意测量导板允许可视条件下截骨以及确定关节线

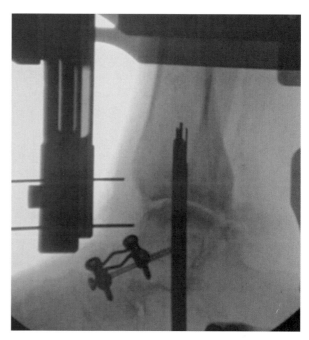

图7.5 术中C型臂影像增强系统侧位显示截骨水平

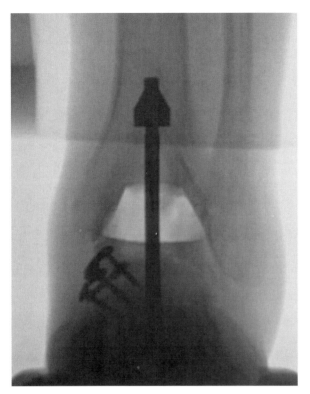

图 7.6　术中 C 型臂影像增强系统正位显示，当确定合适力线和深度后进行胫骨扩髓

调节胫骨基座近端直到位置满意。这时可将足和小腿从对线夹具上取下。

安装距骨试模和聚乙烯衬垫（图 7.7），接下来踝关节在一定范围内活动使得距骨自动寻找到自然位置（活动安装）。一旦试模到位，前后方短桩孔就确定下来。距骨组件通过骨水泥固定，最后使用螺旋扳手将超高分子聚乙烯衬垫置于合适位置（图 7.8）。

临床结果

INBONE Ⅰ 型和 Ⅱ 型全踝关节置换系统的临床结果直到最近才在文献上发表。Adams 等 [16] 报道了 194 例非水泥固定 INBONE 全踝关节置换假体使用者，术后随访 3.7 年，整体假体生存率为 89.6%。Lewis 等 [17] 发表了一项系列观察研究，平均随访 3.7 年调查了 193 例非水泥固定的 INBONE 全踝关节置换假体使用者，同时还平均随访 2.1 年观察了 56 例非水泥固定的 INBONE Ⅱ 型全踝关节置换假体使用者。术后 1 年两组所有的临床指标均显著改善，并持续了整个随访的 2 年间。术后 1 年采用 INBONE Ⅱ 型全踝关节置换假体的视觉模拟量表评分（VAS）改善更显著，但这种趋势没有维持 2 年。术后 2 年采用 INBONE 全踝关节置换系统患者的再手术率（18.5%）

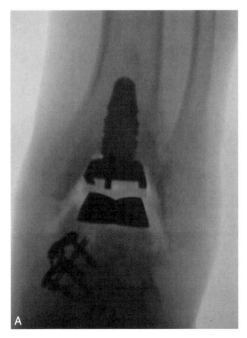
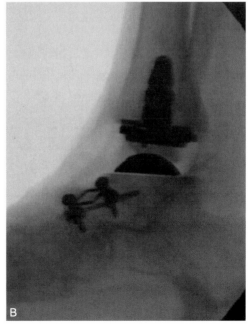

图 7.7　术中 C 型臂影像增强系统正位（A）、侧位（B）显示安装到位的胫骨侧假体与距骨假体试模以及聚乙烯衬垫试模相匹配

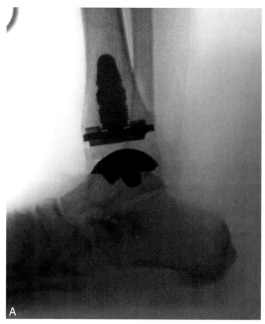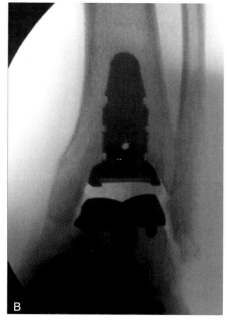

图7.8　最终的C型臂影像增强系统侧位（A）和正位（B）显示假体组件安放位置、距骨侧覆盖及踝关节沟截骨均满意

较INBONE Ⅱ型假体组（15.9%）高。此外，术后2年INBONE假体组的失败率（6%）也较INBONE Ⅱ型组（2.6%）高，但是发生失败的时间上两组间无显著差异（P=0.295）。相似的报道还见于Hsu和Haddad[18]的最短2年的随访结果，他们以增加的踝关节活动度来评价患者的疗效。随访人群包括28例非水泥INBONE假体和31例非水泥INBONE Ⅱ型假体使用者。结果以胫骨侧和（或）距骨侧组件翻修为研究终点，INBONE假体组2年的假体生存率约为91.3%，而INBONE Ⅱ型组为100%。平均全踝关节矢状面活动度由29°改善到38°（P<0.01），14例患者（24%）因为术后并发症需要二次手术。5例患者（其中4例采用INBONE全踝关节置换系统，1例采用INBONE Ⅱ型全踝关节置换系统，占全部患者的8%）平均随访32.4个月，由于有症状的距骨下沉而需要行翻修手术。距骨翻修采用INBONE Ⅱ型全踝关节置换系统为确定方案。接受翻修术的患者术后平均全踝关节矢状面活动度为41.6°，对线满意，到随访结束时无需要再手术初病例。

综上所述，INBONE和Ⅱ型全踝关节置换系统的早期临床结果显示患者报告的疗效显著，术后最短随访2年，踝关节矢状面活动度增加。距骨侧组件下沉是主要的需要翻修的术后并发症，这些在很大程度上影响了最初鞍状设计的INBONE全踝关节置换系统。

经　验

（1）充分的术前计划。

• 负重位X线片（包括下肢全长跟骨轴位片）。

• CT扫描。

（2）在进行下一步前反复确定解剖对线。总是"归零"术中C型臂获得的影像以确保其准确性。

（3）当使用6mm导针建立正确的解剖或力学轴位置后缓慢推进钻孔。平稳推进钻孔是一项基本技术，以保证在插入导针时不会从跟骨内侧倾斜面滑出。

（4）清除胫骨骨质时确保不使用角凿去

撬内外侧以防止踝部骨折。

（5）通过固定时的声音确定胫骨柄紧密压配。

（6）保证莫氏锥度在前方。

（7）确定胫骨侧和距骨侧组件的合适尺寸。

（8）重新平衡内侧和（或）外侧韧带，矫正软组织不均衡，并通过后足截骨矫正畸形（必要时）。

（9）置入正确型号的超高分子聚乙烯衬垫以确保最小的冠状面活动时，允许矢状面充分流畅的活动度。

结　论

INBONE 和 II 型全踝关节置换系统提供了一套有先进安装器械保证的可靠技术。使用先进安装器械的目的是使假体置入具有可重复性和准确性。INBONE II 型全踝关节置换系统进一步强化了距骨侧组件的稳定性，长的胫骨侧假体组件保证了胫骨皮质的充分覆盖，而距骨假体几何形状有利于冠状面的稳定性。

参考文献

[1] Easley ME, Adams Jr SB, Hembree WC, et al. Results of total ankle arthroplasty. J Bone Joint Surg Am, 2011,93(15):1455-1468.

[2] Jastifer JR, Coughlin MJ. Long-term follow-up of mobile-bearing total ankle arthroplasty in the United States. Foot Ankle Int, 2015,36(2):143-150.

[3] Thomas RH, Daniels TR. Ankle arthritis. J Bone Joint Surg Am, 2003,85-A(5):923-936.

[4] Calderale PM, Garro A, Barbiero R, et al. Biomechanical design of the total ankle prosthesis. Eng Med, 1983, 12(2): 69-80.

[5] Brodsky JW, Polo FE, Coleman SC, et al. Changes in gait following the Scandinavian total ankle replacement. J Bone Joint Surg Am, 2011, 93(20): 1890-1896.

[6] Gill LH. Challenges in total ankle arthroplasty. Foot Ankle Int, 2004,25(4):195-207.

[7] Kofoed H. Concept and use of the Scandinavian total ankle replacement. Foot Ankle Spec, 2009,2(2):89-94.

[8] Cracchiolo III A, Deorio JK. Design features of current total ankle replacements: implants and instrumentation. J Am Acad Orthop Surg, 2008, 16(9): 530-540.

[9] DeVries JG, Scott RT, Berlet GC, et al. Agility to INBONE: anterior and posterior approaches to the difficult revision total ankle replacement. Clin Podiatr Med Surg, 2013,30(1):81-96.

[10] Reiley MA. INBONE total ankle replacement. Foot Ankle Spec, 2008,1(5):305-308.

[11] Abicht BP, Roukis TS. The INBONE II total ankle system. Clin Podiatr Med Surg, 2013,30(1):47-68.

[12] Scott RT, Witt BL, Hyer CF. Design comparison of the INBONE I versus INBONE II total ankle system. Foot Ankle Spec, 2013,6(2):137-140.

[13] DeMill SL, McAlister JE, Hyer CF, et al. Quantification of subtalar posterior facet involvement during intramedullary guidance of total ankle arthroplasty: a cadaveric study. J Foot Ankle Surg, 2015.

[14] Devries JG, Berlet GC, Lee TH, et al. Revision total ankle replacement: an early look at agility to INBONE. Foot Ankle Spec, 2011,4(4):235-244.

[15] Bibbo C. Posterior approach for total ankle arthroplasty. J Foot Ankle Surg, 2013,52(1):132-135.

[16] Adams Jr SB, Demetracopoulos CA, Queen RM, et al. Early to mid-term results of fixed-bearing total ankle arthroplasty with a modular intramedullary tibial component. J Bone Joint Surg Am, 2014, 96(23): 1983-1989.

[17] Lewis JS, Green CL, Adams Jr SB, et al. Comparison of first- and second-generation fixed-bearing total ankle arthroplasty using a modular intramedullary tibial component. Foot Ankle Int, 2015,36(8):881-890. doi: 10.1177/1071100715576568 .

[18] Hsu AR, Haddad SL. Early clinical and radiographic outcomes of intramedullary-fixation total ankle arthroplasty. J Bone Joint Surg Am, 2015,97(3):194-200.

第8章 INFINITY® 全踝关节置换系统

Mark A. Prissel, Justin L. Daigre, Murray J. Penner,
Gregory C. Berlet

引 言

INFINITY® 全踝置换系统（Wright Medical Technology, Inc., Memphis, TN；WMT）是一种新型第四代固定衬垫的双组件全踝关节置换系统，由距骨穹窿假体组件和一个插入胫骨基托的超高分子量聚乙烯（UHMWPE）组件构成。除了适用于既往踝关节手术失败患者外，这个假体还可用于继发于类风湿关节炎、创伤后或退行性骨关节炎的严重踝关节损伤病例。该假

M. A. Prissel, DPM • J. L. Daigre, MD
Atlantic Foot & Ankle Center of Chesapeake,
725 Volvo Pkwy. Suite 100, Chesapeake, VA 23320, USA
e-mail: ofacresearch@orthofootankle.com

M. J. Penner, MD, BMechEng, FRCSC
Department of Orthopaedics, University of British Columbia,
Vancouver, BC, Canada

Department of Orthopaedics, St. Paul's Hospital, Vancouver
Coastal Health Authority and Providence Health Care, 1000-1200
Burrard Street, Vancouver, BC, Canada V6Z 2C7
e-mail: murray.penner@gmail.com

G. C. Berlet, MD (✉)
Orthopedic Foot and Ankle Center, 300 Polaris Pkwy, Suite 2000,
Westerville, OH 43082, USA

Polaris Surgery Center, 300 Polaris Parkway Suite 2000,
Westerville, OH 43082, USA

© Springer International Publishing Switzerland 2016
T.S. Roukis et al. (eds.), *Primary and Revision Total Ankle Replacement*,
DOI 10.1007/978-3-319-24415-0_8

体可获得畸形矫正的特定参数，与其他假体系统一样，更多的是基于医生的经验，而不是假体自身的设计特点。然而，与其他表面置换类型的假体类似，此假体对于只存在局限性畸形和相对年轻的患者更为理想，因为骨量的保留非常重要。该假体系统的禁忌证和其他全踝关节置换系统一致。该系统在美国使用骨水泥固定，而在其他地区则有水泥型和非水泥型两种固定方式。这个现代设计的全踝关节置换系统为固定衬垫的稳定性提供了保障并允许有极佳的活动度。该表面置换型假体截骨量有限，尤其是对于踝关节距骨侧。最大限度地保留距骨骨量是全踝关节置换医生公认的原则，并能在需要进行翻修手术时提供最大限度的手术选择余地。

产品设计

INFINITY® 全踝置换系统的设计是基于符合 WMT 理念的其他当代全踝置换系统如 INBONE Ⅱ®（Wright Medical Technology, Inc., Memphis, TN）的改进和更新。与符合 WMT 理念的其他系列产品相比，INFINITY® 系统可根据患者的个体化需求从表面置换到复杂畸形矫正，为全踝关节置换医生提供了一个广泛的技术支持（图 8.1）。此外，INFINITY® 与 PROPHECY® CT 引导的

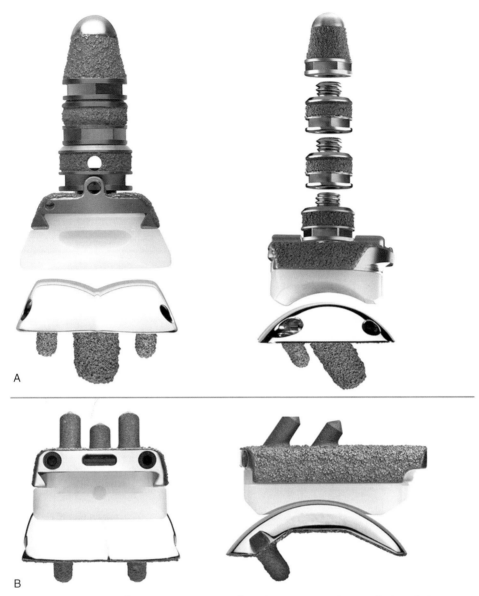

图 8.1　INBONE Ⅱ®（A）和 INFINITY®（B）全踝置换系统图片（图片由 Wright Medical Technology 公司提供）

个体化截骨导板（Wright Medical Technology, Inc., Memphis, TN）相互兼容（图 8.2）。当不使用 PROPHECY® 截骨导板时，INFINITY® 技术上使用一个新的髓外定位系统，在安装的精准度方面具有与 INBONE Ⅱ® 特有的髓内定位系统相同的优势。该系统提供 5 种规格（1~5），和 INBONE Ⅱ® 类似，为了与患者的解剖更匹配，医生能够选择使用比胫骨侧小一号的距骨假体。当需要缩号使用时，特制的 UHMWPE 组件和聚乙烯试模可与之良好匹配。INFINITY® 距骨沟槽的几何结构和

INBONE Ⅱ®（沟槽设计）的距骨一致，因此允许 INBONE Ⅱ® 距骨组件插入至 INFINITY® 胫骨基托并与衬垫匹配（技术要点：如果患者的距骨穹窿解剖较为平坦，则斜面截骨可能会造成距骨颈切迹，这种情况下可能需要 INBONE Ⅱ® 距骨组件）。

胫骨基托是由大约 90% 的钛、6% 的铝及 4% 的钒组成的钛合金锻造而成。假体组件的背面进行了钛离子喷涂（大约 100% 的钛和痕量的铁）。胫骨侧通过多孔钛涂层和位于组件前半部分的呈三角形的 3 个短桩来压配固定。

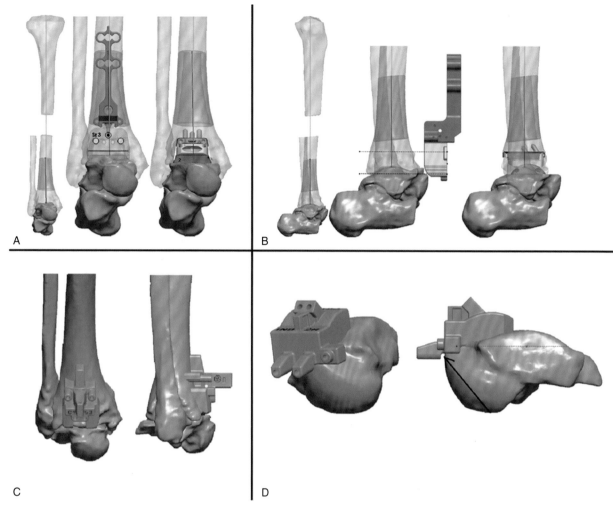

图 8.2　依据患者的解剖采用 PROPHECY® 个体化截骨导板而推荐使用的 INFINITY® 胫骨基托和 INBONE Ⅱ®
距骨穹窿的病例。A. 正位型号和力线。B. 侧位型号和力线。C. 胫骨对线导板。D. 距骨对线导板

这种胫骨基托的优化设计便于在准备完成的关节间隙从前方安装。可选择标准和加长型号的组件，使得胫骨托可以覆盖前后皮质，从而使皮质骨得到最大的支撑。

UHMWPE 组件是非交联压塑 GUR-1020 聚乙烯，可通过气态环氧乙烷消毒。这种固定衬垫设计是在植入胫骨基托和距骨穹窿后，将聚乙烯衬垫与胫骨基托锁定。UHMWPE 为前方负载，并可在不移除任何金属组件的情况下进行更换。UHMWPE 的最小厚度为 6mm，根据假体型号最厚可达到 13mm。

距骨穹窿组件是由大约 60% 的钴、28% 的铬、6% 的钼及 1% 的镍组成的钴铬合金制成。背面和胫骨基托同样为钛等离子喷涂。距骨侧通过多孔涂层和两个前方的距骨短桩压配固定

来实现。前方的距骨短桩和斜面截骨形状为假体提供了旋转稳定性。与相应的 UHMWPE 组件沟槽设计匹配形成关节时，距骨侧组件的沟槽设计维持了冠状面的稳定性。

INFINITY® 假体的设计可在侧位 X 线片上直接观察胫骨和距骨的骨量。骨 – 假体界面的完全可视化使得医生能够在术中确认假体完全固定，并在术后动态监测胫骨和距骨骨量的丢失（图 8.3）。

手术技术

患者仰卧于手术床上，同侧髋关节下可放置一个方垫使得外旋的下肢处于中立位。下肢

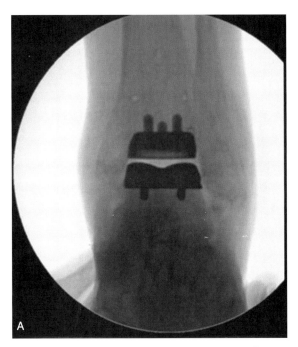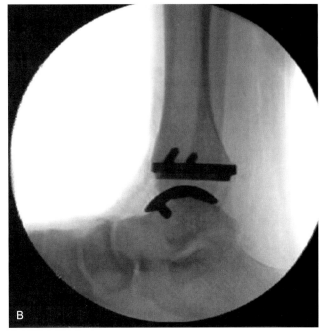

图 8.3 术中透视影像可直接观察 INFINITY® 系统的骨量情况：正位（A）和侧位（B）（图片由 Wright Medical Technology 公司提供）

手术区域可根据医生喜好的方式进行消毒，手术区域包括膝关节非常重要，这将确保正确的旋转对线并为髓外截骨导板提供合适的空间。采用标准的踝关节前方正中切口，注意保护神经血管结构。在分离深层组织之前要避免器械对皮肤的牵拉。切开伸肌支持带并显露踇长伸肌（extensor hallucis longus，EHL）。仔细保留胫骨前肌（tibialis anterior，TA）腱鞘的完整性，在 EHL 和 TA 之间分离深层组织并将胫前神经血管束牵向外侧。切除踝关节前方关节囊并将骨膜和关节囊适当反折以确保足够的视野和有限的皮肤张力。在整个手术过程中只有在必要时才进行最低限度的牵拉以维持前方软组织的活性，只有在必要时才使用自动拉钩。前方的骨赘可以用骨刀或咬骨钳去除以提供足够的视野并使踝关节能在中立位背屈。

首先确认踝关节内侧沟，将内侧沟叉放置于胫骨长轴垂直的位置。胫骨侧组件的轴向旋转就是通过内侧沟叉的位置来建立的。此定位参照了踝关节内侧三角韧带深层的等长点。将轴向旋转导向器置于内侧沟叉上，以胫骨为中心并将指针与胫骨机械轴对齐。将一枚 3.2mm

的固定钉（远端钉）通过轴向旋转导向器固定后，去除轴向旋转导向器和内侧沟叉。将力线杆穿过远端钉，确认胫骨结节后将第二枚 3.2mm 的固定钉（近端钉）穿过力线杆钉入胫骨结节。将力线杆锁紧在距离胫骨嵴远端和近端均两横指的位置（图 8.4）。如果医生愿意，可提供一个膝部支架，可避免在胫骨结节置入固定钉。随后放置力线翼，冠状面对线通过正位（anterior-poterior，AP）透视影像来确定。将准星定位于力线翼以保证一个对线良好的透视图像，使得视差最小化。在一个合适的透视图像中，力线翼显示为一条细线，准星位于线中心。非常重要的一点是，注意力线杆是在近端进行调节，并且该图像只用来获得冠状面对线（图 8.5）。如果胫骨远端存在畸形，力线翼可能无法与胫骨远端穹窿平行，为了矫正畸形会造成胫骨远端截骨不一致。但对于绝大多数病例来说，胫骨截骨都应与胫骨机械轴垂直。术前正确分析影像资料以及评估胫骨机械轴和解剖轴的关系对于获得良好的力学和准确的截骨必不可少。接下来放置力线杆并通过侧位透视影像确定矢状位对线。此时力线翼看起来应

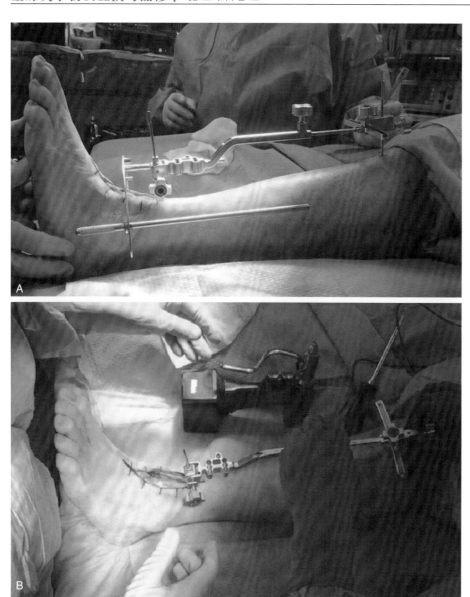

图 8.4　力线杆的放置：侧位（A）和正位（B）

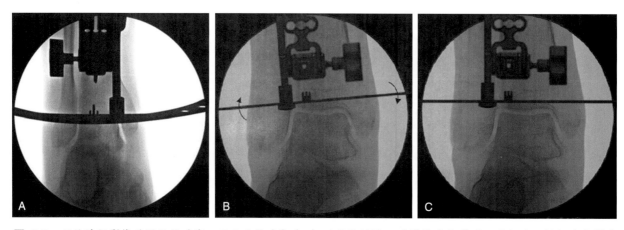

图 8.5　正位透视影像的冠状位对线：不正确的对线（A）可通过倾斜 C 型臂使力线翼显示为细线，根据力线翼的良好显像来判定需要的冠状面位置（B）。C. 校正的冠状面对线（图片由 Wright Medical Technology 公司提供）

当是单一直线，而力线杆应平行并位于胫骨干前方（或后方），可通过在力线杆的远近端进行屈曲或伸直调节获得（图 8.6）。此时所有3 个平面均对线完毕，横断面（轴向）的旋转通过内侧沟叉已初始设定。

接下来将两枚套管置于力线杆 3 对定位孔（近端和远端）中的 1 对中。将 3.2mm 钉通过套管进行双皮质固定以达到最大骨把持力（图 8.7）。此时可以移除力线杆和套管以及最初在远端和近端钉入的 3.2mm 钉。将调整模

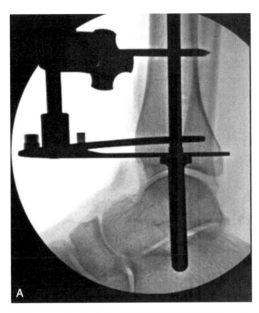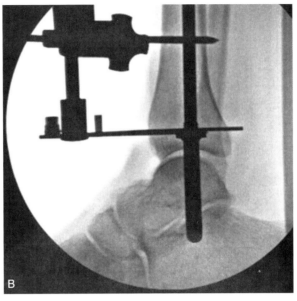

图 8.6 侧位透视影像的矢状面对线：不正确的对线（A）通过倾斜 C 型臂使力线翼显示为薄线来进行校正，力线翼的良好显像可用来评估需要的冠状面位置（B）（图片由 Wright Medical Technology 公司提供）

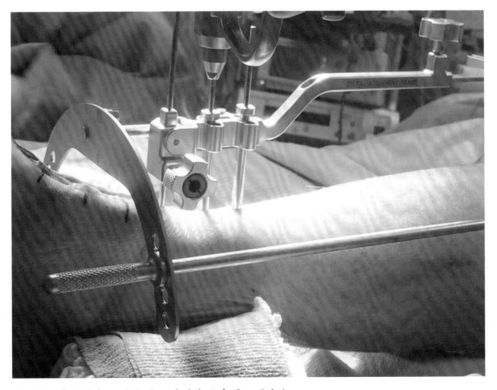

图 8.7 在力线杆上选定的一对对线孔中置入固定钉

块置于胫骨平行钉上并固定牢固。冠状面测量导板连接于调整模块上，使得冠状面测量导板和胫骨穹窿间有大约 1mm 的间隙。先放置术前计划型号的冠状面测量导板（技术要点：我们最常用的胫骨组件是 3 号）；然而，最终的型号是根据术中具体情况来确定的。在正位透视图像中，通过一个"圆内钉"图像来校正视差。冠状面测量导板通过内、外侧调整来获得位于踝关节中心的最佳位置。非常重要的是，要注意在用冠状面测量导板进行大小和位置测量时，需保持足与小腿呈 90°（中立位背屈），这样才能获取准确的位置和大小型号。如果无法保持中立位，应去除任何引起撞击的前方骨赘并在必要时行跟腱延长。一旦在正位上确认合适的位置和大小型号，通过侧位透视图像即可判定矢状位大小型号及截骨高度。将相应的矢状面测量导杆置于冠状面测量导板上并拍摄侧位 X 线片。在影像上，矢状面测量导杆的对线钉位于距骨初始截骨水平，这些固定钉在影像上应当"对端"，从而确保是一个真正的侧位图像 [技术要点：一个准确的侧位透视图像（即所有的对线钉表现为实体正圆）可能最容易通过医生的旋转和移动患足而不是由放射技师移动 C 型臂来获得]。上方线表明胫骨截骨水平，其长度表明胫骨基托的长度，后方切迹的差别体现为胫骨基托长度在"标准"和"加长"之间变化。下方的实线位于关节线水平，虚线表明距骨初始截骨水平。最下方的线（前方和后方）表明前后方斜切的下极水平。如果医生认为选择 INBONE Ⅱ® 距骨最合适，那么矢状面测量导板上最下方的线代表距骨平面的截骨水平。一旦冠状面的型号大小和位置确定了，就可以移除矢状面测量导板并通过正位透视影像来确认位置（图 8.8）。

将足保持 90° 背屈位置，将 4 枚 2.4mm 斯氏针双皮质固定冠状面测量导板（注意：足的位置对于此步非常重要）。在置入固定钉前注意牵开软组织，我们的经验是在钉钉子时用

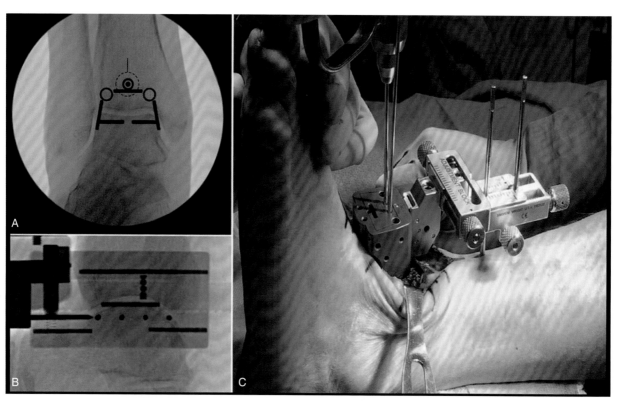

图 8.8 胫骨假体组件的测量。A. 正位透视影像判定合适的冠状面测量导板型号。B. 侧位透视影像判定合适的矢状面测量导杆位置。C. 冠状面测量导板放置的临床照片（A、B 图片由 Wright Medical Technology 公司提供）

剥离子和甲状腺拉钩向内外侧牵拉保护软组织。随后钻穿双侧胫骨角的皮质，冠状面测量导板移除后安放合适的截骨导板（图 8.9；注意：如果选用 INBONE Ⅱ® 距骨，则必须安放截骨导板）。固定两枚沟钉，用来保护内侧和外侧的骨质和软组织不被锯片损伤。随后在截骨导板近端剪断斯氏针使得锯片有足够的工作间隙。在截骨导板的近端、远端、内侧和外侧槽内截骨后，去除所有截骨导板上的斯氏针并移除截骨导板，完成截骨，如果需要可使用往复锯、微摆锯或骨刀，用角凿最后完成近端胫骨角的截骨。在截骨时注意不要将胫骨前缘撬拨向近端，因为这可能会导致弹性变形并改变

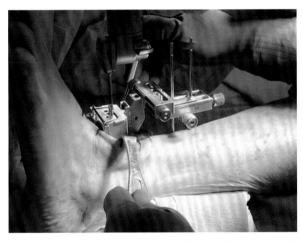

图 8.9　安放截骨导板并使用往复锯截骨的临床照片（注意：6 枚固定的斯氏针包括沟槽钉）

直接支撑胫骨组件的胫骨前方骨质的解剖结构。可以使用包括骨块去除螺钉和后方关节囊松解工具在内的器械来辅助进行截骨和骨块去除 [图 8.10；技术要点：我们先用骨刀去除距骨骨质；随后使用骨块去除螺钉，将其钻入胫骨截除的骨块内并将其拽出（理想情况下是一个完整骨块，否则将剩下的骨块逐块取出）]。如果截骨不充分，残留骨赘（最常见于距骨内外侧），可以使用一个微摆锯或骨锉沿先前的截骨平面完成截骨（图 8.11）。

一旦正确完成截骨，将胫骨基托试模充分覆盖胫骨截骨表面并安放在前方皮质上。用板状撑开器将胫骨托维持在原位，用两枚 2.4mm 斯氏针固定胫骨基托试模。在胫骨基托试模上有一个调节螺丝，允许前后 3mm 的微调来获得最合适的皮质骨覆盖（技术要点：胫骨组件稍微悬出要比假体型号偏小以更好避免下沉风险）。剪齐斯氏针，通过侧位透视影像来确认最佳的胫骨基托位置和大小型号。将胫骨后方铰刀锤入胫骨基托试模后方的孔中，保留后方铰刀提供额外的稳定性的同时将前方铰刀钉入试模前方两个孔中（图 8.12）。移除前后方铰刀。距骨侧组件型号随后通过插入合适大小的距骨穹窿试模和聚乙烯试模来确定。距骨假体可以和胫骨假体同号或者小一号（这样允许最佳的距骨覆盖，使导致假体沟槽撞击的悬出可能性

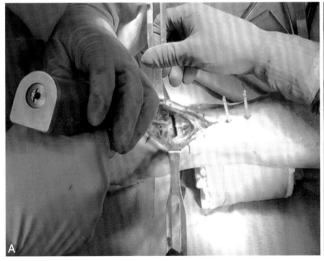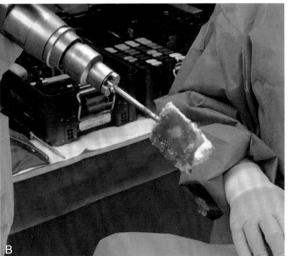

图 8.10　A. 使用骨块去除螺钉去除胫骨截骨块。B. 图片示使用骨块去除螺钉完整取出胫骨截骨块

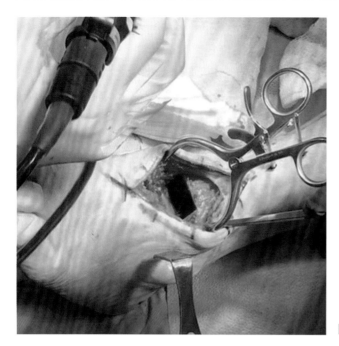

图 8.11　截骨完成

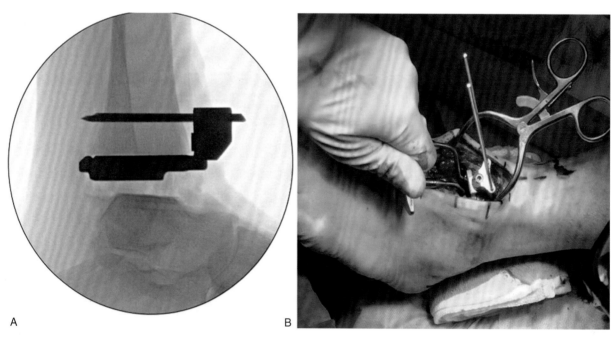

图 8.12　A.胫骨假体的矢状面大小测量和扩孔：侧位透视影像显示胫骨假体试模组件安放位置合适（注意：胫骨假体试模后方切迹表明是"标准"长度）。B.临床照片显示了通过胫骨假体试模进行胫骨侧组件的扩孔（A 图片由 Wright Medical Technology 公司提供）

最小）。可通过正位透视影像来评估距骨试模的内、外侧大小 [技术要点：此时评估内外侧沟和预计用来减压的截骨量（随后的一步）非常重要]。再通过侧位透视影像来评估前后大小型号并检查斜面截骨（图 8.13）。此时可进行各种厚度聚乙烯衬垫试模的测试（技术要点：在跖屈和背屈踝关节时轻度轴向施压有助于距

骨和聚乙烯试模达到正确的旋转中心）。一旦确定最佳位置，将两枚 2.4mm 斯氏针通过距骨试模固定，同时移除距骨和聚乙烯试模，并将距骨截骨导板从距骨斯氏针滑入并充分坐于要截骨的距骨表面。将两枚临时固定螺钉穿入距骨截骨导板基座（技术要点：在拧入或拧出带螺纹的临时固定螺钉时要谨慎操作，避免扭

矩过大，扭矩过大可能会导致不经意的螺钉断裂）。随后在距骨截骨导板的截骨槽内完成后斜面截骨。将前方固定钉移除并将一枚钉子拧入截骨导板基座的前方钉孔内。接着安放距骨前方试模导板（钉脚朝下）并用距骨扩孔钻在所有 4 个导向孔扩髓（图 8.14）。安放距骨前方最终导板并用距骨扩孔钻完成最后的截骨。然后将距骨前方试模导板钉脚朝上再次重复此步骤，并用最终导板处理。移除距骨固定钉（注意：距骨固定钉是带有螺纹的，所以在使用电动装置时要调到反向以防止损坏螺钉），评估斜面截骨以确保所有残余的骨质被移除，且光滑的截骨斜面适合最终距骨假体的安放。此时需要评估踝关节内外侧沟是否存在撞击和残留骨赘，可以用一个微摆锯或骨刀将骨赘从距骨切除来给内外侧沟减压，操作一定要仔细，不要过度截除间沟骨质并导致距骨假体悬出或使踝关节失稳。

使用胫骨固定钉重新安放胫骨基托试模并植入合适大小的距骨穹窿试模。UHMWPE 衬垫厚度现在可以通过试用多个厚度的试模，根据适合的踝关节张力来确定。一旦选定合适的 UHMWPE 衬垫厚度，就移除聚乙烯试模。用一枚 2.4mm 斯氏针固定距骨桩钻孔导向器，并用 4.0mm 扩孔钻在前方距骨短桩（内侧和外侧）处钻孔。现在移除所有的试模和钉子。充分冲洗术野，清除所有碎屑，准备植入踝关节假体组件。

选择合适大小的胫骨假体并根据需求将骨水泥涂抹至胫骨假体顶部，仔细确认不要将骨水泥安放至胫骨基托前方或下表面。使用胫骨基托嵌打器，通过使所有 3 个短桩与胫骨上相应的钉孔良好匹配将胫骨基托小心安放入关节。随后使用带偏心距的胫骨基托打入器完成胫骨基托的安放。胫骨基托嵌打器有两个（前和后）嵌打槽。推荐先使用后方嵌打槽再使用前方嵌打槽的交替技术来完成打压，直到假体组件完全植入。在此过程中应当辅以全程透视以确保良好和完全的假体植入（注意：侧位影像会提示你的假体是否充分坐实）。仔细确保胫骨前方皮质和胫骨基托之间紧密接触，从而在负重时可提供支撑保障。注意在胫骨基托良好固定后不要过度打压胫骨基托以免使其向后方移位，从而减少前方皮质接触面积（图 8.15）。

接下来将合适大小的胫骨基托保护器安放在胫骨侧假体处用来保护距骨穹窿的上表面。如果需要可使用骨水泥涂抹在距骨穹窿组件的下表面。将前方短桩和对应的钉孔对准后徒手将距骨穹窿组件插入关节。移除胫骨基托保护器并置入距骨穹窿嵌打器。在足跖屈位，锤击嵌打器使距骨侧假体组件坐实。注意不要在胫骨组件上撬拨，以免发生后方移位。使用透视影像来确保合适和完全的距骨穹窿假体组件植入（图 8.16）。

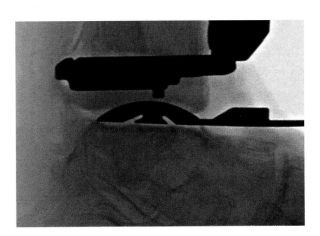

图 8.13　试模的侧位透视影像（图片由 Wright Medical Technology 公司提供）

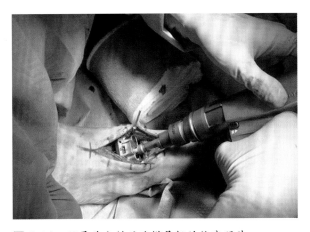

图 8.14　距骨前方斜面试模导板的临床照片

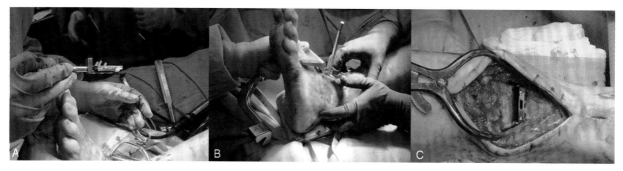

图 8.15　A.胫骨侧假体组件植入的临床照片：胫骨假体在植入前将骨水泥涂抹至上表面来获得初始稳定性，并吸净骨髓利于假体前方更好的骨长上。B.使用带偏距的胫骨假体打入器来打实胫骨侧假体组件。C.植入并完全坐实的胫骨组件维持前方皮质的充分接触

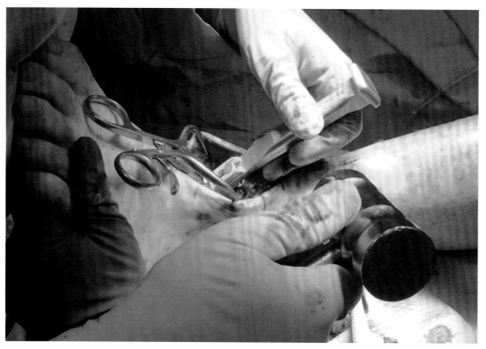

图 8.16　距骨假体植入的临床照片

随后将 UHMWPE 衬垫插入胫骨基托并用两枚紧固螺钉固定在胫骨基托上。将带有选好的 UHMWPE 衬垫的聚乙烯植入导向罩、放在连接螺钉上并拧紧，接下来将 UHMWPE 衬垫推入胫骨基托。一旦达到最大深度，就将导向罩连同紧固螺钉一同移除。如果 UHMWPE 衬垫没有完全坐实，可以使用竖直胫骨基托打入器由远及近地轻度锤击来完成置入。必须要注意的是，过度锤击会导致胫骨基托向后方移位并失去前方合适骨皮质的支撑（图 8.17）。最后通过正侧位透视影像来确定所有假体组件均良好植入。术中检查踝关节活动度，然而，对未来关节活动度改善情况的期待值不应超过术中观察到的情况（图 8.18）。

最后，根据医生偏好的方式逐层缝合伸肌支持带、皮下组织和皮肤（注意：是否使用外科引流应根据手术医生的判断，而不是我们常规操作的一部分）。用干燥无菌敷料覆盖伤口，佩戴衬垫良好的后方支具并将足维持在中立到轻度跖屈位。

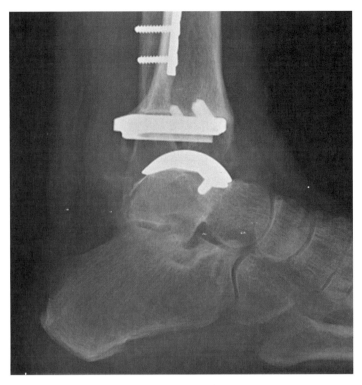

图 8.17　术后负重位 X 线片显示胫骨假体后移

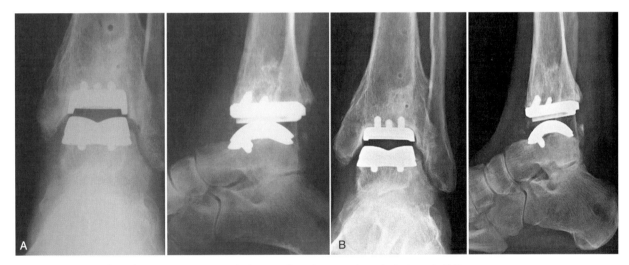

图 8.18　A. 术后负重条件下的正侧位 X 线片。B. 最近随访 1.5 年后负重位 X 线影像

早期发明者的经验

　　INFINITY® 假体吸取了 INBONE Ⅱ® 全踝关节置换系统最好的设计理念，并将其转化为一个极度简化且高度精确的技术，满足了保留骨量和表面置换的目的，非常适合年轻和畸形很小的患者；能够同时垂直打压胫骨侧和距骨侧假体组件，确保了牢固的植入和最小的微动，就像 INBONE Ⅱ® 系统，是对先前表面置换设计的最大改进。固定衬垫的使用确保了更大的踝关节稳定性和更符合解剖的关节运动，避免了活动衬垫设计中由于距骨假体非限制性的内、外侧活动而可能发生的踝关节应力疼痛（参见"活动平台与固定平台"章节）。距骨的活动衬垫设计非常重要，因为它确保了距骨

在胫骨力学轴下的准确位置，这在任何踝关节置换技术中都是最重要的。现代踝关节置换的使用寿命已经大幅提高，因此骨溶解越来越受到大家的关注。INFINITY® 组件中简化的骨界面几何形态与凸缘和鳍的设计相反，确保整个骨 – 假体界面在假体使用寿命中能够通过 X 线或 CT 扫描密切监测。另外，这个简化的骨 – 假体界面仅需要各组件之间 3 个表面的精确对合和匹配，而不是其他系统设计中的多达 7 个，确保了植入后骨 – 假体充分接触，使应力遮挡、微动和关节液进入界面的风险最小化。骨 – 假体界面完全可视化设计确保了假体组件的完全植入。

INFINITY® 和 INBONE Ⅱ® 假体组件可交换使用的设计是一个巨大的进步。距骨骨质保留完好而胫骨骨质量差的情况不常见，例如既往曾发生过 Pilon 骨折。如果感觉胫骨远端骨质不足以支撑一个表面置换设计的假体，那么可以使用带柄的 INBONE Ⅱ® 胫骨侧组件来获得更大的胫骨侧假体稳定性，并仍然使用 INFINITY® 距骨假体来保留距骨骨量。相反的情况也有可能，即胫骨骨量正常但距骨顶部平坦的情况。INBONE Ⅱ® 距骨假体的使用恢复了关节线高度并避免去除斜面不必要的骨质，将其与表面置换 INFINITY® 胫骨假体匹配以确保胫骨骨量的保留。

迄今为止，患者已经发现 INFINITY® 踝关节置换能最大限度地缓解疼痛并改善术后关节功能。由于此设计的临床应用才仅仅大约 2 年，详细的随访资料还不能获得，但是早期经验以及目前几乎没有翻修病例的临床结果非常令人鼓舞。

致谢 医疗技术公司技术顾问 G.C.B. 和 M.J.P., Wright

第 9 章　PROPHECY: 术前导航对线系统

Safet Hatic II, Jeffrey E. McAlister, Christopher F. Hyer,
Gregory C. Berlet

引　言

在过去的几十年间人们对全踝关节置换术（TAR）治疗终末期踝关节炎所重燃的兴趣来源于假体设计和手术技术上的进步。患者个体

S. Hatic Ⅱ, DO, MA (✉)
Orthopedic Associates of SW Ohio, 7677 Yankee Street,
Suite 110,
Centerville, OH 45459, USA
e-mail: shatic@oaswo.com

J. E. McAlister, DPM, AACFAS
Department of Orthopedics, The CORE Institute,
14520 W. Granite Valley Dr, Ste. 210, Sun City West,
AZ 85375, USA
e-mail: jeff.mcalister@gmail.com

C. F. Hyer, DPM, MS, FACFAS
Orthopedic Foot and Ankle Center, Westerville, OH, USA

Grant Medical Center Podiatric Medicine and Surgical
Residency,
Columbus, OH, USA
e-mail: ofacresearch@orthofootankle.com

G. C. Berlet, MD
Orthopedic Foot and Ankle Center, Westerville, OH, USA

Polaris Surgery Center, 300 Polaris Parkway Suite 2000,
Westerville, OH 43082, USA
e-mail: gberlet@gmail.com

© Springer International Publishing Switzerland 2016
T.S. Roukis et al. (eds.), *Primary and Revision Total Ankle Replacement*,
DOI 10.1007/978-3-319-24415-0_9

化对线导向系统和术前导航技术的应用延长了假体的耐久性和使用寿命，提高了假体植入位置和型号的准确性，提高了手术室效率，因此也提高了患者的临床疗效。患者个体化对线导向系统和术前导航技术在提高患者疗效中的作用已在全踝关节置换术中被证实。PROPHECY术前导航系统（Wright Medical Technologies, Inc., Arlington, TN）的早期经验是创建了一个提高 TAR 假体组件植入可重复性的新标准。本章节将对 PROPHECY INBONE Ⅱ 和 INFINITY 术前导航技术及其在 TAR 中的作用进行综述。

骨科手术的术前导航

患者个体化手术器械和术前导航技术已经应用于全踝关节置换中以实现优化假体位置的目的，并延长了假体的耐久性和生存率[1, 2]。应用个体化手术器械和术前导航技术的其他优点还可能包括手术室效率的提高，以及与传统手术方式相比高年资与低年资外科医生之间学习曲线的钝化。学习曲线的改善提高了可重复手术的精确性，并在理论上增加了 TAR 假体的生存率。继发性收益还包括减少了髓内或髓外定位系统相关的围手术期并发症，以及简化的手术室器械降低了消毒费用。

术前手术导航和术中使用患者个体化器械

消除了任何术中采集参考点的需要[2]。同术中计算机导航和传统的手术器械相比，患者个体化导向系统的可预见性使术者技术水平波动的可能性更低，并提高了手术室效率。患者个体化安装器械不断被证实在准确性方面超过了传统手术安装技术和计算机导航。患者个体化安装器械可以准确预测92%的病例的股骨假体型号，而计算机导航在全膝关节置换中的预测准确率只有43%[3]。患者个体化器械可使膝关节机械轴恢复至中1/3的概率高达87%，而使用传统器械时该概率仅为77%[3]。Heyse等[4]评估了膝关节置换中股骨假体旋转对线情况，发现使用患者个体化器械仅导致2%的偏倚，即假体旋转超过标准±3°。与之相比，传统器械会导致21.1%的>3°旋转畸形的偏倚发生率。

患者个体化器械的发展以及可重复性术前导航系统在TAR的应用是全膝关节置换技术的自然发展和改良。减少假体位置偏倚，缩短高年资和低年资医生手术时间，以及最终增加TAR的耐久性和假体生存率是这项革新的首要目标。

PROPHECY 术前导航系统：应用和手术技术

PROPHECY系统的设计是用来获得最佳胫骨和距骨截骨导板安放位置，通过术前CT扫描精准确定胫骨和距骨的定位针来实现。截骨导板穿过通过PROPHCY技术确定的定位针上。此工作流程的核心要素是通过三维（3D）CT扫描获得患者的踝关节解剖模型，术者预先计划好的假体组件位置，再通过计算机辅助设计和制作引导定位钉位置的患者个体化导向系统和最后的截骨导板[5]。

PROPHECY INBONE Ⅱ和INFINITY术前导航系统都需要一个基于协议驱动的包含特定扫描参数的模拟负重位CT扫描。同时扫描足、踝关节和同侧膝关节，对于工程师来说，提供任一额外的负重位X线图像作为对照都

将很有帮助。膝关节从关节线水平近端和远端各扫描5cm，而踝关节从关节近端10cm开始扫描并包括整个足和足趾。推荐的扫描厚度≤1.25mm。8个解剖标志包括位于胫骨近端、胫骨远端、腓骨和距骨的参考点，通过扫描方案识别。这8个标志对于优化相对于患者手术侧肢体机械轴和（或）解剖轴的胫骨侧和距骨侧假体位置至关重要。不遵循特定的PROPHECY CT扫描方案将使该研究不完善，结果不适合用来分析和随后制作患者个体化导向系统。如果CT扫描指标被拒绝，那么PROPHECY技术将需要另一个严格遵循特定方案的研究来进行。

CT扫描用来生成3D骨骼模型，与INBONE Ⅱ或INFINITY的TAR和器械的3D CAD模型相互协作，依照术者预先的选择确定假体的最佳位置、旋转和型号（图9.1）。对于TAR假体的型号、位置或旋转的任何调整可以很便利地在术前由公司工程师改进。最终按照此过程生产出与患者个体化胫骨（图9.2）和距骨（图9.3）表面相匹配的手术导板。同截骨导板一起提供的还有患者胫骨远端和距骨模型，同时术者能够获益于导板和患者解剖之间精准的细节上的匹配（图9.4）。术中保留胫骨和距骨前方骨赘非常关键，因为这是工程师已经在患者个体化导板上预留的骨面细节。对线导板只能在一个位置上匹配，一旦位置确定，导板即被固定到位并在术中增强影像上确定手术轴线。对线导板的作用是确定固定钉的位置，根据固定钉建立和维持截骨导板的位置并最终确定假体位置。随后移除对线导板，并将相应型号的INBONE Ⅱ或INFINITY手术截骨模块滑入固定钉。相关TAR手术技术见第8章和第9章的内容。

PROPHECY 术前导航系统的早期临床结果

目前已发表的科研文章显示，髓内定位（非

INBONE Ⅱ® 4 号长径骨和 3 号距骨（前面观）

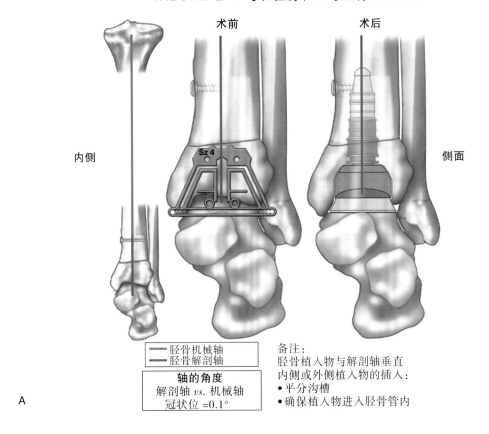

术前　　术后

内侧

侧面

Sz 4

—— 胫骨机械轴
—— 胫骨解剖轴

轴的角度
解剖轴 vs. 机械轴
冠状位 =0.1°

备注：
胫骨植入物与解剖轴垂直
内侧或外侧植入物的插入：
• 平分沟槽
• 确保植入物进入胫骨管内

A

INBONE Ⅱ® 4 号长径骨和 3 号距骨（侧位矢状面观）

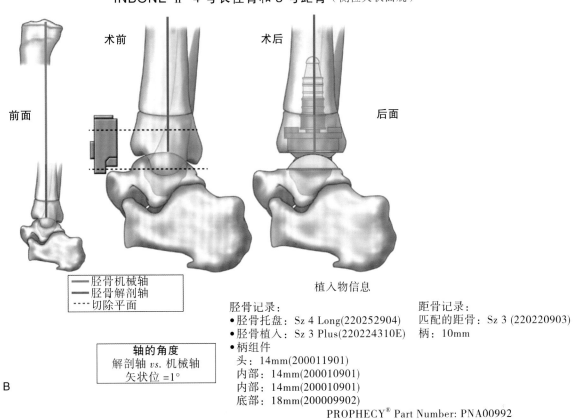

术前　　术后

前面

后面

—— 胫骨机械轴
—— 胫骨解剖轴
---- 切除平面

植入物信息

轴的角度
解剖轴 vs. 机械轴
矢状位 =1°

B

胫骨记录：
• 胫骨托盘：Sz 4 Long(220252904)
• 胫骨植入：Sz 3 Plus(220224310E)
• 柄组件
头：14mm(200011901)
内部：14mm(200010901)
内部：14mm(200010901)
底部：18mm(200009902)

距骨记录：
匹配的距骨：Sz 3 (220220903)
柄：10mm

PROPHECY® Part Number: PNA00992

图 9.1　CT 扫描显示对与胫骨假体对线和截骨水平相关的机械轴和解剖轴在正位（A）和侧位（B）的评估

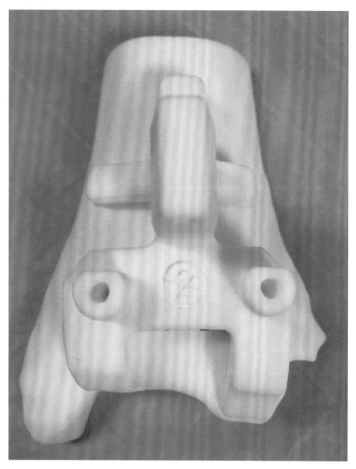

图 9.2 与胫骨远端表面匹配的患者个体化胫骨导板

CT）、组配式 TAR 系统平均随访 3.7 年的总体假体生存率为 89%[6]。根据活动衬垫、三组件 TAR 短期Ⅲ期循证医学研究获得的 TAR 学习曲线建议，医生对前 50 例 TAR 病例要严格筛选[7]。初次 TAR 中假体安放的精确性和软组织的处理同样需要特别关注，尤其是在处理任何冠状面对线不良和术前畸形的可变因素时[8-11]。基于术前 CT 扫描的患者个体化导航系统的优势在于减少这些可变因素，提高置换的准确性，缩短学习曲线并延长假体寿命。

患者个体化导航系统的可重复性和准确性已经通过使用 PROPHECY INBONE Ⅱ 技术在尸体模型上得到证实[12]。作者证实，使用患者个体化导航系统时 TAR 假体位置的可重复性可精确控制到与目标度数相差 2° 以内。研究者已经建立了一个针对准确性和可重复性的参照，这需要在临床研究中进一步证实。

提示和技巧

（1）是否使用 PROPHECY？作者建议最初将适应证限于具有正常对线的踝关节，随着经验的增加，可扩展到畸形矫正。与所有学

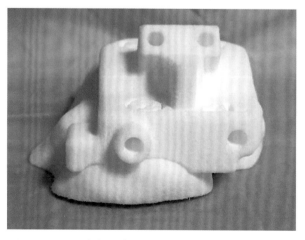

图 9.3 与距骨穹窿表面匹配的患者个体化距骨导板

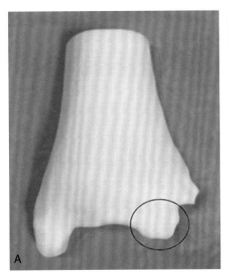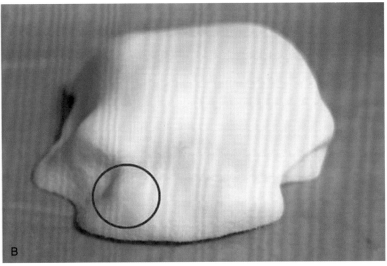

图 9.4　根据 CT 扫描结果得到与胫骨远端和距骨表面匹配的个体化导板，主要关注一些特殊的解剖标志，在术中起辅助定位作用（红圈）。在本病例中，一个大的前外侧骨赘作为胫骨远端的表面标志（A），一个小的后内侧骨赘作为距骨穹窿的表面标志（B）

习曲线研究一致，最小化的冠状面和矢状面畸形将有助于提高学习阶段医生的临床结果。

（2）**保留骨赘**。不要截除任何胫骨远端或距骨的前方骨赘，因为这些骨赘对于导航系统来说是非常关键的标志，除非在术前模板计划中已修改。表面匹配的 PROPHECY 导板将与患者的实际解剖呈镜像，因此显露时应保留胫骨远端和距骨的前方骨赘。CT 将骨质的细节呈现但不包括软组织。小心分离胫骨和距骨前方软组织，最好采用锐性分离和温和刮除的方法。

（3）**距骨残留软骨的处理**。安放距骨表面匹配的导板前很有必要去除任何残留的关节软骨。CT 扫描可以呈现骨质的细节，而残留的软骨具有向近端抬高导板的风险而不是预期参照的软骨下骨。

（4）**游离体**。偶尔，CT 扫描中可能会发现一个游离的前方骨赘，这可能需要去除以适应表面匹配的 PROPHECY 导板。这将在 PROPHECY 术前导航计划中仔细阐明并在 PROPHECY 报告的附录中强调。

（5）**遵循原则拍摄影像学资料**。严格遵循 PROPHECY 扫描方案进行 CT 扫描非常重要。此方案应当在预约任何术前影像学检查前

同影像科室共同制订。负重位影像也同样会对术前计划的制订起到补充作用。

（6）**熟练掌握基本技术**。作者建议在尝试 PROPHECY 前要熟练掌握 INBONE Ⅱ 和 INFINITY 的手术技术。

总　结

TAR 是当前治疗终末期踝关节炎的一个选择方案。TAR 从一个试验性概念发展到一项被临床证实的治疗方案已经反映出假体设计和安装器械的极大进步。对于 TAR 的学术讨论焦点也已经从我们需要去掉多少骨质转变为应当选择哪种类型的聚乙烯衬垫（活动衬垫 *vs.* 固定衬垫），再转变到最重要的话题——我们植入 TAR 假体是否精确并具有高度可重复性？在这个讨论中，PROPHECY 提供了一个令人信服的观点，可以安全而有效地利用技术来帮助外科医生决定最合适的假体位置，以及选用患者个体化导航系统以将误差控制在与预期目标 2° 之内。PROPHECY 已经将"哪种 TAR 的容错率最高？"的讨论转换到"我们希望将假体组件安放到何处？"，因为现在我们已经有

了能将假体可靠地安放到我们想要的位置的技术。准确性和可靠性是当代 TAR 系统最合理的目标，而运用 PROPHECY 系统的患者个体化导航系统可使两者都得到优化。

参考文献

[1] Krishnan SP, Dawood A, Richards R, et al. A review of rapid prototyped surgical guides for patient-specific total knee replacement. J Bone Joint Surg Br, 2012, 94(11): 1457-1461.

[2] Lombardi Jr AV, Berend KR, Adams JB. Patient-specific approach in total knee arthroplasty. Orthopedics, 2008,31(9):927-930.

[3] Ast MP, Nam D, Haas SB. Patient-specific instrumentation for total knee arthroplasty: a review. Orthop Clin North Am, 2012,43(5):e17-22.

[4] Heyse TJ, le Chong R, Davis J, et al. MRI analysis for rotation of total knee components. Knee, 2012, 19(5): 571-575.

[5] Cadden AR. Imaging in total ankle replacement. Semin Musculoskelet Radiol, 2012,16(3):205-216.

[6] Adams Jr SB, Demetracopoulos CA, Queen RM, et al. Early to mid-term results of fixed-bearing total ankle arthroplasty with a modular intramedullary tibial component. J Bone Joint Surg Am, 2014,96(23):1983-1989.

[7] Schimmel JJ, Walschot LH, Louwerens JW. Comparison of the short-term results of the first and last 50 Scandinavian total ankle replacements: assessment of the learning curve in a consecutive series. Foot Ankle Int, 2014,35(4):326-333.

[8] Choi WJ, Kim BS, Lee JW. Preoperative planning and surgical technique: how do I balance my ankle. Foot Ankle Int, 2012,33(3):244-249.

[9] Guyer AJ, Richardson G. Current concepts review: total ankle arthroplasty. Foot Ankle Int, 2008, 29(2): 256-264.

[10] Hobson SA, Karantana A, Dhar S. Total ankle replacement in patients with significant pre-operative deformity of the hindfoot. J Bone Joint Surg Br, 2009, 91(4):481-486.

[11] Queen RM, Adams Jr SB, Viens NA, et al. Differences in outcomes following total ankle replacement in patients with neutral alignment compared with tibiotalar joint malalignment. J Bone Joint Surg Am, 2013, 95(21):1927-1934.

[12] Berlet GC, Penner MJ, Lancianese S, et al. Total ankle arthroplasty accuracy and reproducibility using preoperative CT scan-derived, patient-specific guides. Foot Ankle Int, 2014,35(7):665-676.

第 10 章 Salto Talaris 全踝关节初次置换假体

Thomas S. Roukis, Christopher Bibbo, Matthew D. Sorensen, Bradly W. Bussewitz

引 言

Salto Mobile Version 假体（Tornier NV, Amsterdam, the Netherlands）是由 Michael Bonnin, Jean-Alain Colombier, Thierry Judet 与 Alain Tornier 基于对踝关节解剖的研究而设计的第三代假体，于 1997 年 1 月第一次被植入人

T. S. Roukis, DPM, PhD (✉)
Orthopedic Center, Gundersen Health System, 1900 South Avenue, La Crosse, WI 54601, USA
e-mail: tsroukis@gundersenhealth.org

C. Bibbo, DO, DPM, FACS
Department of Orthopaedic Surgery, Marshfield Clinic, 1000 North Oak Ave., Marshfield, WI 54449, USA
e-mail: drchrisbibbo@gmail.com

M.D. Sorensen, DPM, FACFAS
Weil Foot and Ankle Institute, Chicago, IL, USA

Foot and Ankle, Trauma and Sports Injury,
1455 East Golf Road, Des Plaines, IL 60016, USA
e-mail: mdsoren34@gmail.com

B.W. Bussewitz, DPM
Steindler Orthopedic Clinic, 2751 Northgate Drive, Iowa City, IA 52240, USA
e-mail: bradly.bussewitz@hotmail.com

© Springer International Publishing Switzerland 2016
T.S. Roukis et al. (eds.), *Primary and Revision Total Ankle Replacement*,
DOI 10.1007/978-3-319-24415-0_10

体，在 1997—1999 年仅限于这些外科医生发明者使用[1, 2]。第一批临床结果于 2000 年发表[2-4]。随后通过 2D 或 3D 注册技术在 X 线透视下对 20 例采用 Salto Mobile Version 假体患者的体内运动学进行调查研究。该研究显示，行走过程中超高分子量聚乙烯（ultrahigh molecular weight polyethylene, UHMWPE）活动衬垫和胫骨基托之间的移动距离平均为 1.5mm，且衬垫在整个运动弧中始终处于内旋位[5]。另一项对 20 例 TAR 患者应力侧位片的研究显示，17 例 UHMWPE 活动衬垫相对于胫骨基托之间的移动变化微乎其微，而剩余的 3 例患者也只有 1mm[6, 7]。这些研究提示 UHMWPE 衬垫功能上并非像是一个活动衬垫系统，而更像是固定于胫骨侧组件上。基于对踝关节撞击与 UHMWPE 磨屑颗粒诱发骨溶解相关关系等问题的不断认识[8]，固定衬垫设计的 Salto Talaris 全踝关节假体（Tornier, Inc., Bloomington, MN/Wright Medical Technology, Inc., Memphis, TN）得到了不断改进。

Salto Talaris 全踝关节假体起初有 3 个型号（即 1、2、3 号），直到 2009 年增加了第 4 个型号（0 号）。Salto Talaris 全踝关节系统胫骨侧假体基托厚度为 4mm，UHMWPE 衬垫可供选择的实际厚度有 5mm、6mm、7mm 和 8mm。

胫骨和距骨假体均是由钴铬钼合金制造，其表面有 200μm 等离子钛喷涂单一涂层（T40）促进骨整合。2013 年胫骨假体重新设计，宽度增加 1mm、长度增加 2mm，以改善胫骨覆盖，此外假体前内侧及前外侧表面改良为圆滑过渡以减少侧方悬出。胫骨假体的初步稳定是通过与前方皮质平面接触以及 12mm 长中央龙骨与插入胫骨干骺端的中空前后锥形固定栓结合的设计来实现的。胫骨假体与胫骨长轴有 7° 或 3° 后倾角。考虑到因为患者解剖出现的胫骨与距骨的不匹配，胫骨基托可与距骨假体同号或大 1 号。胫骨假体组件不分左右，但距骨假体由于是双半径（即内侧半径小于外侧半径）且模拟距骨穹窿设计为两面凸的关节面，因此区分左右侧。距骨假体下表面与距骨体后方、前方及外侧三个锐角截骨面匹配，从而获得前 - 后和内 - 外侧面上的初步稳定。对于 1 号、2 号和 3 号组件的距骨假体间接固定包括向后成角的平均深 11.6mm、外径 12.7mm 的偏心中空固定沟槽，而 0 号假体是深 10.4mm、外径 8mm 的实心固定沟槽。每个距骨假体固定沟槽的中心到假体后面的距离是恒定的。1 号、2 号和 3 号距骨假体需要截除 7mm 距骨高度，0 号假体为 5.5mm。相对于固定平台的 Salto Talaris 全踝关节假体，Salto Mobile Version 假体的活动衬垫理念已由假体设计扩展到试模复位阶段的专用器械上。按照手术技术指导，首先通过胫骨远端和距骨进行相应假体置换的等量测量截骨，使胫骨及距骨假体对线的精确和可重复成为可能。其次，以高抛光设计为特征的试模胫骨基托保留与胫骨远端截骨面的相对活动，从而允许其在踝关节活动范围内在解剖对线位置旋转运动，并与牢固固定的距骨侧组件匹配，高度类似固定衬垫设计的关节。只有在获得踝关节自身对线后，才能完成最终的胫骨龙骨和沟槽截骨，并将胫骨基托和衬垫固定装配到理想位置。安装器械确保胫骨假体和 UHMWPE 衬垫相对于距骨侧组件于合适位置。专用的安装器械包括胫骨对线外固定支座和足部踏板，用来作为胫骨远端和距骨截骨参考，同时也辅助安装试模和最终假体。使用髓外参考导向器后胫骨假体对线的准确性通过 83 例踝关节手术得到了检测，相对于外科医生的预期位置在冠状位和矢状位偏差分别为平均 1.5° 和 4.1°[9]。2014 年手术安装器械进行了更新，旨在确保胫骨假体相对于距骨侧组件的合适位置，从而增加假体植入的精确度。

距骨假体组件的解剖设计旨在不增加三角韧带复合体应力的前提下恢复正常的踝关节运动学。UHMWPE 衬垫关节面按型号匹配不同的距骨假体，且区分左右侧。距骨组件具有较深且双凸设计的内侧和外侧关节面，中间为凹形的滑车沟，内侧关节面顶端冠状面轴线为 12°，允许踝关节背屈时足部外旋，跖屈时足部内旋。UHMWPE 衬垫与距骨假体之间允许 ±2mm 的内外翻活动，5° 内外旋，2mm 前后移动，以及踝关节矢状面从背屈 20° 到跖屈 25° 时的弧形运动。

最新的系统性回顾调查结果明确显示，Salto Mobile Version 假体初次置换具有较低的翻修率，平均随访 55.2 个月的翻修率为 4%，而 Salto Talaris 全踝关节假体平均随访 34.9 个月的翻修率为 2.4%[10]。Salto Mobile Version 假体置换失败患者中，71% 的患者接受了关节融合术，26% 的患者接受了假体组件的翻修，3% 的患者接受了膝下截肢术。独立于发明者、设计团队及公开技术顾问的数据显示 Salto Mobile Version 假体的翻修率为 5.2%，Salto Talaris 全踝关节假体的翻修率为 2.6%。不排除这些个体因素，Salto Mobile Version 假体的翻修率为 2.8%，Salto Talaris 全踝关节假体的翻修率为 2%。在病因学和翻修率上，作者未发现固定衬垫系统和活动衬垫系统之间有显著差异。Salto Talaris 与 Salto Talaris 全踝关节假体的翻修率要低于系统回顾报告的非水泥型 agility 全踝关节置换系统（Depuy Orthopaedics, Inc, Warsaw, IN）[11, 12] 和 Scandinavian 全踝关节置换系统（STAR, Stryker Orthopaedics, Inc, Mahwah, IN）[13]，该研究无明显的选择（发明者）和发表偏差（利益冲突）。

髓外对线导向器和胫骨截骨

通过胫前肌与𧿹长伸肌腱之间的间隙进入，分离软组织后显露踝关节以及内踝的外侧半和外踝的内侧半。分离显露胫骨远端8~10cm和距骨至距舟关节。彻底清除踝关节及内外侧沟所有的炎性滑膜和瘢痕组织，松解三角韧带及踝关节外侧韧带以减轻挛缩（图10.1A）。软组织平衡可以在安装假体试模时进行，并在安装正式假体后进行微调。然后在踝关节侧位增强影像上评估存在的任何骨赘（图10.1B）。随后在胫骨穹隆水平切除胫骨前方骨赘来显露胫骨远端的"天花板"（即近端的胫骨关节面）最高点（图10.1C），这是非常重要的标志，因为它决定了胫骨对线导杆放置的参考位置。采用小皮肤切口，将110mm的自攻螺钉用螺丝刀从前方胫骨结节的下方拧入（图10.2A）。在安装螺钉时建议连续冲洗，以减少小腿水平脆弱皮肤的热坏死。从侧面观察，螺钉应该垂直于胫骨嵴（图10.2B）。在冠状面上，胫骨对线导杆的轴线应平行于胫骨机械轴（图10.2C）。通过选择近端螺钉导杆上13个孔中最合适的孔来进行调整，矫正胫骨力线的内翻或外翻，13孔从 –6 到 +6，0 为中立位。将所有旋钮松开，胫骨对线导杆应与前方的胫骨表面之间保持两横指，且从侧面看平行于胫骨嵴（图10.2D）。胫骨对线导杆的远端凸缘应置于0mm的位置，同时保持中立位旋转及内外侧对线。接着松开胫骨对线导杆中央旋钮，将其远端部分向远端移动直至与近端胫骨关节面对齐（图10.3A）。胫骨对线导杆的远端凸缘应轻度抬离胫骨，这样胫骨就不会阻碍导杆向近端移动。一旦远端凸缘角度合适，锁定中央旋钮，通常采用110mm长的自攻螺钉通过导杆内侧孔拧入（图10.3B），以确保对线导杆的位置位于胫骨远端干骺端中央，此时拧紧旋钮。需要注意的是，胫骨远端初始截骨导板的凸缘具有内置7°的顶点后角（即前方截骨要多于后方截骨），旨在恢复正常的前方远端胫骨角。这个可以通过胫骨对线导杆直接平行于胫骨前嵴来获得，但是对于慢性踝关节外侧不稳定，胫骨前方骨缺损，和（或）距骨向前半脱位的患者，这个角度将难以令人满意。在这种情况下，或确定距骨假体后方问题时，胫骨对线导杆的近端可抬离胫骨以减少远端胫骨截骨导板的角度（图10.4），也可替换使用新设计的内置3°的胫骨远端截

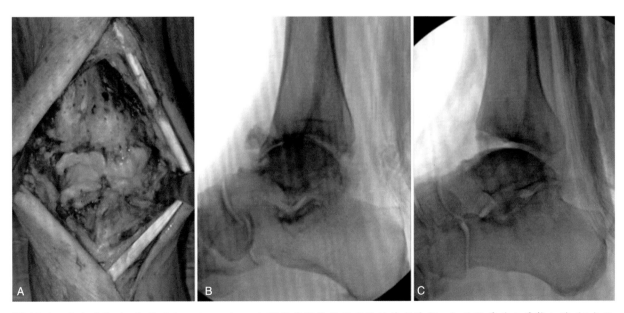

图10.1　术中照片（A）显示行Salto Talaris全踝关节假体置换需要的手术暴露。切除胫骨前方骨赘之前（B）和之后（C）的C型臂侧位增强影像，显示切除胫骨前方骨赘后显露近端的胫骨关节面或称胫骨Pilon"天花板"

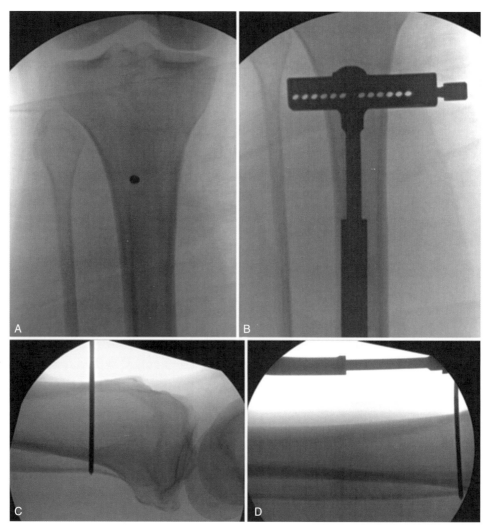

图 10.2 近端胫骨结节固定钉置入后的正位（A）和侧位（B）C 型臂增强影像。应用胫骨对线导杆后的正位（C）和侧位（D）C 型臂增强影像

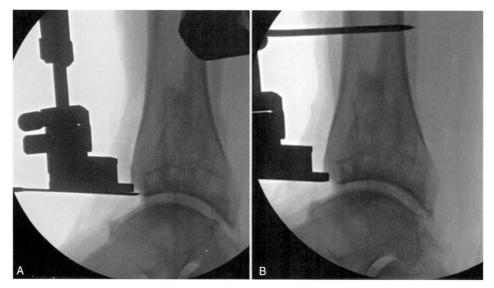

图 10.3 正位 C 型臂增强影像显示胫骨力线导杆远端合适的对线，近端的胫骨关节面水平置钉固定导向器之前（A）和之后（B）的 X 线片。这些影像显示保留了内置 7° 的后顶角

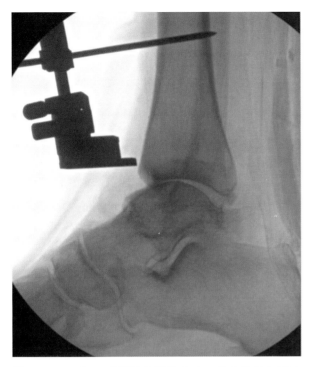

图 10.4　正位 C 型臂增强影像显示胫骨力线导杆远端相对于近端胫骨关节面向近端平移 9mm。注意由于存在慢性的距骨向前半脱位，将内置的 7° 后顶角减少到 0°

骨导板。随后通过高度调整旋钮将远端胫骨截骨导板向近端平移 9mm，相对的旋钮用来确保远端凸缘至胫骨干骺端。9mm 的平移比 4mm 胫骨基托加上最薄 4mm 厚的 UHMWPE 衬垫厚 1mm。然而，认识到此 9mm 平移适合于胫

骨远端关节面表面没有明显磨损的踝关节是非常重要的。在存在明显磨损或内外侧韧带极度松弛的情况下，近端的平移应该适当减小以适应该磨损，同时保持合适的韧带张力。此时使用足托装置既可以保证足部获得中立位，同时也有助于在调整导杆时维持足的位置。接着将胫骨对线夹具滑过远端胫骨截骨导板，通过调节先获得旋转对线，再确定内 – 外侧位置（图 10.5）。为获得旋转对线，将 110mm 固定钉分别置于踝关节内外侧沟，将第三枚固定钉安置于导向器的可调臂上。当导向器可调臂的针平分另外两枚固定钉间距时，旋转定位准确。重要的是，需注意这个步骤与距骨是独立的，因此要注意胫骨远端要保持这个旋转定位，而非距骨。一旦旋转确定，通过调整位于胫骨对线夹具内外侧的 4 对型号指示孔来完成内 – 外侧定位，这 4 对型号指示孔对应 4 个胫骨假体尺寸（即 0、1、2、3）。一枚 75mm 长的固定钉置于合适的中间孔，第二枚 75mm 固定针置于相应的外侧孔。理想的胫骨假体的尺寸应对应于两条线，一条线为内踝近端连接点至关节线的垂线，另一条线为下胫腓韧带联合与关节线的垂线。需要注意的是，最终的胫骨假体型号不是由这一步确定的，在确定胫骨型号之前

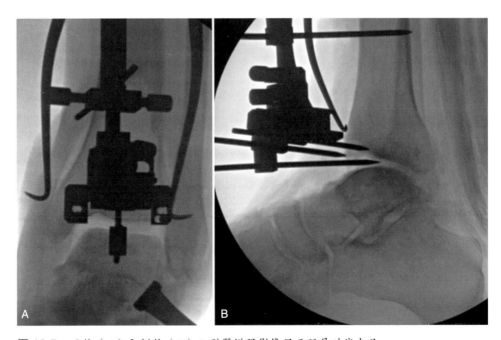

图 10.5　正位（A）和侧位（B）C 型臂增强影像显示胫骨对线夹具

先确定距骨尺寸非常重要。应该注意的是，导杆上的洞不是用来钻孔的，同时固定钉也不是这个时候置于骨质内的，而是用来做参考和确定型号的。距骨假体的大小是通过使用内－外侧距骨型号导杆确定相应的尺寸，或者在距骨穹隆前1/3比胫骨假体型号稍小。大小确定后，将选定的胫骨截骨导板安放于胫骨对线夹具卡槽内，同时拧紧旋钮固定牢固（图10.6）。在这一步中，确保远端凸缘和截骨导板固定于胫骨上，且所有旋钮牢牢锁紧是至关重要的。然后使用直径2.9mm的钻在胫骨截骨导杆上通过近端内外侧孔双皮质钻孔（图10.7A），随后用75mm固定钉穿过双皮质插入这些孔中（图10.7B）。这些固定钉用来保护踝部免受水平胫骨截骨过程中锯片摆动的扫伤。初始导杆内外侧下方的两个孔同样进行双皮质钻孔以辅助确定合适的截骨路径。然而经常发生胫骨截骨导杆最远端孔钻孔遗漏。新式的胫骨截骨导板

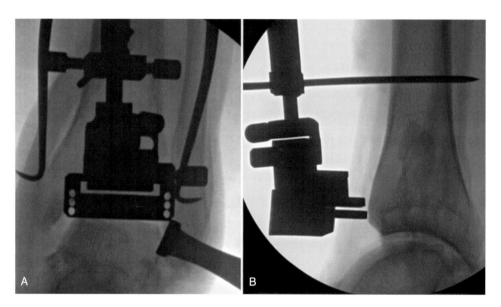

图10.6　正位（A）和侧位（B）C型臂增强影像显示胫骨截骨导板

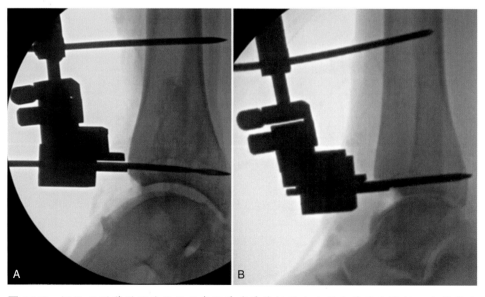

图10.7　侧位C型臂增强系统显示在胫骨截骨导板的上内及上外孔内进行双皮质钻孔（A）和置入固定钉（B）的影像

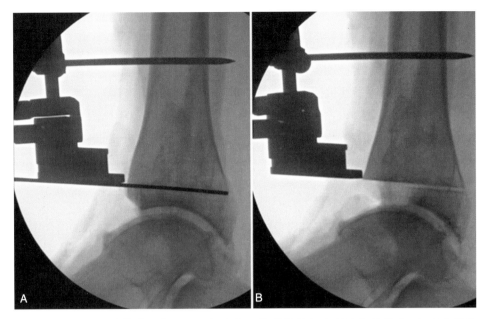

图 10.8　侧位 C 型臂增强系统显示锯片在胫骨截骨导板内的运行路径（A）以及截除的胫骨前半部分（B）的影像

拥有垂直的截骨插槽，其取代了远端两孔，使截骨更加精确。接下来进行胫骨水平面截骨直达胫骨后侧皮质（图 10.8A）。无论使用哪种导向装置，在进行胫骨截骨期间通常会发生两枚固定针从固定孔内退出的情况，要使用必要的器械尽可能使其不要退出。当完成胫骨水平截骨后，拔出固定针并移除截骨模块。先进行胫骨远端的前 1/2~2/3 截骨并移除骨块，此刻要注意保护内外踝，而留下后部骨块，当完成距骨截骨后很容易被清除（图 10.8B）。

距骨截骨

　　将距骨钉导向器放置在远端胫骨对线导向器上，然后将一枚 2.9mm 的钻头放置在导向器内 3 个孔的一个孔中，该孔对应于距骨颈基底部位于距骨穹窿前方关节软骨处（图 10.9A）。距骨钻的角度是当其穿出距骨处应位于距下关节后 1/3 内（即钻指向距下关节上 20% 的位置）。至关重要的是，在矢状面上足部应保持在 90°（即中立对线位），不可出现内翻或外翻成角（图 10.9B）。如上所述，

足托可以维持这种定位。如果将足部保持在背屈位，距骨穹窿截骨将会偏前；如果足部保持在跖屈位，距骨截骨将会偏后。如果在手术开始时还没有在小腿下面垫上一叠无菌毛巾，那么此时在踝关节后方跟骨结节近端放置一叠毛巾可以防止手术台给予胫骨继发向后的压力导致的距骨向前平移。取出钻头，将 75mm 或 110mm 固定针插入钻孔（图 10.9C）。最初使用较短的 75mm 针，因为在短针置入后可以更容易地移除距骨钉导向器，并且一旦取下导向器，可以移除短针更换 110mm 长针，这样就无须在取下距骨钉导向器后去寻找孔眼。有两个后部距骨穹窿截骨导向器，一个用于 0 号距骨假体，另一个用于 1、2 和 3 号距骨假体。在临床上很少使用 0 号距骨假体，并且需要特殊的准备步骤。如果要植入 0 号距骨假体，应参考手术技术指南。但是，如果距骨穹窿非常平坦，只需要去除 5.5mm 的骨质，那么使用 0 号截骨导板非常有用，而需要去除 7mm 距骨骨质时则使用 1、2 或 3 号截骨导板。胫骨力线杆和胫骨结节固定针此时可以移除，但要保留胫骨远端固定钉和截骨导板调节装置，以防需要对胫骨进行再次截骨。将合适的后方距骨

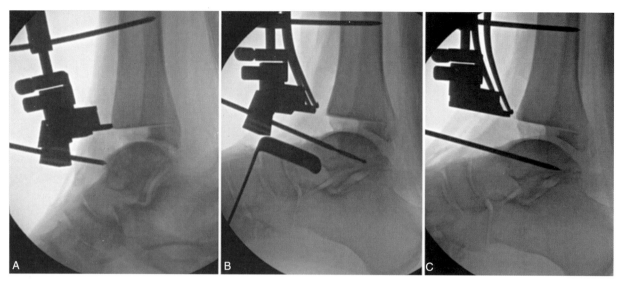

图 10.9　侧位 C 型臂增强系统显示距骨针导向器在未操作前（A）、钻孔（B）及置入导针（C）时的影像。注意：钻头和导针在穿出距骨的位置应位于距下关节后部

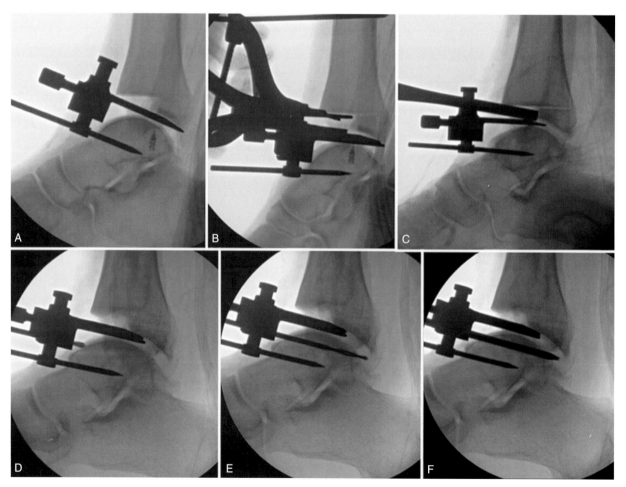

图 10.10　侧位 C 型臂增强影像显示后方距骨穹窿截骨导板滑过距骨固定导针（A），并用关节撑开器稳定（B）和大的骨移植嵌打器手柄（C）稳定。从前（D）向后穿过后皮质（E）4 次钻孔后置入双皮质固定导针（F）

穹窿截骨模块滑过距骨固定钉，内外侧垫块放置在距骨穹窿相应的位置（图 10.10A）。提供 6 个垫块以实现 1mm、2mm 或 3mm 的高度补偿。如果距骨穹窿是对称性磨损（即没有内翻或外翻的磨损），则不需采用高度补偿。然而，如果存在不对称磨损，则应使用高度补偿垫块以达到对称性。垫块应放置在任何残留的胫骨骨质下方，并且不通过弯曲距骨针而依靠距骨穹窿来稳定。可以使用两把关节撑开器分别置于胫骨截骨面和两侧方垫块之间以增强稳定性（图 10.10B）。然而，这些被证明是笨拙的放置并在后方距骨穹窿截骨导板不向前倾斜

的情况下难以维持适合的张力。另一个选择是使用一个大的打压植骨手柄楔入胫骨截骨面和桨形垫块之间（图 10.10C）。一旦垫块正确定位，就可将后部距骨穹窿截骨导板上的前旋钮拧紧。接着按后侧距骨穹窿截骨导板上的 4 个导向孔依次进行双皮质钻孔，每钻一个孔就置入一枚 75mm 导针（图 10.10D~F）。距骨截骨就从这些固定钉的上部开始。建议从中心孔开始并逐渐向两侧钻孔，以最大限度地减小在钻孔和置入导针期间截骨导板的任何移动。移除后方距骨穹窿截骨导板，留下 4 枚距骨截骨导针（图 10.11A）。将韧性的金属带状拉钩

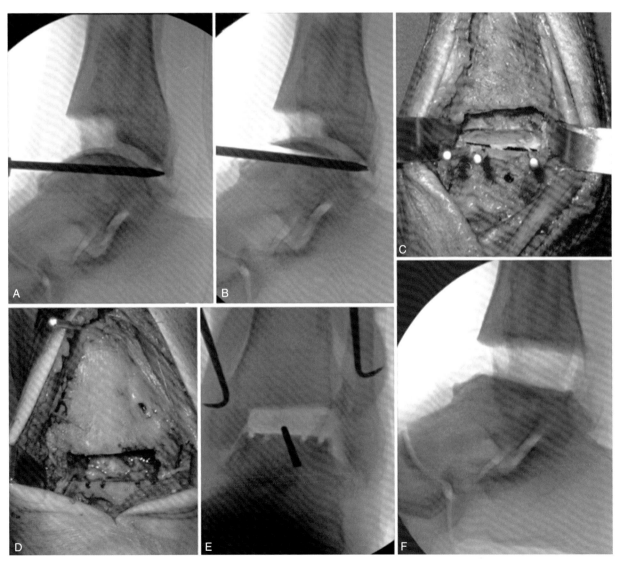

图 10.11　侧位 C 型臂增强系统显示后方距骨穹窿截骨前（A）和截骨后（B）的影像。图片显示后方距骨穹窿截骨前（C）和截骨后（D）的术中照片。正位（E）和侧位（F）C 型臂增强影像显示后方距骨穹窿截骨导板固定钉去除后清除胫骨残余骨块的情况

小心地放置在距骨切除水平的内外侧沟中，以免造成医源性内、外踝损伤。为了准确地按照计划进行截骨，摆锯应平齐于截骨导针的上表面，注意不要在导针之间的距骨上产生凿痕（图10.11B~C）。然后移除后侧距骨穹窿截骨骨块和所有4枚导针（图10.11D、E）。新型的后部距骨穹窿截骨导向器缩减了进行后斜面截骨所需的步骤。锯片只需紧贴在距骨导针上表面滑动，并再次用两个垫块挤压距骨穹窿的上表面，然后在内置截骨槽的内外两侧放置75mm导针。根据距骨的宽度使用窄或宽锯片通过截骨槽进行后方距骨穹窿截骨。尽管新型后部距骨穹窿截骨导板简化了后斜面的截骨，但作者认为，原先的后部距骨穹窿截骨导板允许更大程度的畸形矫正。因此，我们认为外科医生应该同时熟悉原先的和更新后的导向器操作步骤。

现在可以移除残留的胫骨后段骨块，并完成胫骨侧准备（图10.11F）。接下来将胫骨截骨时确定型号相对应的胫骨基托试模放入手术部位，并且确认其与胫骨远侧截骨面前部和后部接触（图10.12）。应注意确保胫骨基托试模上的激光线位于胫骨前皮质的后面，以使最终组件具有满意的前皮质覆盖。下一步涉及放置前距骨斜面以确定最终距骨假体在胫骨组件

下方的前－后位置。此时所有距骨颈骨赘都必须去除，以使距骨前斜面截骨导板可以贴服地放在后方距骨穹窿截骨面的顶端。距骨前斜面截骨导板具有粗糙的下表面，它应该平齐放置在后方距骨穹窿截骨面上。距骨前方和截骨导板之间残留间隙并不罕见，因此必须注意确保截骨导板直接抵住残留的距骨穹窿前表面和后方距骨穹窿截骨面（图10.13A），同时导向器手柄与第三跖骨对齐。一种前面使用过的关节撑开器可以用于将距骨前斜面截骨导板的后部挤压在距骨上（图10.13B），钻孔后用两枚45mm导针固定截骨导板（图10.13C），此时应注意，因为在置入各种由背侧向跖侧距骨截骨金属导针时，如果导针无意间穿过距骨下表面，可能会损伤跗骨窦动脉[14]。直观的是，正确的金属导针置入技术和术中自如使用C型臂影像增强系统将降低这种风险，从而减少距骨缺血性坏死的发生。随后将距骨占位器插入距骨前斜面截骨导板椭圆形窗口中。使足部保持中立背屈位，内外侧校准线应被胫骨前皮质所覆盖。如果无意间将距骨组件放置太偏前或偏后，将会导致不良的胫骨组件对线从而导致机械性失败。移除胫骨前斜面截骨导向器的椭圆形窗口，插入扩孔导向器。将前斜面扩孔钻

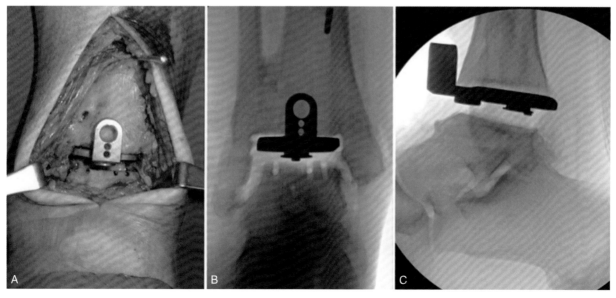

图10.12　术中照片（A）以及正位（B）和侧位（C）C型臂增强影像确认试模胫骨基座的型号

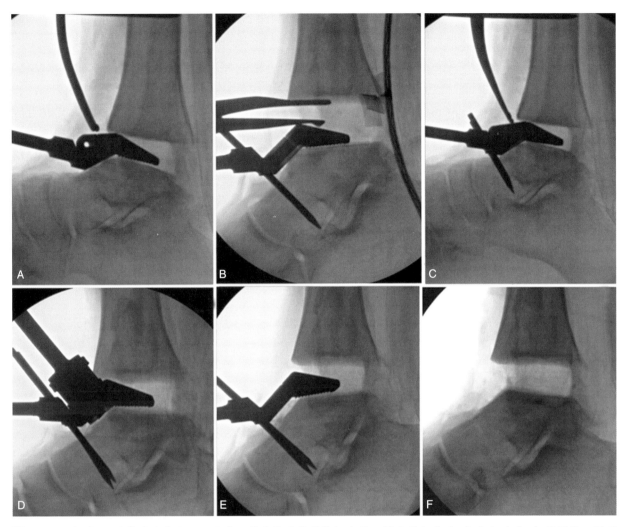

图 10.13　侧位 C 型臂增强系统显示通过距骨前斜面截骨导板在放入撑开器之前（A）和之后（B）的影像，用两枚固定导针维持截骨导板位置（C）。侧位 C 型臂增强影像显示前斜面扩孔钻（D）用于确定前方距骨表面（E）并在前后截骨面之间制备骨顶部（F）

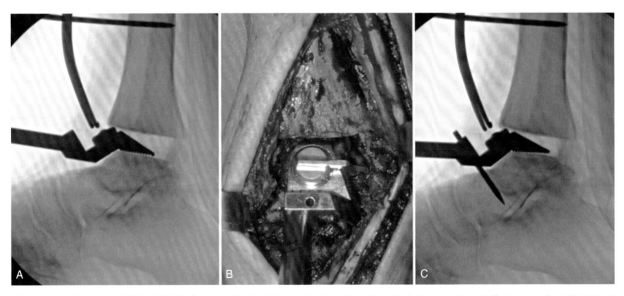

图 10.14　侧位 C 型臂增强影像（A）和术中照片（B）显示插头形内外定位标尺的对位情况。C. 导向器固定到位后的侧位 C 型臂增强影像

插入扩孔导向器中（图 10.13D），并用力挤压进行距骨前方截骨。随后移除扩孔导向器，旋转 180°，然后放回前斜面截骨导板中，然后用前斜面扩孔钻再次扩磨。这种两步法可打磨出距骨穹窿前方中央－内侧和中央－外侧表面以及距骨颈的一部分（图 10.13E）。然后移除前斜面扩孔钻和导针，在距骨最内侧和外侧边缘使用咬骨钳和手动骨锉完成距骨前方截骨（图 10.13F）。没有必要进一步切除距骨前方骨质，并且必须非常小心，不要破坏由前后斜面截骨面产生的顶点。接着将塞子形状的内－外侧标尺的右侧或左侧距骨截骨导板放置在距骨前后截骨面上（图 10.14A）。定位标尺应位于距骨前、后斜面截骨面交界处的顶点，内

外侧定位标尺的翼尖位于距骨的外侧皮质或其内侧 1~2mm，以确保最终组件的位置不会过于偏外（图 10.14B）。外侧距骨截骨导板必须与距骨前后截骨斜面连接处的顶点一致，位于相对于距骨外侧皮质的所需位置，并且旋转对线与第三跖骨对齐。一旦满足这些位置，钻孔后用 4mm 的导针固定外侧距骨截骨导板（图 10.14C），并再次注意不要损伤距骨的下方。塞子形状从内到外的定位标尺被移除（图 10.15A），将钟形铰刀放入距骨外侧截骨导板的孔中（图 10.15B），并推进到距骨直至遇到坚硬阻挡后停止（图 10.15C）。取下钟形铰刀，将一个固定栓放入孔中（图 10.16A）并完全进入距骨（图 10.16B）。接下来用韧性金属带

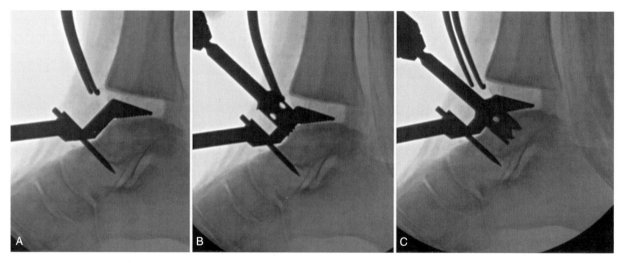

图 10.15 侧位 C 型臂增强影像显示移除插头形状的内外侧定位标尺套管（A），进行距骨钻孔（B）直至达到坚硬的阻挡（C）

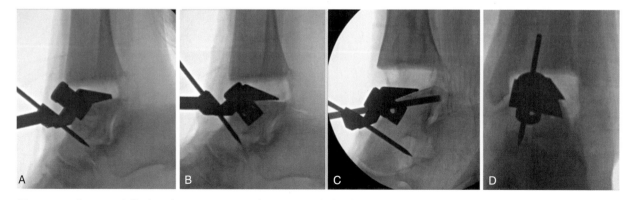

图 10.16 侧位 C 型臂增强系统显示置入距骨固定栓之前（A）和之后（B）的影像。侧位（C）和正位（D）C 型臂增强影像分别显示距骨外侧截骨的深度和角度

状拉钩保护外踝，使用往复锯依据外部截骨导槽进行距骨外侧截骨（图 10.16C、D）。如有必要，可以卸掉外侧距骨截骨导板手柄，以便更接近截骨导板的外表面。

更新的安装器械包含一个新型的前斜面截骨导板，该导板可滑过相同的距骨导针用于定位距骨后斜面截骨导板。依据原先的导向器将距骨占位器插入椭圆形窗口中，一旦获得最佳位置，用两枚 45mm 的导针将导向器固定在距骨颈部，注意不要穿透距骨颈下方。接着用距骨前方扩孔导向器取代距骨占位器，并且依照原先导向器的要求完成前斜面扩孔。然后移除前斜面截骨导板和导针，将初步选定的距骨试模放置于前后斜面截骨面的顶部，与其良好匹配而又不超过距骨皮质。在术中侧位 C 型臂增强图像上，距骨试模应与前后斜面截骨面匹配，并与胫骨长轴中心对线。一旦获得满意位置，用 45mm 导针固定初步距骨试模。插入钟形保护套，完成钟形截骨，并插入固定栓以保持试模位置。随后在韧性金属带状拉钩保护外踝的情况下，使用窄锯片进行距骨外侧截骨。如有必要，可以去除初步距骨试模假体手柄以便靠近导板的外侧斜面截骨槽。

试模型号、假体组件定位和胫骨龙骨的准备

放置右侧或左侧距骨试模假体时首先要保证距骨组件栓直接插入事先制备的距骨孔洞中，然后将试模轻轻地打压到位并确保距骨的覆盖（图 10.17）。选择的试模胫骨基托应与距骨假体相同型号或大一号。选取聚乙烯衬垫的厚度取决于是否能够使踝关节平衡。衬垫的大小应与距骨假体试模的尺寸和边界一致。塑料试模衬垫被夹持植入胫骨基托形成一个单一的整体装置，4mm 厚的胫骨基托配套可获得的 4mm、5mm、6mm 或 7mm 厚度的衬垫，其总厚度分别为 8mm、9mm、10mm 或 11mm。将胫骨整体组件试模插入胫骨与距骨假体之间。接下来将踝关节背屈和跖屈来进行"动态屈-伸试验"，与距骨试模组件表面完美贴合的塑料试模衬垫将推动胫骨基板，使其在冠状面、矢状面和旋转平面上获得最佳位置。胫骨基托一旦获得最佳位置，继续背伸和跖屈踝关节时将不会引起假体的进一步移动（图 10.18A）。如果软组织松解尚未完成，那么此时进行软组

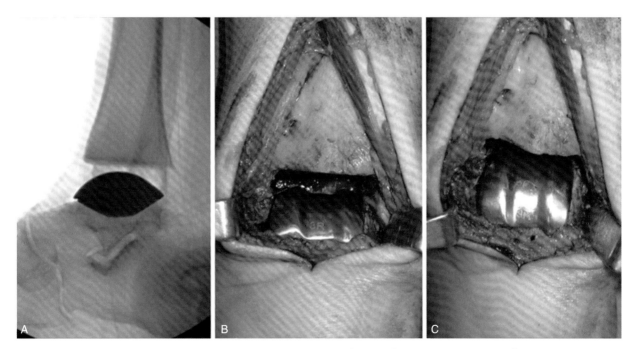

图 10.17　侧位（A）、踝关节中立位（B）和跖屈位（C）术中 C 型臂增强影像显示试模距骨假体组件位置

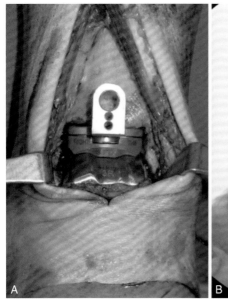
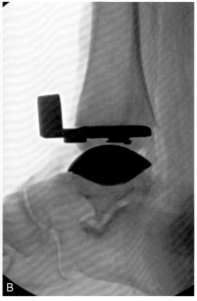

图 10.18 术中照片（A）和侧位C型臂增强影像（B）分别显示试模胫骨整体组件的内外侧位置及胫骨覆盖情况

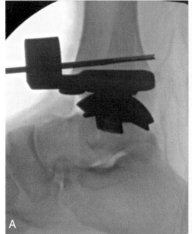
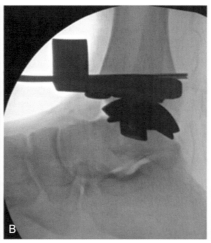
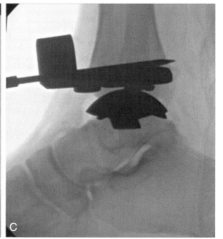

图 10.19 侧位C型臂增强影像显示胫骨龙骨上方孔（A）和下方孔（B），在试模胫骨基托正上方的下方孔中插入75mm双皮质导针（C）。在胫骨龙骨准备操作过程中，必须注意确保胫骨基托与胫骨截骨面直接接触

图 10.20 侧位C型臂增强系统显示胫骨固定栓制备前（A）和制作后（B）的影像。在胫骨固定栓准备操作过程中，必须注意确保胫骨基托与胫骨截骨面直接接触

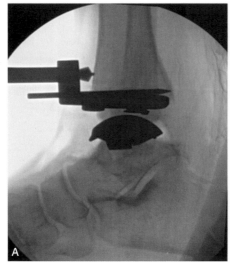
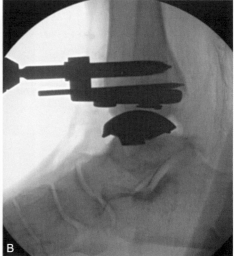

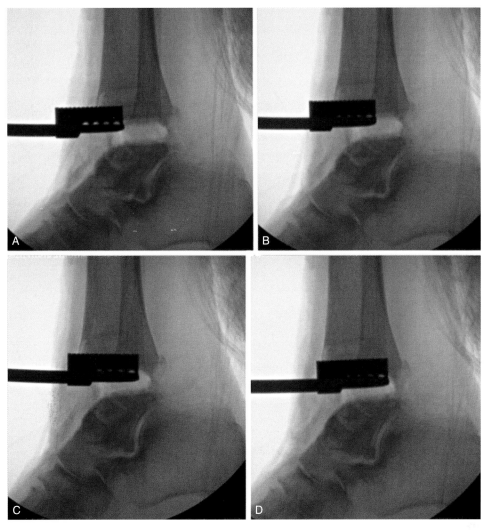

图 10.21　侧位 C 型臂增强系统显示胫骨龙骨锉刀开始阶段（A）、中间阶段（B）、接近完成（C）及贯通（D）影像。在准备操作过程中，与胫骨龙骨和固定栓制备一样，必须注意确保胫骨龙骨锉刀与胫骨截骨面直接接触

织松解对于获得平衡的踝关节特别是冠状面平衡尤为重要。在接受试模胫骨基板的位置之前，需要确认试模胫骨基托上表面的刻线为与胫骨的前皮质对齐。

至关重要的是保持试模胫骨基托与胫骨截骨面之间紧密接触并保持此位置，通过 C 型臂侧位影像确认（图 10.18B）。胫骨假体龙骨的准备从 2.9mm 钻孔开始，钻下部两个孔，并先钻位置较高的那个孔（图 10.19A），然后钻试模胫骨基托正上方的位置靠下的孔（图 10.19B），并放置一枚 75mm 导针固定导向器（图 10.19C），这两个钻孔将确定胫骨假体龙骨。然后使用 7.9mm 钻头通过试模胫骨基托最高和

最大的钻孔准备胫骨栓（图 10.20）。通过试模胫骨基托的导向器钻孔与最后的胫骨基板形成 4° 夹角，允许在最终打入胫骨假体组件后在龙骨和胫骨远端截骨面处形成压配。在制备胫骨栓之后，移除胫骨衬垫试模和距骨试模。使用小型动力锯或逐级使用胫骨龙骨骨凿凿通两个胫骨龙骨孔，然后使用胫骨龙骨锉进行斜切和嵌打。不同胫骨假体的尺寸（即 0、1、2、3）会显示在胫骨龙骨锉的上表面，嵌打的深度应与最终所选的假体长度一致（图 10.21）。充分冲洗手术部位，任何粗糙的边缘都要用手动锉刀锉磨光滑，直到临床观察和 C 型臂成像证实所选假体型号合适（图 10.22）。

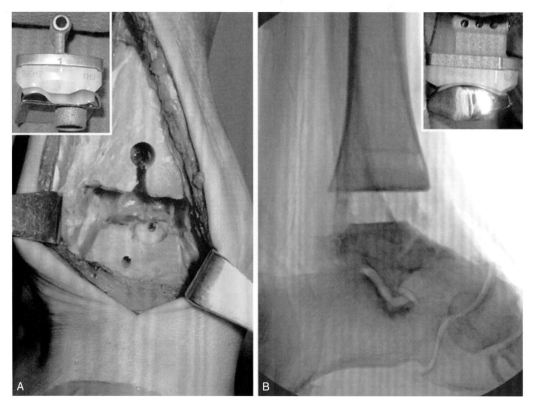

图 10.22　术中照片（A）和完成胫骨和距骨侧准备后侧位 C 型臂增强影像（B）与插图中相应的 Salto Talaris 全踝置换假体

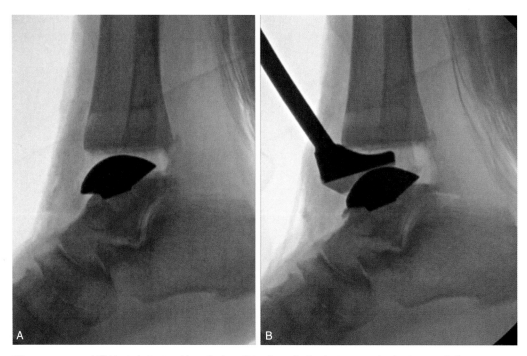

图 10.23　C 型臂增强系统显示植入最终距骨假体之前（A）和之后（B）的侧位影像

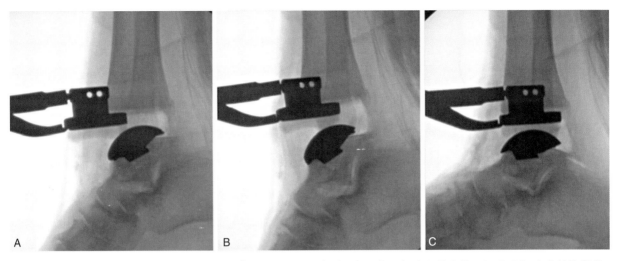

图 10.24　C 型臂增强系统显示嵌打植入胫骨假体初始阶段（A）、中间阶段（B）和最终植入假体后（C）的侧位影像。在植入胫骨假体过程中必须保持胫骨基托与截骨面直接接触

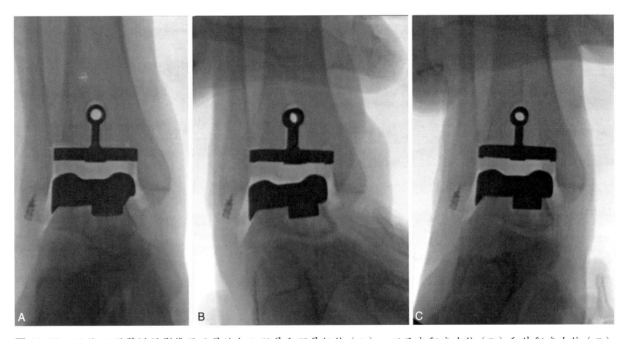

图 10.25　正位 C 型臂增强影像显示最终打入胫骨和距骨组件（A），以及内翻应力位（B）和外翻应力位（C）影像显示假体对线及稳定性良好

最终假体植入

美国 FDA 要求使用薄层聚甲基丙烯酸甲酯骨水泥进行假体的固定。在距骨假体的前表面和距骨多处钻孔内使用骨水泥以限制任何关节液浸入骨质，否则会导致骨囊变。重要的是，最终的距骨假体组件应与距骨准备后的形态精确匹配（图 10.23A），然后使用距

骨组件嵌打器进行击打（图 10.23B）。根据厂家的技术指导，相应型号的最终 UHMWPE 衬垫和边缘匹配的距骨假体通过组装夹固定于最终胫骨假体上。胫骨侧假体由胫骨基托和 UHMWPE 衬垫组成一个组件单元，衬垫应按照厂家的说明书植入胫骨基托内。然后敲击胫骨假体直至达到试模假体的安装位置。术中最好进行连续的侧位 C 型臂透视以确定胫骨基托的上表面与胫骨截骨面维持接触，

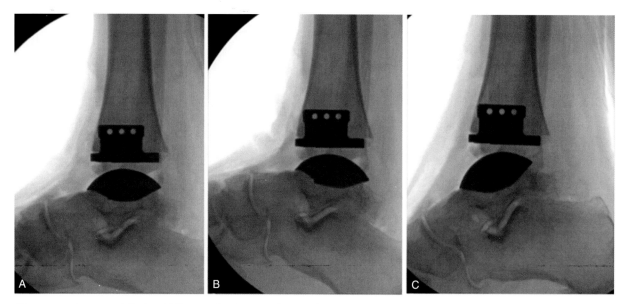

图 10.26 侧位 C 型臂增强影像显示最终打入胫骨和距骨组件（A），以及背屈应力位（B）和跖屈应力位（C）影像显示假体活动度良好

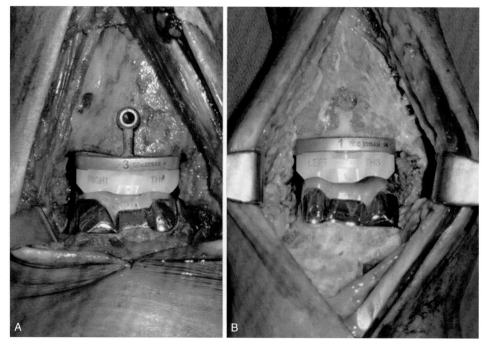

图 10.27 A. 术中照片显示最终打入胫骨和距骨假体组件。B. 术中照片显示胫骨固定栓开窗处的松质骨打压植骨和将聚甲基丙烯酸甲酯骨水泥应用于胫骨假体龙骨和距骨前表面

避免出现间隙（图 10.24）。此外，假体植入过程中在胫骨假体嵌打器上保持轻度的跖侧压力并向上敲击，将有助于减少踝穴中胫骨基托后部的间隙。如果在胫骨基托和胫骨之间出现了小的间隙，则可以在踝关节处于中立位时用手敲击足底，从而使胫骨基托平齐坐于胫骨截骨面上。分别在冠状面（图 10.25）和矢状面（图 10.26）上对踝关节进行加压，以确保其稳定性和满意的活动度。胫骨组件和相邻骨骼之间的任何间隙均用从先前截得的松质骨和符合美国 FDA 要求的薄层聚甲基丙烯酸甲酯骨水泥进行填充（图 10.27）。

总　结

　　Salto Talaris Mobile Version 假体的体内运动学揭示，衬垫并没有发挥活动平台的功能而更像是固定在胫骨组件上 [6, 7]，此后研究者发展出固定衬垫的 Salto Talaris 全踝关节置换假体。在假体的重新研发过程中，研究者特别关注胫骨基托的长度和宽度以最大限度地覆盖骨皮质，通过改变距骨组件形态以获得三平面运动范围内灵活性和限制性的最佳平衡，并重新设计安装器械以提高植入精度。有趣的是，固定衬垫 Salto Talaris 全踝关节置换假体目前正在进行临床评估 [8]，而欧洲是这种假体活动衬垫版本在临床应用占主导地位的地区 [15]。虽然还未经证实，Salto Talaris Mobile Version 假体的发明者指出，开发固定平面 Salto Talaris 全踝关节置换假体的理论依据是改善距骨组件相对于胫骨组件的中心化定位以及探索使用较小金属组件的可能性 [8]。他们推测这两种属性都会减少踝部撞击，以及继发于 UHMWPE 植入，特别是聚乙烯磨屑引起的骨小梁改变 [8]。较低的翻修率 [10] 和简便直接的手术技术 [16] 与持续发展的专用翻修假体（Salto Talaris XT 踝关节翻修假体, Tornier, Inc., Blooming, MN/Wright Medical Technology, Inc., Memphis, TN）相结合，使得 Salto Talaris 全踝关节置换假体适用于绝大多数初次全踝关节置换。然而，美国 FDA 所要求的聚甲基丙烯酸甲酯骨水泥在其中所发挥的作用仍然不确定，因为在美国没有超适应证使用非骨水泥假体的数据进行比较。

参考文献

[1] Bonnin M, Donley B, Judet T, et al. Chapter 71: The Salto and Salto-Talaris total ankle arthroplasty//Easley ME, Weisel SW, editors. Operative techniques in foot and ankle surgery. Philadelphia: Lippincott Williams & Wilkins, 2011:562-575.

[2] Colombier JA, Judet T, Bonnin M, et al. Techniques and pitfalls with the Salto prosthesis: our experience of the first 15 years. Foot Ankle Clin, 2012,17:587-605.

[3] Bonnin M, Judet T, Siguier T. La Prothèse Totale de Cheville//Bouysset M, editor. Le pied en rhumatologie. 2nd ed. Paris: Springer, 2000:417-431.

[4] Piriou P, De Loubresse GC, Colombier J, et al. Cheville dégénérative post-traumatique et prothèse: Notre experience// Hérisson C, Lucien S, editors. La cheville dégénérative et post-traumatique: la place de la prothèse en l'an 2000, vol. 42. France: Elsevier Masson SAS, 2000:149-155.

[5] Leszko F, Komistek RD, Mahfouz MR, et al. In vivo kinematics of the Salto total ankle prosthesis. Foot Ankle Int, 2008,29:1117-1125.

[6] Rush SM, Todd N. Salto Talaris fixed-bearing total ankle replacement system. Clin Podiatr Med Surg, 2013, 30:69-80.

[7] Yalamanchili P, Donley B, Casillas M, et al. Salto Talaris total ankle replacement. Oper Tech Orthop, 2008,18:277-281.

[8] Gaudot F, Colombier J-A, Bonnin M, et al. A controlled, comparative study of a fixed-bearing versus mobile-bearing ankle arthroplasty. Foot Ankle Int, 2014, 35: 131-140.

[9] Adams Jr SB, Demetracopoulos CA, Viens NA, et al. Comparison of extramedullary versus intramedullary referencing for tibial component alignment in total ankle arthroplasty. Foot Ankle Int, 2013,34:1624-1628.

[10] Roukis TS, Elliot AD. Incidence of revision following primary implantation of the Salto Mobile Version and Salto Talaris total ankle prostheses: a systematic review. J Foot Ankle Surg, 2015,54(3):311-319.

[11] Roukis TS. Incidence of revision after primary implantation of the Agility total ankle replacement system: a systematic review. J Foot Ankle Surg, 2012,51:198-204.

[12] Criswell BJ, Douglas K, Naik R. High revision and reoperation rates using the Agility total ankle system. Clin Orthop Rel Res, 2012,470:1980-1986.

[13] Prissel MA, Roukis TS. Incidence of revision after primary implantation of the Scandinavian total ankle replacement system: a systematic review. Clin Podiatr Med Surg, 2013,30:237-250.

[14] Tennant JN, Rungprai C, Pizzimenti MA, et al. Risks of blood supply of the talus with four methods of total ankle arthroplasty: a cadaveric injection study. J Bone Joint Surg Am, 2014,96:395-402.

[15] Roukis TS, Prissel MA. Registry data trends of total ankle replacement use. J Foot Ankle Surg, 2013, 52: 728-735.

[16] Schweitzer Jr KM, Adams Jr SB, Easley ME, et al. Total ankle arthroplasty with a modern fixed-bearing system: the Salto Talaris prosthesis. J Bone Joint Surg Am, 2013,95:1002-1011.

第 11 章　STAR 技术

James M. Cottom, W. Bret Smith

引　言

全踝关节置换术（TAR）是通过 1973 年发表的一篇论文被医学界认识的。Lord 和 Marotte 撰写的这篇论文介绍了他们最初完成的 12 例踝关节置换的经验[1]。不幸的是，踝关节置换的初始设计在带给人们希望后却显现出很高的失败率[2]。此后 40 年来，大量的改良、发展和进步发生在踝关节置换领域。

最近 20 年随着假体设计和临床疗效的提升，TAR 呈现出复兴之势。当前要求接受踝关节置换的患者每年都持续增长。

终末期踝关节炎显著影响罹患人群的生活质量，其影响程度与终末期髋关节炎相似[3-5]。

Scandinavian 全踝关节置换系统（STAR, Stryker Orthopaedics, Inc., Mahwah, NJ）首次出现是在 1978 年[6]，最初的版本是一款骨水泥固定假体，于 1981 年第一次应用于临床[7]。STAR 系统是一种三组件活动衬垫设计，在欧

J. M. Cottom, DPM, FACFAS (✉)
Fellowship Director, Attending Surgeon, Coastal Orthopedics and Sports Medicine, 6519 Pointe Pointe W Blvd, Bradenton, FL 34209, USA
e-mail: jamescottom300@hotmail.com

W.B. Smith, DO, MS, FAOAO
Foot and Ankle Division, Department of Orthopedics, Moore Center for Orthopedics, Providence Hospitals, 104 Saluda Pointe Dr., Lexington, SC 29072, USA

© Springer International Publishing Switzerland 2016
T.S. Roukis et al. (eds.), *Primary and Revision Total Ankle Replacement*, DOI 10.1007/978-3-319-24415-0_11

洲市场上取得了相对的成功。但在美国经历了 FDA 冗长的回顾调查和评估，终于在 2009 年获批有条件进入美国市场。

STAR 系统的使用范围广且使用时间长，使之成为检验研究最可靠的 TAR 假体之一。截至本章节撰写时，估计全球范围内有超过 15 000 套 STAR 系统被应用于临床[8]。

至今有许多研究报道了 STAR 踝关节置换系统长期随访的临床结果和假体生存率。一些研究显示其 10 年的假体生存率超过 90%[9, 10]，虽然来自欧洲的对比研究报道 10 年的假体生存率可能低至 45%[11, 12]。大宗样本回顾性研究和来自注册系统的研究论文显示，几种不同的 TAR 系统的整体 10 年生存率约为 80%[13-15]。

设计的基本原理

STAR 踝关节置换系统是一种三组件、活动衬垫、非骨水泥固定的假体系统。在美国使用的胫骨基托和距骨侧组件表面有 200μm 厚度的钛浆喷涂多孔涂层[12]。

STAR 假体的三组件包括一个平坦的胫骨侧金属组件，背侧有两个短钉结构以增强其稳定性。距骨侧组件是一个金属的圆柱形，中心有一个微小隆起的脊。两组件之间是高密度聚乙烯材料的滑动核心，其上表面平坦，与胫骨基托形成匹配界面。由于界面是水平的，因此允许一定程度的内外旋和前后滑动[16]。衬垫的

底面外形与圆柱形距骨组件匹配以允许跖屈－背屈运动。

距骨侧假体组件的表面包括形成关节的距骨穹窿和踝关节内外侧沟，距骨假体下表面中央有一个龙骨以增加其稳定性。

因为聚乙烯衬垫可以在胫骨和距骨侧假体间非限制移动，所以允许踝关节在 3 个基本平面运动。这种活动衬垫的设计在理论上减少了骨与假体组件之间的剪切力和摩擦，可能增加假体的长期稳定性，并改善人工关节的牢固性[16]。

适应证

如同所有的外科手术，手术适应证是一个不断发展的问题。当前在美国，TAR 被用于治疗成人终末期踝关节炎。类风湿关节炎、创伤性关节炎和原发性关节炎也是非常常见的手术适应证[17]。TAR 还可用于明确的相邻后足和（或）中足骨关节病，以及和相邻关节融合手术相配合。

患者必须有足够的软组织覆盖条件，以保证假体置入的安全性。此外患肢的血管健康状况必须被认真评估，骨量作为假体植入稳定的保障也要考虑在内。

当评估愿意接受 TAR 患者的状况时，年龄和体重指数也是两个需要认真考量的因素。文献报道在肥胖患者中，TAR 长期随访疗效满意也是值得期待的[10]。至于年龄因素，一项对比研究显示中期随访 50 岁以下和 50 岁以上两组患者，TAR 假体的生存率没有显著差异[18]。没有硬性和严格地规定接受 TAR 手术患者的年龄和体重，但在手术前与患者清晰地讨论手术疗效和期望是非常重要的。

禁忌证

活动性踝关节化脓性感染、沙尔科关节或神经病性关节病、距骨或胫骨远端大面积缺血

坏死、骨髓炎、患肢完全性瘫痪、软组织覆盖差、供血不足、难以矫正的严重畸形和骨骼未成熟均是 TAR 最常见的手术禁忌证。局限性骨缺血坏死患者如果累及区域在假体置入时可通过截骨去除，可不看作是手术禁忌证。

TAR 的相对禁忌证包括既往有感染病史、糖尿病患者、病态肥胖者、韧带不稳定、吸烟者、软组织条件差、对线不良和周围感觉神经病变。

手术技术

患者仰卧在手术床上，确定内踝垂直于手术床和髌骨朝上非常重要。在同侧髋关节下方放置一个小方垫可以获得合适的体位（图 11.1）。足和小腿用驱血带驱血后，将大腿近端用止血带加压。于胫骨嵴外侧 1cm、踝关节前侧正中、胫前肌腱和踇长伸肌腱之间做一长约 10cm 的纵性切口。切口内可见腓浅神经，需小心向外侧牵拉保护。于胫前肌腱和踇长伸肌腱之间切开伸肌支持带，作者选择在切开时做标记以方便手术结束时原位闭合。也可以选择错列的方式切断伸肌支持带以防止闭合后肌

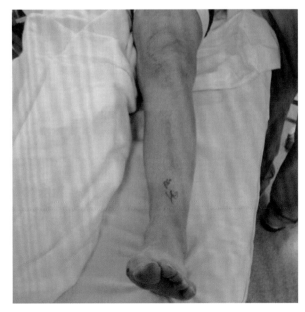

图 11.1　将一个小方垫放置在患者同侧髋关节下方，使髌骨朝向正上方

腱外露，一般在拇长伸肌腱的近端和胫前肌腱的远端切开伸肌支持带。此时要注意辨认腓深神经和动脉并向外侧牵开，然后沿切口全长分离暴露踝关节，直至显露内踝和大部分胫骨远端外侧。松解软组织超过距骨颈外上方水平以便彻底暴露踝关节外侧。只有踝关节显露良好，胫骨远端的骨赘就能够在截骨过程中去除。此时辨认踝穴位置非常重要，能够帮助我们在适合的位置设置髓外导杆。同时将预防性导针置入内踝使之与将来假体的安放位置保持距离，以免术中发生内踝骨折，也可以使用预防螺钉（图 11.2）。这里推荐使用一个小的往复锯在踝关节内上部胫骨远端做一垂直标记，一旦胫骨截骨导板放置好，可以通过这个 1~2mm 的截骨痕迹确定胫骨远端内侧面位置（图 11.3）。

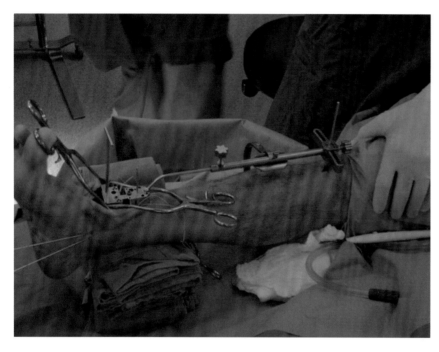

图 11.2 将导针放置于内踝尽可能靠近皮质处以预防术中骨折的发生，或者将螺钉预防性拧入内踝处

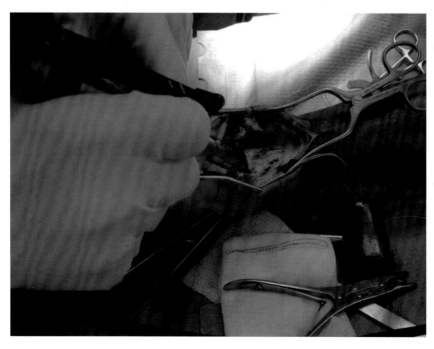

图 11.3 使用一把小的往复锯自胫骨远端内侧划开 1~2mm 深，与内侧沟垂直

放置髓外对线夹具

在术中 C 型臂引导下，将一枚直径 3.2mm 的钻孔钉置入胫骨结节使之垂直于胫骨长轴。可以将一把 0.25in(1in ≈ 2.54cm) 的骨刀放置于内侧沟作为指示，固定钉的方向平行于骨刀（图 11.4）。将胫骨对线导向器的中心孔穿过固定钉，上方螺钉锁紧导杆。将胫骨远端截骨导板大致放在胫骨远端踝穴水平。将另一把 0.5in 的骨刀放入关节中作为参考点以指示截骨导板远端的放置位置（图 11.5）。这里推荐将胫骨对线导杆放在距调节模块和胫骨前嵴等距离处，通常两指宽的距离就足够了（图 11.6）。

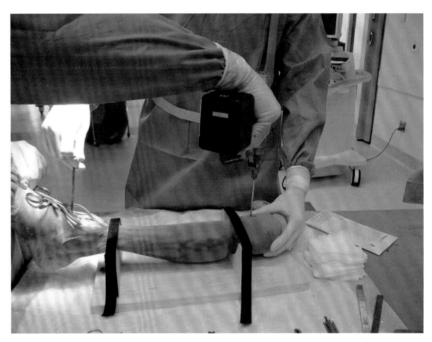

图 11.4　将一把 0.25in 的骨刀从前到后置于内侧沟作为参考，近端钻孔钉平行于骨刀方向

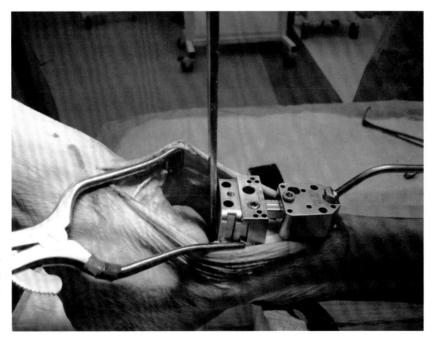

图 11.5　将一把 0.5in 的骨刀从前到后置于关节间隙的中央，髓外截骨模块下调直至靠在骨刀上方，这有助于将截骨模块放置在合适位置

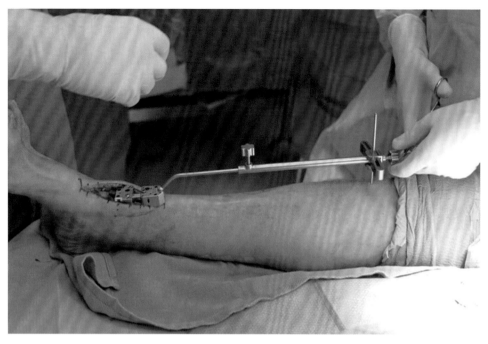

图 11.6 将胫骨力线导杆放置在距调整模块和胫骨前嵴等距离处，通常两指宽就足够

此时，根据放置于内侧沟的 0.25in 骨刀的指示，将 T 形把手插入截骨模块以校正内翻或外翻的位置。T 形把手应与内侧沟内的骨刀平行（图 11.7）。

也可以将踝关节置于中立位，T 形把手与第二跖骨对齐用以对线。使用术中 C 型臂 X 线透视确定胫骨对线导向器杆与胫骨干在前后位和侧位均平行，即可通过胫骨远端截骨导板钉

入一枚直径 2.4mm 的单皮质固定钉。此时仍然允许截骨导板调整内外翻和前后倾。一旦确定位置合适，通过截骨导板置入两枚额外的固定钉以保持位置不变（图 11.8）。

可以将一种被称为"天使之翼"的截骨飞刀放置在胫骨截骨导板的卡槽中，通过导板外侧标示在 C 型臂 X 线透视下的侧位影像来确定胫骨截骨水平，胫骨远端截骨量最少 5mm。

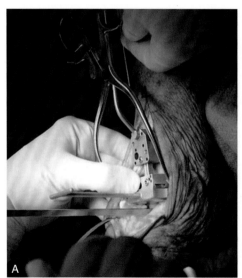
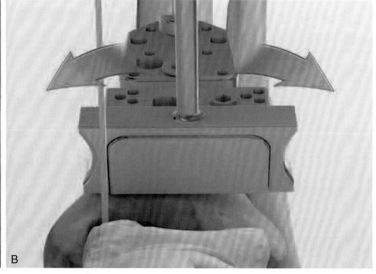

图 11.7 将一把 0.25in 的骨刀从前到后置于内侧沟作为参考，通过"T 形杆"调整对线使两者平行（A），注意"T 形杆"与骨刀在矢状面平行（B）

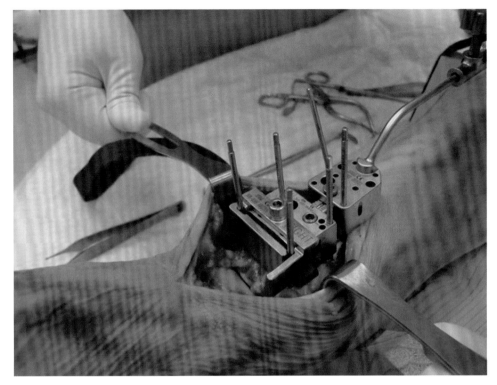

图 11.8　将额外的固定钉钉入截骨导板确保其位置固定

通过旋转胫骨截骨导板上的调节旋钮，将最靠近踝穴顶端的小圆柱下端调整到踝穴顶端水平（图 11.9）。此外还可以通过截骨飞刀测量最终胫骨侧组件的尺寸，"天使之翼"上共有 7 个小圆柱，从飞刀中心向远近端延伸 5mm，每个小圆柱间距 10mm。

　　将胫骨截骨导板插入导向器，通过调节旋钮完成截骨导板内外侧的调整。在锯槽内侧缘置入一枚固定钉，钉的位置应与先前用小号往复锯在胫骨内侧做的标记重叠（图 11.10）。这就决定了胫骨截骨的内侧缘，将 2.4mm 固定钉穿透双侧皮质以保护内踝，再置入外侧固定钉以保护外踝免受损伤。如果固定钉位置有任何问题可使用术中透视校正，投射时 C 型臂头端应低于踝关节 30° 位，这样保证能观察到胫骨上的固定钉。通过锯槽进行胫骨远端截骨，再使用往复锯从内踝边缘向上锯并与横向截骨面连通。截骨完毕后去除截骨导板，再使用半英寸的弧形骨刀从水平和向下方向打入以帮助清除后关节囊处的残留骨。

距骨侧准备

　　将距骨侧截骨导板插入胫骨对线导向器中，将截骨导板与距骨上表面置于同一水平非常重要。通过调整胫骨对线导向器使得截骨导板切槽低于距骨上表面，此时足的位置应保持与胫骨长轴垂直（90°）。将固定钉钉入距骨截骨导板外侧孔中以确保距骨截骨模块的位置，同时在切槽末端内侧钉入另一枚固定钉防止在截骨时损伤内踝。通过切槽进行距骨截骨并清除骨屑，检查关节内确保无残留骨。将关节间隙垫块置入关节截骨间隙中，12mm 厚度的垫块松紧合适（图 11.11）。如果关节间隙垫块插入过紧，则需进行额外胫骨截骨。

　　此时将距骨测量模板置于距骨截骨面上，必须内外侧均合适，即模板的外侧边缘与距骨外侧缘匹配（图 11.12）。一旦尺寸确定合适，连接钻孔导向器将固定钉置入距骨的上表面。钻孔导向器把手要与第二距骨长轴在一条直线

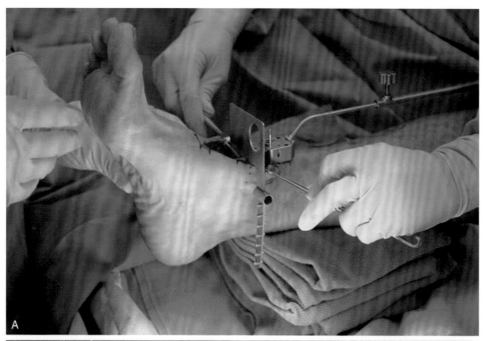

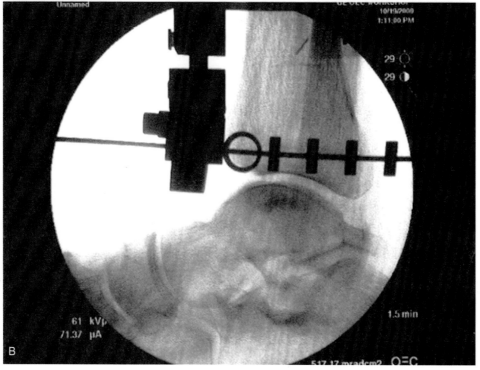

图 11.9 A. 将 "angel wing" 截骨飞刀安放在锯槽中，通过术中 C 型臂增强影像系统侧位透视确定胫骨截骨位置，截骨高度可通过截骨导板上的螺丝旋转进行调整。B. 注意将最接近关节面小圆柱的下表面尽可能地靠近踝穴的上方

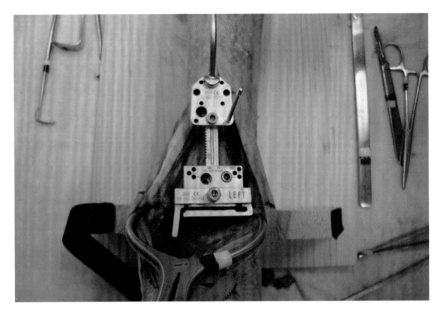

图 11.10 将一枚游离钉置于锯槽的内角，通过旋转调节旋钮将该钉落入胫骨远端先前用往复锯标记的凹槽中，此时锯槽处于最佳截骨位置

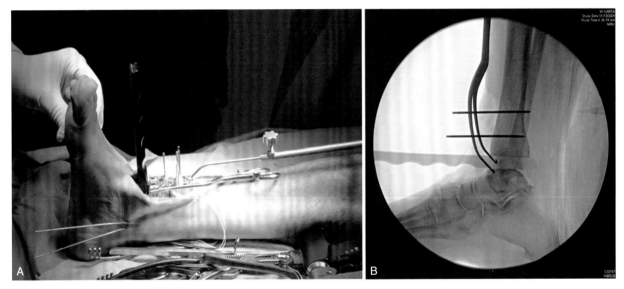

图 11.11 A.将末端为 12mm 的黑色关节间隙垫块插入胫骨截骨后的关节间隙中，应该松紧合适，不能过度紧张。B.通过 C 型臂影像增强系统确认关节间隙垫块位置合适且截骨充分

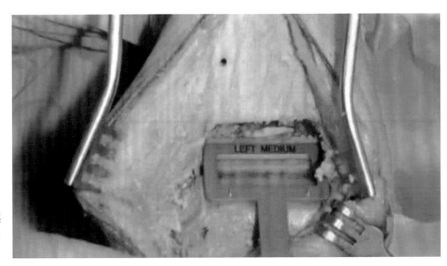

图 11.12 将距骨型号测量模板置于距骨截骨面上，它应与距骨内外侧面边缘匹配

上（图 11.13）。通过钻孔导向器钉入一根直径 2.4mm 的导针，将模板固定于距骨上表面。钻孔导向器后部与距骨外侧突在一条线上，可以通过术中 C 型臂侧位像确认（图 11.14）。去除钻孔导向器，通过 2.4mm 的导针放置合适尺寸的基准模块使之与第二距骨共线，所放置的位置通过 C 型臂侧位增强影像确认，C 型臂透视下基准模块的后方或上方与距骨外侧突在一条直线上（图 11.15）。

确定钻孔固定钉将基准模块固定至距骨后去除中央的 2.4mm 导针。接下来将前、后截骨导板插入基准模块，用螺丝刀和锁定螺栓将其固定后，在截骨导板中央打入 2.4mm 导针固定。此时，作者更愿意先通过截骨导板完成距骨后侧截骨。注意力需集中至距骨后内侧和后外侧角，确保所有骨质截除彻底。接下来用坚硬的限深锉处理距骨上表面。采用啄扫运动从远侧沟向近侧沟处理（图 11.16）。一旦这一步骤完成，前、后截骨导板就可去除。自距骨前方磨锉的骨块可收集起来，在最终完成胫骨组件的安放后用于填充管状骨孔。

现在可将内、外截骨导板插入基准模块并锁定牢固。将往复锯插入截骨导板的内外

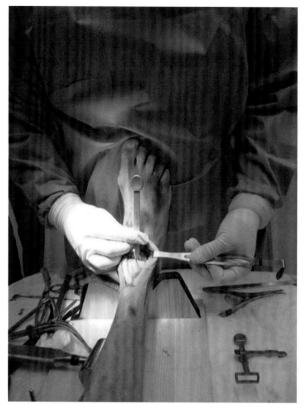

图 11.13　距骨型号测量模板的把手应与第二距骨长轴在一条直线上以确保其位置合适

侧截骨槽中。锯片根据激光线指示插入（图 11.17），先从关节内开始，锯片平行于激光线扫到截骨导板的另一侧再向前方划过。重要

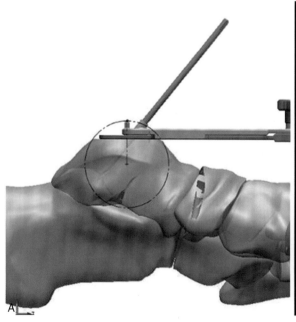

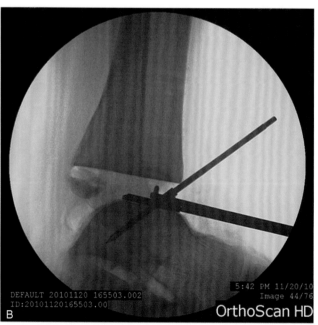

图 11.14　A. 钻孔导向器的后侧与距骨外侧突在一条直线上。B. 使用 C 型臂影像增强系统确定导向器位置合适，注意导向器还要和距骨截骨的上表面平齐

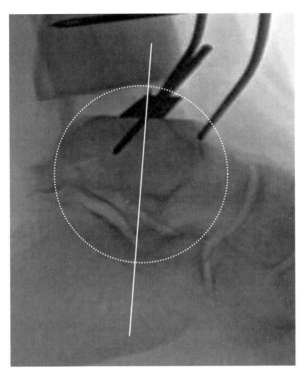

图 11.15　放置基准模块时将其后上角与距骨外侧突置于一条直线上，通过 C 型臂影像增强系统的侧位像确定基准模块放置位置合适

的是截除骨块厚度内侧最少 10mm，外侧最少 15mm。此时可将内、外侧截骨导板连同基准模块取下，用小骨刀去除距骨内、外侧截骨残留骨质。这一步骤很容易完成，先将骨刀置于截骨处从前到后打入，可将骨块从距骨上游离，

再同样使用骨刀垂直插入第一次截骨处的下方内侧约 10mm 或外侧约 15mm 打入即可。如果能使用动力锉，就可以快速而容易地使任何额外骨质塑形（图 11.18）。

现将距骨窗试模放置在处理过的距骨上，与距骨匹配放置不留任何间隙。如果间隙存在，则需去除更多骨质。距骨窗试模再用 2.4mm 钻孔钉固定，如果需要，可在固定前使用板状撑开器将距骨窗试模压紧至距骨表面。先徒手将钻孔钉拧入前方的孔里，再轻柔地调整到合适位置。如果插入位置不当，钻孔钉可能会插入窗试模的方向（图 11.19）。

将直龙骨钻插入距骨窗试模的中央槽中，钻 3 个孔。一个孔尽可能靠前方，第二个孔位于中央，最后一个孔靠后侧。通过平扫运动将所有的孔连接并确定钻的孔尽可能靠近距骨前方使得前方磨钻充分。接下来去除距骨窗试模，稍用力打入距骨槽打器，这样可使其与距骨龙骨的上方和前侧齐平（图 11.20）。

假体型号测量和安装

此时，在安装特定型号的距骨侧组件前，

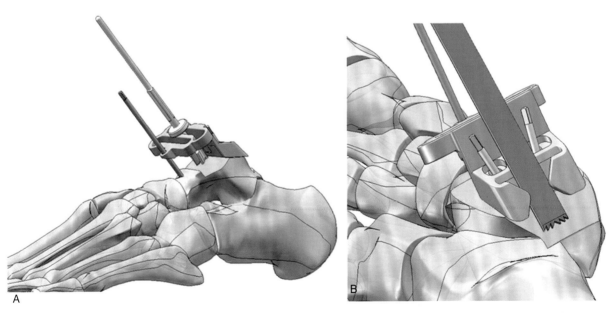

图 11.16　A. 将前、后侧截骨导板安装至基准模块上并确定位置正确。B. 使用硬的限深锉处理距骨的上表面，再通过锯槽进行距骨后侧截骨，要谨慎细致地处理距骨后侧、内侧和外侧

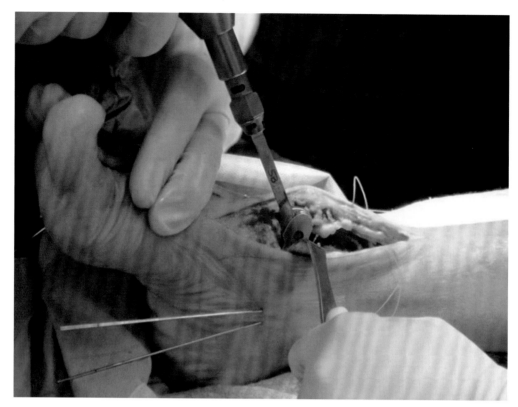

图 11.17　将内、外侧截骨导板安装至基准模块上，注意往复锯上的激光标记和导板上的刻痕线

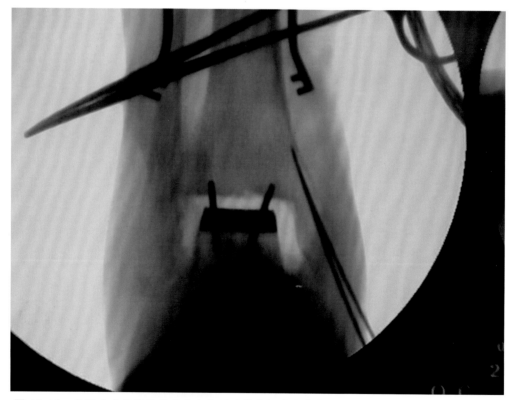

图 11.18　使用动力锉能很容易地完成踝关节内侧沟的准备

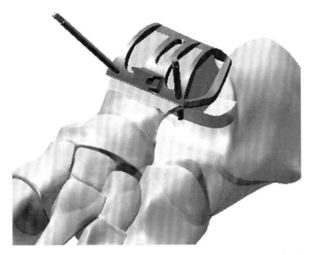

图 11.19　距骨窗试模应与距骨平齐，在磨挫距骨槽之前前方使用钻孔钉固定以保证其位置不发生变化

先使用器械盘中的测深尺准确测量胫骨侧的尺寸。使用测深尺勾住胫骨远端后侧皮质，分别测量内侧和外侧（图 11.21）。将胫骨管状开口导向器置于胫骨截骨表面来评估截骨情况也是很有帮助的，可以确定截面是否平齐；也可插入合适尺寸的胫骨管状开口导向器，再插入胫骨假体植入保护器，翘起后将试模顶紧胫骨远端（图 11.22）。可以通过术中 C 型臂

影像增强系统检查试模是否与胫骨平齐（图 11.23）。一旦该步骤完成，确定的距骨组件就可以通过假体较长的侧面插入。接着使用距骨打压器打压后使距骨组件安放在解剖位置。重新将胫骨假体植入保护器插入至距骨侧组件的上表面起到保护作用，再推入胫骨钻孔导向器，这样就可使其与处理过的胫骨表面平齐，这也需要 C 型臂透视侧位来确定。也可插入聚乙烯衬垫试模来帮助胫骨钻孔导向器与胫骨远端平齐。作者通常试用多种不同型号的聚乙烯试模衬垫，找出最大型号的衬垫来帮助安放胫骨钻孔导向器。接着通过 C 型臂透视确定胫骨钻孔导向器相对于距骨侧组件位置正确后，用 2.4mm 钻孔钉通过导向器远端孔将其固定在胫骨上（图 11.24）。钻入胫骨管状钻孔导向器上的一个孔，用手轻轻向足部方向压实以防止滑动。当第二个孔按相同方式钻入后，再将管状孔栓插入钻孔处。保持其位置不变，再插入钻孔槽打器，重复此过程进行钻孔操作。去除胫骨钻孔导向器，但保留一枚 2.2mm 钻孔钉，通常可以通过导针直接抬起导向器。参照胫骨

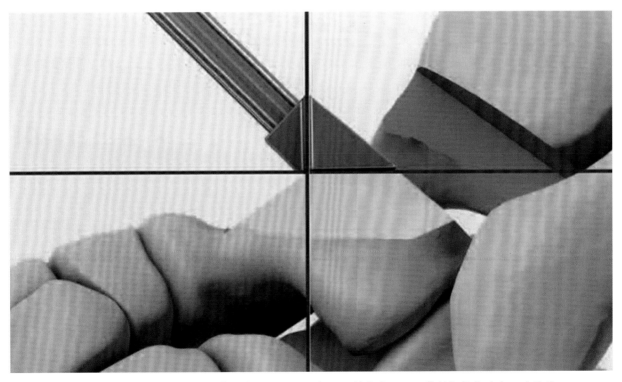

图 11.20　距骨槽打器的放置必须与距骨的前面和上面平齐，这样才能保证距骨侧组件安放在正确位置

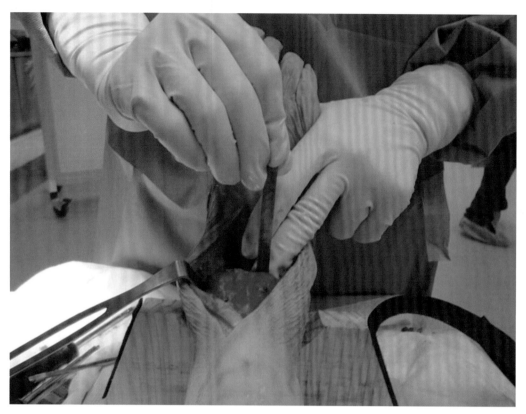

图 11.21 插入测深尺并钩住胫骨后侧皮质表面，分别测量内侧和外侧长度以确定胫骨侧组件的型号

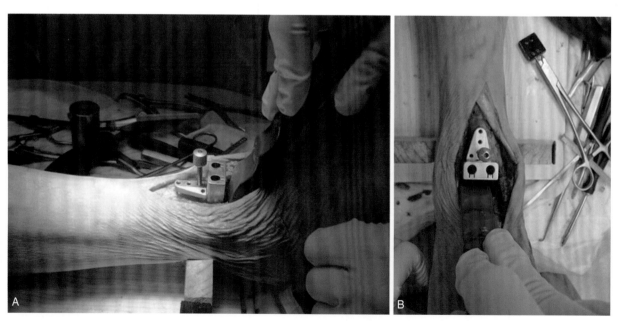

图 11.22 将蓝色间隙垫块（胫骨假体植入保护器）顶紧胫骨钻孔导向器使其与处理后的胫骨截骨面平齐。侧面观（A）和正面观（B）

假体植入器把手平行于留置在胫骨远端的导针方向，最终将胫骨侧组件插入到处理后的胫骨上。让一个助手尽可能地将足置于跖屈位非常重要，这样可使胫骨侧组件不会撞击距骨

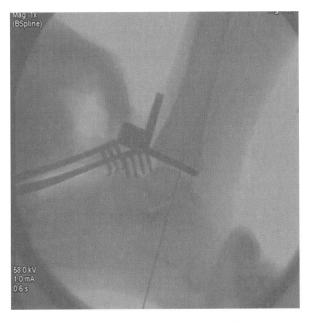

图 11.23　确认胫骨钻孔导向器与胫骨截骨面平齐。如果不能平齐，必须清除会导致骨或软组织撞击的结构

侧组件而使其发生移位。当插入胫骨侧组件时，术者的手向足部方向按压可使假体与处理后的胫骨平齐。在胫骨假体插入器允许的深度打压胫骨侧组件后，去除插入器。通常情况下胫骨侧组件的前面仍有几毫米翘起。可使用黑色间隙垫块末端帮助放置胫骨侧假体，使其低于胫骨前侧皮质。此时聚乙烯试模衬垫可放置于关节间隙中，用来评估背屈 – 跖屈弧度和内外翻应力（图 11.25）。一旦合适的聚乙烯衬垫型号确定，就可最终将真正的聚乙烯衬垫插入（图 11.26）。

总　结

　　TAR 对于终末期踝关节炎患者是一种可行的选择方案。STAR 踝关节置换系统尽可能减少了截骨量，活动衬垫设计的假体有助于骨 – 假体界面上的应力最小化。在终末期踝关节炎的治疗方案中，踝关节融合术一直被认为是"金

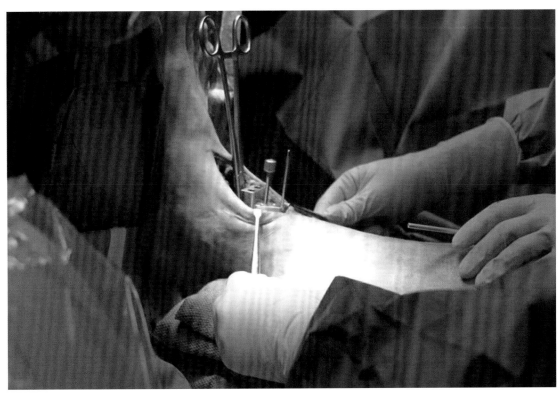

图 11.24　术中用 C 型臂影像增强系统确定胫骨钻孔导向器相对于距骨侧组件位置合适后，用一枚 2.4mm 固定钉通过胫骨钻孔导向器远端孔将其固定至胫骨。注意：钻孔时用手将足轻度跖屈

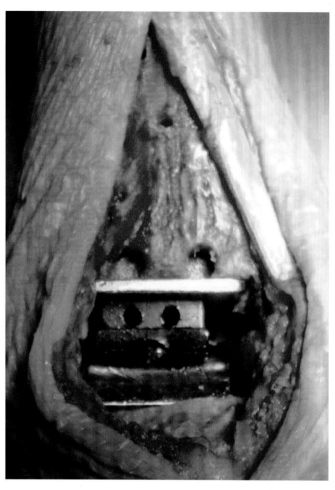

图 11.25　插入试模衬垫评估衬垫合适的厚度

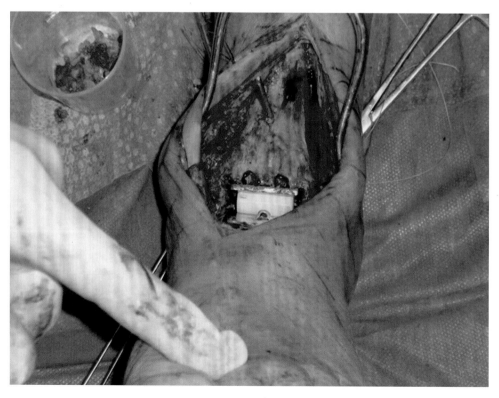

图 11.26　确定型号后植入聚乙烯衬垫

标准"，但是近来的大样本荟萃分析显示其翻修率为 9%，截肢率为 5%[19]，这使其地位受到挑战。在缓解疼痛方面，TAR 与踝关节融合术的效果相同[16]。此外，TAR 在改善患者的生活质量[4]和步态方面受到关注[5, 20]。在未来 10 年中，TAR 的应用可能将持续增长。

参考文献

[1] Lord G, Marotte JH. Total ankle prosthesis. Technic and 1st results. Apropos of 12 cases. Rev Chir Orthop Reparatrice Appar Mot, 1973,59(2):139-1351.

[2] Vickerstaff JA, Miles AW, Cunningham JL. A brief history of total ankle replacement and a review of the current status. Med Eng Phys, 2007,29(10):1056-1064.

[3] Glazebrook M. End-stage ankle arthritis: magnitude of the problem and solutions. Instr Course Lect, 2010,59:359-365.

[4] Slobogean GP, Younger A, Apostle KL, et al. Preference-based quality of life of end-stage ankle arthritis treated with arthroplasty or arthrodesis. Foot Ankle Int, 2010,31(7):563-566.

[5] Queen RM, De Biasio JC, Butler RJ, et al. Changes in pain, function, and gait mechanics two years following total ankle arthroplasty performed with two modern fixed-bearing prostheses. Foot Ankle Int, 2012,33(7):535-542.

[6] Why STAR TM Ankle? (n.d.) http://www.staranklereplacement.com .

[7] Nunley JA, Caputo AM, Easley ME, et al. Intermediate to longterm outcomes of the STAR total ankle replacement: the patient perspective. J Bone Joint Surg Am, 2012,94(1):43-48.

[8] About STAR (n.d.) http://www.star-ankle.com .

[9] Jastifer JR, Coughlin MJ. Long-term follow-up of mobile bearing total ankle arthroplasty in the United States. Foot Ankle Int, 2015,36(2):143-150.

[10] Mann JA, Mann RA, Horton E. STAR ankle: long-term results. Foot Ankle Int, 2011,32(5):473-484.

[11] Brunner S, Barg A, Knupp M, et al. The Scandinavian total ankle replacement: longterm, eleven to fifteen year, survivorship analysis of the prosthesis in seventy-two consecutive patients. J Bone Joint Surg, 2013,95(8):711-718.

[12] Fevang BT, Lie SA, Havelin LI, et al. 257 ankle arthroplasties performed in Norway between 1993 and 2005. Acta Orthop, 2007,78(5):575-583.

[13] Easley ME, Adams SB, Hembree C, et al. Results of total ankle arthroplasty. J Bone Joint Surg Am, 2011,93(15):1455-1468.

[14] Daniels TR, Younger AS, Penner M, et al. Intermediate-term results of total ankle replacement and ankle arthrodesis: a COFAS multicenter study. J Bone Joint Surg, 2014,96(2):135-142.

[15] Gougoulias N, Khanna A, Maffulli N. How successful are current ankle replacements? A systematic review of the literature. Clin Orthop Relat Res, 2010,468(1):199-208.

[16] Saltzman CL, Mann RA, Ahrens JE, et al. Prospective controlled trial of STAR total ankle replacement versus ankle fusion: initial results. Foot Ankle Int, 2009,30:579-596.

[17] Saltzman CL, Salamon ML, Blanchard GM, et al. Epidemiology of ankle arthritis: report of a consecutive series of 639 patients from a tertiary orthopaedic center. Iowa Orthop J, 2005,25:44-46.

[18] Rodrigues-Pinto R, Muras J, Martin Oliva X, et al. Total ankle replacement in patients under the age 50. Should the indications be revised? Foot Ankle Surg, 2013,19(4):229-233.

[19] Haddad SL, Coetzee JC, Estok R, et al. Intermediate and long-term outcomes of total ankle arthroplasty and ankle arthrodesis. A systematic review of the literature. J Bone Joint Surg Am, 2007,89(9):1899-1905.

[20] Brodsky JW, Polo FE, Coleman SC, et al. Changes in gait following the Scandinavian total ankle replacement. J Bone Joint Surg Am, 2011,93(20):1890-1896.

第12章 Zimmer 骨小梁金属全踝关节初次置换假体

Stephen A. Brigido, Lawrence A. DiDomenico

引言

尽管在最近的几十年间接受全踝关节置换（TAR）的患者越来越多，但它对于医生、患者及假体工程师来说仍是巨大的挑战。Zimmer 骨小梁金属 TAR（Zimmer, Warsaw, IN）的设计目的是解决初次 TAR 中经常遇到的问题，如骨固定、过度截骨和伤口愈合问题。第三代 TAR 假体是一种半限制性、固定衬垫设计，它可以通过外侧经腓骨入路安装。该系统配备了对线和截骨导向系统以优化假体植入。传统上，TAR 系统是采用水平、非解剖胫骨截骨。不同于传统 TAR 系统，该假体在设计时保留了踝关节正常的拱形轮廓，潜在地最大限度地增加了关节活动度。

Zimmer 骨小梁金属全踝置换假体结合了以往的两项专利："Iowa/Hospital for Special Surgery（HSS）" 和 "Baltimore"。Iowa/HSS 专利引入了力线导向系统和假体组件的解剖学设计理念。力线导向系统的目的是使下肢稳定于解剖学位置，在假体植入过程中产生最小的误差。解剖型假体则力求更接近于正常关节运动学和生物力学。另外，Baltimore 专利贡献性地应用了"截骨导板"，它可以在相对的关节表面进行具有重复性、解剖型的截骨。这一概念来源于踝关节同种异体移植技术，它是利用切除的磨损关节表面和假体表面的匹配性来重建一个解剖型的力线正常的关节。结合这些理念，Zimmer 骨小梁金属踝关节假体设计遵循以下几点：截骨量最小化、接触表面最大化和模拟踝关节自然解剖特性。

考虑到假体生存率与 TAR 组件对线的相关性，该系统采用了髓内与髓外导向器相结合的方式。医生可以将髓内力线导杆与胫骨解剖轴线共线或平行，将髓外力线导杆调整至与解剖轴垂直，利用其调整矫正任何冠状面的对线不良。这种混合使用的方法允许外科医生根据患者的个体解剖特点调整截骨导板，并精确地选择关节的旋转轴线。旋转轴线接下来又可以作为胫骨及距骨的截骨参考。值得注意的是，截骨会在距骨侧产生一个曲率半径，在胫骨侧产生第二个更长的曲率半径，从而模拟正常的解剖特征。因为按照假体植入需要最小的截骨

S. A. Brigido, DPM, FACFAS (✉)
Foot and Ankle Reconstruction, Coordinated Health System,
2775 Schoenersville Road, Bethlehem, PA 18017, USA
e-mail: drsbrigido@mac.com

L. A. DiDomenico, DPM
Department of Surgery, St. Elizabeth Hospital,
1044 Belmont Ave, Youngstown, OH 44504, USA
e-mail: LD5353@aol.com

© Springer International Publishing Switzerland 2016
T.S. Roukis et al. (eds.), *Primary and Revision Total Ankle Replacement*,
DOI 10.1007/978-3-319-24415-0_12

量进行截骨，假体就可坐于坚固的软骨下或干骺端（图 12.1），在进行翻修和（或）转换为踝关节融合术时，接下来的手术也只需要最小量的骨移植。

Zimmer 骨小梁金属 TAR 的一个独有特征是其关节面，其拱形穹顶像圆锥形一样（图

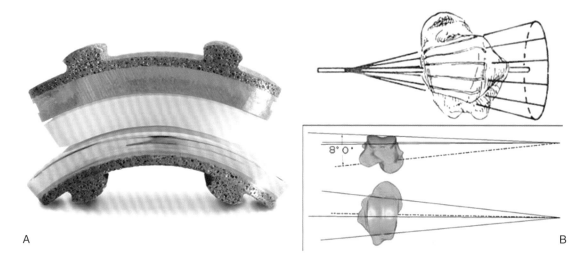

图 12.1　截骨。A. 假体依托于软骨下骨，要求最小的截骨量以确保假体植入。B. 比较弧形截骨和平面截骨的截骨量，注意 Zimmer 骨小梁金属全踝关节置换系统要求最小量的以及更接近解剖的截骨（图片使用获得 Zimmer 许可）

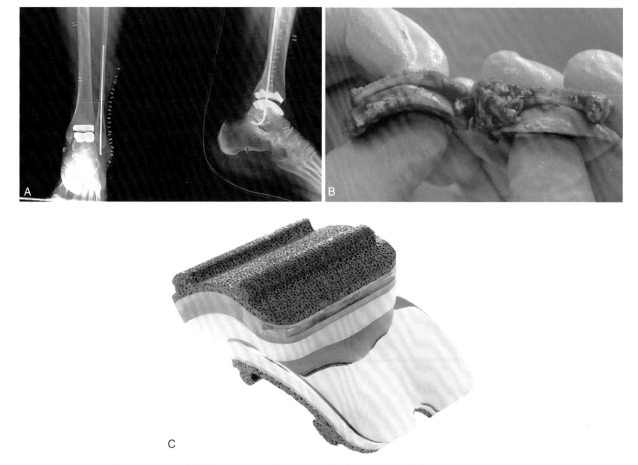

图 12.2　假体设计。A、B. 距骨关节面平均拥有较小的曲率半径，允许关节活动范围内接触应力的连续性，并模仿圆台（C）（图片使用获得 Zimmer 许可）

12.2）。假体的内侧曲率半径比外侧小，避免了内侧和外侧韧带复合体的应力增加，允许背屈时轻度外翻和跖屈时轻度内翻。在关节内，接触中心点随着背屈前移，而随着跖屈后移，模仿了正常踝关节的生物力学特点。这可以防止在行走过程中通过假体表面的压力不连续。与 Agility 和 Agility LP TAR（DePuy Synthes, Warsaw, IN）的平坦设计相比，Zimmer 骨小梁金属 TAR 的拱形设计提供了两倍的接触面积，降低了峰值接触压力[1]。假体的半限制性设计还允许前后移动和高达 3° 的轴向旋转。此外，胫骨和距骨位于假体 – 骨界面的轨迹垂直于踝关节的运动轴线，增加了植入物的初始稳定

性，可以允许早期运动而不会造成假体移位的后果。由于假体的曲率与胫骨、距骨天然骨小梁结构一致（图 12.3），可以减少因假体应力造成的骨重塑，尽管双髁结构设计可能会限制边缘载荷而导致骨溶解。

假体组件

胫骨和距骨侧假体组件（图 12.4）

胫骨侧假体组件是由一种钛钒合金制成，散布结合到骨小梁金属上。钛钒合金是含 6%

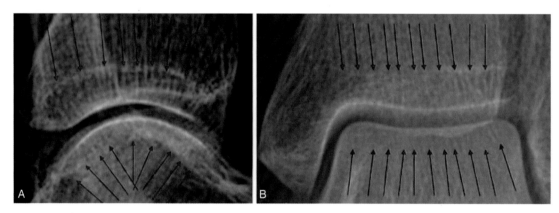

图 12.3 骨小梁的形态。踝关节侧位片（A）和正位片（B）显示了正常的胫骨和距骨的骨小梁形态（红色箭头所示）。假体与骨小梁的形态对齐，以减少假体植入后假体周围骨质对于应力的重塑反应（图片使用获得 Zimmer 许可）

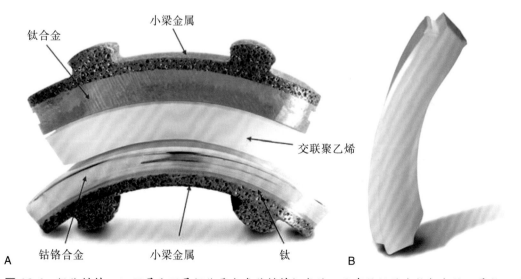

图 12.4 假体材料。A. 胫骨和距骨假体是由多种材料组成的，具有很好的生物相容性、骨长入及假体稳定性。B. 超高交联聚乙烯（HXLPE）的发明较传统聚乙烯衬垫产生较少的磨屑，假体磨损较慢，降低了骨溶解和假体失败的风险（图片使用获得 Zimmer 许可）

的铝和 4% 的钒的钛（Ti-6Al-4V）。距骨侧假体是由钴铬和钼（CoCrMo）复合而成的 Zimaloy 关节面、骨小梁金属和钛制的远端表面组成。骨小梁金属是由钽金属制成高孔隙率的生物材料[2, 3]，类似于骨小梁[3]。钽是一种具有化学稳定性、惰性和生物相容性的金属，耐侵蚀的力线特性使其性能优于钛[4]。这种金属的孔隙率高达 80%，可促进骨长入[2, 5]，改善了假体组件的远期固定问题[3]。据报道，高孔隙率的钽金属组件和多孔涂层的金属组件相比，术后早期在新骨生成和固定强度方面具有显著加强[2]。此外，钽金属具有较高的摩擦系数[2, 6]、较高的疲劳强度和断裂前可允许弯曲的弹性模量[4]，所有这些都有助于降低骨溶解[7]和随后植入物失败的风险。与传统骨水泥组配式胫骨假体相比，在全膝关节置换术中使用这种多孔金属，其术后 5 年的无菌性松动的风险明显降低[3, 8, 9]。与钛合金假体相比，骨小梁金属全髋关节置换也减少了软骨下骨的应力遮挡。最终，假体周围骨矿密度改变最小[10]，这有助于提高

假体的稳定性和降低失败的风险[10]。

聚乙烯衬垫

假体组配式关节表面由 Prolong 高交联聚乙烯（HXLPE）制成，并提供了 3 种厚度（+0mm、+2mm 和 +4mm；图 12.4）。有充分的证据表明，聚乙烯衬垫磨损会产生磨屑颗粒并造成假体无菌性松动，最终导致假体失败[11, 12]。因此，磨损较慢的聚乙烯组件产生的磨屑会较少，有利于假体的远期成功率。应用于 Zimmer 骨小梁金属 TAR 系统的 HXLPE 表现出超强的耐磨性[13-17]，抗氧化变性[15, 16]，缺乏自由基[16]而难以分层[15]，所有这些特性均可降低骨溶解和假体过早失败的风险。

经腓骨入路背后的科学性

作者认为外侧经腓骨入路对 TAR 有以下几点优势。首先，通过踝关节外侧进入考虑了下肢的血供特点。Attinger 和其同事们建议在两血供区域交接处做足踝部的切口，可以保证切口

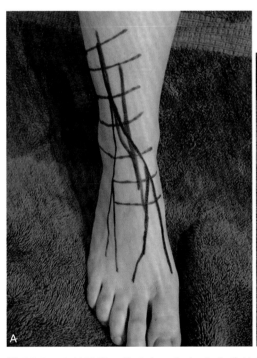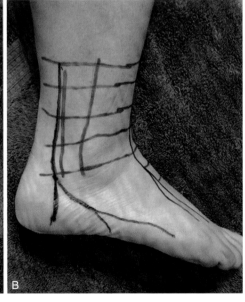

图 12.5　血供区域。前正中入路（A）和外侧经腓骨入路（B）的皮肤切口，用蓝线标识。血管的解剖及血供区域用红线标识，而神经支配区域用黑线标识。前正中切口通过胫前血管供应区域切开。外侧经腓骨切口位于胫前血管与腓骨血管供应区域的相邻处，该部位切口愈合较为理想

两侧均有充足的血液供应[18]（图 12.5）。采用外侧入路时，切口就位于胫前动脉和腓动脉供应区域的交界处。然而，采用传统的前侧入路，切口大致位于胫前动脉分布区域的中部[18, 19]。因此，外侧切口可以降低术后伤口愈合并发症的发生率。

有关采用前正中切口行 TAR 的并发症，文献回顾显示浅表伤口愈合并发症的发生率波动在 0 到 14.7%，平均 8%[20]，而深部伤口愈合并发症发生率波动在 0 到 4.6%，平均 0.8%[20]。而 Rudigier 研究报告采用外侧入路行 TAR 的伤口并发症发生率仅为 5%（159 例中有 8 例）。值得注意的是，所有伤口愈合问题均无合并其他并发症[21]。这些研究结果令人鼓舞，但还需要更多的对比研究来得出外侧入路与前入路伤口并发症发生率的确切结论。

外侧入路的第二个优势是在腓骨远端截骨后可直接观察外侧胫距关节。这种入路方式可以使医生准确评估正常的旋转弧度，并精确地定位每例患者踝关节的中心轴。通过外侧皮质窗口，力线导杆可以围绕中心轴旋转来提示准确的截骨及下一步的假体植入。此外，如果存在踝关节过伸或反屈畸形，可以向前或向后旋转调整截骨导板以矫正畸形。

足踝外科医生都明白为获得 TAR 的稳定性和矫正内外翻畸形，软组织平衡是至关重要的。然而，骨性畸形未完全纠正也会导致术后对线。通过外侧经腓骨入路，腓骨可以短缩以纠正内翻畸形，或者延长以纠正外翻畸形。Brooke 和其同事们报道了 2 例 TAR 术后外翻患者采用腓骨截骨成功矫正外翻[22]。这些发现显示，腓骨截骨可以成功地用于踝关节骨性畸形的矫正[22]。

尽管外侧经腓骨入路有很多优势，但也有缺点。腓骨截骨的采用增加了骨不连和畸形愈合的风险。Rudigier 报道通过外侧经腓骨入路行 ESKAT TAR（ESKA implants, GmbH, Lubeck, Germany），出现 3 例（1.9%）骨延迟愈合，1 例（0.6%）骨不连[21]。虽然骨不连的风险很小，但是术后仍需要采取相关措施以促进截骨愈合。

有些病例可能需要长时间固定，这就增加了术后踝关节僵硬的风险，而另外一些病例可能需要再次手术。腓骨骨不连会导致踝关节假体不稳定，随后引起对线不良和（或）假体失败。距腓前韧带在进入踝关节前通常会被切开，所以在闭合时需要进行修复。延迟愈合或修复不当也会导致术后踝关节不稳定。因此，医生必须做一个单独的切口以纠正或平衡任何内侧软组织的病理状况。在许多病例中，还可以通过"微小开放"的内侧关节切开术来实现。

对线系统

对线系统的设计是将下肢静止保持在解剖位置，这样允许精确截骨（图 12.6）。操作前，绝大部分对线导向装置都是搭建在手术台上。外侧截骨导向器、距骨钉连接器和足部踏板的位置取决于术侧。因此，这些信息必须在手术前传达给手术技师。只要下肢被对线导向装置良好固定，其余的步骤就可以轻松地完成。

为了组装对线导向装置的骨架，需要利用 4 根框架杆来连接框架的远端基座和近端 U 形框架。胫骨力线杆位于后侧，并通过框架底座和 U 形框架的中央。下肢力线的确定需要高度依赖这根力线导杆。在将胫骨固定到对线导向装置前，此力线导杆必须平行于胫骨解剖轴（图 12.7）。在不同高度的小腿支撑都是位于 U 型框架内，这样可以允许医生在矢状面上将胫骨长轴平行于纵向框架杆。U 型框架可在解锁后向远端和近端滑移来适应患者的解剖。这些调整都是在术中进行的，一旦下肢被正确定位，U 型框架就被锁定了。

足部踏板与框架基座远端相连，有助于确定合适的位置并将足保持在适当内旋位。如前所述，足部踏板的位置取决于手术肢体。在右侧 TAR 中，"右侧"的意思应该是从床尾往头端看，而左侧正好相反。

匹配的足部踏板支撑连接到踏板的底面，该结构附属连接于框架基底正好与框架杆成

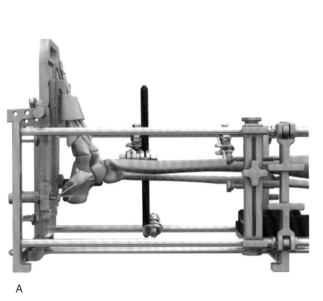

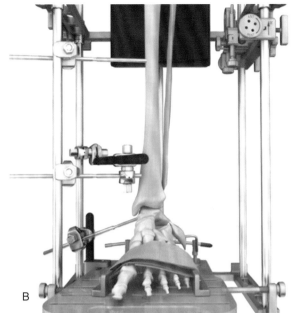

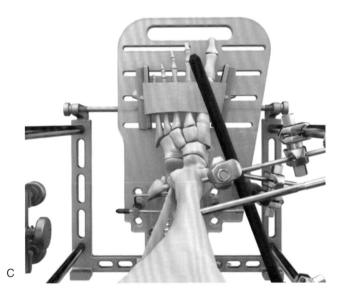

图 12.6　对线框架。对线框架是专门为获得解剖对线和假体植入过程中维持肢体固定位置而设计的，用以确保截骨的可重复性。侧面观（A）、前面观（B）和俯视观（C）提供了对线框架内正确的肢体位置（图片使用获得 Zimmer 许可）

90°角。当足固定后，它将与小腿形成一个 90°角。踏板内侧需要倾斜 10°，这样有助于内旋小腿或踝关节。如果医生将前足与踏板内侧倾角对齐，就获得了 10°内旋。内旋确保了内侧间隙的合适方向。

　　足部踏板上有一个可调节的足跟支撑杯，用来稳定足跟。距骨钉连接器位于踏板内侧，这是术中放置距骨单皮质固定钉所必须的。将两根跟骨销钩自足底向足背穿过踏板，用来在

术中固定跟骨横向钉。当足对线满意后，前足支架在踏板背侧收紧，附着的弹性绷带进一步稳定足部。应注意确保脚掌和脚后跟牢固固定在踏板上。足部放置不稳定或不恰当会导致假体错误对线。

　　可以利用内侧的框架杆确定胫骨与力线导杆对齐。术中拧入胫骨单皮质固定钉（图 12.8），并用夹具固定于前内侧框架杆上。然后用一根碳纤维棒对钉 - 棒夹具进行额外固

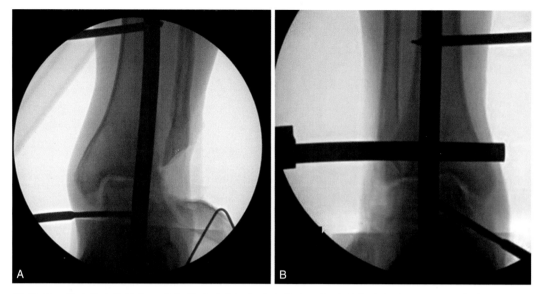

图12.7 前后位力线导杆。导杆位于对线框架中央偏后，提供髓内导向作用。A.胫骨单皮质钉固定前，力线导杆必须平行于胫骨解剖轴。B.截骨前，通过外侧切口安放导杆形成"铁十字"，与胫骨截骨位于一条线上。力线导杆和由外向内的导杆应相互垂直，建议中立位安装假体

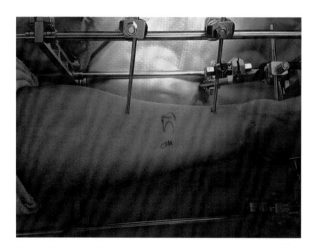

图12.8 胫骨单皮质固定钉。将固定钉放置于胫骨内侧面位于踝关节近端5cm和15cm处，并夹紧固定于前内侧框架导杆上

定，其位于内侧，连接在胫骨远端单皮质固定针和后内侧框架杆之间。

外侧截骨导向器位于导向框架的外侧，可以沿着前方和后方框架杆滑移。如前所述，外侧截骨导向板取决于手术肢体侧别。在右侧TAR术中，字母"R"应该朝上，箭头指向足部踏板。在左侧TAR中，字母"L"应该朝上，箭头指向足部踏板。截骨导板锁位于截骨导向器外侧的中央，两个滑动锁位于截骨导向器外侧的前后方。前后两个止点位于截骨导

向器外侧的远端。为了进行胫骨和距骨的截骨，将一个预截导板和截骨导板锁定在外侧截骨导向器中。

手术适应证与禁忌证

适应证

Zimmer金属骨小梁TAR可用于终末期类风湿病，以及创伤后或原发退行性踝关节炎的初次或翻修手术。但是，作者通常对以下患者持保留意见：

（1）证实前方软组织结构受损的患者。

（2）被认为行TAR过于年轻的患者。

（3）对运动能力需求低的患者。

虽然TAR患者的适合年龄超出了本章的讨论范围，但是作者认为这种特殊假体的适应证可适当放宽。Zimmer骨小梁金属TAR可实现最小化的截骨量，胫骨及距骨的平均截骨量约为15mm，并容许后期的关节置换翻修术或关节融合术（图12.1）。需要重点指出的是，目前还没有专门针对Zimmer骨小梁金属TAR

系统的翻修系统，因此，进行任何翻修手术时都必须使用另一个可替换的 TAR 系统。

禁忌证

手术禁忌证与其他 TAR 系统一致。以下症状包含在内，但并不局限于这些：

（1）未控制的糖尿病
（2）沙尔科关节病。
（3）周围血管疾病。
（4）缺乏完整腓骨。
（5）明显的胫骨干骺端骨囊肿。
（6）因缺血性坏死引起的明显距骨缺损。

手术技术

显露和型号测定

患者仰卧于手术台，同侧臀部垫高，使胫骨结节正面朝上。于腓骨中线后方几毫米处做一外侧纵向切口，自关节近端约 15cm 处至远端外踝尖（图 12.9）。通过手术切口进行骨膜下剥离显露腓骨，标记距腓前韧带并切断，无须切断跟腓韧带及距腓后韧带。如果医生希望用腓骨钢板固定，可以在腓骨截骨术前先钻孔。在进行腓骨截骨术时，医生需要遵循几个关键

步骤以保证无损伤地截骨。

第一步

手术成功的第一步是确定截骨的合适位置。无论采用何种截骨方式，截骨位置必须远离下胫腓联合（图 12.10）。截骨位置对于预防踝关节不稳及下胫腓关节增宽是很重要的。当评估下胫腓韧带的位置时，医生必须确保可探及足够的胫骨。如果为了尽可能保留下胫腓韧带，截骨水平太靠远端，医生可能会很难放置截骨模块，在这种情况下，可能需要额外行腓骨截骨，反过来又增加了固定不良和骨不连的风险。

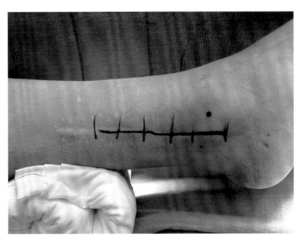

图 12.9　皮肤切口。经腓骨的上方切口位于腓骨中线偏后，起于关节面近端 15cm，止于远端腓骨尖

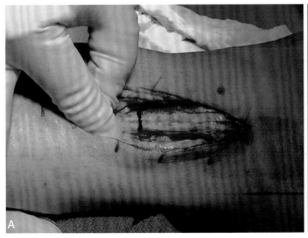
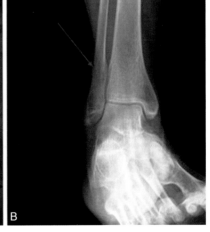

图 12.10　截骨位置。腓骨截骨近端足以允许踝关节外侧的充分暴露，同时尽可能保留下胫腓韧带联合，避免术后出现下胫腓关节增宽和不稳定。术中照片（A）和放射学影像（B）显示了正确的截骨位置

第二步

经腓骨入路成功的第二步是决定腓骨的截骨方式（如斜形、V形、横形；图12.11）。作者认为斜形截骨术是重复性最好且容错率最高的方式，很适合刚入门的外科医生使用。根据外科医生的偏好，斜形截骨术可分为两个方向。

最常用的斜形截骨方式是在冠状面进行的，截骨线自近端外侧向远端内侧。这种截骨方向是有利的，因为它保留了下胫腓联合韧带，而且在骨与软组织之间很容易形成一个平面来反折远端腓骨。但是通过截骨线进行内加压作为钢板固定的辅助措施比较困难。或者，斜形截骨可在矢状面上自近端后面向远端前面进行，这种方法也可以保留下胫腓联合，并且更容易实现骨折块之间的内加压。然而，将远端腓骨自软组织剥离后反折会遇到些困难。对于有经验的外科医生来说，腓骨截骨术也可以采用横形和V形截骨，但是作者没有发现后两种的临床优势。如果预期需要延长或短缩腓骨，可以选择腓骨截骨术来矫正。

第三步

成功的最后一步是合适的内固定。截骨固定方式的选择从使用3.5mm部分螺纹螺钉与中立接骨板或腓骨锁定钢板固定到使用斯氏针作为髓内"滑杆"固定（图12.12），所有技术都证明有临床疗效。钢板固定提供了坚强内固定，而髓内克氏针固定可以缩短操作时间并减少对外侧软组织的激惹，这是在钢板固定中存在的问题。一旦截骨完成，腓骨远端部分向远端后方反折，并用线缆临时固定在跟骨外侧壁。线缆向后侧弯曲以避免干扰余下的手术操作。

踝关节内侧切开术是通过一个"微小开放"切口进行操作，直达内侧沟。任何外侧入路和内侧沟中的骨赘都应该切除。通过外侧切口，插入内外侧测深器并在术中透视下确定假体的大小和型号（图12.13），标尺上的蚀刻标记有助于合适的选择。如果患者的解剖结构大小正好位于两个型号之间，应使用较小的型号以防止内外侧悬出。

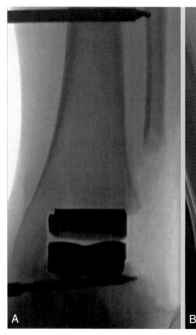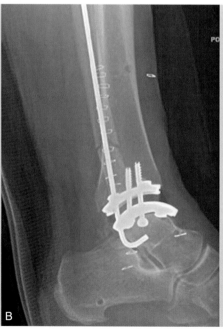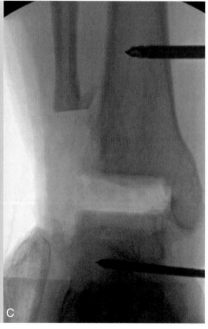

图12.11 腓骨截骨。截骨可采用术者喜好的方式：斜形（A）、V形（B）或横形（C），其中斜形截骨应用最多

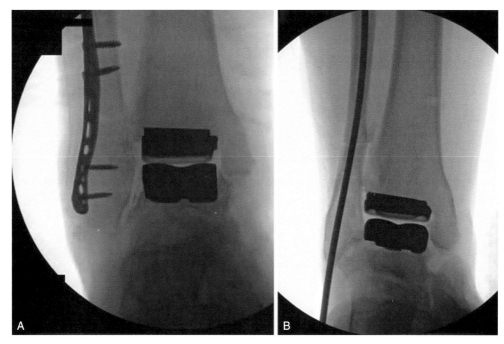

图 12.12　腓骨截骨的固定。锁定钢板（A）或髓内钉（B）可用来固定腓骨截骨处。固定方式的选择取决于术者的偏好、截骨形态，以及是否需要为矫正内、外翻畸形行腓骨延长或缩短术

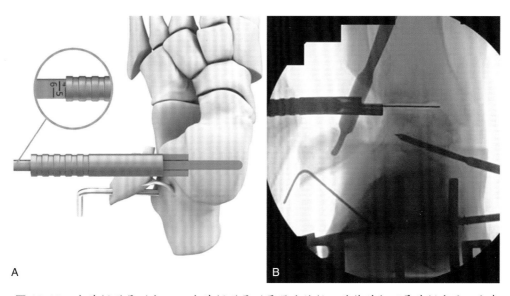

图 12.13　内外侧型号测定。A. 内外侧型号测量器应被插入关节并与距骨外侧齐平，它表面的刻度标识显示假体型号。B. 使用术中 C 型臂影像增强系统确定无内外侧假体悬出。如果患者的解剖大小位于两个型号之间，应选择较小的型号（图片使用获得 Zimmer 许可）

对线和固定

　　之前搭建在手术台上的对线导向器现在被放置在手术台上，足部也被正确固定在该系统中。足跟放置在足跟支撑杯中，然后调整足跟支持杯位置直至足跟中心位于矢状面力线导杆的中央。通过插入或者移除支撑模块来调整小腿的支撑，U 型框架可向近端或远端滑移直至位于小腿近端的中部。一旦胫骨嵴与矢状面框架杆平行，U 型框架就被锁定在合适位置（图 12.14）。

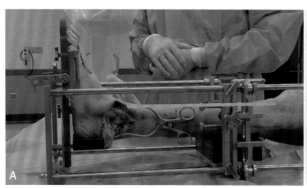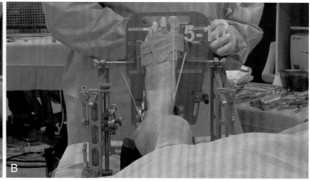

图 12.14　导向器内的下肢对线。截骨过程中，胫骨嵴在矢状位上应平行于框架导杆（A），同时足或踝应内旋5°~10°放置，使距骨外侧前半部分成垂直状态（B）（图片使用获得 Zimmer 许可）

　　然后将足在适当位置以 5°~10° 内旋角度固定在踏板上（图 12.14）。为了确保距骨正确对线，可以在踝关节内侧切开位置放置撑开器。需要注意的是，在截骨过程中下肢内旋时外侧距骨前半部分呈垂直状态。固定踏板支架并用松紧带固定足部。应认真评估足相对于踏板底面的位置，以确保足底与踏板平齐，否则需调整肢体的力线。如果畸形（内外翻）限制足底与踏板齐平，需要采用其他辅助操作或调整对线导向器。在将下肢固定至导向器前需要用 C 型臂确认踝关节位于合适的位置。

　　为了将下肢固定在对线导向器中，需要钉入 1 枚横向跟骨固定钉和 3 枚单皮质固定钉。所有固定钉均是从内侧插入以避免影响外侧假体植入。首先，将横向跟骨固定钉钉入跟骨后侧及足底中点之间，并与胫骨穹隆和踏板平行。术中应该使用 C 型臂影像增强系统确保位置合适。一旦固定，跟骨固定钉就被跟骨钉钩固定在踏板上，同时拧紧钉钩，将足跟固定在踏板上直至固定钉轻微弯曲，然后移除足跟支持杯。接下来放置距骨单皮质固定钉，该固定钉应自内侧穿入距骨颈，正好位于内踝尖的远端前方。骨钉单皮质固定，并且远端与近端呈一定角度，避免干扰术中透视和截骨。距骨固定钉必须位于截骨区域下方，否则就会干扰截骨（图12.15）。一旦确定好合适位置，用合适的夹子将固定钉固定在踏板内侧。将距骨及跟骨固定至力线框架后可以稳定胫骨。用 C 型臂 X 线机透视检查踝关节正位增强影像，确定胫骨力

线导杆在中轴水平处与胫骨外侧边缘平行。第二根导杆自外至内固定并与胫骨截骨导板形成一个 "铁十字"，这表明假体力线与胫骨轴线垂直（图 12.7）。一旦确认，将 2 枚胫骨单皮质固定钉固定在踝关节近端5cm 及 15cm 处。根据外科医生的偏好及患者的骨质情况，可以选择固定针穿单皮质或双皮质固定。用合适的夹具将它们固定在前内侧框架杆。在胫骨远端

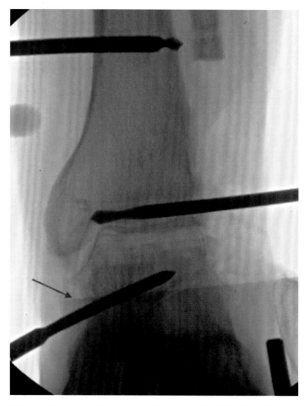

图 12.15　距骨单皮质钉放置。距骨单皮质钉应自远端内侧至近端外侧成一定角度，注意不要将固定钉放置太靠近关节线，否则将干扰术中透视和关节截骨

单皮质钉与内后侧框架杆之间安装一个"钉 – 棒"夹具，并用碳纤维棒进行额外的稳定。然后可以移除胫骨力线杆和小腿支撑装置。调整力线导向器的设置来解决 TAR 假体植入过程中的轻微畸形（表 12.1）。

表 12.1　下肢畸形的患者

矢状面畸形

• 一旦小腿固定至对线导向器中，就将第三枚胫骨单皮质固定钉直接拧入前侧，刚好位于踝关节近端。这枚单皮质固定钉通过横向碳纤维杆和夹具固定到对线导向器上（图 12.16）

• 一旦插入单皮质固定钉，就可进行手动调节：
　　—对于反屈畸形可将胫骨向前拉伸
　　—矫正过伸畸形可将胫骨向后推

• 一旦畸形被矫正，单皮质钉沿碳纤维杆锁定到位，维持矫正状态。按照先前技术指南中的描述进行辅助操作

冠状面畸形

• 插入距骨固定钉之前进行调整。通常将单皮质钉连续拧入跟骨、距骨和胫骨，确保小腿固定在对线导向器中。当需要处理内翻或外翻畸形时，距骨单皮质钉应最后插入

• 一旦跟骨和胫骨稳定，就将临时单皮质固定钉插入距骨外侧。这个单皮质钉作为"操纵杆"来手动矫正内翻或外翻畸形。如果需要，可以使用一种三角形装置辅助矫正内翻畸形

• 畸形被矫正后，插入内侧起稳定作用的距骨单皮质固定钉，并固定至踏板上。去除临时性外侧单皮质钉，按照先前技术指南的描述进行辅助操作

型号测定与定位

假体组件型号可以通过前 – 后径测量尺来确定。在操作开始时先通过测量内 – 外侧径来确定型号。前 – 后径测量试模将反映放置假体需要的截骨曲线。测量试模应当完全覆盖，避免前后悬出（图 12.17）。如果有悬出，应该测试下一个尺寸。需要注意测量试模可以旋转来分别评估胫骨及距骨的截骨。此外，假体尺寸不能相互交换，因此，必须使用相同的胫骨和距骨型号。

将截骨导板连接至外侧截骨导向器上用作临时切除对线。探针通过截骨导板的"位置"孔放置，并与外侧距骨穹隆的最上面对齐。在未锁定位置，探针指示弧顶截骨来直视观察重建关节线的情况（图 12.18）。外侧截骨导向器上的滑动锁及前后制动器可以放松以便调整弧形截骨位置，在建立正确力线后锁定。为了精确复制关节线需要进行适当的调整（图 12.19）。探针可从"位置"孔移除，放置到胫骨及距骨孔中来独立评估胫骨及距骨的截骨。松开滑动锁以允许调整近端和远端方向。当对线满意后，确认所有组配模块已经锁定并开始截骨。

骨准备

截骨导板从外侧截骨导向器上移除，并用预截导板代替。此导板可以允许外科医生在距骨和胫骨上创建一系列测试孔。将预截导板锁

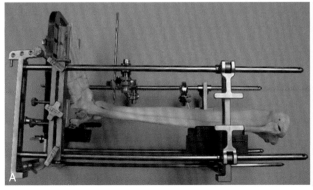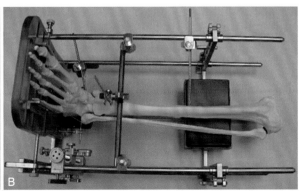

图 12.16　矢状面畸形病例中对线框架的调整。胫骨前方单皮质固定钉的放置允许术者手动调整过伸和反屈。胫骨前方单皮质固定钉框架的侧面观（A）和前面观（B）（图片使用获得 Zimmer 许可）

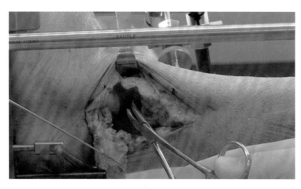

图 12.17　前后径的测量。前后径型号测量器与所选择的假体大小一致，用来确保没有前方或者后方的过度悬出。胫骨和距骨型号必须相同，但二者的截骨可独立评估（图片使用获得 Zimmer 许可）

定在静态位置，预截骨导向钻在与之相对应的关节表面钻孔（图 12.20）。钻头刻度与相应假体的大小一致。当钻头刻度接触到预截导板时，应利用术中 C 型臂影像增强系统来评估深度，确保内踝不受损伤。大多数情况下，钻头需要比蚀刻线稍微深一点以提高切割效率。重新夹紧钻头，使钻头可以接触到预截导板的边缘。这样允许高效地创建一系列的测试孔，而

不需要持续透视来验证深度。最前面和最后面的孔可能不会接触到骨质，因此，是否使用取决于患者的解剖。一旦所有的测试孔创建完成，可以移除预截导板，并且将截骨导板固定到位。

　　将钻孔器保护套筒装在钻孔器上，插入截骨导板的"距骨"孔中进行截骨。适当大小的距骨试模可用于帮助设定深度（图 12.21）。确定合适的深度后，将钻孔器限深锁定到位，这样可以提高截骨效率。移除距骨试模，并在钻孔导向器上卡入一个 5mm 的垫片。在骨准备期间，垫片从截骨深度移除 5mm，可防止对内踝和内侧神经血管结构的损伤（图12.21），也可根据偏好省略 5mm 垫片的使用。应利用术中 C 型臂增强影像来确定截骨深度。截骨导板解锁并沿着截骨弧度旋转，使用顺时针方向的"切入和扫除"方法进行距骨截骨（图12.21）。可以调节外侧截骨导向器上的前 - 后制动器以确保不进行过多的前后截骨。继续进行外侧和内侧截骨，直到 5mm 垫片接触截骨导板。

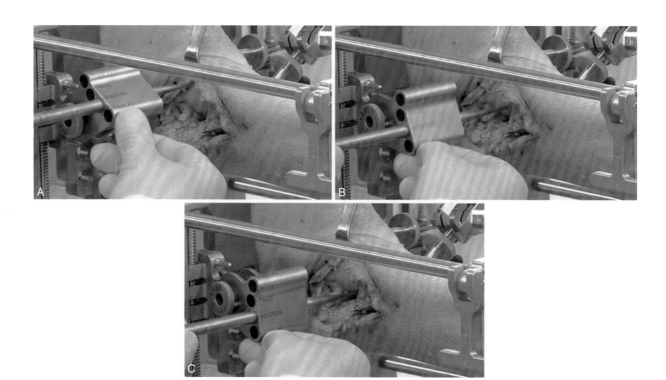

图 12.18　关节线的重建。当截骨导板安放到位，探针的放置应通过"位置"孔，它允许术者重建关节线，镜像显示截骨。这里探针展示了关节线前方（A）、中央（B）及后方（C），可匹配关节截骨（图片使用获得 Zimmer 许可）

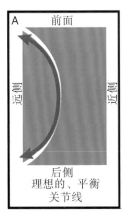
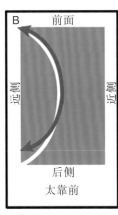
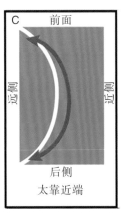
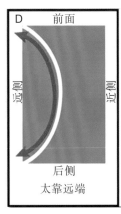
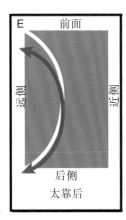

图 12.19　关节线重建的导向器调整。滑动锁和前后制动锁被用来调整截骨导板，同时允许匹配关节面的关节截骨，目的是建立平衡关节线（A），匹配患者的解剖形态。图片显示如果力线导杆太靠前（B）、太靠近端（C）、太靠远端（D）、太靠后（E）情况下如何调整截骨导板（图片使用获得 Zimmer 许可）

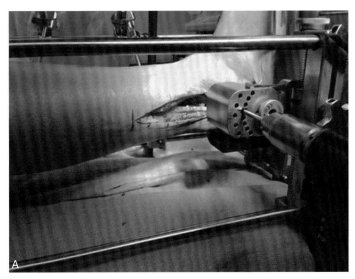
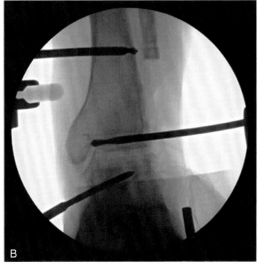

图 12.20　预截骨导板。A.预截骨导板允许术者在胫骨和距骨上制备一系列测试孔，以辅助截骨。B.在预截骨阶段，钻孔的深度应通过术中 C 型臂增强影像来确定，以避免撞击内踝

取下 5mm 垫片，在不调节钻孔导向器的情况下，将钻孔器放入截骨导板上的"胫骨 #1"孔中。调整前后制动器，并沿逆时针方向使用相同的切入和扫除方法局部进行胫骨侧准备（图 12.21）。截骨直至钻孔导向器制动器接触截骨导板。用咬骨钳清理关节内切除的骨质，将钻孔器放入"胫骨 #2"孔中，不要调整钻孔导向器。用上述技术完成胫骨侧准备的其余部分。如果使用 5mm 垫片进行距骨准备，则将钻孔器放回"距骨"孔中，并切除关节内侧的剩余 5mm 骨。用脉冲式灌洗装置彻底冲洗关节，并去除所有切除的骨质（图 12.21）。

接下来进行轨迹孔准备。胫骨和距骨轨迹孔钻孔导向器与所选假体型号对应并且匹配。这些导向器复制了假体的尺寸，并提供了最终组件定位的指示。应将连接的组件一起插入关节并手动调节，直到达到适当的内 - 外侧和前 - 后方位置，不应当存在侧向悬出。距骨和胫骨组件可以相互独立地向前和向后旋转，以便与患者的解剖结构紧密匹配。当位置满意时，在组件之间插入一个销子，使其保持静止，并利用术中 C 型臂增强影像来确认位置（图 12.22）。在正位像中，假体部件应该没有侧方悬出，并且胫骨导轨中的小凹槽应该与胫骨

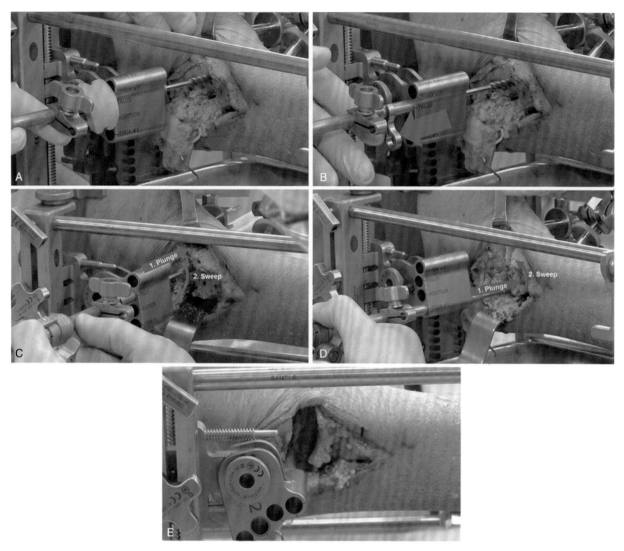

图 12.21　钻孔截骨。A. 距骨试模被放置于截骨导杆与钻孔器中间以确定截骨深度。通过术中 C 型臂确定位置，去除距骨试模，同时将 5mm 垫片连接至钻孔器保护套筒（B），用于在截骨时保护内踝和内侧的神经血管结构。首先顺时针方向采用啄扫的方式进行距骨侧准备（C），接着进行逆时针方向胫骨截骨（D），去除截除的骨质（E），为植入假体准备好空间（图片使用获得 Zimmer 许可）

的解剖轴对线。在侧位像上确认前后悬出最小化。轨迹孔应与切除的胫骨和距骨齐平，以确保最终组件的正确安放。如果需要进行任何调整，卸下并调整销子位置，然后重新插入销子，通过 C 型臂增强影像确认调整位置。在轨迹孔导向器就位后，将克氏针自外向内从导向器孔穿过，从而固定导向器进行轨迹孔准备。

正确轨迹孔钻的使用是以啄磨方式准备 4 个轨迹孔中的每一个，直到制动器接触导向器的套筒。在钻出每个孔之后，将轨道孔稳定器插入准备好的导轨中，以确保导向器保持就位，同时钻出其他孔。钻孔完成后，移除克氏针和导轨孔钻孔导向器，并冲洗关节。

试模假体植入

可以植入临时胫骨和距骨试模。试验组件应齐平，在任何方向上都没有悬出。还应确认植入物与轨迹孔的对线情况（图 12.23）。当试模就位时，对线导向器上的踏板暂时解锁以评估踝关节的背屈和跖屈。腓骨可以从跟骨上解除固定，以确保腓骨复位不会发生侧向撞击。应根据需要通过内侧关节切开术评估并解决内

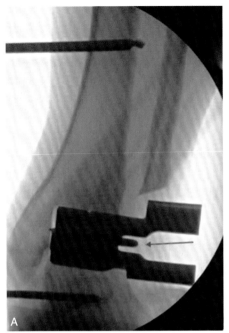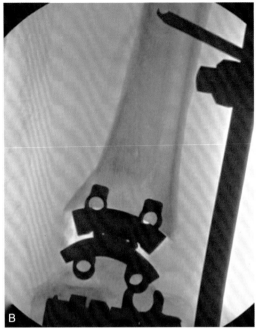

图12.22　轨迹导向器。将轨迹导向器置于关节间隙并安放就位，正位X线片显示胫骨侧凹槽应与胫骨机械轴对齐（A），同时侧位片显示导向器组件平齐放置后在胫骨、距骨和轨迹导向器之间基本没有间隙（B）。当位置满意后，插入销子固定，如红色箭头所示

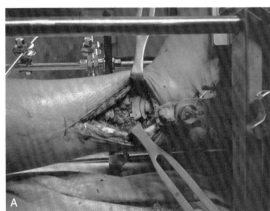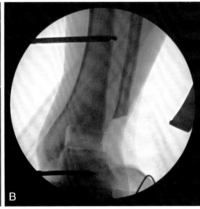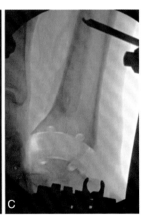

图12.23　植入试模假体。将胫骨和距骨试模假体置于准备好的关节间隙内（A），假体位置通过术中C型臂正位（B）和侧位（C）增强影像确定。没有明显的内-外和前-后悬出，同时假体轨迹应与准备好的轨迹导向孔对齐

侧间隙和稳定性的问题。如果背屈运动受限，但没有撞击，应考虑肌腱-跟腱延长或腓肠肌退缩术。如果踝关节的稳定性和运动度满意，就可以重新固定踏板。

最终假体植入

　　随着临时胫骨试模安放到位，最终的距骨侧组件通过距骨假体植入器以合适的方向安放在距骨表面，并从外至内打压牢固（图12.24）。在压配前一定要对齐轨迹孔。一旦组件正确安装就位，就会松开距骨植入器，完成距骨侧假体的植入。移除胫骨试模，将胫骨基部和聚乙烯衬垫以适当的方向在手术台上咬合锁定在一起，并安装到胫骨植入器上（图12.24）。胫骨侧组件自外向内打压安装到位，确保轨迹孔对齐（图12.24）。一旦安放就位，

松开胫骨植入器并利用 C 型臂增强影像来确认最终组件的位置。然后将聚甲基丙烯酸甲酯骨水泥注入 4 个假体轨迹孔中，完成植入（图12.24）。

闭合切口

去除胫骨和距骨单皮质钉及横向固定钉，将肢体自对线导向系统中取出，并将导向器从手术台上取下。从跟骨外侧壁去除腓骨的临时固定钢丝，并将腓骨旋转复位。如果有必要矫正内外翻畸形，腓骨可以延长或短缩，然后根据外科医生的选择使用腓骨外侧钢板固定（图12.24）。虽然腓骨锁定钢板是最常用的固定类型，但腓骨"髓内滑动钉"也可用于稳定截骨端（图12.12）。如果下胫腓韧带复合体变得不稳定，可以行下胫腓固定术。作者利用弹性缝合固定处理可疑的下胫腓韧带不稳（图12.25）。然而，如果腓骨截骨术实施得当且

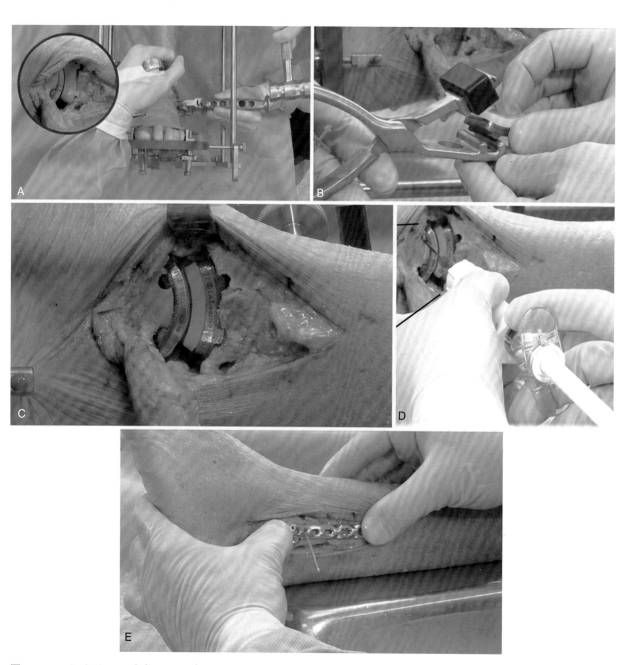

图12.24 假体置入。首先置入距骨假体（A），再将胫骨基托和聚乙烯衬垫咬合锁定后（B）一同植入关节间隙。D.轨迹孔周围用骨水泥固定假体。E.将腓骨复位后用钢板固定（图片使用获得 Zimmer 许可）

没有破坏下胫腓联合的整体性，则很少需要这样做。用不可吸收缝合线修复前距腓韧带，需要时可放置引流管，并逐层缝合外侧切口。

术后指导

当进行 TAR 时没有实施任何辅助的骨性手术，患者中立位夹板固定 3 周并保持非负重状态。当拆除缝线后，可在受控的踝关节运动装置保护下开始承重。物理治疗在术后 3 周开始并持续进行，直到患者能够在没有帮助的情况下负重并能安全地上下楼梯，重新恢复全部肌肉力量。当 TAR 同时伴有骨性手术，则根据辅助骨性操作的愈合情况决定患者的非负重时间。作者是 TAR 术后早期负重和运动的积

极支持者，因此经常分期进行骨融合和截骨术，所有软组织平衡均在 TAR 时完成。

并发症

翻修患者

与所有 TAR 系统一样，Zimmer 骨小梁金属 TAR 的翻修极具挑战性。目前没有专门为 Zimmer 骨小梁金属 TAR 设计的翻修假体。在需要翻修时，可以选择其他可使用的系统。

在需要进行胫-距-跟骨关节融合术的情况下，Zimmer 假体的弧形截骨可以提供临床益处和技术便利。在骨缺损很少的患者中，可以保留弧形截骨并在准备关节融合时像拼图一样进行匹配。在感染情况下必须特别小心，确保水泥占位器不会损坏拱形轮廓（图 12.26）。当踝关节准备进行关节融合时，外科医生必须注意胫骨和距骨侧准备要暴露至出血的健康骨，同时要保持拱形轮廓。准备完成后，外科医生可以使用他们选择的固定方式，最常见的是逆行髓内钉或钢板固定。可以通过骨移植恢复丢失的肢体长度，如果骨量丢失很少，可以配合使用增高鞋（图 12.26）。

型号过大

假体型号过大是一个常见的问题，可导致踝关节疼痛。外科医生必须准确地使用内-外侧测量器和前-后方模板来确定假体的合适型号，并通过透视影像确认尺寸。过大的距骨可能会导致沿着内踝的摩擦和疼痛，这可以通过内侧关节切开术的切口在直视下检查和评估。如果对于适合的型号有疑问，作者建议选择较小的假体。如果患者术后发现距骨假体过大，关节镜下内侧沟清理术可以消除一些疼痛和不适。在疼痛不能消除的情况下，可能需要采用小号假体进行翻修。

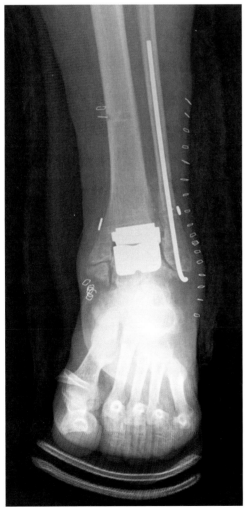

图 12.25　当下胫腓联合不稳定时，可采用弹性骨缝合固定（图片使用获得 Zimmer 许可）

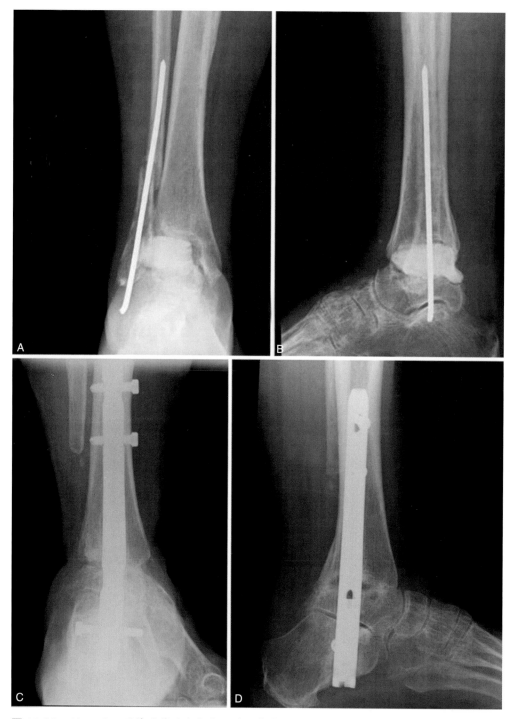

图 12.26　胫 - 距 - 跟骨关节融合翻修。对于感染病例，采用分期抢救措施效果更好。使用抗生素骨水泥占位器在矢状面和冠状面上仔细匹配胫骨和距骨的弧形截骨面（A、B）。当感染控制后，使用逆行髓内钉固定可使肢体长度丢失降到最低，如正位（C）和侧位（D）X线片所示

结　论

　　虽然上市较晚，但 Zimmer 骨小梁金属 TAR 系统的设计新颖，可解决与初次 TAR 相关的许多挑战。外科医生应该熟悉外侧手术入路，并且可熟练地进行腓骨截骨以暴露踝关节。外科医生会发现该系统的参考设备准确且重复性好，假体恢复了正常的关节运动，并且患者可以舒适地行走。

参考文献

[1] Dharia M, Bischoff J, Gillard D, et al. Effect of articulating surface design to reduce contact pressure in total ankle replacement. American Orthopaedic Foot and Ankle Society Annual Meeting: poster presentation, 2011.

[2] Bobyn JD, Stackpool GJ, Hacking SA, et al. Characteristics of bone ingrowth and interface mechanics of a new porous tantalum biomaterial. J Bone Joint Surg Br, 1999,81(5):907-914.

[3] Wilson DA, Astephen JL, Hennigar AW, et al. Inducible displacement of a trabecular metal tibial monoblock component. J Arthroplasty, 2010, 25(6): 893-900.

[4] Black J. Biological performance of tantalum. Clin Mater, 1994,16(3):167-173.

[5] Karageorgiou V, Kaplan D. Porosity of 3D biomaterial scaffolds and osteogenesis. Biomaterials, 2005, 26(27): 5474-5491.

[6] Zhang Y, Alm PB, Fitzpatrick DC, et al. Interfacial frictional behavior: cancellous bone, cortical bone, and a novel porous tantalum biomaterial. J Musculoskelet Res, 1999,3(04):245-251.

[7] Moen TC, Ghate R, Salaz N, et al. A monoblock porous tantalum acetabular cup has no osteolysis on CT at 10-years. Clin Orthop Relat Res, 2011, 469(2): 382-386.

[8] Pulido L, Abdel MP, Lewallen DG, et al. Trabecular metal tibial components were durable and reliable in primary total knee arthroplasty: a randomized clinical trial. Clin Orthop Relat Res, 2015,473(1):34-42.

[9] Wilson DA, Richardson G, Hennigar AW, et al. Continued stabilization of trabecular metal tibial monoblock total knee arthroplasty components at 5-years measured with radiostereometric analysis. Acta Orthop, 2012,83(01):36-40.

[10] Meneghini RM, Ford KS, McCollough CH, et al. Bone remodeling around porous metal cementless acetabular components. J Arthroplasty, 2010, 25(5): 741-747.

[11] Jacobs JJ, Roebuck KA, Archibeck M, et al. Osteolysis: basic science. Clin Orthop Relat Res, 2001, 393:71-77.

[12] Ollivere B, Wimhurst JA, Clark IM, et al. Current concepts in osteolysis. J Bone Joint Surg Br, 2012, 94(1): 10-15.

[13] Bischoff JE, Fryman JC, Parcell J, et al. Influence of crosslinking on the wear performance of polyethylene within total ankle arthroplasty. Foot Ankle Int, 2014,36(4):369-376.

[14] Glyn-Jones S, Isaac S, Hauptfleisch J, et al. Does highly cross-linked polyethylene wear less than conventional polyethylene in total hip arthroplasty? A double- blind, randomized, and controlled trial using roentgen stereophotogrammetric analysis. J Arthroplasty, 2008,23(3):337-43.

[15] Gsell R, Yao JW, Laurent MP. Crowninshield RD. Improved oxidation resistance of highly crosslinked UHMWPE for total knee arthroplasty. Society for Biomaterials 27th Annual Meeting Transactions, 2001:84.

[16] Laurent MP, Johnson TS, Crowninshield RD, et al. Characterization of a highly cross-linked ultrahigh molecular-weight polyethylene in clinical use in total hip arthroplasty. J Arthroplasty, 2008,23(5):751-761.

[17] Maher SA, Furman BD, Wright TM. Reduced fracture toughness of enhanced cross-linked polyethylene is not associated with increased wear damage. Society for Biomaterials 28th Annual Meeting Transactions, 2002:542.

[18] Attinger C, Cooper P, Blume P, et al. The safest surgical incisions and amputations applying the angiosome principles and using the Doppler to assess the arterial-arterial connections of the foot and ankle. Foot Ankle Clin, 2001,6(4):745-799.

[19] Gill LH. Challenges in total ankle arthroplasty. Foot Ankle Int, 2004,25(4):195-207.

[20] Gougoulias N, Khanna A, Maffulli N. How successful are current ankle replacements. A systematic review of the literature. Clin Orthop Relat Res, 2010, 468(1): 199-208.

[21] Rudigier JFM. Ankle replacement by the cementless ESKA endoprosthesis. Tech Foot Ankle Surg, 2005,4(2):125-136.

[22] Brooke BT, Harris NJ, Morgan S. Fibula lengthening osteotomy to correct valgus mal-alignment following total ankle arthroplasty. Foot Ankle Surg, 2012, 18(2): 144-147.

第三部分

全踝关节置换术的并发症处理

第13章　全踝关节置换术后伤口愈合并发症的处理

Christopher Bibbo, Stephen J. Kovach

引　言

全踝关节置换术（TAR）后伤口愈合并发症的发生率高达 16%~28%[1, 2]。一项研究发现，出现伤口愈合并发症的患者随访 1 年内有25% 发生了感染，可能需要将假体取出，这个结果令人不安[2]。发生术后伤口愈合并发症较为明确的危险因素包括吸烟、外周血管疾病和心血管疾病[2]。总体来看，伤口延迟愈合可能是 TAR 后最常见的伤口愈合问题。应该注意的是，术前踝关节虽然血供丰富，但皮肤和关节囊之间的组织薄弱——缺乏富含血管的肌

肉、脂肪或筋膜提供固有的"支持"，而高剪切应力区域需要极度运动，并承受静水压依赖力的影响，再加上具有上述特点的下肢远端前方软组织覆盖，所以需要额外的时间来修复和重塑。尽管整个切口可能存在愈合不良的风险（图 13.1），但胫前肌肌腱附近的区域被认为是伤口破裂的高发区域（图 13.2）[2-4]。当然，患者的健康状况和外科医生的经验和技术也是 TAR 术后影响伤口愈合的重要因素。然而，伤

C. Bibbo, DO, DPM, FACS (✉)
Department of Orthopaedic Surgery, Marshfield Clinic,
1000 North Oak Ave., Marshfield, WI 54449, USA
e-mail: cbibbo7@icloud.com; drchrisbibbo@gmail.com

S. J. Kovach, MD
Division of Plastic Surgery, Department of Orthopaedic
Surgery,
Hospital of the University of Pennsylvania,
3400 Spruce St, Philadelphia, PA 19104, USA

Division of Plastic Surgery, Perelman Center for Advanced
Medicine, 3400 Civic Center Boulevard, South Pavilion,
Philadelphia, PA 19104, USA
e-mail: Stephen.kovach@uphs.upenn.edu

© Springer International Publishing Switzerland 2016
T.S. Roukis et al. (eds.), *Primary and Revision Total Ankle Replacement*,
DOI 10.1007/978-3-319-24415-0_13

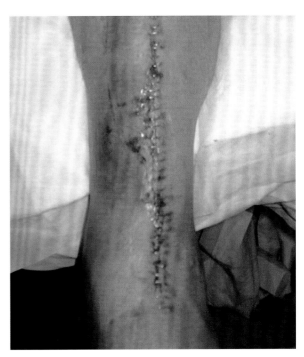

图 13.1　因延迟愈合需要密切随访的病例。通过数周的局部护理预计可以愈合

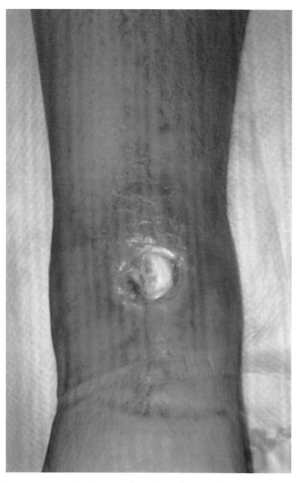

图 13.2　胫骨前肌肌腱附近区域伤口裂开的风险最高。处理技巧是暂时将肌腱结构缝合在一起并"固定"到更深层的结构，从而有助于减轻切口区域的张力（图片由 Benjamin Overly, DPM 提供）

口愈合并发症与假体设计、手术时间、假体植入过程中软组织处理技术及生物力学功能也明显相关，这些因素可能会促使手术医生和患者理解和接受伤口愈合并发症的发生。

伤口愈合并发症的预防

　　TAR 术后伤口愈合并发症的治疗要从预防开始。术前，必须通过触诊足背动脉评估所有患者的下肢动脉血流情况。既往创伤可能导致顺行的胫前动脉血流缺失，可通过胫后动脉逆行充盈，少部分还可通过腓动脉供血。即使存在多普勒动脉信号，通过"目测法"，如观察皮肤有无色素沉着或萎缩性瘢痕、轻度水

肿、大面积水肿和皮肤菲薄，也对微血管病变或静脉疾病有提示作用。在进行翻修以及任何二次手术之前，经皮氧分压测定（transcutaneous oxygen, TCO$_2$）可能对判定先前瘢痕的血运状况有帮助，尽管皮肤水肿或质量不佳的胸导联会使测定结果无效。当未触及足背脉搏，多普勒动脉信号或 TCO$_2$ 测定结果较差时，提示动脉血流缺乏，应行正式的术前血管探查评估。计算机辅助断层扫描血管造影和常规远端血管造影有助于发现适合行支架置入的局灶性狭窄，或需要血管搭桥手术解决的广泛性血管疾病。

　　术中，细致的软组织处理，以及尽可能保留皮肤穿支血管和彻底止血非常重要。对不慎造成的大血管损伤应及时修补，而不是结扎血管。闭合切口应该逐层进行，使用适合每例患者组织厚度的缝合线。如果可能，作者会在前方移植较大的低位第三腓骨肌肌腹，但前提是必须存在（图 13.3）。为了完全覆盖假体组件，可将肌腱用可吸收缝线暂时拉在一起，固定到切口深处，从而减轻切口处的张力并在 TAR 组件上形成组织屏障（图 13.4）。个别腱鞘或支撑结构完整性的缺失应通过使用"组织友好型"产品如 PriMatrix（TEI Medical, Boston, MA）进行重建（图 13.4）。可以使用不可吸收缝线或钉皮机进行皮肤缝合。当皮肤质量较差时，可使用 2-0 和 3-0 聚丙烯缝线垂直褥式缝合。通常留置引流管以防止血肿形成，当连续两次引流量 ≤ 15cm^3 时移除引流管。

　　术后，使用衬垫良好的夹板固定（作者使用三重填充或压缩衬垫夹板）后立即抬高患肢，并用冰敷来减轻水肿。可采用阿司匹林 325mg 口服抗凝，每天 2 次，也可以选用低剂量普通肝素或分馏肝素，这些是住院患者预防深静脉血栓的标准方法，对小动脉流变学也能产生有利作用。过去常使用面罩给予患者高浓度氧气的做法尚未证实会促进伤口愈合。根据肢体末端水肿状况和软组织皮瓣的整体质量，作者会采取保留缝线或钉皮钉 4~8 周的方法。切口负压伤口敷料压力维持在 50~100mmHg 3~5d 可能有助于"缩紧"缝合的伤口或肿胀的下肢（图 13.5）。

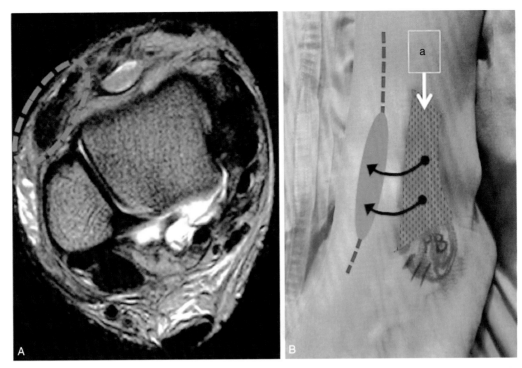

图 13.3　低位第三腓骨肌肌腹（蓝色圆圈）的 MRI（A）及其体表定位（B；红色矩形斑点表示为 a）。通过远端肌腱分离可以转位或正式转移这块肌肉，对裂开伤口的中央或侧面部分提供血供充分的局部肌肉覆盖（蓝色填充的椭圆形）

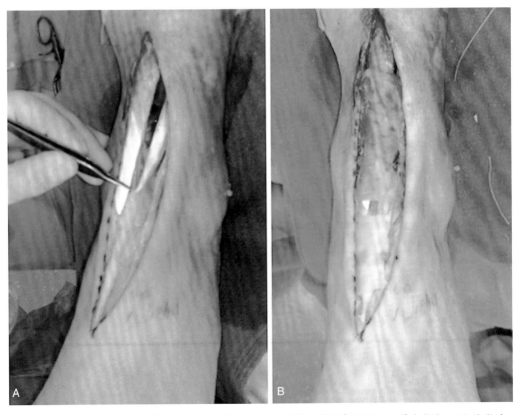

图 13.4　A. 将肌腱临时重叠缝合（肌腱固定）且向下固定到深部组织上，将分担切口处的张力。B. 使用促生长基质（PriMatrix®，TEI Medical, Boston, MA）重建踝关节保留的结构，不仅可以防止肌腱受力形成弓弦，还可以减轻切口张力。如果发生伤口裂开，还可提供内生介质使负压伤口治疗更有效

全踝关节置换术后严重伤口愈合问题的治疗措施

局部伤口护理

下肢手术后伤口裂开很常见，通常这种裂开都局限于伤口浅层且不会超过切口的长度，通过延长拆线时间可以降低伤口裂开的风险。

可以使用生理盐水敷料湿敷来处理表浅的伤口以延迟愈合或开裂，并应尽可能地去除"排斥"的缝线。所有患者的皮肤缝线或钉皮钉要保留4周，如果皮肤质量较差，则时间要相应延长。我们发现，含银离子的敷料配合使用具有吸收层的 Polymen®（Ferris Manufacturing Corp, Fort Worth, TX）和"组织友好型黏合剂"黏合如 Mepitel®（Monlycke Health Care, Gothenburg, Sweden；图 13.6），可以每周只换药一次，减

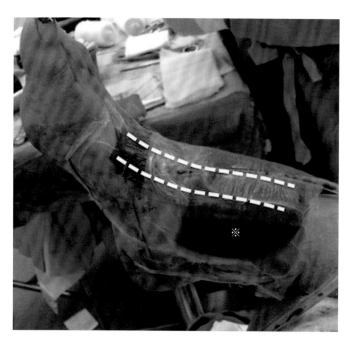

图 13.5　负压切口敷料治疗（箭头和轮廓）的病例，用于张力过大或脆弱的切口闭合。作者使用备用泡沫从抽吸软管处（※）垫起皮肤。对于脆弱的皮肤，连续或间歇性负压吸引的压力设定在 50~100mmHg

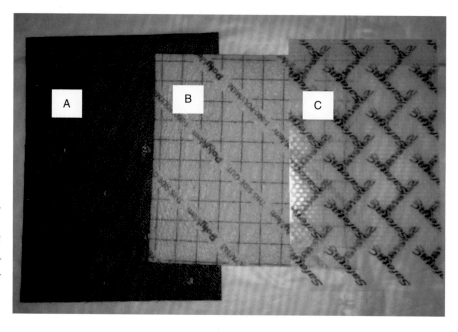

图 13.6　银离子涂层敷料(A)、PolyMem（B）和 Mepitel（C）配合使用将使敷料具有一定的抗菌性，还可以吸收多余的表面液体，同时不影响局部液体蒸发，具有"组织友好型"自黏性

少伤口敷料的使用。当出现感染时，可以经验性地使用抗生素，并应积极寻找可用于细菌培养的感染组织。一些不太常见的病原体会导致患者发生低级别伤口问题但有临床感染表现，且抗生素治疗无效，往往最终发现这种情况是由念珠菌感染导致。因此，从怀疑感染开始的每次检测都应包含真菌培养。带或不带灌注疗法的负压伤口敷料治疗是处理浅表伤口很好的方式，伤口预期可在几周内愈合。较厚的刃厚皮片移植（14~18/1 000in）可贴附在肉芽组织床上（图 13.7）。全厚皮片移植可提供更厚的覆盖，成活后继发挛缩较小，但作者发现踝关节周围的全厚皮片成活率较低。由于皮肤移位和皮肤下肌腱将张力转移到皮肤上，且没有一个良好的肉芽基层，踝关节前方可能不适合皮肤移植，会导致软组织覆盖不稳定，可能需要行皮瓣移植（图 13.8~13.10）。

手术伤口清创术及切口的再处理

若切口处的皮肤出现全层坏死，特别是累及切口全长时，需进行手术探查。应进行细菌培养，并按本书相关章节所述的方式来控制感染。所有失活的组织都要切除，直到见到新鲜的出血组织（图 13.8）。采用肌腱松弛叠加"封闭"下方的踝关节假体。第三腓骨肌通常有一个低位的肌腹，可以转移到切口处，将富含血供的软组织覆盖到伤口愈合出现问题的区域（图 13.3）。重新闭合切口，可能需要"延长切口"或松解切口周围组织，这样操作的结果可能并不能达到人们预期的成功。逐层闭合切口，逐渐减轻伤口中心区域的张力。皮肤外翻和皮纹松解最好用 2-0 聚丙烯缝线单纯缝合或垂直褥式缝合。如果组织很脆弱，可以连续或间歇使用切口负压敷料包裹伤口作为补充治疗，压力设定为 50mmHg

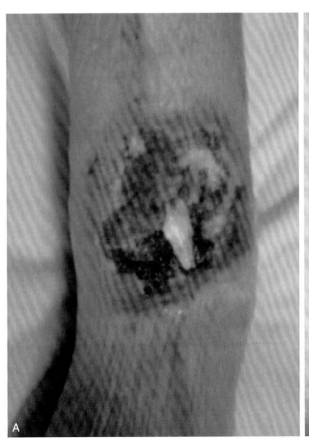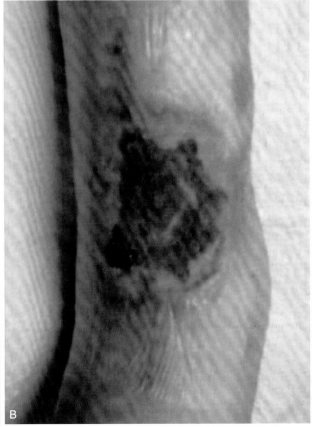

图 13.7　全踝关节置换术后肌腱外露的伤口通过延迟闭合、多次清创和伤口负压敷料治疗成功处理的病例。现准备行刃厚皮片移植（照片由 Benjamin Overly, DPM 提供）

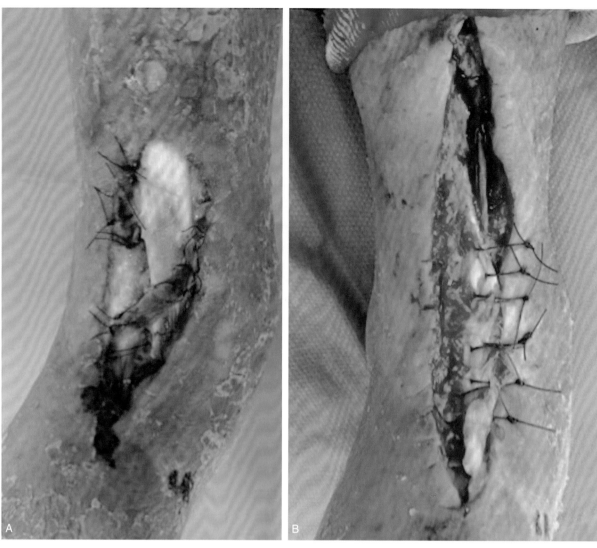

图 13.8　A. 亚急性伤口裂开或坏死伴有肌腱外露。B. 适当清创后可见有活性的组织，在最终游离皮瓣移植之前使用伤口负压敷料覆盖（照片由 David A. Ehrlich, MD 提供）

或 100mmHg（图 13.5）。术后应积极控制水肿。踝关节活动度限制应持续 2~4 周，直到再处理的伤口变得"稳定"。

清创术与伤口负压治疗敷料

通常，外科医生担心的伤口问题总是出现在胫骨前肌腱外侧区域（图 13.2）。外科医生应明智地选择伤口清创的时机，尽可能保留富含血供的组织，然后进行负压伤口敷料治疗。作者的经验是，KCI VAC®（KCI, Vacuum Assisted Closure, San Antonio, TX）为实现负压伤口敷料治疗提供了最可靠的方法。当肌腱暴露时，为了防止肌腱干燥，应使用聚乙酸乙烯泡沫（"白泡沫"）。防止组织干燥的另一种技术是使用常规无菌生理盐水或 Prontosan（R.Braun Medical, Bethlehem, PA）的灌注疗法。感染的伤口必须彻底清除坏死的组织，负压伤口敷料治疗可通过多种药物灌注来完成（表 13.1）。必须仔细评估肉芽组织的潜力：所治疗区域的血管分布必须能够支持肉芽组织快速生长；否则必须考虑早期行皮瓣移植。如果伤口的肉芽组织生长迅速（1~2 周内），可将有利于组织生长的基质材料如 Integra Bilayer®（Integra Life Science, Plainsboro, NJ）或 PriMatrix 置于缺损处，随后进行负压伤口治疗。不必过分强调伤口检查必须每周至少一或

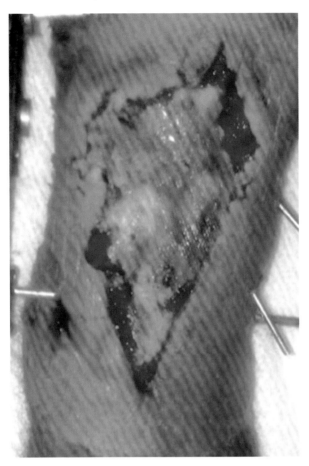

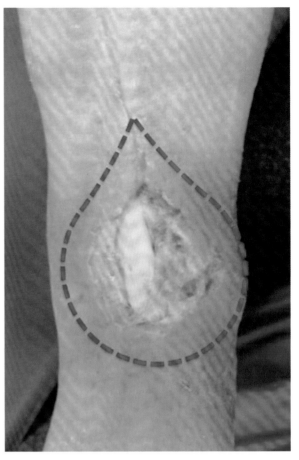

图 13.9　伤口面积较大，条件较差的肉芽组织床伴肌腱外露。虽然可以进行刃厚皮片移植，但这种类型的伤口通常会导致慢性软组织覆盖不良，通常需要游离皮瓣转移来闭合伤口，以防止将来发生伤口裂开，也为未来进行全踝关节翻修术提供了基础（照片由 Benjamin Overly, DPM 提供）

图 13.10　全踝关节置换术后慢性不愈合的伤口。可见伤口内外露的干燥肌腱被活组织包围，这种伤口只能考虑行游离皮瓣转移覆盖。由于内踝及近端区域软组织血供差，皮瓣覆盖需要超过可见伤口的范围（虚线围成的圆圈）（照片由 Benjamin Overly, DPM 提供）

表 13.1　作者使用的负压灌注伤口治疗装置中抗菌溶液的有效成分

溶液	有效成分	备注	应用
Marshfield	0.1% 克林霉素（200mg/1.33mL）	最多冷藏 90d	急性或慢性感染
临床三联抗生素 [a]	0.1% 庆大霉素 200mg/5mL；0.005% 多黏菌素 B（2×500 000U）；无菌水稀释至 200mL		
达金液	次氯酸钠（NaClO）缓冲液	使用 25% 或 50% 的浓度	急性化脓性感染，坏死性筋膜炎，耐甲氧西林金黄色葡萄球菌；仅使用 3~5d
1% 万古霉素	万古霉素		甲氧西林耐药葡萄球菌
稀醋酸	醋酸（CH$_3$COOH）	5%~6%	假单胞菌感染并减少表面生物负载
Prontosan [®b]	聚己缩胍（PHMB）和甜菜碱（表面活性剂）	美国 FDA 批准的负压伤口治疗	具有高生物负载或表面生物膜的非感染伤口，可防止伤口干燥
普通无菌生理盐水	普通无菌生理盐水溶液		防止伤口干燥，减少微量生物负载

绝大多数抗菌溶液每 6~8h 使用一次，驻留时间为 30min

a: 由 Michael Caldwell, MD, PhD, FACS, Marshfield Clinic, Marshfield, WI 研制

b: R. Braun Medical, Bethlehem, PA; Veraflow™ VAC®（KCI, San Antonio, TX），获得美国 FDA 批准

两次，但伤口愈合缺乏进展必须根据最低阈值来判定。在作者应用负压伤口敷料治疗并准备接受进一步护理的任何时间内，软组织皮瓣转移、高压氧治疗都应被纳入可行的治疗计划中。

局部软组织皮瓣转移

TAR 的前方纵行入路对于皮瓣移植提出了一些技术难题。相邻软组织推进皮瓣可以帮助闭合小的缺损，供体区域可用植皮方法解决。适合的区域皮瓣包括腓肠肌逆行皮瓣，外踝上皮瓣，以及针对切口最远端的岛状蒂足底内侧动脉皮瓣（图 13.11）。趾短伸肌皮瓣非常适用于小的中 – 远交界的区域伤口开裂，但肌腹的大小差异很大，而充分翻转需要牺牲足背动脉，使其应用受到限制。其他肌肉翻转皮瓣，如比目鱼肌和腓骨短肌逆行皮瓣（图 13.12），具有多变的远端肌肉穿支模式，可考虑在近端伤口移植，但对于 TAR 前方的伤口并不总是可靠的，尤其是比目鱼肌皮瓣。为了保证腓骨短肌止点重要的外翻功能，可将腓骨短肌腱固定在腓骨长肌腱上。具有穿通支的下肢螺旋形皮瓣可用于覆盖 TAR 手术切口侧方的软组织缺损，其优点是供体部位的并发症要低于其他局部皮瓣（图 13.13）。这些皮瓣

的供区并发症是一个值得关注的问题，在供体部位将 PriMatrix 预先植入与皮瓣延迟移植技术相结合，可以减少皮瓣的并发症和供体部位美容问题的发生。这些局部皮瓣对不适合行游离皮瓣移植或没有可靠显微外科技术服务的患者帮助很大。大面积的伤口，特别是伴有 TAR 假体裸露的伤口，需要游离组织移植技术来解决相关问题。

游离组织移植技术

当局部组织无法利用或不适合移植到复杂的 TAR 伤口上时，游离皮瓣就是下一步的选择。游离皮瓣根据其所包含的各种组织而命名。在过去，游离肌瓣是下肢皮瓣移植的主力，例如背阔肌（图 13.14）、前锯肌、腹直肌（图 13.15）或股薄肌（图 13.16）皮瓣。刃厚皮肤移植在这些单纯肌瓣上进行。有时对于一些较瘦的患者，这些肌瓣可以连同皮岛同时获取（游离肌皮瓣），但是皮瓣体积可能还需要二次手术缩容，最终还需要植皮。

使用游离皮肤穿支皮瓣，例如大腿前外侧皮瓣（ALT），肩胛骨和肩胛旁皮瓣，前臂桡动脉和尺动脉皮瓣，以及胸背动脉穿支皮瓣，已经彻底颠覆了软组织游离皮瓣手术。皮瓣由

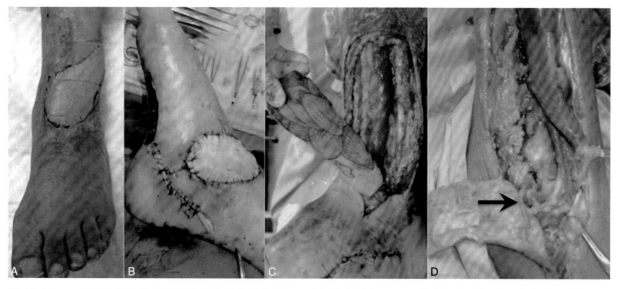

图 13.11 A. 腓肠肌逆行皮瓣可覆盖全踝关节置换术切口的大部分区域。B. 足底内侧动脉皮瓣仅能达到踝关节远端前、内侧。C、D. 基底位于远端的外上踝皮瓣可以转至前方大面积的组织区域，但可能使小腿前方和外侧的结构裸露，而且潜在皮瓣供区并发症发生率高，跗骨窦或距下关节区域的既往创伤或手术可能使远端蒂部（箭头所示）失活

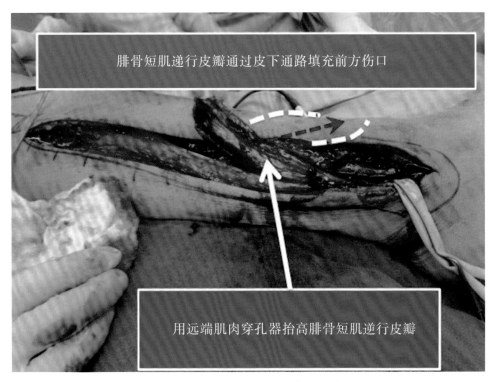

图 13.12　腓骨短肌逆行皮瓣可为近端前方伤口提供有限的填充。比目鱼肌皮瓣，无论是作为一个标准皮瓣还是基底位于远端的半比目鱼肌改良皮瓣，可能都无法为胫骨远端 1/3 前方和踝关节区域提供有效的覆盖

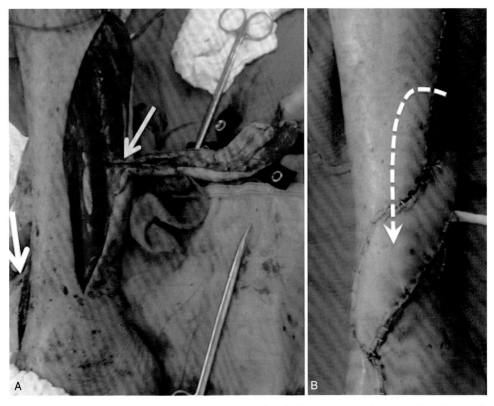

图 13.13　全踝关节置换术后前方伤口并发症（白色箭头；A）以腓肠动脉皮肤穿支为基底做推进皮瓣（穿通支，黄色箭头）。将推进皮瓣旋转（白色虚线箭头所示）、插入，残留的小面积供区皮肤缺损通过刃厚皮片移植覆盖（B）

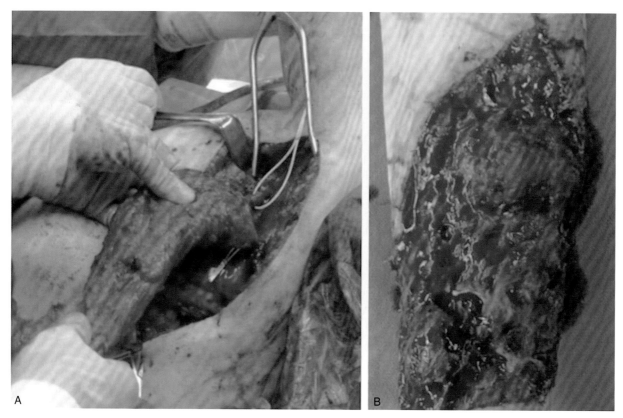

图 13.14　背阔肌游离皮瓣非常大，在大面积伤口的覆盖中可发挥巨大作用。这种皮瓣可以根据其内的两个主要血管来分开以减容；也可以连同小型皮岛一起移植，修剪后适应较小的软组织缺损；也可以选用以胸背动脉为蒂的皮肤穿支皮瓣（"TDAP"皮瓣），但蒂的长度较短限制了其在踝关节覆盖中的应用

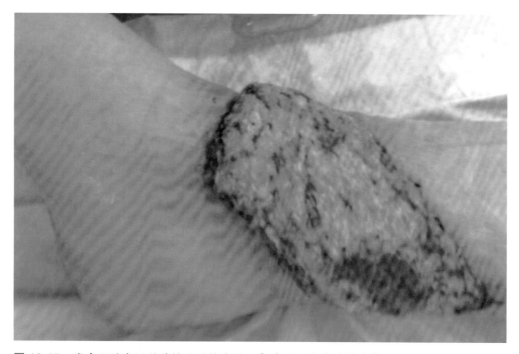

图 13.15　腹直肌游离肌瓣移植同时植皮的不良外观。除非移植皮岛，否则体积较大和皮下组织缺乏是该游离肌瓣的缺点。尽管如此，这种肌瓣仍被认为是大多数下肢组织缺损重建的传统、可靠的主力肌瓣。该游离肌瓣的缺点是在进行二次手术掀起皮瓣时必须沿着蒂的方向进行分离（照片由 Benjamin Overly, DPM 提供）

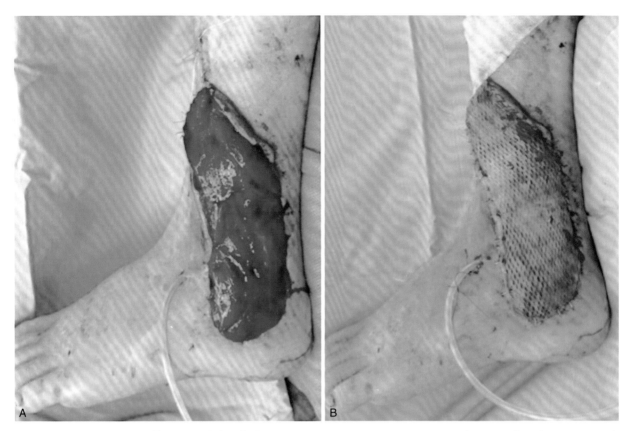

图 13.16　A. 用游离的股薄肌皮瓣覆盖踝部外侧延伸伤口的病例。B 图显示了即刻进行的刃厚皮片移植。虽然在术后 6 个月皮瓣会出现明显的萎缩，但患者仍难以穿上鞋子，因此对肌肉进行减容可能是必须的

皮肤、皮下脂肪、筋膜，以及含或不含肌肉组成，穿支皮瓣如 ALT 游离皮瓣已被证明能够提供与传统肌皮瓣相同的覆盖范围，还具有非常柔软、易于塑性的优点，可为覆盖下肢软组织缺损提供所需要的全部元素[6]。从技术角度来看，为了覆盖踝关节前方，ALT 游离皮瓣具有非常适合胫前血管长度和口径的血管蒂，而且供区可以很容易地闭合（图 13.17A）。术后可通过对皮肤穿支的单纯多普勒评估来监测皮瓣的活力。ALT 游离皮瓣还被用于在全膝关节翻修回植假体前覆盖膝关节前方伤口。在 TAR 中也有同样的概念，ALT 筋膜游离皮瓣提供重建所需的组织全层（皮肤、脂肪和筋膜）来完全覆盖缺损，最终皮瓣可以轻松地"掀起"甚至切开以暴露前踝。在初次 TAR 手术前，甚至可以选择 ALT 游离皮瓣来重建不稳定的前踝软组织覆盖。虽然常常只是做普通的解剖分离，但由于上述原因，ALT 游离皮瓣让我们有能力

"实施"游离皮瓣移植，以覆盖更大的前踝部缺损，或者在 TAR 前后提供表面修复的机会（图 13.16~13.18）。当软组织覆盖的同时还需要大量血管化时，可以采用游离腓骨骨皮瓣移植（图 13.19）。游离旋髂深动脉骨皮瓣（Ruben 游离骨皮瓣，髂嵴前方游离骨皮瓣）和肩胛旁游离骨皮瓣可保证软组织覆盖的同时提供少量的血管化骨。

总　结

全踝关节置换术后手术切口裂开是一种常见的并发症。伤口愈合问题如果处理不及时，可以由表浅伤口发展到皮肤全层和深层组织的坏死，最终威胁到假体组件的保留，导致灾难性的后果。多学科方法的应用确保了一旦发现伤口裂开，可尽快行软组织移植覆盖，尽可能

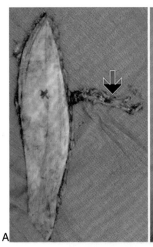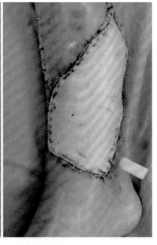

A

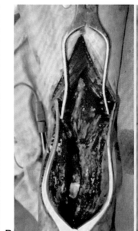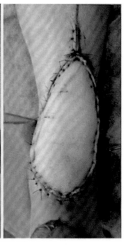

B

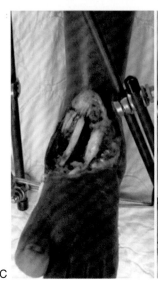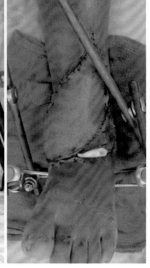

C

图 13.17　A. 游离前外侧大腿（ALT）皮瓣。注意 ALT 皮瓣非常轻薄、柔软；用"X"标记皮肤穿支，箭头标记血管蒂。一个由踝关节前切口演变为广泛远端中央和内侧伤口皮肤坏死的病例，使用游离 ALT 皮瓣进行软组织覆盖。皮肤穿支皮瓣的优点是一旦皮瓣成熟，未来手术切口可以选在皮瓣内的任意位置。一个急性伤口破裂的临床实例，未发生假体周围深部感染，需要保留全踝关节置换假体组件。游离 ALT 皮瓣（左图）用于填充并覆盖伤口（右图）。B. 一个全踝关节置换术后感染同时发生重大伤口并发症的临床病例。全踝置换假体已取出，放置含抗生素的聚甲基丙烯酸甲酯骨水泥占位器，并用游离 ALT 皮瓣覆盖伤口，以备后期全踝关节假体的再植入。C. 在软组织愈合过程中，使用游离 ALT 皮瓣覆盖和外固定架治疗踝关节前部灾难性伤口的另一个临床实例

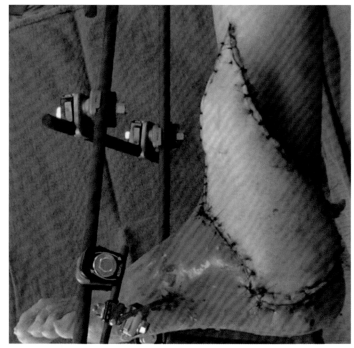

图 13.18　游离大腿前外侧皮瓣可用于全踝关节置换术后急性前方切口裂开，也可用于多次手术后造成的大面积慢性、条件很差的软组织缺损

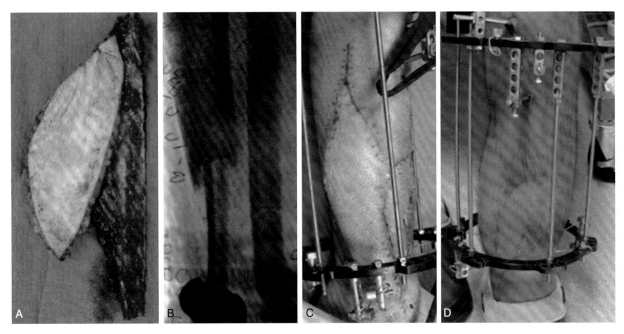

图 13.19 全踝关节置换感染伴重大伤口并发症患者术后发生严重胫骨远端骨缺损以及前方、内侧软组织缺损，游离腓骨皮瓣用于这类患者的保肢手术。A. 术中拍摄的获取腓骨皮瓣的照片。B. 术中增强影像显示游离骨皮瓣的位置。术后 6 个月使用外固定架固定的外侧（C）和前方（D）临床照片

地保留全踝关节置换的功能，并为将来踝关节翻修提供可能。

参考文献

[1] Myerson MS, Mroczek K. Perioperative complications of total ankle arthroplasty. Foot Ankle Int, 2003, 24(1): 17-21.

[2] Whalen JL, Spelsberg SC, Murray P. Wound breakdown after total ankle arthroplasty. Foot Ankle Int, 2010, 31(1):301-305.

[3] Spirit AA, Assal M, Hansen Jr ST. Complications and failure after total ankle arthroplasty. J Bone Joint Surg Am, 2004,86(6):1172-1178.

[4] Saltzman C, Mann RA, Ahrens JE, et al. Prospective controlled trial of STAR total ankle replacement versus ankle fusion: initial results. Foot Ankle Int, 2009, 30(7):579-596.

[5] Claridge RJ, Sagherian BH. Intermediate term outcome of the Agility ankle arthroplasty. Foot Ankle Int, 2009, 30(9):824-835.

[6] Bibbo C, Kovach SJ. Soft-tissue coverage of exposed orthopaedic trauma implants. Curr Orthop Pract, 2015, 26(1):45-55.

第 14 章　全踝关节置换术中内外翻对线不良的处理

Mark A. Prissel, Murray J. Penner, Gregory C. Berlet,
Christopher Bibbo, Christopher F. Hyer, Thomas S. Roukis

M. A. Prissel, DPM
Atlantic Foot & Ankle Center of Chesapeake,
725 Volvo Pkwy. Suite 100, Chesapeake, VA 23320, USA
e-mail: ofacresearch@orthofootankle.com

M. J. Penner, MD, BMechEng, FRCSC
Department of Orthopaedics, University of British Columbia,
Vancouver, BC, Canada

Department of Orthopaedics, St. Paul's Hospital, Vancouver
Coastal Health Authority and Providence Health Care, 1000-1200
Burrard Street, Vancouver, BC, Canada V6Z 2C7
e-mail: murray.penner@gmail.com

G. C. Berlet, MD
Orthopedic Foot and Ankle Center, 300 Polaris Pkwy, Suite 2000,
Westerville, OH 43082, USA

Polaris Surgery Center, 300 Polaris Parkway Suite 2000,
Westerville, OH 43082, USA

C. Bibbo, DO, DPM, FACS
Department of Orthopaedic Surgery, Marshfield Clinic,
1000 North Oak Ave., Marshfield, WI 54449, USA
e-mail: drchrisbibbo@gmail.com

C. F. Hyer, DPM, MS, FACFAS
Orthopedic Foot and Ankle Center, 300 Polaris Pkwy,
Suite 2000, Westerville, OH 43082, USA

Grant Medical Center Podiatric Medicine and Surgical
Residency, Columbus, OH, USA
e-mail: ofacresearch@orthofootankle.com

T. S. Roukis, DPM, PhD (✉)
Orthopedic Center, Gundersen Health System, 1900 South Avenue,
La Crosse, WI 54601, USA
e-mail: tsroukis@gundersenhealth.org

© Springer International Publishing Switzerland 2016
T.S. Roukis et al. (eds.), *Primary and Revision Total Ankle Replacement,*
DOI 10.1007/978-3-319-24415-0_14

冠状面畸形是行全踝关节置换（TAR）的外科医生经常关注的问题。维持冠状面的稳定性对于假体的初始成功和最终寿命都很关键。初次 TAR 中对于内翻或者外翻畸形的不正确处理会导致早期可预见的失败，并需要行翻修术矫正。本书的编者们在处理 TAR 手术细节方面是真正的专家，他们对于冠状面畸形正确矫正的重要性具有深入的认识。本章节以"专家问答"的形式展示了每位小组成员提出的问题和给予的回答。这些回答是真正的"专家意见"，它不同于重点参考同行评议的出版物，而是详细列举了各位小组成员自己的经验。本章中有些详细列举的概念和回答内容貌似多余，但是专家们仍反复强调这些观点，表明对于 TAR 初学者和成长中的 TAR 医生来说，认识到这些主题的重要性以及遵循 TAR 冠状面畸形处理的原则非常有必要。

内翻畸形时手术松解的结构和程度是什么？

Penner：轻度内翻畸形很常见。轻度内翻畸形角度经常小于 10°，常需要从距骨内侧向下部分松解三角韧带深层至载距突水平。进行胫后肌腱鞘的后方操作时需谨慎，确保适当松解常出现"紧张点"的后内侧角非常重要。在这些情况下偶尔需要行外侧韧带重建来确保在整体活动过程中良好的冠状面稳定性。

在更加严重的内翻畸形病例中，暴露需要更加广泛。通常，垂直内踝截骨将内踝向远端滑移可以松解内侧的紧张。理想状态下这一步是在最终平衡和测试聚乙烯衬垫时实施。由于这种截骨会增加关节间隙，因此确保有足够厚度的聚乙烯试模衬垫很关键。内踝向远端滑移 4~6mm 很常见，这个滑移量仍然能够为截骨块保留满意的接触面积，允许从内侧用两枚螺钉进行简单的经皮固定。如果内踝因与距骨内侧长期严重磨损导致发育不良，在截骨时去除一个小的前方纵行楔形骨块将允许前踝向内侧"闭合"，随后松解内侧软组织结构并提供一些骨性支撑来对抗距骨内翻。

有时内翻和外踝过长有关，有必要通过外踝的 Z 形短缩截骨来进行外侧紧缩。这可能需要结合外侧韧带重建，偶尔还需要内踝截骨。如果采取这些措施后后内侧角仍然紧张，可将胫后肌腱松解并转移至腓骨短肌。

Berlet： 我会先考虑胫骨和距骨相对内翻是否小于 10°，并认为这是一致性畸形。作为一个一般规律，一致性内翻畸形是由距骨向胫骨骨质内塌陷导致，不涉及韧带因素。对于一致性畸形，我将松解三角韧带深层，将 Cobb 拉钩置于距骨内侧，确保胫骨缺损在计划截骨范围内，一旦最终假体位置确定，就接着测试稳定性。进行内侧松解直到距骨处于中立位并最终位于计划的关节线水平。

有很少的病例，其内翻不能通过距骨内侧松解来解决，那么可以选择以下方法：

（1）用刀片从内踝锐性松解一个袖套。

（2）如果仍不能解决内侧紧张，我会打开胫后肌腱鞘。

（3）分段延长胫后肌腱。

（4）参考 Doets 等[1]介绍的内踝滑移截骨。

非一致性内翻畸形（胫骨和距骨相对对线不良大于 10°）通过内侧松解、外侧韧带重建

以及经常采取的切除跟腓韧带前方附着的腓骨远端不连骨块来处理。

截骨取决于医生是否应用耦合截骨技术，或者胫骨和距骨相对独立操作。对于严重的非一致性内翻畸形，我喜欢选择类似带有 PROPHECY® 个体化导板的 INFINITY® 系统，因为它使我能专注于个体化截骨而不用考虑韧带平衡。对于使用的假体安装系统需采取耦合截骨的病例中，在截骨前距骨必须精确地复位至胫骨正下方。在一些病例中，复位并固定距骨很有用，这样可在截骨对线时维持骨骼之间的相对位置。

Bibbo： 在全部足踝结构中，所有能导致内翻或高弓内翻足的结构如肌腱、肌肉和筋膜都需要被松解。松解的类型取决于内翻的原因（"认识你的内翻"）。截骨适用于固有的骨性畸形。软组织平衡只在由于软组织原因导致畸形的病例中才实施；外科医生在操作时要认识到这是个备选方案，因为导致畸形的因素也许还存在。

Hyer： 我会将三角韧带深部内侧起点剥离并形成一个袖套，并不断松解以使踝关节不内翻。在一些病例中，我发现同时分段延长胫后肌腱很有必要。检查外侧沟是否存在任何阻碍内翻纠正的纤维粘连也很重要。在内翻或外翻挛缩的病例中我也倾向于同时行跟腱延长。在植入假体和聚乙烯衬垫后，我将对是否需要行外侧韧带重建进行判断。

Roukis： 软组织平衡的总体原则包括踝关节凹侧挛缩软组织的松解和凸侧的加强。相应地，初次和翻修 TAR 中内翻畸形的矫正包括：

（1）去除关节周围骨赘并清理内侧、外侧和后方沟槽。

（2）从胫骨远端内侧或内踝和（或）距骨内侧环形松解三角韧带复合体或行内踝延长截骨。

（3）横断或分段延长胫后肌腱以显露内踝后方。

（4）通过背屈第一跖骨截骨术和跟骨外移截骨术来矫正足部畸形。

（5）采用外踝韧带折叠术和（或）肌腱转移来加强外侧软组织张力

在初次或翻修 TAR 手术时，除了这些骨性和软组织的处理操作，大多数情况下我还使用以下 4 个简便和可重复的软组织操作来矫正内翻挛缩。

首先，认识到屈肌支持带和三角韧带浅层大多数纤维是连续的非常重要，因为它能够在三角韧带深层从其骨性附丽点松解后仍将后足限制在内翻位。在这些情况下，我选择常规进行屈肌支持带松解来使跗管减压。不同于跗管综合征的手术处理方式，这并不需要常规松解下肢深筋膜或踇外展肌深层表面的纤维间隔。然而，这些步骤可能在大于 15° 的严重踝关节内翻畸形中非常必要，因为直接矫正内翻畸形会不出所料地导致整个跗管神经血管的压迫。应当注意的是，跗管中的神经血管内容物实际上并不会减少瘢痕形成及随后神经卡压的可能性。

第二，虽然横断或分段延长胫后肌腱本身已经被用来矫正踝关节内翻挛缩，但这很难实施并且不可靠。除了延长肌腱本身，我通常将下肢胫后肌腱在肌肉肌腱联合处切断。在最初的矫正步骤完成后，给予踝关节施加外翻应力，如果踝关节在足处于最大外翻位时无法达到最小 5° 的外翻角度，那么就切断胫后肌腱。

第三，如今虽然大多数情况下首先应用开放性改良 Brotröm-Gould 外踝稳定手术，但该技术改进后在关节镜下即可完成。我已经成功地应用器械盒中的器械辅助进行有限分离完成了改良"全关节内"的 Brotröm-Gould 外踝稳定手术。一旦缝合线从踝关节内穿过伸肌支持带，后足或踝的前外侧软组织被手工紧缩来使外侧关节囊和伸肌下支持带加强胫骨或腓骨远端外侧。踝关节保持中立位，在伸肌下支持带上在充分的张力情况下系紧缝线。

最后，下文将详细描述我常规使用的改良腓骨短肌腱转移术。

外翻畸形时松解的结构和程度是什么？

Penner：外翻畸形倾向于周缘更加松弛并且常规不需要松解。但是，有时候腓骨短肌和（或）腓骨长肌肌腱紧张，对于这种病例，着重松解腓骨短肌，并将其向内侧转移加强胫后肌腱。踝关节外翻很少由腓骨过短引起，有时是骨折畸形愈合的缘故，对于这些病例，可以采用外踝的延长 Z 型截骨，且最好在最终测试聚乙烯衬垫试模时实施。多数情况下外翻踝关节的下胫腓联合不稳定，需要谨慎操作来确保不出现这种情况。如果出现这种情况，可以在 TAR 的同时行下胫腓联合融合。

Berlet：和踝关节内翻畸形相比，外翻畸形多为非一致性对线不良。处理思路与内翻畸形基本类似，除外以下几个关键点：

软组织松解在外侧。我喜欢将一个 Cobb 拉钩置于距骨外侧壁并在袖套内松解限制的韧带。我的经验是，与内翻相比，对于外翻踝能够更容易地将距骨复位至胫骨下方，而且与内翻畸形的松解相比，外侧常不需要广泛松解。

TAR 时并不需要同时行内侧韧带（三角）重建。如果内侧韧带重建必须进行，也可以在 TAR 后采用分期手术，因为韧带重建成功率高。

总是同时行跟腱延长术，通常采用 Hoke 技术。

Bibbo：内侧重建不是常规，通常需要"紧缩锻炼"，除非是伴有距舟骨突出的严重扁平足（Bibbo 5 期，待发表）。在这些病例中，大约 50% 存在距腓前韧带变薄和外侧韧带不稳。

Hyer：我一般从跟腓韧带和外侧沟松解开始，接着用一把板状撑开器将踝关节在张力下撑开。如果踝关节畸形得到纠正并且三角韧带紧张，我将停止操作。如果仍然存在外翻，将更进一步地剥离腓骨前下缘。我更倾向于在这些病例中使用大号的聚乙烯衬垫来保持三角韧带合适的张力。显然，一个完整的三角韧带复合体很重要。

Roukis：踝关节外翻畸形的矫正与初次和翻修 TAR 中处理内翻畸形的步骤是镜像关系，包括：

（1）去除关节周缘骨赘并清理内侧、外侧和后侧沟槽。

（2）将外侧韧带复合体从腓骨远端环形松解下来或者行外踝的延长截骨。

（3）跟骨外移截骨或内侧柱单独或联合中足或后足关节融合

（4）三角韧带重叠和（或）肌腱转移来加强内侧软组织张力

我已经成功应用了特定的肌腱转移，即下文描述的改良"反"Evans 腓骨短肌腱转移。

何时与如何在处理内翻畸形的同时进行肌腱转移？

Penner：如上所述，当后内侧角仍然紧张，可将胫后肌腱转移至腓骨短肌。当踝关节在一定范围内活动具有类似"合页"而不是"滑移"的倾向时，不论是否已行内踝截骨和（或）外侧紧缩术 [韧带重建和（或）外踝短缩截骨]。没有采用过其他典型的转移方法。

Berlet：踝关节的动态平衡被认为如同静态韧带稳定性一样重要。在内翻畸形的病例中，几乎问题都集中于腓总神经损伤或者腓骨肌腱的严重且不可重建的损伤。在大多数病例中，这些诊断已经被认为是术前计划的一部分。我愿意选择进行肌腱转移，在 TAR 手术前分期重建踝关节的动态平衡。对这些病例，将屈踇长肌转移至第 5 跖骨可以合理地重建动态平衡，并且手术切口不会增加 TAR 的切口风险。

Bibbo：如果需要可以实施，正如任何病理状态在矢状面上平衡踝关节一样。

Hyer：我对于一期处理严重畸形比较保守。如果畸形复杂到需要进行肌腱转移和后足稳定的程度，我通常会先进行一个独立的手术，并确认我们能够获得一个稳定的足部对线，随后再二期行 TAR。我认为这样做既能证实获得

稳定性，又可避免在一次手术中进行太多广泛操作，降低手术风险。

如果需要进行的转移手术只是简单地进行外侧韧带修复（例如改良 Evans 转移术）或者将腓骨长肌转移至腓骨短肌，我将一期完成。如果操作更加复杂，如胫后肌腱经骨间膜转移，我将分期完成。

Roukis：尽管松解了内侧软组织并植入了合适的假体，如果发现存在踝关节外侧不稳定，我将常规通过有限的外侧切口获取肌腱，行改良 Evans 腓骨短肌腱转移，接着向深层沿跟骨和距骨转移，固定至胫骨远端前外侧，并用钢板螺钉固定。在腓骨肌腱缺如的情况下，我应用尸体肌腱并将其一端固定至第 5 跖骨基底部，而另一端同样固定至胫骨远端前侧。虽然是非解剖性固定，但是改良 Evans 腓骨短肌腱转移术对于 TAR 中内翻挛缩相关的外踝和距下稳定性很有用。虽然我对于胫前肌腱转移至中足外侧没有太多经验，此肌腱转移被认为对于恢复非常严重的畸形有效，尤其是伴有前足内收时。

何时及如何在处理外翻畸形的同时进行肌腱转移？

Penner：正如上文所述，当腓骨短肌腱明显紧张或者当胫后肌腱需要重建并需大幅度纠正外翻度数时（例如大于 10°），可应用腓骨短肌腱转移至胫后肌腱的方法。

对于由于三角韧带松弛而不是外侧穿窿破坏导致的严重距骨外翻的病例，选择行 TAR 必须非常慎重。这些病例行 TAR 的结果很难预测，在这样特殊的情况下选择融合手术疗效更可靠。

Berlet：外翻的动态不平衡经常归因于胫后肌腱功能障碍和跟腱挛缩。除了用跟腱延长术来保护转移肌腱以及跟骨截骨或内侧双关节融合（例如距舟关节和距下关节）以外，胫后肌腱可用趾长屈肌腱来代替。

Bibbo： 处理这种情况，我更多选择踝关节三角韧带重建。然而，有时对于胫后肌腱功能障碍导致的传递至踝关节的中足塌陷，还需行踇长屈肌转移。

Hyer： 根据我自己的经验，我使用肌腱转移来稳定外翻畸形还没有取得较大的成功。如果有行肌腱转移和三角韧带重建的指征，我将严格按照 Haddad 描述的技术以分期的方式进行，随后再行 TAR[2]。如果三角韧带结构完整，我将用大号的聚乙烯衬垫来稳定外翻。

Roukis： 虽然是非解剖性的，所谓改良"反"Evans 腓骨短肌腱转移术还是有帮助的，腓骨短肌腱的获得于上述内翻畸形中已描述。接着，在第一个切口的近端将腓骨短肌腱用粗的不可吸收缝线吻合至腓骨长肌腱来维持足第一弓线最大限度的跖屈以及前足旋前来限制任何可能阻碍三角韧带修复的外翻应力。随后从远端切口收回腓骨短肌腱并自外向内于距骨上钻一个 4mm 的骨洞，将肌腱穿过的目的是使距骨颈和距骨体底部与骨洞内侧出口的中线连接起来。随后将肌腱斜向上至胫骨远端前内侧在最大张力下固定，并在胫骨和覆盖其上的钢板螺钉间加压。

何时及如何在处理内翻畸形时采用截骨矫形？

Penner： 前文已概述。

Berlet： 必须遵守这种骨科模式，即通过延长和重建来进行骨骼结构对线以及软组织平衡，再进行内固定。在机械轴显著偏移的情况下，必须在关节置换前通过截骨或者融合进行纠正。虽然有例外，我愿意在 TAR 前通过分期软组织重建手术来恢复机械轴。对于后足力学内翻的病例我喜欢采取 Z 型跟骨截骨的方式，因为这样可以将跟骨结节置于中立位并向外侧移动。可能是前足内翻导致的后足内翻也可同样处理。

Bibbo： 对于不能通过"关节炎"的 TAR

截骨来纠正的胫骨畸形，尤其是胫骨近段内侧和远端超过 20° 的畸形，关节内截骨很难有效，而需要行踝上截骨。前足可能是导致这种畸形的原因，需要行内侧楔形截骨或同时行第一跖骨背侧楔形截骨。

Hyer： 我们需要使用任何必要的方法来尽可能获得中立位平衡。在内翻畸形中，如果推测不是骨性畸形导致，我通常会借助 Dwyer 跟骨闭合楔形截骨并外移来辅助后足对线，并减轻外侧软组织的重建压力。我同样会关注足第一弓线并决定是否有行第一跖骨背侧截骨的必要。

Roukis： 不能单纯通过软组织松解来矫正僵直畸形，有必要进行骨性校正，最常采用的方法是第一跖骨背侧截骨和跟骨外移截骨。胫骨踝上截骨被用来处理非常严重的内翻畸形或更常见的横向移位畸形，以达到恢复后足或踝和下肢的中立位对线。总之，处理内翻畸形时不能通过更偏好的软组织松解或加固矫正时，我会非常谨慎地选择骨性手术恢复力线。

何时及如何在处理内翻畸形时采用截骨矫形？

Penner： 前文已概述。

Berlet： 在考虑行 TAR 之前足部必须能够正常足底着地行走。我愿意选择先恢复正常足底着地随后再进行 TAR。将踝关节固定于中立位或者在踝关节间隙临时安放聚甲基丙烯酸甲酯骨水泥占位器是有益的，因为可以在恢复正常足底着地过程中建立合适的韧带张力。MRI 或 CT 有助于评估距下和跗横关节炎。对于轻到中度关节炎患者，我宁愿忽略后足关节并不进行融合，而倾向于行关节周围截骨。对于后足截骨的方式我喜欢选择 Z 形跟骨截骨，它允许在一次截骨中延长外侧柱并完成内侧滑移截骨。这种 Z 形截骨是有效和通用的，而且并发症发生率低。

Bibbo： 后足截骨用于平衡足跟着地时的

内翻并保护转移的肌腱。足第一弓线跖屈截骨可能同样需要考虑。

Hyer： 我采用分期行大多数较大畸形的矫正，在先期手术中我通常首先完成截骨和选择性关节融合。在行一期重建的轻度外翻畸形病例中，我采用跟骨内移截骨术。

Roukis： 与内翻畸形相比，单纯通过软组织松解不可恢复的僵直性外翻畸形通过跟骨外移截骨或内柱、单独或联合中足或后足融合来保证骨性校正。总的来说，当处理外翻畸形时我更倾向于校正骨性力线。

全踝关节置换前何时应当分期处理冠状面畸形？

Penner： 这取决于手术前预计的获得一个稳定的、中立位对线、足底正常着地的正确踝关节冠状面对线所需的矫正程度。由于显著的足部畸形通常伴有踝关节内翻畸形，可能需要大量的足部矫正操作。根据操作的复杂程度，在止血带控制下分期手术使手术精确化可能是最佳的方法。

此外，尤其是在踝关节外翻畸形中，三角韧带的真实状态不能在术前确定。甚至严重的内翻踝可能证明存在三角韧带功能障碍，这是由三角韧带在内踝和后足的附着部损伤而导致，经常只能在术中确认。因为明显的三角韧带损伤经常和显著的足部畸形相关，分期恢复足部力线并同时评估三角韧带功能也许是个正确的选择。

Berlet： 只有当我相信我能够通过截骨和软组织松解获得关节内矫正时，我才在处理冠状面畸形的同时行 TAR 手术。虽然有例外的情况，我通常先期手术处理需行关节周围截骨或融合的踝关节内外翻畸形，再于3个月后二期行 TAR 重建手术。

Bibbo： 对于严重的前屈或反屈需要遵循畸形矫正的原则，与严格超过 15°~20° 的马蹄足一样。

Hyer： 我认为这个取决于医生的经验和喜好以及畸形的复杂性。显然患者需要意识到两种选择的利弊，但这最终是医生的决定。对于外翻畸形病例，我更倾向于保守治疗，因而常常选择先分期矫正畸形，再行 TAR 手术。而对于内翻畸形，我更喜欢纠正畸形的同时行 TAR 手术，因为矫正方法对我来说尽在掌握。

Roukis： 对于严重畸形的病例，可能需要关节周围特殊操作如踝上胫骨截骨或后足、中足关节融合来矫正显著的对线不良，此时可能需要分期处理。这样操作可使软组织充分愈合及骨性结构的血供恢复，为最终 TAR 与宿主骨的整合创造条件。此外，已有研究证实这些畸形的矫正常可延缓患者的疼痛症状，使 TAR 手术延期。

增加聚乙烯衬垫厚度是否对处理冠状面畸形有帮助？

Penner： 增加聚乙烯衬垫的厚度对于任何平面的胫骨截骨都有降低踝关节线的作用。这将对踝关节生物力学产生影响，但如果使用的衬垫太厚，可能会产生不利影响。这种情况可能会出现在三角韧带功能障碍的踝关节中，因为它会使内侧张开过大。

Berlet： 通过关节过度填塞来获得冠状面稳定性是一个低级错误。这将导致关节僵硬以及聚乙烯过早磨损和潜在的假体下沉。医生必须提高技术来正确平衡关节，同时不要将过度填充作为补救的尝试。

Bibbo： 没有帮助。高度的增加会过度填充关节并改变关节运动学。此方法仅仅适用于内侧和外侧同样松弛的情况。

Hyer： 我会这样做，但我不认为我们能单纯依靠增加聚乙烯衬垫的厚度来为冠状面提供稳定性。软组织结构必须具有止点稳定性来确保功效。如果软组织结构是完整的，聚乙烯高度能够帮助它们恢复张力。我同样认为带有沟槽设计的固定衬垫距骨假体能够帮助矫正冠状面畸形。

Roukis：增加固定衬垫 TAR 系统中聚乙烯衬垫的厚度将在包括冠状面和矢状面的各个平面使踝关节紧张。对于活动衬垫假体，当选择较厚的衬垫使踝关节紧张时，聚乙烯衬垫有向前或向后移位的趋势，因此这不是一个有效的措施。安装假体试模后如果能明确证明截骨过度或踝关节张力不合适，此时关节需要在聚乙烯衬垫和距骨假体间获得更大的接触力，这时我才会使用一个更厚的聚乙烯衬垫来使关节紧张。我不相信单纯依靠聚乙烯衬垫能增加关节的长期稳定性。

对于内翻或外翻畸形的初次全踝关节置换术难度，哪个更高？为什么？

Penner：由于三角韧带是 TAR 成功的关键因素，外翻畸形比内翻畸形更难处理。如果三角韧带的功能不能确定，TAR 失败的风险将显著增加，就需要考虑行踝关节融合。由于外翻畸形最常表现为"松弛"而内翻畸形最常表现为"紧张"，由于松解紧张的结构比紧缩松弛的结构更容易预测和获得成功，所有踝关节内翻畸形的矫正成功率高。

Berlet：外翻远较内翻处理更加困难。内侧韧带结构是踝关节的等长点，并且这个等长点很难通过重建来再造。我警告经验不足的 TAR 医生要非常小心和虚心地处理外翻畸形。

Bibbo：外翻畸形更困难。中足和前足中最为重要的区域是内侧柱，它将应力传递至踝关节并且宽容度差。我的经验是严重的外翻畸形通常还存在一个近端的问题（例如膝、髋）非常难控制，除非提前矫正（先髋再膝，最后踝），将肢体变得像枪管一样直。

Hyer：我认为外翻比内翻畸形在 TAR 中更难处理。三角韧带复合体功能障碍难以重建并很难长期维持自身功能。这是一个复杂的具有多个附丽点的结构，是踝关节的枢纽点。外翻踝表现出的其他畸形也会影响后足和内侧

柱，这对 TAR 的稳定性很重要。

Roukis：外翻畸形更加难以处理，因为包括关节扩大融合术、软组织处理或肌腱转移等必须的手术，效果都非常有限或不可靠。我也相信具有外翻畸形的患者更倾向于合并小腿近端、膝关节和髋关节的对线不良，明显不能仅仅通过处理足部来解决。

如何界定严重的内翻或外翻畸形？

Penner：根据我的经验，可处理的内翻畸形角度没有明确的上限。相应的标准是：

（1）足部可以校正到稳定的中立位对线的足底正常着地的位置。

（2）下肢的整体力线能够被安全地矫正到中立位（例如：膝内翻）。

（3）踝关节周围的骨质量对于稳定的内踝或踝上截骨及同时进行 TAR 后假体牢固固定是足够的。

由于这些重建具有较大的畸形复发倾向，非轴线负重很常见，因此，非常稳定的骨 - 假体界面，如采用带柄假体十分重要。

具体到踝关节外翻，其限制因素是三角韧带的功能。如果韧带明显松弛或者有大量的钙化性退变，我不认为能够指望它在整个 TAR 的期望寿命中保持功能。到目前为止，我不确信各种三角韧带重建技术效果的持久性，因此当三角韧带功能障碍时我将选择效果良好的踝关节融合术而不是不确定的高风险 TAR 手术。

Berlet：踝关节内翻畸形是目前最不受限制的。超过 20° 的外翻畸形将很可能需要分期行内侧支持结构的重建，如果重建成功，接下来在 3 个月或数个月后行 TAR。

Bibbo：内翻角度 15°~20° 或外翻角度 10°~15° 被认为是严重畸形。

Hyer：对于踝关节内翻或外翻畸形来说并不是简单的度数问题。我实际上需要评估整个足部并确定畸形是否仅仅是踝关节导致的还是存在一些更严重的问题。即与外翻畸形（大

约 10°~20°）相比，我更愿意处理角度更大的内翻畸形（大约 30°）。

Roukis： 对于内翻畸形，我已经使用 TAR 翻修处理 40° 的畸形；然而，我的经验和文献报道一致，15°~20° 是最常参考的极限。对于外翻，我对超过 10° 的畸形试行 TAR 时很谨慎，因为现有的选择长期来看并不可靠。然而，对于特定的病例，例如在患者需要踝 - 足矫形器的翻修中，无论采取何种手术步骤（例如扩大踝、后足融合或 TAR 翻修），我可能会突破这些限制。

对于处理冠状面对线不良的医生的建议有哪些？

Penner： 这个问题在上文中已经陈述了很多，但是需要强调的是对于存在三角韧带明显松弛的踝关节外翻病例行 TAR 具有很高的风险，应当尽量避免选择该术式。仔细评估踝关节以上（例如胫骨内翻或膝内翻）及以下的畸形非常重要。为了获得对 TAR 预期满意的功能和寿命，足和小腿的对线必须正常或者能通过矫正恢复正常。

Berlet： 一些观点可以帮助进行关节置换手术的新手医生：

（1）通过学习和处理正常和内翻畸形病例来提高技术和熟悉安装器械。随着学习曲线的发展，再通过外翻畸形病例进一步提高手术水平。

（2）不要期望通过假体安装来弥补踝关节软组织失衡。虽然你可能通过限制踝关节达到了总体对线并获得了短期成功，但如果平衡很差，踝关节将最终自动恢复至术前的位置。

（3）理解你所采用的 TAR 系统的局限性以及偶联截骨和非偶联截骨的不同。对于使用偶联截骨系统的病例，不要使用导杆夹具来强行纠正冠状面畸形。踝关节必须平衡并用安装夹具来维持，而不是来纠正。

（4）对于严重畸形病例，胫、腓骨截骨调整会有助于重建平衡，但是增加了相当多的手术时间和风险。

Bibbo： 绝不要低估从踝到大踇指的内侧柱缺损的重要性。考虑纠正这些畸形，并观察它是否能维持数月后再做 TAR。

Hyer： 我建议在处理任何冠状面畸形病例前，要非常熟悉踝关节正常位置下初次 TAR。我还建议先处理轻度内翻畸形病例——处理踝关节外侧韧带稳定性与 TAR 一样重要——随后再处理需要三角韧带剥离和截骨或分期重建的更大的内翻畸形病例。对于踝外翻患者，我同样建议开始时仅处理轻度外翻（小于 10°）的病例并积累经验。我也认为对于严重踝关节外翻畸形患者，可考虑踝关节融合。

Roukis： 从一致性内翻畸形病例开始，通过平行截骨就可矫正大部分畸形，仅需要有限的内侧软组织松解和外侧加固操作。接下来扩展到非一致性内翻畸形病例的处理，这时候医生对上述提到的软组织操作会非常熟练。在你积累了大量软组织和骨性手术经验后，就可尝试处理外翻畸形病例。最后要强调，尽可能分期处理以使伤口愈合问题最小化。

参考文献

[1] Cornelis Doets H, van der Plaat LW, Klein JP. Medial malleolar osteotomy for the correction of varus deformity during total ankle arthroplasty: results in 15 ankles. Foot Ankle Int, 2008,29(2):171-177. Epub 2008/03/05.

[2] Haddad SL, Dedhia S, Ren Y, et al. Deltoid ligament reconstruction. a novel technique with biomechanical analysis. Foot Ankle Int, 2010,31(7):639-651. Epub 2010/07/29.

第 15 章　全踝关节置换术中软组织源性马蹄踝和距骨前后移位的处理

Nikolaos Gougoulias, Thanos Badekas,Nicola Maffulli

引　言

踝关节骨关节炎经常是创伤后导致并伴有骨赘形成（常见的发生部位为胫骨远端、内踝和距骨颈），关节囊增厚，以及韧带和肌肉挛缩，导致活动范围减少。当患者出现全踝关节置换（TAR）指征时，踝关节已经出现僵直并且可能存在畸形。畸形会影响所有的平面，踝关节骨关节炎最常见的特征是距骨在矢状位上

相对于胫骨的前移[1-4]。此外，踝关节背屈的减少会逐年导致腓肠肌紧张和马蹄样挛缩。考虑到后足生物力学的复杂性及其特有的解剖学特点，在这些情况下平衡TAR假体具有挑战性。距骨的大小不允许过多截骨。最重要的是，胫骨远端截骨一定要保持最小量以减少内踝骨折的风险（术中或术后），同时也能提供更好的用来进行胫骨侧植入固定的骨量[1-4]。应当避免假体位置不佳和TAR的"边缘负载"，因为这可能导致早期失败[5-7]。围绕这种具有挑战性情况的手术处理方法的报道很少。

距骨前、后移位的诊断

可以在踝关节负重条件下侧位X线片上观察距骨相对于胫骨前方或后方的移位（图15.1）。踝（胫距）关节（图15.1）出现明显的不一致时可诊断"距骨移位"。在矢状面对对线不良进行定量时，"胫距比"已经成为测量距骨移位的一个指标，通过对踝关节侧方负重位X线片上距骨相对于胫骨轴的位置进行评估[8, 9]。胫距比是指在侧方负重位X线片上胫骨中线后方的距骨占总长度的百分比（图15.1）。在一项队列研究中健康踝关节的平均胫距比是40%[8, 9]，胫距比越小，距骨越向前

N. Gougoulias, MD, PhD (✉)
Department of Trauma and Orthopaedics, Frimley Health NHS
Foundation Trust, Frimley Park Hospital, Portsmouth Road,
Frimley, GU16 7UJ, UK
e-mail: gougnik@yahoo.com

T. Badekas, MD
Department of Orthopedics, Hygeia Hospital,
21 Konossou St., Attika 16674, Greece
e-mail: thanosbadekas@gmail.com

N. Maffulli, MD, MS, PhD, FRCP, FRCS(Orth)
Department of Musculoskeletal Disorders, Faculty of Medicine,
University of Salerno, Salerno, Italy

Queen Mary University of London, Barts and The London School
of Medicine and Dentistry, William Harvey Research Institute,
Centre for Sports and Exercise Medicine, Mile End Hospital,
275 Bancroft Road, London E1 4DG, UK
e-mail: n.maffulli@qmul.ac.uk

© Springer International Publishing Switzerland 2016
T.S. Roukis et al. (eds.), *Primary and Revision Total Ankle Replacement*,
DOI 10.1007/978-3-319-24415-0_15

脱位，超过 50% 的胫距比表明距骨相对于胫骨后移（图 15.2）。采用胫距比对术前和术后 X 线片进行测量比较有助于确定距骨在 TAR 术后是否恢复到了更加接近解剖的位置（图 15.3、15.4）。另一个在矢状面评估 TAR 组件

位置准确性的 X 线测量方法是胫骨植入物相对于胫骨长轴的倾角（图 15.5）[8, 9]。正常值范围为 83°~90°；另外，如果倾角 > 90°，TAR 被描述为"后倾"；如果倾角 < 83°，TAR 被描述为"前倾"（图 15.6）[8, 9]。

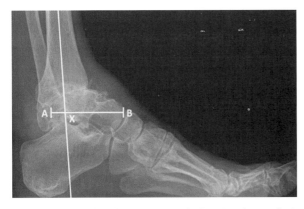

图 15.1　胫距（TT）比 [AX/AB（%）] 是指在侧方负重位 X 线片上胫骨中线后方的距骨占总长度的百分比 [8, 9]。在这个病例中 TT 比为 21%

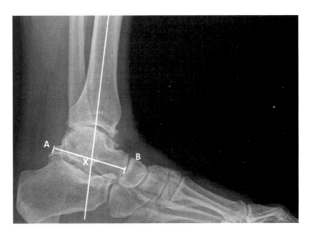

图 15.2　该病例的 TT 比为 55%，提示距骨向后移位

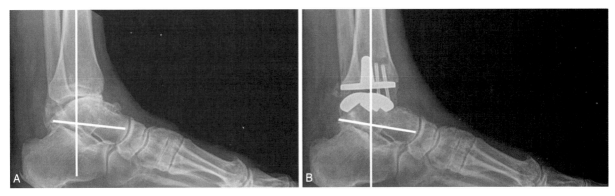

图 15.3　行全踝关节置换后，一个距骨向前移位病例（A；TT 比为 34%）被纠正到接近中立位（B；TT 比为 42%）

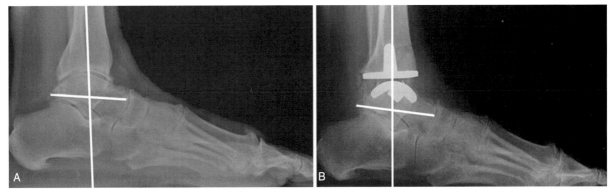

图 15.4　行全踝关节置换后，一个距骨向后移位病例（A；TT 比为 52%）被纠正到接近中立位（B；TT 比为 46%）

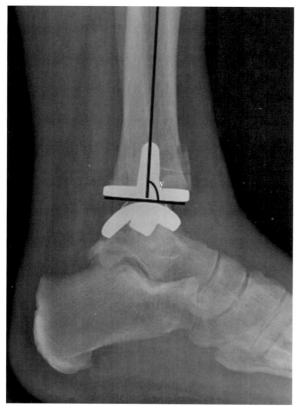

图 15.5 矢状面胫骨假体倾角通过组件相对于胫骨长轴的关系来测量（y 角），大约为 90°[8, 9]

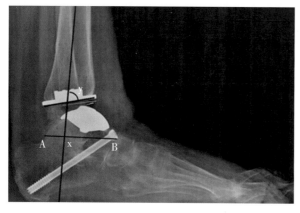

图 15.6 这个 Scandinavian 全踝关节置换假体病例中（y=73°），胫骨假体组件过度后倾导致距骨前移（TT 比为 30%）

距骨前、后移位的病理力学

目前我们对矢状面对线不良的病理力学机制仍不清楚——临床上表现为距骨相对于胫骨向前或向后移位，然而在踝关节炎中距骨向前移位比向后移位更加常见[8-12]。有时，胫骨穹隆骨折后的前方胫骨磨损或塌陷可能会导致胫

骨前倾，从而使距骨向前滑动。一个解释可能是远端胫骨骨赘形成和前关节囊增厚限制了背屈，行走时距骨在相对跖屈位负重，这表明距骨后方负重。因此，应力将距骨"推向"前方导致前距腓韧带拉伸。这种"恶性循环"最终导致踝关节"前方张开"和矢状面的固定畸形[13, 14]。我们已经观察到（结果尚未发表）在没有前方骨赘的踝关节骨关节炎中前移的距骨更加常见，因此，远端胫骨前方和距骨颈的骨赘很有可能在矢状面上稳定了距骨。

另一个机制（可能是距骨前移最常见的原因）是外侧韧带的缺陷不能抵抗行走和负重时作用于距骨的应力，因此导致距骨向前内侧移位。这会最终导致三角韧带挛缩和冠状面的内翻对线，同时矢状面上距骨的前移。此外，当距骨外侧向前滑动到"踝关节以外"，胫骨和距骨会逐渐变平并丢失其圆弧形的匹配关节面（图 15.7），将导致距骨移位加重。由于慢性外侧不稳定可能是踝关节骨关节炎最常见的原因，因此慢性外侧韧带功能障碍很可能是解释踝关节骨关节炎中距骨前移病理力学机制的首要因素。骨赘形成潜在的稳定效应——前文提到的，支持了后者病理力学的假设。

冠状面内翻对线（外侧韧带功能缺陷的结果）的踝关节同样经常在矢状面上表现出对线不良。我们也观察到，年轻患者或关节内骨折相关的创伤性关节炎患者很少出现距骨的前、后移位，这可能提示这些改变的发生需要距骨长期的"后缘负重"，同时合并韧带不稳。在

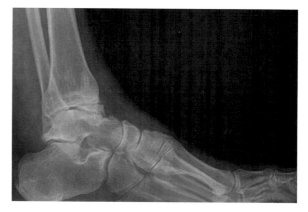

图 15.7 该病例表现为慢性不稳定、软骨缺失但胫距关节一致，导致胫骨和距骨相对关节面的逐渐"扁平"

进行 TAR 时应当考虑上述情况，以平衡踝关节并使假体组件放到最佳位置。

距骨前移的结果是减少背屈，并在一段时间之后导致后方结构（关节囊、腓肠肌、比目鱼肌和跟腱挛缩）的紧张。因此，距骨前移的踝关节可能也经常表现为马蹄样挛缩。

距骨后移（图 15.2）较少见，并且没有特定的病理机制，应该与解剖异常（如后踝或后胫腓韧带损伤后的创伤性关节炎）相关，或者可能是距骨假体安放偏后的医源性因素导致（图 15.8），这将在本章节进行讨论。

马蹄踝畸形的诊断和病理力学机制

马蹄踝畸形发展的机制可能比较简单。踝关节骨关节炎中背屈运动减少导致步态运动学（在足跟着地时减少小腿肌肉的伸展）的改变并随着时间延长导致小腿肌肉紧张和挛缩。肌肉紧张可能仅影响腓肠肌、腓肠肌 – 比目鱼肌复合体及跟腱。临床上该症状能够通过 Silfverkiöld 试验发现 [15]，此试验是基于腓肠肌附着于股骨髁的事实。当膝关节伸展时踝关节不能背屈超过中立位，即可诊断小腿肌肉紧张检查阳性。膝关节屈曲将减少腓肠肌的挛缩，允许踝关节背屈，然而当腓肠肌 – 比目鱼肌复合体和跟腱挛缩时同样会发生背屈受限 [15]。在踝关节骨关节炎中，腓肠肌 – 比目鱼肌复合体常常受累。当进行 TAR 时，术中可进行这个试验来评估残余的马蹄样挛缩。

TAR 术中距骨前、后移位的手术处理原则和结果

总体原则

距骨前移最常见的首要原因可能是前距腓韧带功能缺陷，而继发三角韧带的挛缩也可能发展，此外还会发生前关节囊增厚并紧张。我们一定要从三个维度来认识并处理距骨的前内侧移位。因此，松解内侧结构（如骨赘和瘢痕组织的切除，三角韧带附着点的部分松解）起到关键作用。记住一点很重要，距骨在胫骨下前移的复位对于踝关节融合同样很重要。在开放或镜下处理踝关节融合时，为重新恢复踝关节对线，医生可通过先切除骨赘和残余软骨，然后再清除内侧沟来获得更大的间隙。我们会发现，如果内侧沟的瘢痕组织或骨赘没有清理干净，踝关节在所有平面上的最佳对线均不能获得。另外，如果存在冠状面畸形，需要在胫骨一侧（内侧或外侧）截除更多的骨质，相同的原则也适用于 TAR。很显然，如果存在严重内翻畸形，我们应当考虑辅助的措施来纠正冠状面畸形（在本章节内容之外）。

Barg 等 [5] 指出矢状面对线不良是如何影响 TAR 结果的。他们研究了 317 例 TAR 患者，其中 103 例（32.5%）表现出某种程度的距骨

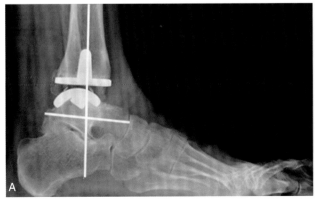
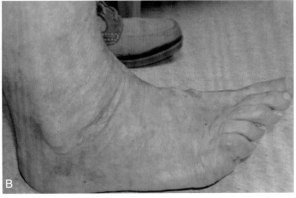

图 15.8　A. 该病例的距骨位于轻度后移位，TT 比为 50%。B. 虽然患者对结果满意，但是他的踝关节背屈相对受限

前移。这个亚群与中立位对线患者相比在出现疼痛症状方面具有统计学上的显著性，功能结果评分和活动度同样存在负面影响。距骨假体偏后安放的 TAR 同样存在不良的临床结果[5]。图 15.8 展示了距骨轻度偏后安放的 TAR 病例（图 15.8A），结果显示踝关节背屈相对受限（图 15.8B）。因此在 TAR 时，很有必要让距骨直接在胫骨下良好对线，以获得更好的功能和减少疼痛，同时也要避免边缘负重和长期松动[16]。

体　位

患者仰卧于手术床上，大腿近端使用加压止血带并垫高同侧髋、臀部来抵消腿的旋转，以使踝关节指向正上方。我们建议在胫骨远端下方放一个"方垫"，避免足跟受到任何后方压力导致距骨前移。

手术入路

常规采用标准踝关节前方入路。手术显露需要切除前方骨赘并松解前方关节囊。

胫骨截骨

在伴有距骨前移的踝关节行胫骨截骨时，应当格外当心。如果胫骨远端缺损，后方截骨量应大于前方。胫骨截骨的倾角非常重要。最好避免任何后倾并保持"中立位"（图15.5），因此应在矢状面上垂直于胫骨长轴进行胫骨截骨。换句话说，胫骨截骨最好"平行于地面"。该步骤推荐使用术中影像增强系统确认位置满意。

内侧软组织松解

当距骨前移，三角韧带需要"充分"松解。内侧松解包括将三角韧带深层纤维从内踝前方剥离，松解范围缓慢向踝关节后方扩展，测试松解程度。内侧沟的瘢痕组织和内踝的骨赘必须去除。一旦截骨完成（将冠状面对线考虑在内），如果手术医生仍"感到"内侧紧张，可能必须进一步松解内侧结构。

关节沟清理

踝关节内、外侧沟瘢痕粘连以及骨赘的清理很有必要。这不仅使距骨充分复位至踝穴，恢复解剖对线，还可以增加术后活动度并减少疼痛。如前所述，内侧沟的清理是内侧软组织松解的一部分。然而，为了在冠状面（内翻）和矢状面（前移）使距骨复位，外侧沟也必须充分清除瘢痕和滑膜组织。否则，距骨将和外侧瘢痕组织发生撞击，从而阻止解剖复位。我们要强调的是这些沟槽很深，并向后方延伸。

距骨截骨

距骨截骨应与胫骨截骨平行（因此也与地面平行），并在理想情况下使距骨体"中心化"。此步骤很有必要使用术中影像增强系统，可在两个平面评估组件位置。如果距骨仍有残余移位（在术中踝关节侧位像），我们可以考虑是否将距骨组件轻度偏后安放，以使胫骨下的距骨假体获得最佳位置[17]，但距骨整体上仍保持前移。虽然这样可使术中影像增强图像看起来更好，但可能会发生边缘负重，导致假体早期失败[16]。应当尽力（通过截骨和软组织松解）在矢状面上恢复距骨在胫骨下的对线，并将距骨侧假体组件解剖位植入来替换距骨体的关节面（距骨穹隆；图 15.3、15.4）。

试模假体：插入和安放

插入试模假体后，进一步调整软组织张力。应当仔细测试，不要选择太大或太厚的假体组件造成关节的"过度填塞"。如果假体型号在两个号之间时，我们应当选择小号假体。根据假体制造和设计决定胫骨、距骨和聚乙烯衬垫的型号（对于三组件 TAR 来说），它们一定要相互匹配。在侧方负重位 X 线片上测量的两个上文提过的影像学参数（胫距比和胫骨侧假体倾角），通过它们来评估 TAR 假体的位置。理想情况下，两个放射学的角度都应当在"正常值"以内。如果通过改变胫骨截骨倾角和胫骨组件的位置（如将 TAR 假体"后倾"或"前倾"）来恢复距骨在胫骨下的位置，将要承担接触压力分配变化和边缘负荷增加的风险[16]，潜在地增加了聚乙烯磨损并导致早期失败。

在进行截骨时，医生必须考虑假体的特殊设计和采用厂家推荐的手术技术。

TAR 的最终平衡

另一个可能发生的问题是踝关节背屈过程中距骨动态前移。我们可以在术中观察到假体试模位置良好，当踝关节背屈时距骨向前方滑动，这提示踝关节后方过紧。可能的解决方法包括跟腱延长和（或）在活动衬垫假体中降低聚乙烯厚度或胫骨向近端增加截骨量。如果使用最薄的衬垫仍不能改善，最好不要改变聚乙烯厚度，且尽可能选择一个非常薄的聚乙烯衬垫也是不可取的。更"高"（更加靠近近端）的胫骨截骨也不是一个非常好的选择，因为它会导致假体下沉和增加内踝骨折的风险。在这些病例中，我们推荐对后方结构[关节囊和（或）跟腱或腓肠肌退缩]进行松解，因为紧张的跟腱迫使距骨前移。此外，我们应当能够至少获得 10° 的踝关节背屈"在桌面上"。后者将在本文后面部分进行详细讨论。

在手术最后，我们必须考虑外侧韧带功能缺陷的可能性，因为这将导致不稳定。在插入最终的假体组件后，可能需要解剖修复（如 Broström 类型重建）前距腓韧带。

距骨后移

另一方面，术中静态和动态距骨后移提示 TAR 松弛。解决方法可能是使用一个更厚的聚乙烯衬垫和（或）修复前距腓韧带。

TAR 中马蹄踝畸形的手术修复

正如前文所述，在踝关节骨关节炎中的软组织马蹄踝畸形常和小腿后部肌肉及跟腱挛缩有关。因此，应当通过软组织松解来处理。手术的选择包括腓肠肌 - 比目鱼肌在肌肉肌腱连接处延长、三段式半横断跟腱延长或者开放性跟腱"Z 形延长"手术。在行 TAR 时很少需要后者。如果跟腱存在广泛短缩，可能不应当选择 TAR 或分期手术。关于三段式半横断跟腱延长对比"腓肠肌滑移"的并发症目前还没有明确的答案和证据。手术方式的选择取决于医生的偏好，而三段式半横断跟腱延长可能更简单、快速和有效[18]。

真正的问题是"何时"进行松解，是在截骨前还是在植入假体后？没有明确的"指南"给出答案，此时医生可能只能依靠自己的经验。与大家一样，我们相信如果踝关节不能做到矢状位中立，会误判截骨的前 - 后斜面，因此在截骨进行前，最好在开始时通过跟腱延长来解决任何术前存在的软组织马蹄足挛缩。

此外，假体安装后如果背屈仍然不足（例如，已经采用一个较厚的聚乙烯衬垫来平衡内翻或外翻力线），我们偶尔也在植入假体后延长跟腱。在这种情况下，我们应该果断松解跟腱。但是实际上如果出现这种情况，医生应首先考虑内侧和后方软组织松解是否充分，也许后方关节囊需要更广泛的松解。

表 15.1 列出了 TAR 时矢状面存在距骨对线不良和（或）马蹄足挛缩的手术策略总结。

表 15.1　距骨前移和软组织马蹄足畸形：手术治疗策略

• 去除骨赘（远端胫骨、距骨颈、内外侧沟）
• 胫骨截骨：避免后倾；保持矢状面中立位
• 胫骨截骨不要太靠近近端：通过软组织松解代替
• 松解三角韧带（测试松解程度）
• 松解后关节囊
• 避免将距骨组件安放在距骨穹隆"解剖位"的偏后方（使用术中影像增强系统确认）
• 如果存在冠状面畸形考虑辅助手术操作（如截骨）
• 安装假体试模，检查是否存在距骨动态前移
• 对于跟腱延长不要保守
• 考虑修复外侧韧带

临床结果

在所有平面上 TAR 达到平衡对于获得良

好的临床结果和假体寿命非常必要。Barg 等[5]在一项包含 317 例 Hintegra TAR 的回顾性研究中发现，距骨假体相对于胫骨的前后移位会导致较差的功能和较低的疼痛缓解率[5]。另一项研究显示，87 例患者中距骨在胫骨下的重新复位约占整体踝关节的 96%[8-10]。后一项研究比较了 Hintegra TAR 在踝关节中存在和不存在矢状面距骨移位的临床结果（美国骨科足踝医师协会踝关节评分、活动范围、并发症）并未发现有明显差异。他们回顾的大约一半踝关节病例存在矢状面对线不良，其中只有 3.7% 的踝关节是距骨后移。矢状面对线在一些踝关节置换病例中于术后 12 个月恢复正常。有趣的是，两项研究中需要辅助手术处理（例如松解、截骨、外侧韧带修复）的病例相同[10]。

两项研究检查了患者的小腿后群肌松解的效果，评估了"副作用"的可能性，例如跖屈无力和功能性疗效改变。根据最近发表的研究结果[19]，TAR 中腓肠肌 - 比目鱼肌的松解不会导致跖屈肌力减弱，总体的临床预后与不需要行后群肌延长的患者组相比一样良好。另一项研究结果[20]也显示，腓肠肌退缩术可改善踝关节背屈，不会导致跖屈无力。

讨 论

大约有一半需要行 TAR 的踝关节骨关节炎患者存在矢状面对线不良[10]，表现为距骨前移和（或）由小腿后群肌和跟腱挛缩导致的后足软组织马蹄样畸形。创伤和慢性踝关节外侧不稳改变了后足的解剖和运动学，并且会导致僵硬和骨赘形成，软骨缺失，以及胫距关节面不一致[1-4]。距骨后移很少见，并经常在 TAR 术中观察到，是假体组件松弛所导致。

TAR 平衡的基本原则包括平衡的截骨和充分的软组织松解，联合辅助操作（如截骨）。然而，踝关节独特的解剖特点不允许通过过度截骨来进行畸形的骨性矫正[1-4]。手术矫正的重点包括内侧和外侧沟的清理使距骨获得完

的活动。有时需要广泛松解三角韧带。胫骨截骨应保持"和地面平行"以避免在矢状面的后倾，而距骨组件应当在胫骨下中心化。合适大小的假体组件是必须的。我们建议 TAR 术中在几个步骤使用术中影像增强确认位置。如果在假体植入后发现外侧韧带不稳，就需要修复外侧韧带。虽然还没有循证医学证据支持这种措施比其他措施更好，但是医生应当对跟腱延长或腓肠肌 - 比目鱼肌退缩术处理马蹄足挛缩并改进踝关节背屈持积极态度[17-20]。跟腱经皮延长手术快速而简单[18]，然而两项研究表明腓肠肌[20]和腓肠肌 - 比目鱼肌[19]松解能提供良好的临床疗效且不会导致跖屈无力。

应当避免 TAR 假体的对线不良和不平衡，它将会导致接触面压力的不正常分布和早期失败[1-9, 16]。如果距骨在所有平面复位胫骨正下方，那么就可以期待其预后能和矢状面不伴有距骨移位的踝关节一样好[2-4, 8, 10, 19]。

结 论

软组织源性踝关节马蹄足畸形和距骨前 - 后移位是终末期踝关节骨关节炎中经常会遇到的对线不良情况。在初次 TAR 中认识并矫正这些对线不良很重要。距骨前后移位的处理基本围绕着胫骨截骨定位或方向，内侧三角韧带和后关节囊软组织松解，内侧和外侧沟清理，以及外侧韧带的重建来进行。是否决定行跟腱延长或腓肠肌 - 比目鱼肌延长在很大程度上是基于医生的选择和患者的舒适度，而并非依靠循证医学证据。

参考文献

[1] Gougoulias N, Maffulli N. History of total ankle replacement. Clin Podiatr Med Surg, 2013,30(1):1-20.

[2] Chou LB, Coughlin MT, Hansen Jr S, et al. Osteoarthritis of the ankle: the role of arthroplasty. J Am Acad Orthop Surg, 2008,16(5):249-259.

[3] Guyer AJ, Richardson G. Current concepts review: total ankle arthroplasty. Foot Ankle Int, 2008, 29(2): 256-264.

[4] Deorio JK, Easley ME. Total ankle arthroplasty. Instr Course Lect, 2008,57:383-413.

[5] Barg A, Elsner A, Anderson AE, et al. The effect of three-component total ankle replacement malalignment on clinical outcome: pain relief and functional outcome in 317 consecutive patients. J Bone Joint Surg Am, 2011,93(21):1969-1978.

[6] Saltzman CL, Tochigi Y, Rudert MJ, et al. The effect of agility ankle prosthesis misalignment on the peri-ankle ligaments. Clin Orthop Relat Res, 2004,424:137-142.

[7] Tochigi Y, Rudert MJ, Brown TD, et al. The effect of accuracy of implantation on range of movement of the Scandinavian total ankle replacement. J Bone Joint Surg Br, 2005,87(5):736-740.

[8] Wood PL, Deakin S. Total ankle replacement. The results in 200 ankles. J Bone Joint Surg Br, 2003, 85(3): 334-341.

[9] Wood PL, Prem H, Sutton C. Total ankle replacement: mediumterm results in 200 Scandinavian total ankle replacements. J Bone Joint Surg Br, 2008,90(5):605-609.

[10] Lee KB, Kim MS, Park KS, et al. Effect of anterior translation of the talus on outcomes of three-component total ankle arthroplasty. BMC Musculoskelet Disord, 2013,14(1):260. doi: 10.1186/1471-2474-14-260 .

[11] Tochigi Y, Suh JS, Amendola A, et al. Ankle alignment on lateral radiographs. Part 1: sensitivity of measures to perturbations of ankle positioning. Foot Ankle Int, 2006,27(2):82-87.

[12] Tochigi Y, Suh JS, Amendola A, et al. Ankle alignment on lateral radiographs. Part 2: reliability and validity of measures. Foot Ankle Int, 2006, 27(2): 88-92.

[13] Takakura Y, Tanaka Y, Kumai T, et al. Low tibial osteotomy for osteoarthritis of the ankle. Results of a new operation in 18 patients. J Bone Joint Surg Br, 1995, 77(1):50-54.

[14] Tanaka Y, Takakura Y, Hayashi K, et al. Low tibial osteotomy for varus-type osteoarthritis of the ankle. J Bone Joint Surg Br, 2006,88(7):909-913.

[15] Singh D. Nils Silfverskiöld (1888-1957) and gastrocnemius contracture. Foot Ankle Surg, 2013, 19(2): 135-138.

[16] Espinosa N, Walti M, Favre P, et al. Misalignment of total ankle components can induce high joint contact pressures. J Bone Joint Surg Am, 2010,92(5):1179-1187.

[17] http://www.star-ankle.com/case-study/star-ankle-replacementin-patient- with-sagittal-plane-deformity/. Accessed 8 Jan 2014.

[18] http://www.star-ankle.com/case-study/star-total-anklereplacement-with-equinus-deformity/. Accessed 8 Jan 2014.

[19] Queen RM, Grier AJ, Butler RJ, Nunley JA, Easley ME, Adams Jr SB, DeOrio JK. The influence of concomitant triceps Surae lengthening at the time of total ankle arthroplasty on postoperative outcomes. Foot Ankle Int, 2014,35(9):763-770.

[20] DeOrio JK, Lewis Jr JS. Silfverskiöld's test in total ankle replacement with gastrocnemius recession. Foot Ankle Int, 2014,35(2):116-122.

第16章 全踝关节置换术中假体周围无菌性骨溶解背后的科学

Orfan Arafah, Murray J. Penner

引 言

随着踝关节假体设计和手术技术的进步，全踝关节置换术（TAR）作为踝关节融合术的替代方案，逐渐成为治疗终末期踝关节炎的普遍选择。由于 TAR 相关假体周围骨溶解的出现，人们开始担忧是否会损害植入假体的长期生存率。例如，每100个随访的假体年平均翻修数量上，TAR 为 3.29 个，而全髋和膝关节置换术分别为 1.29 个和 1.26 个[1]。

假体周围骨溶解是一种众所周知的术后并发症，最初于 1976 年由 Harris 等[2] 和 1977 年由 Willert[3] 首次描述。之后发表了大量的

O. Arafah, MBBS, FRSC(C)
Department of Orthopaedic (49), College of Medicine,
King Khalid University Hospital/King Saud University,
PO Box 7805, Riyadh 11472, Saudi Arabia
e-mail: arafah@ualberta.ca

M. J. Penner, MD, BMechEng, FRCSC (✉)
Department of Orthopaedics, University of British Columbia,
Vancouver, BC, Canada

Department of Orthopaedics, St. Paul's Hospital, Vancouver
Coastal Health Authority and Providence Health Care, 1000-1200
Burrard Street, Vancouver, BC, Canada V6Z 2C7
e-mail: murray.penner@gmail.com

© Springer International Publishing Switzerland 2016
T.S. Roukis et al. (eds.), *Primary and Revision Total Ankle Replacement*,
DOI 10.1007/978-3-319-24415-0_16

研究文献来评估假体周围骨溶解的病理生理学改变和最终结果，但绝大多数集中在髋关节周围，而足踝的相关研究文献中对于深入理解 TAR 相关的假体周围骨溶解仍缺乏充分有力的证据支持。尽管文献报道的假体周围骨溶解发生率从 4.5% 到 79% 不等[4-12]，但最近的 3 项大宗病例研究估计其发生率约为 35%[9, 13, 14]。Yoon 等[13] 最近发表了一篇包含 99 例 Hintegra（Integra, Saint Priest, France）假体置换的研究，平均随访 40.8 个月，观察到的骨溶解发生率约为 37%，Kohonen 等[14] 最近进行的一项研究也报道了相似的发病率，他们回顾分析了 123 例使用 Ankle Evolutive System（AES, Transysteme-JMT Implants, Nimes, France）假体患者的 X 线片，平均随访 43 个月，显示骨溶解发病率为 34.9%。类似地，Koivu 等[9] 连续随访了 130 例使用 AES 假体的患者，报告的骨溶解发生率为 37%。

组织病理学

髋膝关节置换术后聚乙烯垫的磨损和随后发生的骨溶解通常被认为是导致假体无菌性松动使其生存期缩短的原因。为了更好地研究聚乙烯碎屑在 TAR 中的作用，Kobayashi 等[15] 在

2004 年观察并比较了 15 个采用 Scandinavian 踝关节假体（STAR, Waldemar Link, Hamburg, Germany / Stryker Orthopaedics, Kalamazoo, MI）的 TAR 患者和 11 个后稳定型全膝关节置换患者术后 6 个月时关节液中聚乙烯颗粒的大小、形状和浓度，发现聚乙烯碎屑的大小、形状和浓度在全踝关节置换和全膝关节置换之间是相同的[15]。作者还发现，当每 1g 关节周围组织中有超过 100 亿个聚乙烯磨损颗粒这个阈值时会出现骨溶解[16]。他推测如果聚乙烯碎屑是骨溶解的主要因素，则第二代 TAR 系统的预期假体长期生存率应与后稳定型全膝关节假体相似。挪威关节注册中心报道了一个使用 STAR 假体行 TAR 的系列观察研究，发现该假体系统的 10 年假体生存率为 75%[17]，远低于 15 年生存率为 95% 的后稳定型膝关节假体[18]。这个假体生存率的差异不能简单地归咎于对聚乙烯颗粒的反应，而是由复杂的生物学和生物力学特性导致的。

Koivu 等[19] 回顾分析了 10 例 AES 假体病例的组织病理学，发现早期骨溶解是针对自体坏死组织，由 RANKL 驱动产生的炎症反应，而不是针对假体来源的磨屑颗粒[19]。这一发现在 Arafah 和 Penner[20] 的研究中得到了验证，他们回顾分析了 18 例 STAR 或 Hintegra（Integra, Saint Priest, France）假体翻修术患者的病理学报告，其中 10 例存在聚乙烯颗粒或聚乙烯来源的异物颗粒，而另外 8 例则不存在。所有的 18 个病例中均表现出围绕纤维材料和坏死组织的一定程度的巨细胞反应[20]。这两项研究都引起了人们的关注，是否存在聚乙烯磨屑颗粒以外的因素驱动了骨溶解级联放大效应中的巨噬细胞反应。

另一方面，Dalat 等[21] 回顾分析了 25 例 AES 假体翻修手术患者的组织病理学结果，其中 95% 的病例中都存在聚乙烯磨屑颗粒。Vaupel 等[22] 检查了 8 例因 Agility 全踝置换（DePuy Synthes, Warsaw, IN）失败而取出的聚乙烯衬垫，分析宏观和微观的磨损模式。在 8 个衬垫上都发现了点蚀状的表面损伤，并且有 6 个聚乙烯衬垫显示出了磨损的迹象。他认为，聚乙烯磨屑颗粒可能最终导致了假体组件的松动，这是假体植入失败的主要因素[22]。

假设聚乙烯碎屑是 TAR 假体周围骨溶解的主要驱动因素，但该理论很难解释骨溶解病变的早期出现。以往的研究表明，TAR 周围囊性变可在手术后 12 个月内出现[23, 24]，这种早期出现的失败模式不太像单纯由聚乙烯碎屑引发的异物反应引起的。

对全髋关节置换术来说，假体失败公认的主要原因是聚乙烯碎屑导致的骨溶解并造成随后的假体松动[24-27]。与髋关节置换术周围的骨溶解相反，除了聚乙烯碎屑之外的其他因素，如针对坏死组织的反应、假体 - 骨交界面的微动和高组织液压力可能在 TAR 周围骨溶解中起了关键的作用，需要进一步研究。

自然病程

由于各项报道中观察的 TAR 假体不一定相同，或是同种假体但来自不同的研究中心，因此，TAR 假体周围囊性变的自然病程仍不清楚。2014 年，Yoon 等[13] 发表了一项回顾性研究，评估了 99 例采用 Hintegra 假体的 TAR 病例，最短随访时间 24 个月，平均随访时间为 40.8 个月（范围 24~89 个月）。他们的研究发现，37%（37/99）的踝关节骨溶解有影像学改变[13]，2013 年 Kohonen[14] 和 2009 年 Koivu[9] 也报道了相似的发病率。在 Yoon 的研究中，囊性变出现的平均时间为 24 个月（范围 6~60 个月），其中 21 例（57%）病变发生在 12 个月内（早发），而另外 16 例（43%）发生在术后 12 个月后（迟发）。在早发病例中，有 57% 没有持续进展，33% 显示为有限进展（即从出现病变后 12 个月内没有进展），10% 显示持续进展。而所有迟发病例都有进展，其中一半表现为有限的进展，另一半表现为持续进展。迟发病变的病情进展风险较高（P<0.001；图 16.1）。

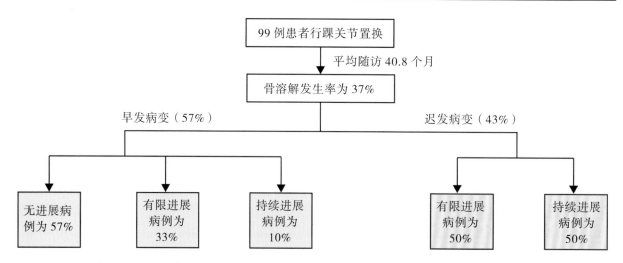

图 16.1　该图展示了 99 例患者行初次全踝关节置换术后的回顾性研究中假体周围溶骨性病变的自然病程 [13]。踝关节置换术后 1 年内发现的病变为早发病变，术后 1 年以上发现的病变为迟发性病变。有限进展是指从病变最初出现到 12 个月后没有进展，持续性进展是指病变从最初出现到 12 个月后一直持续发展

临床评估

　　在行 TAR 翻修前，详细的病史采集和临床查体必不可少。病例的一般基础信息在任何临床评估中都很重要，在 TAR 假体周围有（或无）骨溶解的患者中，基本信息参数包括年龄、体重指数、诊断和活动量等均无显著差异 [13]。需要注意的是，虽然与髋关节置换术后假体周围骨溶解的骨缺损量相似，但大多数 TAR 假体周围骨溶解患者没有任何症状 [7, 12, 14, 28]。通常只有在随访的影像学资料上观察到病变（图16.2）。

　　病史应该包括既往的足部和踝关节手术史以及初次 TAR 的术后病程记录，特别是伤口延迟愈合或因感染需要使用抗生素的病史。如果是不同医生实施的手术，则应采集好先前的临床检查报告、手术记录和影像学资料。

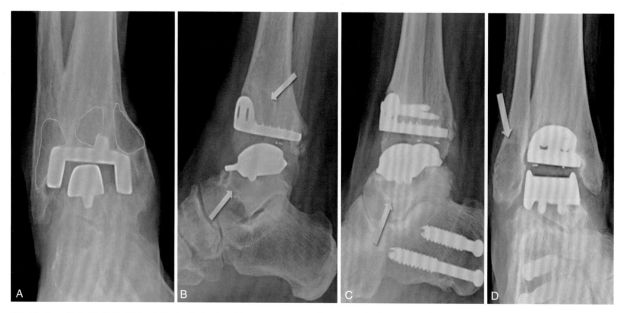

图 16.2　有大量骨溶解但无临床症状的病例。A. 一例 67 岁的女性患者行踝关节置换术后 14 年的踝关节正位片，可见胫骨假体周围存在大量的骨溶解。B. 一例 69 岁的男性患者行全踝关节置换术后 5 年的侧位 X 线片，可见距骨和胫骨都有囊性变。C、D. 一例 59 岁的女性患者行全踝关节置换术后 7 年的正侧位 X 线片，出现了无症状性腓骨和距骨的囊性变

对于有吸烟史的患者，应提供相应的戒烟计划。研究显示，与不吸烟者相比，吸烟者发生后足不融合的相对风险增加 2.7 倍[29]。提高愈合潜力不仅对软组织而且对骨本身也是极其重要的，特别是使用移植骨进行胫骨或距骨重建的情况下。

在体格检查中，应重点检查踝关节和后足的对线，以及既往手术瘢痕，并进行细致的神经血管检查。在检查踝关节和距下关节的活动度时，距下关节活动受限往往提示距下关节炎的发生。距下关节炎的存在很大程度上决定了术中是否行距下关节融合。如果在刮除囊性变后距骨骨量缺乏，则应行距下关节融合术。

影像学评估

普通 X 线片

假体周围骨溶解被定义为"在假体周围骨质中出现的散在的、宽度 ≥ 2mm、界限清晰的

透亮区"，且这种情况在初次 TAR 之前并不存在[7, 13, 14]。

行负重位 X 线片检查时应注意观察踝关节或后足是否存在内外翻对线不良，这会提示有无冠状面畸形或踝关节不稳定。即使很微小的畸形也可能导致边缘载荷和假体磨损产生聚乙烯颗粒。在 TAR 翻修时，应发现并确认任何对线不良或韧带不稳定的问题[30, 31]。

应评估胫骨侧和距骨侧金属组件的对线，并与刚刚手术完时的 X 线片进行对比，观察任何角度的变化或植入物的移动。任何 > 5° 的角度变化或组件移动 > 5mm 都要警惕是否存在假体松动（图 16.3）[23, 24]。还应评估踝关节的一致性，按 Haskell 和 Mann 所述，踝关节不一致是指距骨侧和胫骨侧金属组件力线之间的夹角 > 10°[32]。

通过普通平片鉴别不同大小的假体周围骨溶解的敏感度为 53%[7, 13]，这要低于 X 线检查发现髋臼周围骨溶解的敏感度（74%）[33]。敏感度低可能存在两个原因：首先，胫骨远端和距骨近端松质骨密度较低，在普通平片发现到

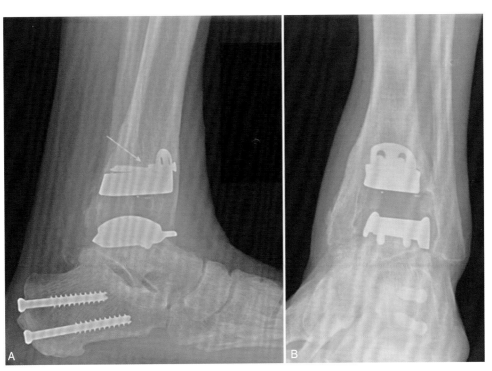

图 16.3　术前负重位 X 线片，显示胫骨侧金属组件的移位伴有螺钉断裂（箭头），此患者接受了全踝关节翻修术

骨溶解之前，可能存在大量钙质流失[34]；其次，金属组件通常会遮挡踝关节周围的骨性标志，特别是假体有前防护设计时[13]。

所有用于固定假体的螺钉都应进行影像学检查，因为研究发现约有 9% 的溶骨性病变位于胫骨或距骨螺钉周围（图 16.4）[13]。尤其是在远端胫腓联合融合失败时，远端胫腓联合处的螺钉可导致远端胫骨外侧和（或）腓骨的骨溶解（气球样骨溶解）。

CT

在平片上发现的任何确定或疑似的溶骨性病变应通过 CT 影像进一步评估分析。患者的 CT 扫描轴位层厚应设置为 0.6~1.25mm，最好采用能够使金属伪影最小化的方案[7, 14]。通过重组轴位影像可以获得冠状位和矢状位影像。可以用所测囊性变的最长直径乘以最长宽度来计算病变的表面积。与平片相比，CT 鉴别 <200mm 病变[3] 的敏感度很高[7]。此外，通过平片发现的 88% 的骨溶解特征是不准确的，因为同一病变通过 CT 扫描评估其大小可能扩大 3 倍[7, 35]。CT 扫描的优势是准确估计溶骨性病变的大小，在胫骨周围的几乎所有区域都有显著意义，但在距骨组件下方区域优势更明显（图 16.4）。

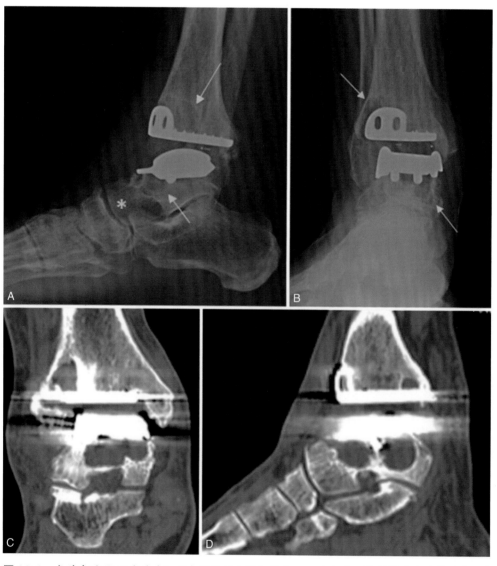

图 16.4　术前负重位 X 线片（A、B）显示与 CT 扫描（C、D）相比，溶解性病变（箭头所示）范围被低估，特别是在距骨组件周围。通过对比 CT 与传统 X 线片，距骨金属组件前方的距骨头颈区域（*）是准确检测溶解病变大小且无显著差异的唯一区域

踝关节 CT 扫描被认为是相对安全的，因为踝关节周围没有对放射线敏感的器官。过多的关注放射性风险可能会导致诊断延迟甚至灾难性失败[36]。踝关节 CT 扫描的辐射平均有效剂量为 0.07mSv，约为膝关节 CT 扫描有效剂量的 44%（0.16mSv），是髋关节 CT 扫描有效剂量的 2.2%（3.09mSv）[37]。值得一提的是，踝关节 CT 扫描的辐射剂量略低于传统胸片的剂量（0.08mSv）[38]。

单光子发射计算机辅助断层扫描（SPECT）

足踝是一组复杂的对合关节，单光子发射闪烁扫描结合常规的 CT 扫描允许依次采集解剖学和功能学的信息，使诊断更明确。在对 31 例原因不明的足部疼痛和术后疼痛患者的系列观察中，SPECT 检查显示其中 25 例患者（81%）存在额外的诊断信息，62% 的患者的治疗方案可能会有所变化[39]。SPECT 还具有先于普通平片和 CT 扫描早期发现足踝退行性变的优势，因为可以准确地检测出关节病相关的软骨下代谢活跃（图 16.5）[40]。

治　疗

手术通常不适用于小的、非进展性的和无症状的假体周围囊性变。然而，在发现囊性变后第 1 年和以后每年建议每 6 个月复查一次 X 线片，以避免发生任何灾难性的假体失败，因为翻修手术更复杂，结果也更难以预测[41]。如果出现以下影像学结果应采取手术干预：

（1）X 线片动态观察发现骨溶解快速进展。

（2）出现大范围骨溶解灶，其跨度超过骨 – 假体交界面的 1/3[13]。

（3）金属组件的位置变化超过 5° 或 5mm，提示假体可能松动[23]。

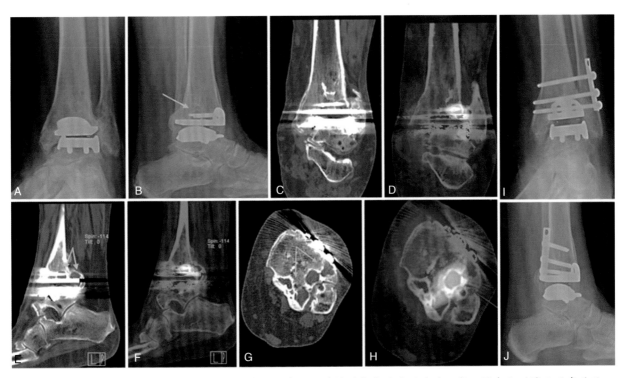

图 16.5　一例 65 岁女性患者的负重位 X 线片，她在全踝关节置换术后左踝疼痛 5 年。图中分别展示了负重位 X 线片（A、B）、CT 和 SPECT（C~H）的图像。假体周围溶骨性病变用箭头（B、E、G）表示。胫骨溶骨性病变主要位于外侧螺钉（E、G）的周围。轴位 SPECT 扫描图像（H）显示胫骨外侧骨溶解和下胫腓关节炎（箭头所示）。冠状位和矢状位 SPECT 图像（D、F）显示无距下关节炎迹象。该患者接受了下胫腓关节清理和关节融合术，对胫骨囊性变区域行刮除打压植骨和聚乙烯衬垫更换（I、J）

手术方式包括：

（1）囊性变刮除打压植骨术并更换聚乙烯衬垫。

（2）打压植骨同时行金属组件翻修。

（3）踝关节或胫－距－跟骨（TTC）关节融合术。

（4）膝下截肢术。

本章我们将重点介绍在胫骨侧和距骨侧金属组件固定良好的情况下行囊性变刮除和打压植骨术。翻修和关节融合技术的细节将在本书其他章节详细讨论。

囊性变刮除植骨术

一旦溶骨性囊性变达到了一定大小，手术医生一定要提高警惕，早期干预，避免因大量骨缺损和假体失败（灾难性失败）增加手术难度。将囊性变彻底刮除并植入适当的空隙填充物，必要时应更换聚乙烯衬垫。

手术技术

应在手术室中准备包含不同厚度聚乙烯衬垫的全套翻修假体，以防在术中发现 1 或多个金属假体松动。

体 位

患者接受全身麻醉后给予腘神经阻滞，然后仰卧于手术台上。我们常规用腘神经阻滞来充分缓解术后疼痛。在同侧髋部下面放置一个方垫以防止大腿外旋，并且常规使用大腿近端气压止血带。

手术入路

按照先前手术切口采用标准的前方入路，仔细分离并保护神经血管束。我们推荐保持适当的组织层面结构以利于分层闭合伤口。一旦暴露前方关节囊，我们就从胫骨前方和距骨近端剥离骨膜，显露踝关节内侧和外侧沟。组织分离完毕后即可充分显露所有假体组件，取下

所有固定螺钉后检查距骨侧和胫骨侧假体组件的稳定性。如果确定假体组件稳定，通常只需进行囊性变刮除打压植骨和聚乙烯衬垫更换。如果有 1 或多个假体组件不稳定，则需在囊性变刮除打压植骨后行完全的关节翻修术（图 16.6）。如果宿主骨不足，无法进行重建，则可选择的方案仅限于踝关节或 TTC 融合或者行膝下截肢。

应先将囊性变周围刮除至健康出血的松质骨基质层，并将囊性变内容物进行微生物学和组织学检测分析，然后将从髂嵴、胫骨近端或跟骨取得的松质骨进行囊内打压植骨。

同种异体骨移植、人工合成骨（例如 Augment Wright Medical, Prodense Wright Medical 和 HydroSet, Stryker）和聚甲基丙烯酸甲酯（PMMA）骨水泥是填补较大囊性变缺损区的其他选择（图 16.7）。对于包容性骨缺损，自体或同种异体松质骨移植通常是足够的。骨移植和脱钙骨基质（DBM）的组合可用于大范围的包容性骨缺损的修复[43]。对于非包容性缺损，当皮质被破坏时，取髂嵴或新鲜的冷冻同种异体骨进行结构性骨移植以作为重建的支点。如果囊性变局限于髓腔无法接近，则需开一皮质骨窗进入病灶，在打压植骨或骨水泥填充之前彻底刮除坏死组织。我们常使用 C 型臂术中影像增强系统对囊性变定位并确定是否完全刮除，这也是基本要求。

一旦囊性变完全刮除并且完成植骨，应将注意力转移到更换聚乙烯衬垫上。对于活动衬垫的三组件 TAR 假体，可以很容易地拆下聚乙烯衬垫并检查是否有异常磨损。应仔细评估磨损模式，特别是对早期失败的病例，因为它可能提示存在尚未矫正的踝关节不稳定或残留冠状位对线不良所导致的巨大边缘载荷[13]。在同一次手术中应当确认潜在的病理学机制，通过韧带重建纠正踝关节不稳定或行截骨矫形纠正对线不良（图 16.8）。对于半限制性假体，单独更换聚乙烯衬垫相对不太容易，有时在不翻修金属组件的情况下无法完成聚乙烯衬垫的更换。

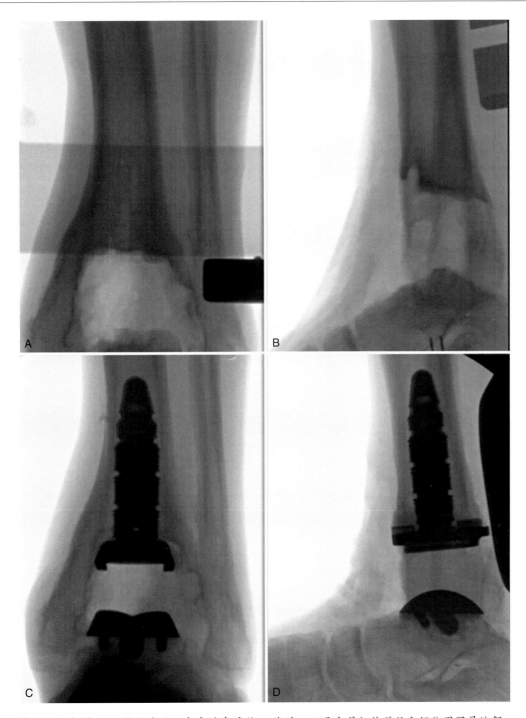

图 16.6　与图 16.2 所示为同一患者的负重位 X 线片，可见金属组件移位和假体周围骨溶解。通过术中 C 型臂增强影像（A、B）显示假体移除彻底清创后产生严重骨缺损。选择 INBONE Ⅱ 全踝置换假体（Wright Medical Technologies, Inc., Arlington, TN）来重建踝关节（C、D）

囊性变刮除植骨的临床结果

相关文献中囊性变刮除打压植骨和更换聚乙烯衬垫的疗效仍不清楚。Yoon 等[13] 报道了 8 例行自体髂嵴骨移植和聚乙烯衬垫更换治疗进展性假体周围骨溶解（Hintegra）的患者。

所有患者平均随访 15 个月（范围 6~48 个月）都显示出愈合的征象，而且术后没有金属组件松动的影像学表现[13]。

Bonnin 等[43] 对 8 例使用 Salto 活动假体（Tornier SA, Saint Ismier, France）的 TAR 患

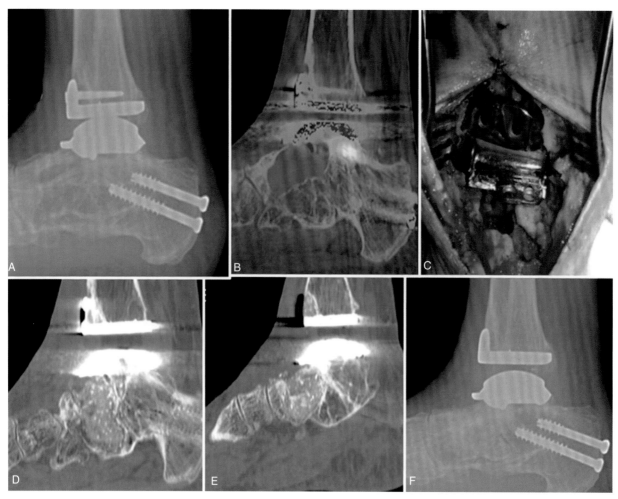

图 16.7　一例患者的负重侧位 X 线片（A），全踝关节置换术后 6 年出现巨大距骨前方囊性变伴疼痛。通过 SPECT（B）可以发现距骨假体呈悬臂式仅靠后方固定。术中照片（C）显示巨大胫骨囊性变，取髂嵴、同种异体股骨头和 rhPDGF 合成骨（Augment, Wright Medical Technologies, Inc., Arlington, TN）混合移植重建缺损。术后 7 个月的 CT 显示混合骨移植物结合良好（D、E）。重建 1 年后的负重侧位 X 线片（F）显示距骨骨量充足，具备未来行翻修术的条件

者实施了囊性变刮除自体髂骨植骨及聚乙烯衬垫更换术，其中一半患者显示移植骨完全整合，另一半显示残留的囊性变均 <5mm。Prissel 和 Roukis[44] 连续报道了 9 例广泛且严重胫骨骨溶解的病例，给予他们几何形状金属加强 PMMA 骨水泥垫块植入。虽然只随访了 18.3 个月（范围 4~38.4 个月），但未发现进展性骨溶解，所有患者都开始进行实质性的负重活动[44]。

Besse 等[5] 报道了 14 例连续使用 AES TAR 假体的患者进行囊性变刮除植骨的疗效。前 7 例患者采用自体髂骨移植，另外 7 例患者中有 1 例采用自体髂骨混合磷酸钙骨水泥植骨，4 例仅使用磷酸钙骨水泥植骨，2 例患者仅使用 PMMA 骨水泥植骨。平均随访 32 个月（范围 9~47 个月），79% 的患者的美国骨科足踝协会后足 – 踝评分无改善或变差，92% 的患者有复发迹象。

关于髋关节囊性变刮除术的疗效，Restrepo 等[45] 报道了一项对连续 36 例患者的调查研究，5 年失败率为 10%。另一项研究对 35 例接受聚乙烯衬垫更换的患者进行了随访，其中 74% 的囊性变采用了打压植骨。Maloney 等[46] 发现，无论是否进行骨移植，有 1/3 的病变完全消失，2/3 的病变尺寸也明显缩小。显然，通过降低髋关节中聚乙烯颗粒的浓度，溶骨性病变

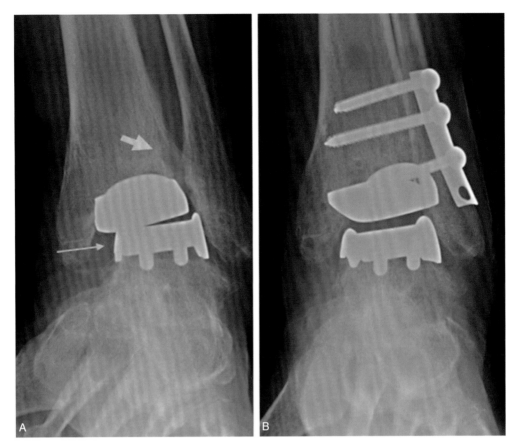

图 16.8　一例 65 岁的女性患者，Hintegra 全踝关节置换后出现左踝关节疼痛的负重位 X 线片。A. 术前负重位 X 线片可见踝关节倾斜，这是继发于下胫腓关节功能障碍的踝关节内翻倾斜。粗体箭头表示胫骨穹窿外侧溶骨性病变，这会导致下胫腓韧带的破坏并由此产生下胫腓关节不稳定，距骨向外侧移动（细箭头所示）。B. 行下胫腓关节清理和关节融合术、胫骨囊性变刮除打压植骨以及聚乙烯衬垫更换术后的 X 线片

能够减小甚至完全消失。髋关节置换术和 TAR 的囊性变刮除植骨的疗效差异也支持这样的观点：聚乙烯碎屑不是造成 TAR 假体周围骨溶解的唯一主要因素，其他因素如本章前面所述，也起着重要作用。

总　结

目前仍然缺乏关于 TAR 假体周围骨溶解的病因、病理生理学、自然病程和最佳治疗方案的确凿证据。与髋关节置换术后假体周围骨溶解相反，除了聚乙烯碎屑外，其他因素如对坏死组织的反应、假体－骨交界面的微动以及高组织液压力可能在 TAR 周围骨溶解中起到了关键作用。建议患者每年复查 X 线片，以早期发现和治疗骨溶解。与普通 X 线片相比，CT 在发现囊性变和准确测定其大小方面具有明显优势。对于进展性骨溶解进行早期手术干预的益处可能高于因长时间保守治疗引发假体灾难性失败的风险。对于稳定的 TAR 金属组件，采用囊性变刮除打压植骨和聚乙烯衬垫更换的方法是足够有效的。然而，如果一侧或两侧金属组件不稳定，除了囊性变刮除打压植骨外，还需要行松动侧假体翻修手术。由于所涉及操作的复杂性，只有非常擅长初次和翻修 TAR 的足踝外科专家才能够进行 TAR 相关的骨溶解治疗。

参考文献

[1] Labek G, Thaler M, Janda W, et al. Revision rates after total joint replacement: cumulative results from worldwide joint register datasets. J Bone Joint Surg Br, 2011,93(3):293-297.

[2] Harris WH, Schiller AL, Scholler JM, et al. Extensive localized bone resorption in the femur following total hip replacement. J Bone Joint Surg Am, 1976,58:612-618.

[3] Willert HG. Reactions of the articular capsule to wear products of artificial joint prostheses. J Biomed Mater Res,1977,11:157-164.

[4] Valderrabano V, Hintermann B, Dick W. Scandinavian total ankle replacement: a 3.7-year average follow up of 65 patients. Clin Orthop, 2004,424:47-56.

[5] Besse JL, Brito N, Lienhart C. Clinical evaluation and radiographic assessment of bone lysis of the AES total ankle replacement. Foot Ankle Int, 2009,30(10):964-975. doi: 10.3113/FAI.2009.0964 .

[6] Bonnin M, Judet T, Colombier JA, et al. Midterm results of the Salto total ankle prosthesis. Clin Orthop Relat Res, 2004,424:6-18.

[7] Hanna RS, Haddad SL, Lazarus ML. Evaluation of periprosthetic lucency after total ankle arthroplasty: helical CT versus conventional radiography. Foot Ankle Int, 2007,28(8):921-926.

[8] Kim BS, Knupp M, Zwicky L, et al. Total ankle replacement in association with hindfoot fusion: outcome and complications. J Bone Joint Surg Br, 2010,92(11):1540-1547. doi: 10.1302/0301-620X.92B11.24452 .

[9] Koivu H, Kohonen I, Sipola E, et al. Severe periprosthetic osteolytic lesions after the Ankle Evolutive System total ankle replacement. J Bone Joint Surg Br, 2009,91(7):907-914. doi: 10.1302/0301-620X.91B7.22434.

[10] Rippstein PF, Huber M, Coetzee JC, et al. Total ankle replacement with use of a new three-component implant. J Bone Joint Surg Am, 2011,93(15):1426-1435. doi: 10.2106/JBJS.J.00913 .

[11] Schutte BG, Louwerens JW. Short-term results of our first 49 Scandinavian total ankle replacements (STAR). Foot Ankle Int, 2008,29(2):124-127.

[12] Rodriguez D, Bevernage BD, Maldague P, et al. Medium term follow-up of the AES ankle prosthesis: high rate of asymptomatic osteolysis. Foot Ankle Surg, 2010,16(2):54-60. doi: 10.1016/j.fas.2009.05.013 . Epub 2009 Jul 9.

[13] Yoon HS, Lee J, Choi WJ, Lee JW. Periprosthetic osteolysis after total ankle arthroplasty. Foot Ankle Int, 2014,35(1):14-21. doi: 10.1177/1071100713509247. Epub 2013 Oct 16.

[14] Kohonen I, Koivu H, Pudas T, et al. Does computed tomography add information on radiographic analysis in detecting periprosthetic osteolysis after total ankle arthroplasty? Foot Ankle Int, 2013,34(2):180-188. doi: 10.1177/1071100712460224 . Epub 2013 Jan 10.

[15] Kobayashi A, Minoda Y, Kadoya Y, et al . Ankle arthroplasties generate wear particles similar to knee arthroplasties. Clin Orthop Relat Res, 2004,(424):69-72.

[16] Kobayashi A, Freeman MAR, Bonefield W, et al. Number of polyethylene particles and osteolysis in total joint replacements. J Bone Joint Surg, 1997, 79B: 844-848.

[17] Fevang BT, Lie SA, Havelin LI, et al. 257 ankle arthroplasties performed in Norway between 1994 and 2005. Acta Orthop, 2007,78:575-583.

[18] Font-Rodriguez DE, Scuderi GR, Insall JN. Survivalship of cemented total knee arthroplasty. Clin Orthop, 1997,345:79-86.

[19] Koivu H, Mackiewicz Z, Takakubo Y, et al. RANKL in the osteolysis of AES total ankle replacement implants. Bone, 2012,51(3):546-552. doi: 10.1016/j.bone.2012.05.007 . Epub 2012 May 14.

[20] Arafah O, Penner MJ. Is polyethylene particulate debris present in osteolytic cysts in total ankle replacement? [Abstract]. Poster presentation (e-102) at the IFFAS/AOFAS 2014 meeting, Chicago.

[21] Dalat F, Barnoud R, Fessy MH, et al. Histologic study of periprosthetic osteolytic lesions after AES total ankle replacement. A 22 case series. Orthop Traumatol Surg Res, 2013,99(6 Suppl):S285-95. doi: 10.1016/j.otsr.2013.07.009 . Epub 2013 Aug 23.

[22] Vaupel Z, Baker E, Baker KC, et al. Analysis of retrieved agility total ankle arthroplasty systems. Foot Ankle Int, 2009,30(9):815-823.

[23] Pyevich MT, Saltzman CL, Callaghan JJ, et al. Total ankle arthroplasty: a unique design. Two to twelve-year follow-up. J Bone Joint Surg Am, 1998, 80(10): 1410-1420.

[24] Knecht SI, Estin M, Callaghan JJ, et al. The Agility total ankle arthroplasty. Seven to sixteen-year follow-up. J Bone Joint Surg Am, 2004,86-A(6):1161-1171.

[25] Burton L, Paget D, Binder NB, et al. Orthopedic wear debris mediated inflammatory osteolysis is mediated in part by NALP3 inflammasome activation. J Orthop Res, 2013,31(1):73-80.

[26] Gallo J, Slouf M, Goodman SB. The relationship of polyethylene wear particle size, distribution and number: a possible factor explaining the risk of osteolysis after hip arthroplasty. J Biomed Mater Res B Appl Biomater,

2010,94(1):171-177.

[27] Goodman S. Wear particulate and osteolysis. Orthop Clin North Am, 2005,36(1):41-48.

[28] Hozack WJ, Mesa JJ, Carey C, et al. Relationship between polyethylene wear, pelvic osteolysis, and clinical symptomatology in patients with cementless acetabular components. A framework for decision making. J Arthroplasty, 1996,11:769-772.

[29] Ishikawa SN, Murphy GA, Richardson EG. The effect of cigarette smoking on hindfoot fusions. Foot Ankle Int, 2002,23:996-998.

[30] Kim BS, Lee JW. Total ankle replacement for the varus unstable osteoarthritic ankle. Tech Foot Ankle Surg, 2010,9(4):157-64.

[31] Trincat S, Kouyoumdjian P, Asencio G. Total ankle arthroplasty and coronal plane deformities. Orthop Traumatol Surg Res, 2012,98(1):75-84.

[32] Haskell A, Mann RA. Ankle arthroplasty with preoperative coronal plane deformity: short term result. Clin Orthop Relat Res, 2004,424:98-103.

[33] Leung S, Naudie D, Kitamura N, et al. Computed tomography in the assessment of periacetabular osteolysis. J Bone Joint Surg, 2005,87-A:592-597.

[34] Resnick D, Fix CF, Trudell D. Bone and joint imaging. 2nd ed. Philadelphia: W. B. Saunders, 1996.

[35] Puri L, Wixson R, Stern SH, et al. Use of helical computed tomography for the assessment of acetabular osteolysis after total hip arthroplasty. J Bone Joint Surg, 2002,84-A:609-614.

[36] Balter S, Zanzonico P, Reiss GR, et al. Radiation is not the only risk. AJR Am J Roentgenol, 2011, 196(4): 762-767. doi: 10.2214/AJR.10.5982 .

[37] Biswas D, Bible JE, Bohan M, et al. Radiation exposure from musculoskeletal computerized tomographic scans. J Bone Joint Surg Am, 2009, 91: 1882-1889.

[38] Brenner DJ, Doll R, Goodhead DT, et al. Cancer risks attributable to low doses of ionizing radiation: assessing what we really know. Proc Natl Acad Sci U S A, 2003,100:13761-13766.

[39] Saha S, Burke C, Desai A, et al. Review article. SPECT-CT: applications in musculoskeletal radiology. Br J Radiol, 2013,86(1031):20120519.

[40] Knupp M, Pagenstert GI, Barg A, et al. SPECT-CT compared with conventional imaging modalities for the assessment of the varus and valgus malaligned hindfoot. J Orthop Res, 2009,27:1461-1466.

[41] Rippstein PF, Huber M, Naal FD. Management of specific complications related to total ankle arthroplasty. Foot Ankle Clin, 2012,17(4):707-717. doi: 10.1016/j.fcl.2012.08.010 . Epub 2012 Oct 23.

[42] Jonck JH, Myerson MS. Revision total ankle replacement. Foot Ankle Clin, 2012,17(4):687-706. Epub 2012 Sep 18.

[43] Bonnin M, Gaudot F, Laurent J-R, et al. The Salto total ankle arthroplasty: survivorship and analysis of failures at 7 to 11 years. Clin Orthop Relat Res, 2011, 469(1):225-236.

[44] Prissel MA, Roukis TS. Management of extensive tibial osteolysis with the Agility? total ankle replacement systems using geometric metal-reinforced polymethylmethacrylate cement augmentation. J Foot Ankle Surg, 2014,53(1):101-107. doi: 10.1053/j.jfas.2013. 10.008 .

[45] Restrepo C, Ghanem E, Houssock C, et al. Isolated polyethylene exchange versus acetabular revision for polyethylene wear. Clin Orthop Relat Res, 2009, 467: 194-198.

[46] Maloney WJ, Herzwurm P, Paprosky W, et al. Treatment of pelvic osteolysis associated with a stable acetabular component inserted without cement as part of a total hip replacement. J Bone Joint Surg Am, 1997, 79:1628-1634.

第 17 章　全踝关节置换术后假体周围骨溶解的处理

Jean-Luc Besse, Alexandre Di Iorio, Michel Fessy

引　言

全踝关节置换术（TAR）发展于 20 世纪 70 年代，作为踝关节炎患者关节融合的替代方案，它具有保持关节活动和功能的优势，并能改善相邻的后足关节和中足关节的活动度。TAR 的主要适应证是终末期踝关节炎，包括创伤性、炎性和特发性关节炎。短期和中期临床结果良好。然而，在 Scandinavian 注册系统报告的 10 年假体生存率仅为 62%~72%[1-3]，与之相比，来自设计者的系列研究报告中 10 年生存率为 80%~90%[4, 5]，而正常髋膝关节置换术的 10 年假体生存率可达 90%~98%。实际上，

J.-L. Besse, MD, PhD (✉)
Laboratoire de Biomécanique et Mécanique des Chocs, Université Lyon 1, IFSTTAR, LBMC UMR-T 9406, Bron 69675, France

Service de Chirurgie Orthopédique et Traumatologique, Hospices Civils de Lyon, Centre Hospitalier Lyon-Sud, Pierre-Bénite 69495, France
e-mail: jean-luc.besse@chu-lyon.fr

A. Di Iorio, MD, MSc • M. Fessy, MD, PhD
Service de Chirurgie Orthopédique et Traumatologique, Hospices Civils de Lyon, Centre Hospitalier Lyon-Sud, Pierre-Bénite 69495, France
e-mail: alex.diiorio@gmail.com; michel.fessy@chu-lyon.fr

踝关节的复杂生物力学导致 TAR 容易出现一些并发症，其中最值得关注的问题之一是组件松动，具有很高的翻修率。假体周围囊性变是近来的热门话题，特别是骨溶解囊性变可引起胫骨和距骨微骨折，从而导致机械性并发症，甚至出现距骨假体塌陷。

2008 年以来，有研究发现使用 Ankle Evolutive System（AES；Transysteme-JMT Implants, Nimes, France）假体的病例可出现严重的中期骨质囊性变，增加了机械性并发症的风险。一些关于 AES 踝关节假体的短期和中期随访研究主要关注于假体周围骨溶解和骨-假体界面的影像学改变[6-9]。2009 年，我们团队进行了一项针对 50 例 AES TARs 的前瞻性研究[6]，通过 45 个月的随访，显示严重胫骨和距骨囊性变（>1cm）的发生率分别为 29% 和 22%。Koivu[7] 报告随访 31 个月时严重囊性变发生率为 21%。Morgan 等[10] 报告随访 58 个月时明显囊性变的发生率为 24%。Rodriguez[9] 随访 39 个月，通过 X 线片检查囊性变发生率为 77%，而通过 CT 检查该发生率则为 100%。Kokkonen 等[8] 随访 28 个月的骨溶解发生率为 79%，严重囊性变发生率为 40%。

报告显示假体周围骨溶解也见于其他 TAR 假体系统。一项回顾性多中心研究调查了 173 例 TAR，包括：82 例 Salto Mobile 假体（Tornier,

Saint Martin, France）, 41 例 Hintegra 假体（Integra, Saint Priest, 法国）, 19 例 AES 假体, 15 例 Coppélia 假体（未知制造商, 法国）, 11 例 Scandinavian 全踝关节置换假体（STAR, Waldemar Link, Hamburg, Germany/Stryker Orthopaedics, Mahwah, NJ）, 4 例 Ramses 假体（Laboratoire Fournitures Hospitalières Industrie, Heimsbrunn, France）, 1 例 AkiléCLL假体（Centre Hospitalier Universitaire de Bordeaux, Bordeaux, France）, 这些假体都是 3 组件的活动衬垫系统, 平均随访时间 34 个月（±5）。Preyssas 等[11]的研究发现骨囊性变的发生率为 33%, 平片上出现透亮区的患者占 72%, 异位骨化发生率为 39%, 胫骨假体移动发生率为 5%, 距骨假体移动发生率为 27%。使用 Salto Mobile 假体（33/82: 40%）和 AES 假体（10/19: 52%）的患者中骨囊性变更常见, 其中骨囊性变大于 8mm 者分别为 24 例和 6 例, 囊性变仅涉及胫骨者为 33 例, 涉及距骨者仅15 例, 胫骨、距骨均出现者为 9 例。在 173 个病例中有 35 例（20%）出现的骨囊性变最大直径超过 8mm, 一些作者在使用 Agility 假体（DePuy Orthopaedics, Inc., Warsaw, IN）的 TAR 中报道了类似的结果[14, 15]。也有研究报道[16]STAR 假体的胫骨囊性变发生率在 46 个月时为 3.5%, 88 个月时为 17.5%。

最近, Deleu 等[17]进行了一项包括 50 例 Hintegra 假体 TAR 的临床研究, 随访 45 个月发现其中 24 例（48%）踝关节有囊性变的影像学改变。发生于术后 12 个月内的患者有 5 例, 24 个月内的患者 7 例, 36 个月内的患者 5 例, 超过 48 个月的患者 7 例。设计者设计假体时大大低估了骨溶解的发生问题。

为什么出现囊性变?

对于固定和活动衬垫的 TAR 假体来说, 踝关节骨－假体界面的分析存在较大差异。骨囊性变的发生率从 12% 到 93% 不等[6, 18-20]。文献中将这种差异归因于几个因素, 特别是囊性变, 这些因素包括疾病严重程度, 假体类型, 患者的年龄和体重, 外科医生的经验, 影像学检查技术, 以及评估使用的平片和 CT 设备。

现在, 假体周围骨囊性变是 TAR 后的常见并发症。虽然一些假说阐释了囊性变发生率升高和早期发生的机制, 但其确切原因仍不清楚。传统观念认为, 假体周围骨质溶解是对磨损颗粒和腐蚀碎屑的不良细胞反应的表现, 涉及细胞相互作用和化学介质。在髋膝关节置换术中, 超高分子量聚乙烯（UHMWPE）磨屑颗粒和金属碎屑是造成假体周围骨溶解的主要原因, 这是一种异物反应。这种生理学反应很大程度上取决于磨屑颗粒的大小和性质。小于 $7\mu m$ 的聚乙烯颗粒或任何种类的金属颗粒都可被巨噬细胞吞噬。对于磨屑颗粒来说最重要的靶细胞就是巨噬细胞, 而巨噬细胞也可增加骨的吸收。磨屑颗粒可激活促炎信号, 导致破骨细胞聚集和激活[21]。成骨细胞、成纤维细胞和淋巴细胞可能涉及骨溶解过程。此外, 磨屑颗粒还能激活 MAP 激酶级联反应、NFκB 和其他转录因子, 并诱导细胞因子信号传导, 抑制因子的表达。最近的研究[22, 23]已经确定了 RANKL-RANK-NF-kappaB 途径的基本作用, 它不仅促进破骨细胞的生成, 而且在免疫系统的发育和功能方面发挥重要作用。免疫系统和骨的稳态可能与破骨细胞的生成和骨溶解的过程有关。

Dalat 等[24]研究了 AES TAR 术后假体周围溶骨性病变的组织学结果。他们分析了在翻修 AES 假体时采集的 22 个组织学标本, 发现了与假体磨损相关的两种可识别的异物类型: 95% 的病例中出现的聚乙烯颗粒和 60% 的病例中出现的金属颗粒。然而, 聚乙烯磨损在肉芽肿形成中的意义和在髋膝关节置换中发现的一样, 并不是唯一的影响因素, 因为在翻修手术时观察到骨溶解的早期发生和快速进展, 而在活动衬垫假体上没有发现磨损的迹象。

由股骨柄相关的研究可知, 应力遮挡也可能参与了囊性变的形成, 因为骨和假体之间的弹性模量是不同的[25]。

假体的设计也能带来很大的影响。Buechel-Pappas（BP, Endotec, South Orange, NJ）、AES、Salto Mobile、Salto Talaris 全踝假体（Tornier, Edina, MN/Wright Medical Technology, Inc., Memphis, TN）都是依靠柄锚定的胫骨假体，它们可能更易受到涂层磨损的影响。胫骨侧假体柄的固定易导致囊性变产生，而距骨内也会形成囊性变。AES 和 BP 踝关节置换假体的设计相似，但两者的生存率却不相同 [6, 26]。与双组件的固定衬垫假体相比，活动聚乙烯衬垫可能更容易受到胫骨侧假体的剪切应力作用。然而，使用固定衬垫 Agility 假体却比活动衬垫假体的病例表现出更高的骨溶解发生率。对于具有球面距骨侧组件的非解剖型假体（如 BP、STAR、AES）而言，因活动衬垫使上下关节面和剪切现象产生的前后（AP）滑动或更复杂的多向运动较多；而解剖型假体（如 Hintegra、Salto Mobile、Salto Talaris）设计更符合距骨的两个曲率半径，并且相对胫骨侧假体在活动衬垫上施加的旋转和前 - 后滑动应力较小。通过体内 3D 运动学分析并结合精确 X 线监测骨 - 假体界面，测量多种模式下活动衬垫的真实运动状态，对于确定活动衬垫设计在聚乙烯磨损中的作用是十分必要的。

问题也可能在于假体定位上的缺陷：与髋膝关节置换相比，正确植入 TAR 假体更依赖于操作者的经验。然而在我们的病例研究[6]中，冠状位或矢状位上的偏差没有超过 5° 的情况发生，98% 的 TAR 假体位置良好。

Bonnin 等[12] 认为这些囊性变中有一些可能是 TAR 术前就存在的骨关节炎囊性变演化而来的。然而，这项研究[12]中的患者并没有对先前存在的囊性变进行术前 CT 筛查，而在我们的系列研究[6]中，术前扫描未发现囊性变，但在术后 1 或 2 年间出现，表现出快速进展。通过对刮除标本进行组织学分析[7, 24]，检测出钛和羟基磷灰石（HA）颗粒，但未能证实 Bonnin 的假设。

我们目前的推测是囊性变的出现可能取决于涂层的性质。初次置换假体的固定失败是由于涂层脱落导致，随后机体对钛和羟基磷灰石颗粒产生异物反应，如同 Koivu 等[7] 的描述。而使用 Ti-HA 多孔涂层的 TAR 假体骨溶解的风险升高了 3.1 倍 [95 % CI（1.6, 5.9）]。我们的组织学研究[24] 证实了这些结果：1 年内未出现囊性变的患者之后出现了囊性变。因此，我们推测 AES TAR 假体初次固定不充分，导致双涂层出现脱落并对钛和 HA 颗粒产生异物反应。原则上这涉及假体冶炼工艺和聚乙烯衬垫的制造问题，但所有后来的测试都证实它们符合现行标准。所有标本均显示出与异物相关的巨噬细胞肉芽肿性炎症反应。一些异物无法辨认：采用 Ti-HA 双涂层假体的病例中有 33.3 % 出现了褐色色素，采用 HA 涂层假体中有 44.4 % 出现松散体，18.2 % 的 Ti-HA 涂层假体病例也出现了松散体。褐色色素从未在 HA 涂层的假体中出现，它可能来源于 Ti-HA 涂层的磨损颗粒，虽然不能证明这一点，但据我们所了解，还没有对这种现象的相关研究。单独靠组织病理学无法确定金属和某些外来颗粒的确切性质。在固定衬垫（33 例 Salto Talaris: 钛涂层）与活动衬垫（33 例 Salto Mobile: HA-Ti 双涂层）的 TAR 比较研究中，Gaudot 等[27] 发现 Salto 活动衬垫假体的囊性变更常见：4 例 Salto Talaris 假体患者和 13 例 Salto 活动衬垫假体患者观察到了透亮线（P=0.02）；1 例 Salto Talaris 假体患者和 8 例 Salto 活动衬垫假体患者观察到了软骨下囊性变（P=0.01）。

为了证实双涂层在这些溶骨性病变形成中的作用，有必要研究市场上各种 TAR 假体中钛和 HA 涂层的黏附性。

诊断和随访的管理：如何分析骨囊性变

临床检查

所有手术后患者都应定期接受临床随访。临床检查的目的是发现临床上和（或）功能上的变化，并确定疼痛或不适的主要部位，这有可能是皮质骨溶解引起微骨折的结果。囊性变通常都是偶然发现的。文献[6]报道囊性变与疼痛之间无相关性。在我们的一项前瞻性研究中，随访了 2003—2008 年的 84 例 AES TARs，其中 25 例因骨溶解行翻修术患者的整体评分[24]从术后 1 年的 89.7 分（总分 100 分）降至翻修前的 72.9 分，疼痛评分从 32.5 分（总分 40 分）降至 20.6 分，25% 的患者的整体评分没有变化。

放射学检查

所有患者都要接受严格的术前和术后检查，包括体格检查和拍摄双侧负重位 X 线片，负重位 X 线片应包含踝关节正位片，Meary 位片，足踝侧位片，以及双下肢全长正位片。这些放射学检查应在术后 1 年和 2 年时再次进行，并且根据病变情况再次重复。

如果在早期未发现囊性变，可以每 5 年进行一次放射学复查。如果发现囊性变，建议每年进行 X 线检查[6, 28]。如果囊性变没有进展，就可仅行 X 线检查。如果病情有所进展，则应进行 CT 检查。

Besse 分型方法[6] 被用于分析假体周围骨的囊性变（图 17.1）。该方法将骨溶解病变按大小和位置进行分类，分成了 10 个不同区域，正位片上 5 个和侧位片上 5 个。每个区域划分为正常、透亮区（放射透亮带宽度 <2mm）及"气球样"骨溶解区，根据病变大小又细分为 5 个级别，以 30mm 的 AES 胫骨假体柄作为测量参考：囊性变 A 级（骨溶解 3~5mm），囊性变 B 级 [骨溶解 >（5mm 至 1cm）]，囊性变 C 级 [骨溶解 >（1~2）cm]，囊性变 D 级 [骨溶解 >（2~3）cm]，囊性变 E 级（骨溶解 > 3cm）。A 级被认为是轻度病变，B 级为中度病变，C~E 级为重度病变。根据 TAR 假体的不同设计，也可以采用其他的分类方法[11, 13]。研究达成的一致意见是：囊性变 > 1cm 是重度病变，需要额外行 CT 评估。

CT 检查

CT 检查可以早期发现囊性变，特别是位于距骨侧假体组件下的病变，并能精确监测

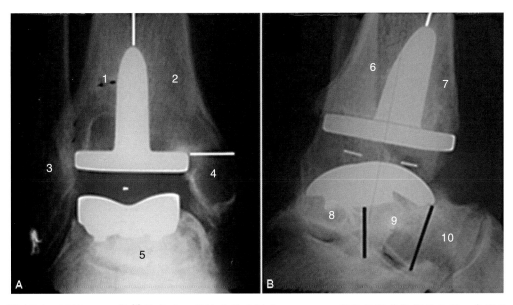

图 17.1 根据 Besse 等[6] 的方法，通过平片来划分 AES TAR 假体周围骨溶解的类型。在踝关节正位片中划分 5 个区域：1 区，胫骨外侧；2 区，胫骨内侧；3 区，腓骨外踝；4 区，内踝；5 区，距骨假体下方（A）。在踝关节侧位片上划分 5 个区域：6 区，胫骨后方；7 区，胫骨前方；8 区，距骨假体下方后部；9 区，距骨假体下方前部；10 区，距骨头颈部（B）。所有 10 个区域的病变按大小（mm）分为：N= 正常（0），L= 透亮区（0~2mm），囊性变 A 级 =（2~5）mm，囊性变 B 级 =（5~10）mm，囊性变 C 级 =（10~20）mm，囊性变 D 级 =（20~30）mm，囊性变 E 级 ≥ 30mm

进展情况。Hanna 等[29]研究了 19 例 Agility TARs，显示 1 或多个囊性变的发生率为 95%。CT 扫描检查出 21 个小于 $200mm^2$ 的病灶，而这些囊性变在平片上仅检出 11 个。在 CT 上检测到的病灶平均大小要比平片大 3 倍。

在 Kohonnen 等[30]的研究中，对 130 例 AES TARs 平均随访 43 个月，其中 34.6% 的患者在 X 线片上至少发现 1 个直径 >10mm 的假体周围溶骨性病变。他们发现在胫骨侧和距骨侧假体周围，CT 扫描检出的溶骨性病变比平片多。此外，CT 上观察到的病变尺寸大于 X 线片上检出的病变。这些差异在特定区域表现更明显，且这些区域多位于距骨侧假体周围。

在 Viste 等[20]进行的一项包含 50 个 AES TARs 病例的前瞻性研究中，平均随访 4 年，在平片上观察到重度假体周围骨溶解（> 10mm）的快速进展病例：在随访的第 2 年和第 4 年胫骨侧假体界面囊性变的发生率分别为 14% 和 36%，距骨假体的该发生率分别为 4% 和 30%。通过 CT 检查更能准确评估距骨假体周围囊性变（平均冠状位和矢状位距骨缺损大小：CT 为 $270~288mm^2$，平片为 $133~174mm^2$）。对于胫骨囊性变，轴位像显示的病变尺寸（$313mm^2$）比冠状位（$194mm^2$）或矢状位（$213.5mm^2$）更大。

CT 可以通过矢状位、冠状位和轴位层扫来定位和测量距骨和胫骨侧囊性变的体积。我们建议患者在术后第 2 年和第 10 年时复查 CT，或在翻修前，或囊肿增大和（或）疼痛时进行 CT 检查，以便在距骨假体下沉前将假体取出。术后 2~10 年没有必要进行预防性 CT 检查，因为囊性变发生的特点是早期出现并且进展迅速。此外，Bonnin 等[11, 13]报道了在影像学研究中出现的非进展性囊性变，随访 11 年仍未出现任何症状。

建 议

目前我们建议术前对患者进行系统的 CT 检查以诊断任何骨关节炎囊性变，而且在手术时进行植骨并设定基准控制线；在术后 1 年、

2 年、5 年和 10 年时复查 X 线片，并在第 1 年或第 2 年时进行系统的 CT 检查，仔细检查骨 - 假体界面，尽可能地早期诊断出囊性变；对于已经出现囊性变的患者，必须更频繁地复查平片，如果 X 线片上的囊性变出现进展或查体时出现疼痛，则需要进行 CT 检查。

囊性变的治疗

首先，我们建议在 TAR 之前对患者进行系统的 CT 检查，以确定治疗方案。如果存在小的软骨下囊性变，初次 TAR 时应行植骨治疗。如果囊性变体积过大，建议行踝关节融合术。Rahm 等[31]的研究显示，与症状严重的终末期关节炎患者行初次踝关节融合相比，TAR 失败后接受挽救性关节融合术患者的临床结果较差。

对存在囊性变的患者有 3 种治疗选择：囊性变刮除植骨术、关节融合术或关节置换翻修术。

囊性变刮除植骨术

对无症状的假体周围囊性变的治疗一直充满争议。囊性变刮除植骨术是一种预防性手术，可以阻止假体周围的囊性变发展，防止机械性脱位并缓解疼痛。

Bonnin 等[13]发现对于使用 Salto 活动衬垫假体的患者，将胫骨和（或）距骨囊性变（>5mm）刮除植骨后，症状完全或几乎完全得到缓解，尽管 8 例患者中有 3 例最终接受了关节融合术。一些作者报道在 Agility 假体中也有类似的发现。

囊性变刮除植骨术可以使用既往的前方入路。当存在皮质骨溶解时，可通过皮质骨溶解区处理囊性变，否则应在 CT 引导下进行皮质骨开窗。应在 C 型臂影像增强系统辅助可视条件下行病灶刮除，可利用术前螺旋 CT 的 3D 囊性变影像作为引导，在囊性变腔隙中进行打压植骨。手术的主要风险是会导致假体不稳定，

这可能符合初次关节融合的适应证。但是手术很难将发现的囊性变彻底清除并填充完全以实现高质量的骨移植，因为有些囊性变很难暴露和刮除。虽然术中使用 C 型臂影像增强系统引导刮除植骨提高了手术效率，但仍不能保证全面清除所有囊性变（图 17.2）。术后第 2 天用双层石膏托固定，患者保持 3 周的非负重状态，然后佩戴 3 周可移动支具，开始负重训练并接受物理治疗。

Besse 等[28] 发现很难将发现的囊性变彻底清除并填充完全。研究调查的 20 例 TARs（9 例男性，4 例女性，平均年龄 55.6 岁）经囊性变刮除植骨术（7 例自体髂嵴皮质骨移植，1 例 P-Ca 骨水泥 / 自体骨混合移植，4 例 P-Ca

骨水泥充填，2 例聚甲基丙烯酸甲酯骨水泥充填），其中 8 例患者因皮质骨囊性变必须再次手术治疗，6 例患者因囊性变 > 3cm 进行预防性手术。平均随访 32 个月，其中 92% 的患者出现了囊性变复发（图 17.3）。尽管自体骨移植的短期疗效令人满意，但 33%（4/12）的患者仍需行关节融合术，41% 的患者出现了进展性囊性变复发。手术后的功能和效果难以预测，且与移植物的类型无关。只有使用聚甲基丙烯酸甲酯骨水泥治疗的两例患者显示出了良好的功能和影像学结果，但因随访不充分难以得出任何确定的结论。

进展性囊性变复发的原因可能是刮除不彻底和部分骨溶解病变持续存在，而不因为完全

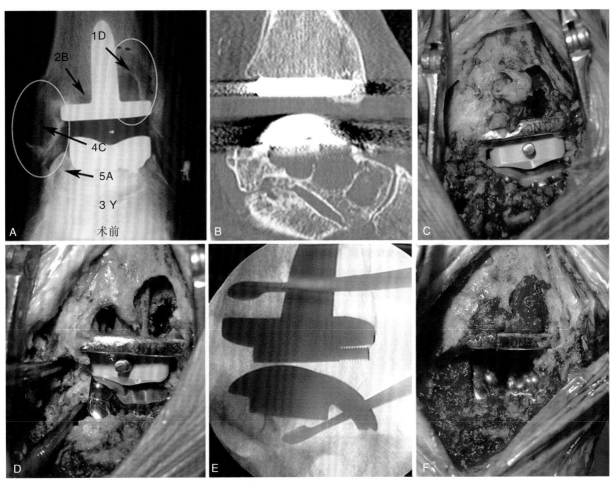

图 17.2　囊性变植骨策略，以行预防性骨移植、更换活动衬垫并保留固定良好假体的患者为例。患者男性，77 岁，采用 AES 假体行 TAR，3 年后拍摄平片（A）和 CT（B）检查评估，可见膨胀性骨溶解和功能评分降低（AOFAS 整体评分 71 分 vs. 2 年时 80 分；AOFAS 疼痛评分 20 分 vs. 2 年时 30 分）。C. 囊性变中为黄色纤维组织。D. 去除胫骨囊性变后，假体组件依然固定良好。通过术中增强系统的侧位片确认距骨囊性变已清除（E），之后行自体松质骨移植术（F）

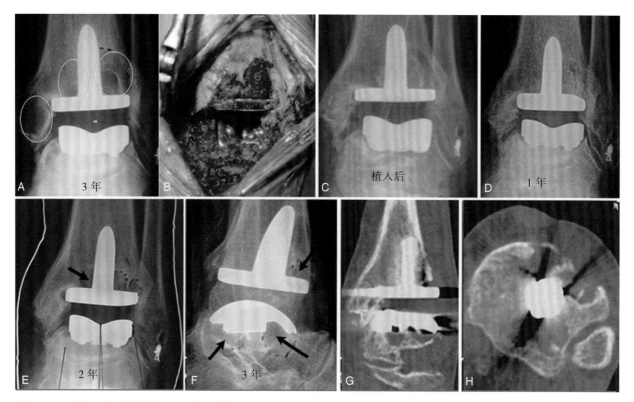

图17.3 囊性变自体骨移植后复发。患者男性，75岁，术后45d侧位片显示自体骨移植良好（A）。自体松质骨移植的术中照片（B）。术后正位X线片（C）。术后1年的X线片显示位置良好（D）。2年时胫骨出现囊性变复发（E），3年时距骨出现囊性变复发（F），这些都通过CT扫描（G、H）证实

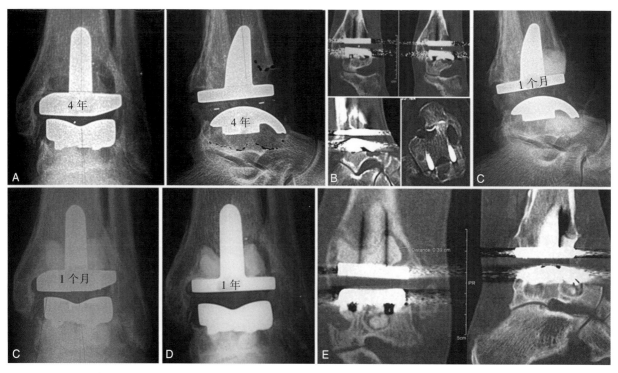

图17.4 P-Ca骨水泥移植后的演变过程。患者男性，57岁，术后4年的X线（A）和CT（B）检查显示膨胀性囊性变和功能评分降低。术后1个月P-Ca骨水泥移植的侧位和正位X线片（C）显示骨-水泥界面接触良好。术后1年通过X线片（D）和CT扫描（E）评估显示P-Ca骨水泥与骨之间存在2~5mm的透亮带

进入囊性变有困难，特别是距骨内的囊性变，这也是术中不能检查刮除术质量的原因；另一个原因可能是对包裹的钛微粒产生了持续的肿瘤样异物效应。

除了有时供骨体积不足之外，从髂嵴前部采集自体骨移植物的主要问题是随后假体取出行踝关节融合时可用的移植骨量减少。P-Ca 骨水泥填充因移植物收缩相关的透亮区快速进展，已被证明是不可行的，在当前研究的所有病例中使用 P-Ca 骨水泥填充后都形成了钟形的透亮带外观（图 17.4）。PMMA 骨水泥使用时可能看似与 HA 涂层的 TAR 假体并不搭配，但在某些情况下可能是一种补救措施（图 17.5）。

因此，我们不再推荐对无症状的囊性变

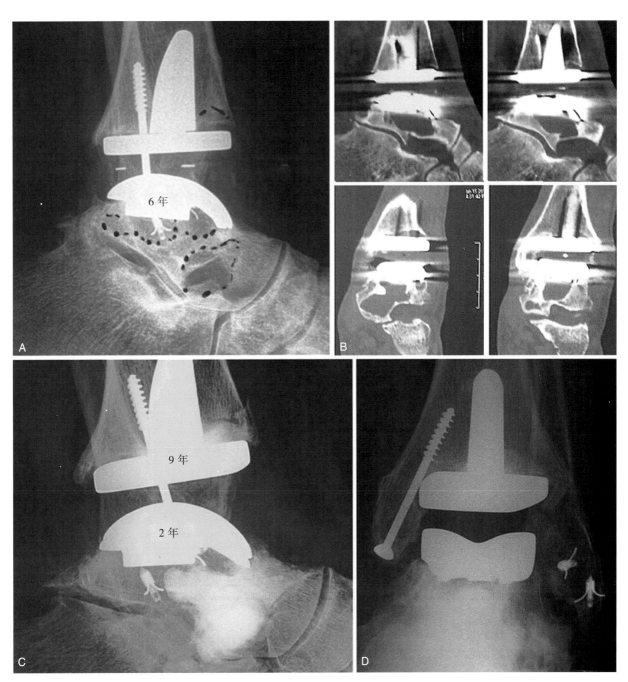

图 17.5　使用 PMMA 骨水泥填充显示了良好的影像学结果。患者男性，81 岁，术后 6 年的平片（A）和 CT 扫描（B）显示膨胀性距骨囊性变，发生距骨假体下沉的风险较大，但患者未出现疼痛症状，AOFAS 整体评分为 100 分。PMMA 骨水泥填充术后 2 年显示出良好的影像学结果（C、D）

患者采取这种保守的预防措施，而是推荐每年进行影像学检查，对囊性变增大（>3cm）和（或）出现疼痛的病例须行 CT 检查，以便在距骨假体下沉之前及时移除假体，并通过关节融合术重建踝关节。疼痛的出现通常与皮质骨溶解引起的微骨折有关，在假体出现移动前，通过 CT 及时发现。对于有疼痛症状的囊性变，我们更愿意实施踝关节融合术。用 PMMA 进行骨溶解区填充仍存在一些特殊适应证，如囊性变尺寸大于 3cm 的老年患者和（或）对踝关节活动有要求的患者（对侧踝关节已融合，下肢关节多发性骨关节炎等）。

全踝关节置换翻修术

对于进展性骨溶解病例，一些作者会选择 TAR 翻修，同时行或不行骨移植手术。

Hintermann 等[32] 报告 TAR 翻修的中期随访结果与初次 TAR 类似，手术成功的关键是将假体组件坚固锚定到基础宿主骨上。我们的团队不使用也不推荐将这种治疗方案用于继发于骨溶解囊性变的失败 TAR 病例（图 17.6）。

踝关节融合术

TAR 失败后的抢救性关节融合手术操作困难。关节融合术的融合率为 61%～100%[33]。对于接受踝关节或胫–距–跟骨（tibio-talo-calcaneal, TTC）关节融合术的患者，预期融合成功并获得良好临床疗效的概率更高。单纯踝关节融合术作为 TAR 失败后的挽救方案仅适用于距下关节正常和距骨骨量充足的患者。

对于选择使用自体骨移植、同种异体骨

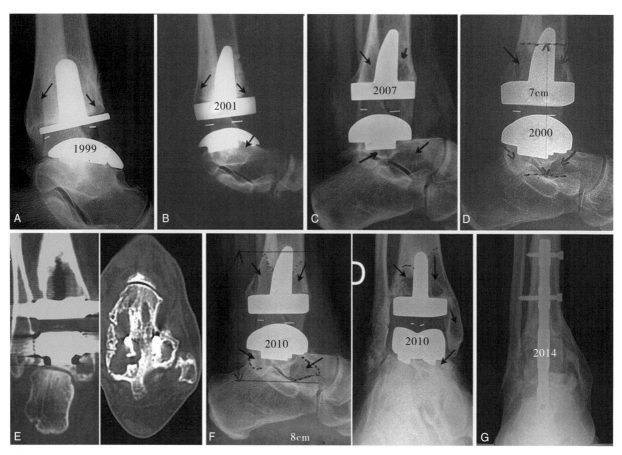

图 17.6　初次 TAR 后 3 次翻修的失败病例。患者男性，46 岁，1999 年发现 BP 踝关节假体松动（A）。将 BP 假体取出、换成 AES TAR 后 1 年出现了囊性变复发（B）。于 2003 年使用 AES 假体进行翻修，对因囊性变形成而出现的骨缺损区域进行植骨填充，但囊性变又复发（C）。膨胀性囊性变复发（D.2009 年的侧位片；E.2009 年的 CT；F.2010 年的侧位和正位片）。于 2012 年行自体和同种异体骨移植的胫–距–跟骨关节融合术，这是 2014 年的正位 X 线片（G）

移植或两者的组合，取决于填充骨缺损所需的移植物体积。通常，重度囊性变（D、E 级）需要大量移植物。自体骨移植因具有优良的骨愈合能力，被认为是骨移植的金标准。多种自体骨移植技术可用于骨缺损的填充（股骨扩髓 – 灌洗 – 吸引取出技术，髂嵴前部或后部取骨等）。

为了获得和保持所需的矫正位置，通常在 TAR 翻修后重建过程中进行需要的结构性植骨来填补间隙。大量松质骨的同种异体移植是填补较大骨缺损的良好替代方案。同种异体松质骨具有良好的骨传导性，虽然没有供骨区并发症，但也没有成骨性或骨诱导性。Berkowitz 等[34] 报道了 12 例行 TTC 关节融合治疗 TARs 失败的患者，采用同种异体股骨头或远端胫骨移植，融合率仅为 58％。固定方式包括钢板

螺钉、髓内钉或两者的组合，80％的不融合发生于距下关节。Jeng 等[35] 报道了相似的结果，使用同种异体股骨头移植行 TTC 关节融合术的影像学融合率为 50％。然而，对于因 TAR 失败导致的广泛骨缺损重建困难病例，在 TTC 关节融合中使用同种异体骨块移植仍然是重要的治疗选择，但采用这种方法的并发症发生风险很高，据报道 19％的患者最终需行膝下截肢（图 17.7）。

Deleu 等[33] 提出了将同种异体骨与骨诱导剂如脱钙骨基质（DBM）或自体骨结合使用的方法。在同种异体骨移植物中添加骨诱导因子，对提高机械稳定性和增加融合率是至关重要的。研究发现术后 3.7 个月，17 例踝关节中有 13 例（76.4％）获得了融合，还有 3 例在二次关节融合术后获得成功。

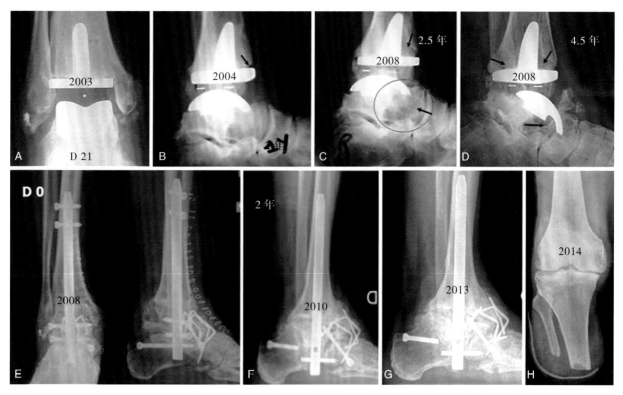

图 17.7 距骨囊性变导致机械性假体下沉，采用同种异体骨移植进行胫 – 距 – 跟骨关节融合术的急性失败病例。A.患者男性，55 岁，外侧踝关节的不稳定导致继发性踝关节骨关节炎。术后正位 X 线片显示 AES 假体位置良好。B.术后 1 年时侧位 X 线片显示在区域 7 有一个小的 A 级囊性变。C.2 年半时侧位 X 线片显示该区域中囊性变发展至严重的 C 级并且第 10 区也有 D 级囊性变，但患者此时仍无症状。D.4 年半时侧位 X 线片上出现了距骨假体下沉的机械性失败，并引起急性疼痛。E.通过大量的自体和同种异体骨移植和逆行髓内钉固定进行胫 – 跟 – 舟骨的关节融合术。F.出现不融合和锁定螺钉断裂而导致内植物逐渐下沉。G.患者的临床情况趋于稳定并伴有轻微疼痛，但影像学检查显示为未融合。H.患者突发严重急性踝关节感染行膝下截肢术

当自体骨不足而同种异体骨移植需要长时间不能负重时，可以使用多孔钽块作为填充物。钽是一种具有生物相容性的骨小梁金属，具有与骨相似的机械性能，广泛用于 THA 和 TKA 的翻修。钽的抗压强度和弹性模量与普通骨类似，理论上可以减少应力遮挡和应力集中。多孔钽块主要用于填补缺损并加强关节融合的重建。

在我们最近（2012 年 6 月至 2014 年 9 月）的临床研究中[37]，9 例患者接受了 TAR 的融合翻修（9 例 AES，1 例 Hintegra，1 例 Salto Mobile），其中 8 例进行了 TTC 关节融合术、1 例使用钽块行踝关节融合术；3 例使用专用于股骨头坏死的 Zimmer 骨小梁金属骨坏死棒状植入物（Zimmer，Warsaw，IN；图 17.8）；6 例使用 2013 年 7 月推出的 Zimmer 骨小梁金属踝关节内间隔物（Zimmer，Warsaw，IN）。

所有患者均进行临床和影像学的前瞻性随访，包括每 4~6 个月拍摄平片和 CT。对前 3 个病例，我们使用了钽棒（直径为 10mm，长度为 90mm 或 95mm），并通过胫骨基托前方的锁定和两个内侧螺钉（4.5mm 和 7.3mm）进行骨固定缝合。另外 6 例患者中，我们在 5 例的 TTC 关节融合术中使用了钽锥状垫块（高度为 25~40mm）和逆行髓内钉（AFN-611，直径 10mm，6° 外翻角；Tornier，Saint Martin，France；图 17.9），在最后 1 例的踝关节融合术中使用了前侧双钢板（图 17.10）。钽块被移植的自体骨包围（3 例行股骨扩髓钻孔获取自体骨，1 例取自髂嵴后部的自体骨，5 例用髋关节扩髓钻获取髂骨翼），与冻干的同种异体骨块混合移植。术后护理包括 6 周非负重，之后 2 个月支具并逐步负重。对于其中 5 例患者平均随访 1 年（范围 6~18 个月），所有病

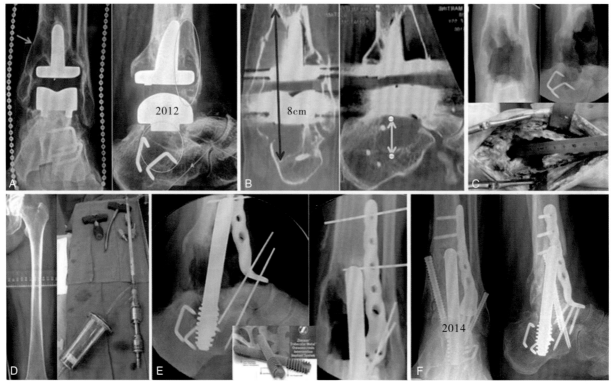

图 17.8 使用钽棒的胫 - 距 - 跟骨关节融合术对全踝关节翻修患者进行重建。A. 患者女性，47 岁，于 2003 年接受第二次 TAR 翻修手术后的正侧位 X 线片。B.2012 年囊性变急剧进展和距骨组件下沉后，胫骨皮质出现了微骨折，使胫骨内侧出现突然的剧烈疼痛。C. 在 CT 影像中，骨质缺损估计高达 8cm，仅剩下 1cm 的跟骨。D. 取出假体后的手术图片和 C 型臂增强图像。E. 使用股骨扩髓钻 - 灌洗装置 - 吸引器自同侧股骨取自体骨移植物。F. 一枚 90mm 钽棒横跨在胫骨和跟骨之间的缺陷区。使用两枚全螺纹钛钉和前外侧锁定钢板将踝关节固定在中立位。随访 18 个月的正侧位 X 线片显示牢固的胫 - 距 - 跟骨关节融合

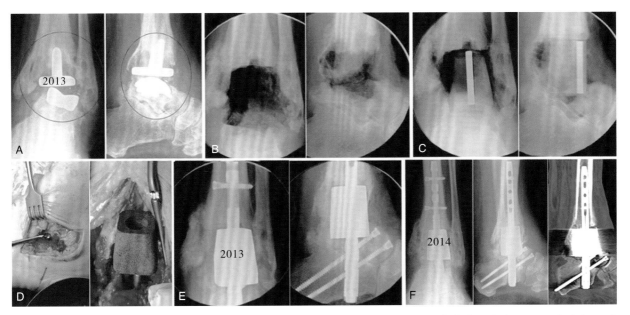

图 17.9　钽占位器与带外翻角的逆行髓内钉系统配合使用进行胫 - 距 - 跟骨关节融合术，用于重建失败的 TAR。A. 一例 53 岁的糖尿病患者的正侧位 X 线片，她于 2006 年接受 AES 假体的 TAR，在一次踝关节扭伤后出现了突发疼痛，观察到膨胀性囊性变和金属组件的移位。假体移除后的正侧位术中增强图像（B）并用 40mm 钽占位器试模填补骨缺损区（C）。D. 术中照片显示使用髂嵴后部自体骨对距下关节进行打压植骨融合。E. 将髓内钉穿过最后 40mm 钽占位器的影像。F. 自体骨移植包绕带外翻角的逆行髓内钉骨固定后的正侧位 X 线片，1 年后随访显示固定牢固的胫 - 钽占位器 - 距 - 跟骨关节融合

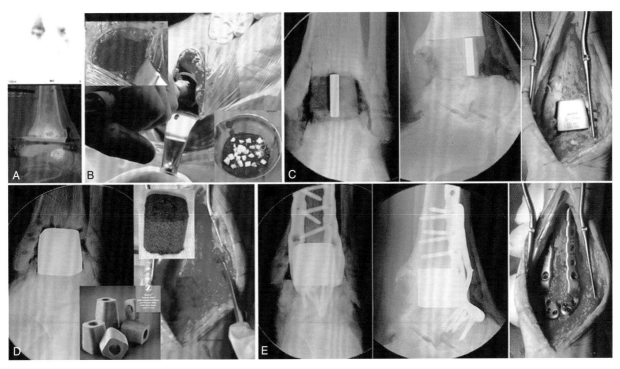

图 17.10　踝关节融合配合使用钽占位器用于全踝关节翻修失败病例的重建。A. 患者男性，55 岁，于 2012 年接受 Hintegra 假体 TAR，该患者因胫骨组件未发生骨整合而出现慢性疼痛，在单光子 CT 扫描中可见微囊性变。B. 用髋关节扩髓钻获得髂骨翼前部，与冻干的同种异体骨粒混合。C. 术中增强影像正侧位片及术中照片显示，假体移除后插入 25mm 钽金属试模填充骨缺损。术中增强影像正侧位片及术中照片显示，最后 25mm 钽占位器被自体骨移植物包围（D），然后使用两个锁定钢板固定（E）

例均通过 CT 检查确认了踝关节融合，但对 2 例患者的距下关节是否融合尚存疑问。我们的初步研究结果令人兴奋，即钽为踝关节重建提供了初步的稳定性，但需要更长时间的随访来分析骨整合和关节融合情况。

推荐的囊性变处理策略

根据我们由 X 线片和 CT 扫描进行囊性变评估获得的经验 [6, 20]，相对较差的临床结果总是与囊性变刮除植骨后 TAR 翻修术相关 [6, 24]，因此我们建议采用图 17.11 中列出的囊性变处理策略行踝关节融合术。

参考文献

[1] Skyttä ET, Koivu H, Eskelinen A, et al. Total ankle replacement: a population-based study of 515 cases from the Finnish Arthroplasty Register. Acta Orthop, 2010,81(1):114-118.

[2] Henricson A, Skoog A, Carlsson A. The Swedish Ankle Arthroplasty Register: an analysis of 531 arthroplasties between 1993 and 2005. Acta Orthop, 2007,78(5):569-574.

[3] Fevang B-TS, Lie SA, Havelin LI, et al. 257 ankle arthroplasties performed in Norway between 1994 and 2005. Acta Orthop, 2007,78(5):575-583.

[4] Buechel FF, Buechel FF, Pappas MJ. Twenty-year evaluation of cementless mobile-bearing total ankle replacements. Clin Orthop, 2004,424:19-26.

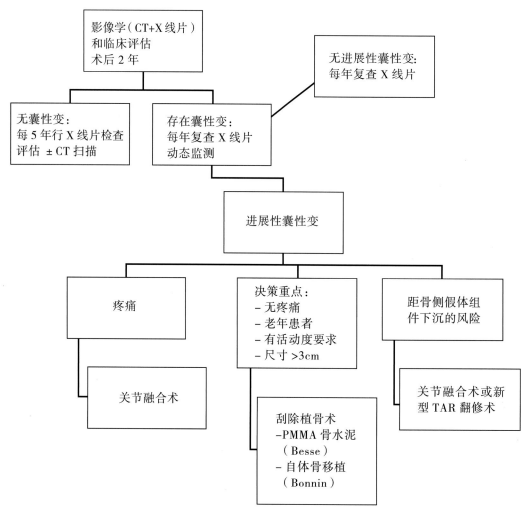

图 17.11　全踝关节置换相关的囊性变治疗策略流程图

[5] Kofoed H. Scandinavian total ankle replacement (STAR). Clin Orthop, 2004,424:73-79.

[6] Besse J-L, Brito N, Lienhart C. Clinical evaluation and radiographic assessment of bone lysis of the AES total ankle replacement. Foot Ankle Int, 2009,30(1):964-975.

[7] Koivu H, Kohonen I, Sipola E, et al. Severe periprosthetic osteolytic lesions after the Ankle Evolutive System total ankle replacement. J Bone Joint Surg Br, 2009, 91(7):907-914.

[8] Kokkonen A, Ik?valko M, Tiihonen R, et al. High rate of osteolytic lesions in medium-term follow-up after the AES total ankle replacement. Foot Ankle Int, 2011, 32(2):168-175.

[9] Rodriguez D, Bevernage BD, Maldague P, et al. Medium term follow-up of the AES ankle prosthesis: high rate of asymptomatic osteolysis. Foot Ankle Surg, 2010,16(2):54-60.

[10] Morgan SS, Brooke B, Harris NJ. Total ankle replacement by the Ankle Evolution System: medium-term outcome. J Bone Joint Surg Br, 2010,92(1):61-65.

[11] Preyssas P, Toullec É, Henry M, et al. Total ankle arthroplasty—three-component total ankle arthroplasty in western France: a radiographic study. Orthop Traumatol Surg Res, 2012,98(4):S31-40.

[12] Bonnin M, Judet T, Colombier JA, Buscayret F, Graveleau N, Piriou P. Midterm results of the Salto total ankle prosthesis. Clin Orthop, 2004,424:6-18.

[13] Bonnin M, Gaudot F, Laurent J-R, et al. The Salto total ankle arthroplasty: survivorship and analysis of failures at 7 to 11 years. Clin Orthop, 2011, 469(1):225-236.

[14] Pyevich MT, Saltzman CL, Callaghan JJ, et al. Total ankle arthroplasty: a unique design. Two to twelve-year follow-up. J Bone Joint Surg Am, 1998, 80(1):1410-1420.

[15] Knecht SI, Estin M, Callaghan JJ, et al. The Agility total ankle arthroplasty. Seven to sixteenyear follow-up. J Bone Joint Surg Am, 2004,86(6):1161-1171.

[16] Wood PLR, Prem H, Sutton C. Total ankle replacement: mediumterm results in 200 Scandinavian total ankle replacements. J Bone Joint Surg Br, 2008, 90(5):605-609.

[17] Deleu P-A, Devos Bevernage B, Gombault V, et al. Intermediate-term Results of Mobile-bearing Total Ankle Replacement. Foot Ankle Int, Forthcoming, 2014. doi:10.1177/1071100714561058. Epub 8 Dec 2014.

[18] Bestic JM, Peterson JJ, DeOrio JK, et al. Postoperative evaluation of the total ankle arthroplasty. Am J Roentgenol, 2008,190(4):1112-23.

[19] Jensen J, Frøkjær J, Gerke O, Ludvigsen L, et al. Evaluation of periprosthetic bone cysts in patients with a Scandinavian total ankle replacement: weight-bearing conventional digital radiographs versus weight-bearing multiplanar reconstructed fluoroscopic imaging. AJR Am J Roentgenol, 2014, 203(4): 863-868.

[20] Viste A, AL Zahrani N, Brito N, et al. Periprosthetic osteolysis after AES total ankle replacement: Conventional radiography versus CT-scan. Foot Ankle Surg, 2015,21(3):164-170.

[21] Catelas I, Petit A, Zukor DJ, et al. Induction of macrophage apoptosis by ceramic and polyethylene particles in vitro. Biomaterials, 1999,20(7):625-630.

[22] Holt G, Murnaghan C, Reilly J, et al. The biology of aseptic osteolysis. Clin Orthop, 2007,460:240-252.

[23] Purdue PE, Koulouvaris P, Potter HG, et al. The cellular and molecular biology of periprosthetic osteolysis. Clin Orthop, 2007,454:251-261.

[24] Dalat F, Barnoud R, Fessy M-H, et al. Histologic study of periprosthetic osteolytic lesions after AES total ankle replacement. A 22 case series. Orthop Traumatol Surg Res, 2013,99(6):S285-295.

[25] Huiskes R, Weinans H, van Rietbergen B. The relationship between stress shielding and bone resorption around total hip stems and the effects of flexible materials. Clin Orthop, 1992,274:124-134.

[26] Doets HC, Brand R, Nelissen RGHH. Total ankle arthroplasty in inflammatory joint disease with use of two mobile-bearing designs. J Bone Joint Surg Am, 2006,88(6):1272-1284.

[27] Gaudot F, Colombier J-A, Bonnin M, et al. A controlled, comparative study of a fixed-bearing versus mobile-bearing ankle arthroplasty. Foot Ankle Int, 2014, 35(2):131-140.

[28] Besse J-L, Lienhart C, Fessy M-H. Outcomes following cyst curettage and bone grafting for the management of periprosthetic cystic evolution after AES total ankle replacement. Clin Podiatr Med Surg, 2013, 30(2):157-170.

[29] Hanna RS, Haddad SL, Lazarus ML. Evaluation of periprosthetic lucency after total ankle arthroplasty: helical CT versus conventional radiography. Foot Ankle Int, 2007,28(8):921-926.

[30] Kohonen I, Koivu H, Pudas T, et al. Does computed tomography add information on radiographic analysis in detecting periprosthetic osteolysis after total ankle arthroplasty? Foot Ankle Int, 2013,34(2):180-188.

[31] Rahm S, Klammer G, Benninger E, et al. Inferior results of salvage arthrodesis after failed ankle replacement compared to primary arthrodesis. Foot Ankle Int. Forthcoming,2014, doi:10.1177/1071100714559272. Epub 6 Nov 2014.

[32] Hintermann B, Zwicky L, Knupp M, et al. Hintegra revision arthroplasty for failed total ankle prostheses. J Bone Joint Surg Am, 2013,95(1):1166-1174.

[33] Deleu P-A, Devos Bevernage B, Maldague P, et al. Arthrodesis after failed total ankle replacement. Foot Ankle Int, 2014,35(6):549-557.

[34] Berkowitz MJ, Clare MP, Walling AK, et al. Salvage of failed total ankle arthroplasty with fusion using structural allograft and internal fixation. Foot Ankle Int, 2011,32(5):S493-502.

[35] Jeng CL, Campbell JT, Tang EY, et al. Tibiotalocalcaneal arthrodesis with bulk femoral head allograft for salvage of large defects in the ankle. Foot Ankle Int, 2013,34(9):1256-1266.

[36] Lomberget-Daubie MC, Fessy MH, Besse JL. Interest of tantalum for arthrodeses-reconstruction of total ankle replacement revision: preliminary results in 5 patients. Free paper presented at the 10th European Foot and Ankle Society Congress. Barcelona:Spain, 2014.

第 18 章　全踝关节置换术后软组织撞击综合征的镜下处理

Bom Soo Kim, Jin Woo Lee

全踝关节置换术后持久疼痛

全踝关节置换术（TAR）作为终末期踝关节骨性关节炎的一个可选择的治疗方案目前已被广泛接受。临床疗效的改善和假体寿命的提高，以及 TAR 受训医生数量的增加，促进了踝关节置换术数量的迅猛增长。

尽管文献报道的 TAR 的临床疗效良好，但临床医生遇到的抱怨置换后踝关节持续疼痛的患者并不少。处理持续性疼痛对于患者和医生来说都很有压力。Pagenstert 等 [1] 发现术后 3 个月患者出现疼痛和肿胀的程度增加，而在术后 12 个月会逐渐减少。然而，大多数患者甚至在术后 1 年疼痛症状也未完全消失。Kim 等 [2] 报道了 120 例非复杂初次 TAR 病例，其中 115 例（95.8%）的踝关节疼痛强度降低，但 91 例（75.8%）在术后平均 40 个月（范围 14~84 个月）的随访中仍残留某种程度的疼痛（平均 VAS 3.5 分，范围 1~8 分）。因此，在术前和术后康复期充分认识 TAR 的能力范围并有现实的预期非常重要。

软组织撞击导致的 TAR 疼痛

TAR 术后持续性疼痛的可能原因是什么？任何明显的并发症最终会发展为有临床症状的病例并可能需要翻修解决。这些并发症包括对线不良、无菌性松动、感染、韧带不平衡、负重下半脱位、骨溶解和假体周围囊性变和异位骨化。有经验的医生可以明确诊断大多数并发症，这些并发症的处理指南见本书其他章节。

软组织撞击综合征是炎性滑膜或增生的纤维瘢痕组织在负重条件下反复和极度范围活动时在关节的两个相对结构间形成卡压并导致疼痛的情况 [3]。与关节融合术相比，软组织撞击综合征是关节置换所特有的并发症，因为融合的关节在没有任何活动度的情况下不会在病灶周围形成撞击。既然全关节置换允许活动，炎性滑膜或术后纤维组织就会在假体间形成撞击并导致不适。

软组织撞击综合征是全关节置换术后持续性疼痛的原因，其概念在膝关节置换术中已经

B. S. Kim, MD
Department of Orthopaedic Surgery, Inha University Hospital, 27, Inhang-ro, Jung-gu, Incheon 400-711, Republic of Korea
e-mail: bskim.md@gmail.com

J. W. Lee, MD, PhD (✉)
Department of Orthopaedic Surgery, Severance Hospital, Yonsei-ro 50, Seodaemun-gu, Seoul 120-752, South Korea
e-mail: ljwos@yuhs.ac

© Springer International Publishing Switzerland 2016
T.S. Roukis et al. (eds.), *Primary and Revision Total Ankle Replacement*,
DOI 10.1007/978-3-319-24415-0_18

建立。髌股关节滑膜增生以全膝关节置换术后软组织广泛增生为特征，在关节活动时引起疼痛性撞击。髌骨弹响综合征是一种由分散的髌前纤维性结节引起疼痛和可闻及弹响的临床表现，同样可以被认为是软组织撞击综合征的一种类型。在髋关节，软组织瘢痕撞击、瘢痕组织相关的滑膜炎及关节囊瘢痕粘连附着均被认为是导致置换术后髋关节疼痛的原因 [4]。

相同的情况也可以在踝关节中发生。必须进行的大范围软组织剥离和截骨对于关节来说是巨大的损伤，可导致置换关节周围纤维组织增厚。任何损伤导致的滑膜炎症在活动时产生应力也会导致撞击。虽然准确的流行病学还不清楚，但这种撞击也许能解释关节置换术后的许多持续性疼痛。作者认为深入理解可能的病因学并尽力降低软组织撞击综合征的发生可能，将有助于减少 TAR 后的残留疼痛。

软组织撞击综合征的病因学

在正常关节，由于踝关节反复扭伤或不稳经常发生滑膜炎，其也会继发于包括骨软骨损伤和游离体形成在内的任何关节内病理状态。

同样地，在置换后的踝关节，滑膜炎或增生的瘢痕组织要么是特发性的（主要的），要么是病理状态下继发性损伤导致（表 18.1）。韧带不平衡或关节活动度过大会导致活动过度或聚乙烯衬垫半脱位。包括假体对线不良或位置不佳等结构性问题也会导致偏心负重。踝关

表 18.1　TAR 术后软组织撞击综合征的病因学

特发性
TAR 术后无明显原因的复发性滑膜炎或瘢痕组织增生
继发性
残余骨性损伤、游离体、多余组织
异位骨化
对线问题
假体型号或位置问题
韧带不平衡问题

节内外侧沟任何残留的游离体、骨赘或多余的组织也可能导致自身撞击，同时也会引起继发性滑膜炎或纤维组织增生进展。

诊　断

软组织撞击综合征能够解释其他无合并症的 TAR 病例中大多数残留疼痛的原因。然而，不伴有任何其他相关并发症的单纯软组织撞击综合征很难通过标准的诊断流程得到诊断，且容易被忽略，因此，需要一个对于阳性结果具有高阈值的临床检查来检测软组织撞击综合征。

关节周围肿胀和压痛并伴有活动时疼痛，而在平片上没有任何引起疼痛的证据是软组织撞击综合征的指征 [2]。在体格检查中，当踝关节背屈时关节周围局部压痛通常会加重。

与骨性撞击综合征不同，平片或 CT 检查对于软组织撞击综合征的诊断没有帮助。MRI 在存在金属植入物时没有价值。近年来，报道显示在踝关节疼痛患者中 SPECT 或 CT 对于定位和定性撞击综合征及分析软组织病理状况很有帮助 [5]，然而，SPECT 或 CT 的热摄取可显示骨骼内成骨细胞代谢率增加，因此，SPECT 或 CT 主要显示了骨性区域的压力增加而不是软组织本身。

关节镜是证实 TAR 术后关节内滑膜炎或软组织撞击综合征的最佳方法，但由于其操作特点，关节镜检查应仅在物理检查证实有软组织撞击综合征时考虑。

软组织撞击综合征往往合并其他多种并发症。如前所述，对线不良、韧带平衡问题、假体大小或植入问题、异位骨化和骨性撞击都能导致继发性滑膜炎或瘢痕组织增生，从而导致软组织撞击综合征。例如，内翻畸形的 TAR 或内侧沟的骨性撞击易于增加关节内侧的应力，反复刺激会导致局部滑膜炎和软组织撞击综合征。认识所有的相关问题是设计出充分的治疗方案的基础。

治　疗

软组织撞击综合征的治疗应将包括活动改善，伸展和肌肉力量锻炼，理疗，以及非甾体消炎镇痛药在内的保守治疗作为首选方案。绝大多数关节周围一过性滑膜炎或急性炎症反应可以通过非手术治疗解决。作者们建议在决定手术前应给予患者最少 6 个月的保守治疗。

如果保守治疗后疼痛仍持续存在，原因通常是纤维组织过度增生并持续撞击对应的假体或骨性结构，这类损伤应通过手术去除。同样，在继发性滑膜炎病例中，除非潜在病因已经去除，否则疼痛将会复发。

可以通过开放切口或在关节镜下清除撞击的软组织，这取决于损伤的部位和医生的偏好。当病变巨大或者位于关节镜不能到达的区域时，可以行开放切除手术。然而，对于先前就有较大手术瘢痕的踝关节做额外的或大的切口可能增加伤口恶化和感染的风险，这对患者是不利的。关节镜下清理得益于微创技术，操作可以在门诊进行，并且患者的康复周期显著短于开放手术。另外，关节镜技术可以提供更好的关节内深部检查视野。

然而，在致密纤维组织中操作关节镜对于经验不足的医生来说会比较困难。因此，在试图进行关节镜手术前手术医生应当提高踝关节的关节镜操作技术和增加使用经验。

手术技术

置换术后踝关节的关节镜检查除了致密组织包裹以及金属植入物和聚乙烯衬垫的存在外，其他环节基本上和正常踝关节一样。因此，医生可以使用任何方便的患者体位和牵引方法。

作者习惯采用的手术体位是患者仰卧位，患肢膝关节屈曲向下悬垂，对侧腿截石位并固定于小腿支架上。大腿近端使用气压止血带。铺单后，用一个踝关节支具进行非创伤性踝关节牵引（15 lb）。

标准的前内侧和前外侧开孔对于处理绝大多数前方和内外侧沟处的病灶已经足够。触诊胫前肌腱，于肌腱内侧关节水平开前内侧孔。在正常踝关节，用生理盐水膨胀关节有助于确定关节水平和安全置入器械。然而，这对于严重纤维化的关节来说会很困难，可能需要在活动关节过程中通过仔细触诊来确定关节线。

前内侧孔准备好后，立即用一把直蚊式钳伸入关节用来分离关节前方的部分纤维性粘连，并创造一些操作空间。将一个 2.7mm 的 30° 关节镜小心地从前内侧孔伸入，在其引导下将 1 枚导针从第 3 腓骨肌腱外侧插入来确定前外侧孔的位置。

当关节镜初次进入置换的关节腔时，由于致密纤维组织的存在会很难定位。在这种情况下，将刨刀伸入直到触及关节镜身。将关节镜向后轻拉直到看到刨刀。医生可以用自己的方式来创造更大的操作空间。

一旦达到可视条件，即可进行关节镜检查。与胫骨和距骨侧假体组件碰撞或在其中卡压的增生纤维组织可以通过背屈踝关节确定（图 18.1）。有时，增厚的前方关节囊粘连严重是疼痛和限制跖屈运动的原因，这种情况下可以松解粘连组织和前关节囊。

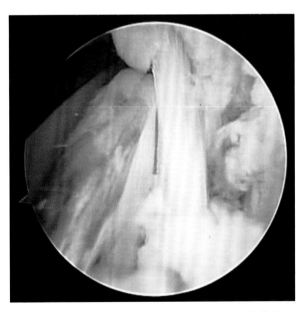

图 18.1　在左踝外侧沟中有一个增厚的纤维束带与距骨侧假体组件发生撞击

在功能良好的 TAR 中，残余的疼痛最常见于关节内侧区域[2]。因此，应当充分检查内外侧沟来排除可能的疼痛原因，包括滑膜炎、游离体和增厚的纤维组织（图 18.2~18.4）。应当清理并移除任何导致撞击的结构直到获得清晰的踝关节沟。

距骨假体与内踝的撞击是关节内侧疼痛的另一个原因，原因包括距骨假体组件的大小相对于踝穴过大或者内翻或假体内侧位置不良。当复发性滑膜炎或软组织撞击综合征与潜在的对线或假体位置问题相关时，就应当考虑开放翻修手术。

当在置换的关节中进行关节镜手术时，应当十分小心，避免器械和假体间的任何碰撞。遗留在关节间隙的亚微米级的金属碎屑是假体周围复发性炎症反应和继发性骨溶解的原因。在关节镜手术后彻底地灌洗有助于清除不可见的细小碎屑。

临床结果

由于踝关节置换手术的历史相对较短，功能性疗效、假体生存率和因主要并发症导致的翻修成为当前文献关注的主要话题。然而，为了提升患者的总体满意率和生活质量，正确地诊断和处理看似功能良好的 TAR 病例的疼痛症状非常重要。

虽然软组织撞击综合征是 TAR 术后残留疼痛的常见原因，但文献中缺少证据来提出一个被广泛认可的处理原则。Kim 等[2]回顾调查了 120 例非复杂的初次 TAR 病例，并报道了诊断为 TAR 术后软组织撞击综合征的 7 例患者的关节镜下清理的临床疗效。他们的手术适应证包括肿胀、触痛和运动痛，在平片中没有明显的证据。进行清理术后，VAS 中位数从 7

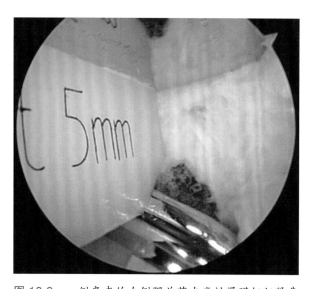

图 18.2 一例患者的左侧踝关节内炎性滑膜组织紧靠距骨假体的外侧

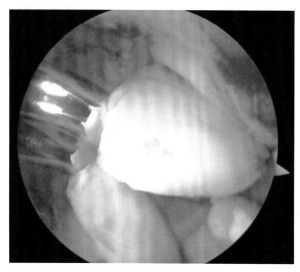

图 18.3 一个较大的游离体在关节间隙内并被炎性滑膜包绕

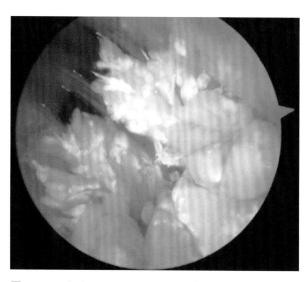

图 18.4 弥漫性白垩碎屑与组织学证实的尿酸结晶吻合

分降至 3 分，6 例患者感到满意。1 例患者出现手术切口周围麻木。Kurup 和 Taylor[6] 在 34 例患者中诊断了 8 例 TAR 术后软组织撞击综合征，其中 4 例接受了手术，1 例行开放清理术，1 例行关节镜清理术，2 例行胫后肌腱松解，术后随访显示患者未再出现疼痛症状。

骨性撞击综合征是 TAR 的另一个常见并发症，也会导致 TAR 术后持续性疼痛。根据发生撞击的骨质位置和范围，也可以在关节镜下进行清理。Shirzad 等[7] 报道了踝关节置换后发生骨性撞击综合征的关节镜下清理术。手术适应证包括负重时踝部的局限性疼痛、内侧和（或）外侧沟处触诊时的孤立性疼痛或者站立位 X 线或 CT 中存在假体 - 踝接触的证据。在所有 11 例患者中使用刨刀来清理所有骨性撞击区域，疼痛明显减轻。与 Shirzad 来自同一机构的 Richardson 等[8] 进一步研究了 20 例患者的临床疗效，其中 16 例患者（80%）行关节镜清理术后疼痛初步缓解，但有 6 例在随访时出现疼痛症状复发，20 例中有 4 例（20%）在行关节镜清理后预后较差。总之，20 例患者中有 10 例（50%）在随访终点时疼痛缓解不满意，需要行翻修手术。无患者发生伤口并发症或感染。

结　论

软组织撞击综合征是 TAR 术后残留疼痛的常见原因。关节镜下清理是一种可行的方法，并且有利于缓解特定患者的疼痛症状，但还需要更深入的研究来提供长期的临床疗效。

参考文献

[1] Pagenstert G, Horisberger M, Leumann AG, et al. Distinctive pain course during first year after total ankle arthroplasty: a prospective, observational study. Foot Ankle Int, 2011,32(2):113-119. http://www.ncbi.nlm.nih.gov/pubmed/21288409 . Accessed 14 Nov 2014.

[2] Kim BS, Choi WJ, Kim J, et al. Residual pain due to soft-tissue impingement after uncomplicated total ankle replacement. J Bone Joint Surg Ser B, 2013,95B(3):378-383. http://www.scopus.com/inward/record.url?eid=2-s2.0-84874742686&partnerID=tZOtx3y1.

[3] Hess GW. Ankle impingement syndromes: a review of etiology and related implications. Foot Ankle Spec, 2011,4(5):290-7. http://www.ncbi.nlm.nih.gov/pubmed/21926368 . Accessed 17 Nov 2014.

[4] McCarthy JC, Jibodh SR, Lee J-A. The role of arthroscopy in evaluation of painful hip arthroplasty. Clin Orthop Relat Res, 2009,467(1):174-180. http://www.scopus.com/inward/record.url?eid=2-s2.0-58249091519&partnerID=tZOtx3y1 . Accessed 14 Nov 2014.

[5] Chicklore S, Chicklore S, Gnanasegaran G, et al. Potential role of multislice SPECT/CT in impingement syndrome and soft-tissue pathology of the ankle and foot. Nucl Med Commun, 2013,34(2):130-139. http://www.ncbi.nlm.nih.gov/pubmed/23211997, 20 Nov 2014.

[6] Kurup HV, Taylor GR. Medial impingement after ankle replacement. Int Orthop, 2008,32(2):243-246. http://www.pubmedcentral.nih.gov/articlerender.fcgi?artid=2269029&tool=pmcentrez&rendertype=abstract. Accessed 2 Dec 2014.

[7] Shirzad K, Viens NA, DeOrio JK. Arthroscopic treatment of impingement after total ankle arthroplasty: technique tip. Foot Ankle Int, 2011,32(07):727-729. http://www.scopus.com/inward/record.url?eid=2-s2.0-79960220084&partnerID=tZOtx3y1 . Accessed 10 Nov 2014.

[8] Richardson AB, Deorio JK, Parekh SG. Arthros-copic débridement: effective treatment for impinge-ment after total ankle arthroplasty. Curr Rev Musculoskelet Med, 2012,5(2):171-175. http://www.scopus.com/inward/record.url?eid=2-s2.0-84864833282&partnerID=tZOtx3y1 . Accessed 10 Nov 2014.

第19章 全踝关节置换术后异位骨化的处理

Benjamin D. Overley Jr., Thomas C. Beideman

引 言

初次全踝关节置换（TAR）术后骨过度生长的发生率为 3.8%~82%，但是确切的原因尚不清楚。Lee 等[1]的一项研究对 88 例初次 TAR 患者进行随访，其中 25% 的患者出现了异位骨化。具体地说，这些异位骨化患者中有 35% 表现为踝关节后内侧和后外侧象限的骨生成，25% 仅表现为后内侧骨生成，25% 仅表现为后外侧骨生成，10% 表现为前内侧和后外侧骨生成，还有 5% 发展为前外侧和后内侧骨生成[1]。需要重点指出的是，每例发生异位骨化的患者均出现不同程度的后方骨生成，这与其他 TAR 的文献报道一致[2-5]。Lee 等[1]还报道，只有 10% 的患者发展为有症状的异位骨化，并且只有 2.3% 的患者需要手术切除。这与已知的髋膝关节置换术后异位骨化的相关文献报道一致，有症状的异位骨化导致严重功能障碍的患者仅占 1%~2%[6]。

目前足踝方面的文献在该领域存在分歧。一些研究认为骨赘和异位骨化与前踝或后踝撞击综合征[4]相关的功能障碍有关，如在崎岖路面或斜坡上行走时疼痛，或坐位站起时疼痛。相反，其他作者并未将功能丧失或术后疼痛与 TAR 术后异位骨化相关联[1, 3, 5, 7, 8]。

关于髋膝关节置换术后异位骨化的数据激起了 TAR 术后异位骨化的类似危险性的评价。对造成或促进患者术后骨赘形成和（或）异位骨化的因素进行鉴别的早期研究目前正在进行中。有观点指出，年龄、体重（如体重指数增加）、术前存在骨赘、术前血清钙和碱性磷酸酶水平升高可能增加髋膝关节置换术后骨赘形成及异位骨化的发生率[1, 2, 9]。Choi 和 Lee[7] 在一项纳入了 90 例初次 TAR 患者的研究中调查了上述危险因素，发现术后骨赘和异位骨化形成的唯一相关危险因素是性别。具体来说，他们发现男性患者术后骨赘形成和异位骨化的概率是女性的两倍[7]。

其他的一些理论则认为术后骨赘形成和异位骨化的发生主要与手术因素相关，而不是前面所述的患者相关统计信息。已经研究过的潜在因素包括：术中过多的软组织分离，术中骨质损伤的程度，术野骨碎屑残留，术后血肿形

B. D. Overley Jr., DPM (✉)
PMSI Division of Orthopedics, Department of Surgery,
Pottstown Memorial Medical Center, 1600 East High Street,
Pottstown, PA 19464, USA
e-mail: BOverley@pmsiforlife.com

T. C. Beideman, DPM
Department of Foot and Ankle Surgery, Mercy Suburban Hospital,
2701 DeKalb Pike, Norristown, PA 19401, USA

© Springer International Publishing Switzerland 2016
T.S. Roukis et al. (eds.), *Primary and Revision Total Ankle Replacement*,
DOI 10.1007/978-3-319-24415-0_19

成，假体组件的尺寸是否合适，以及假体组件的位置导致踝关节机械轴的变化[2]。因为后关节囊的附着以及美国大多数 TAR 系统的分离步骤是从前方开始，去除胫骨后方截骨块通常比较困难，多次尝试去除后方骨质时容易形成碎片化。San Giovanni 等[3] 指出这部分骨质碎片通常未被完全清除，可能造成后方骨赘形成或异位骨化。

King[2] 等指出他们研究的后方骨过度生长的患者中，有较高比例的假体组件未垂直于胫骨解剖轴放置，通常是内翻或外翻同时合并后倾放置。他们发现，胫骨假体后倾度数增加与胫骨远端后侧未覆盖程度呈正相关。随着胫骨覆盖骨面的减少，胫骨基托周围的异位骨形成会随之增多，因此选择胫骨组件的尺寸和精确安放非常重要[2]。医生选择大号胫骨组件以增加覆盖的代价是需要增加踝关节内外侧的截骨量，这可能导致踝部骨折。

研究发现，手术时间延长与异位骨化发生率增加相关，因为手术时间的延长意味着术野更多的出血和炎症反应[1]。D'Lima 等[10]

研究了非甾体抗炎药（NSAID），尤其是吲哚美辛在减轻术后炎症中的作用，发现它可以降低髋关节置换术后异位骨化的发生率。Valderrabano 等[4] 对初次 TAR 术后患者进行了一项类似的研究以评估 NSAID 的作用。然而，尽管预防性使用了 NSAID，仍然有 63% 的患者发生了异位骨化。

通过先前的数据可以推断，初次 TAR 术后骨赘形成和异位骨化的发生率较高，但并不总是与术后撞击痛或关节活动度（ROM）受限相关。可以通过下文讨论的特定手术技术和处理这些并发症的措施使异位骨形成的发生率和（或）严重程度降到最低。下文还将详细讨论当再次手术无法避免时的具体操作。

诊 断

骨赘和异位骨化的诊断相对比较简单直接，标准 X 线片显示踝关节囊、韧带附着点或内侧/外侧踝沟存在高密度骨化灶即可诊断（图

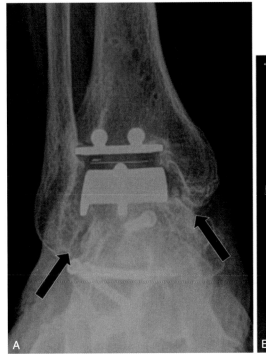
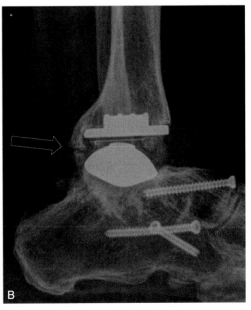

图 19.1 术后 1 年的负重正位（A）和侧位（B）X 线片显示，踝关节内外侧沟及后踝的异位骨化（直箭头所示）。由于广泛的异位骨形成包裹了初次全踝关节置换假体，该患者的踝关节活动度很小

19.1）。虽然这些骨化灶很容易通过 X 线确定，但在同一踝关节中可能存在多个疼痛部位，而导致疼痛或阻碍运动的原因与骨化灶的相关性可能并不确切。因此，详细的病史采集对于诊断至关重要。与初始术后 ROM 值相比，患者典型表现为 ROM 减少与疼痛加重相关。异位骨化可以发生在术后任何时间，最早可在术后 3 个月发生。充分的体格检查同样对诊断十分重要，包括关节线的触诊，而踝关节沟可以提示哪些骨化部位可能是疼痛的元凶。在矢状面和冠状面上尝试旋转和运动也有助于确定踝关节外侧沟前外侧区域撞击痛的诱发病因，其表现为被动背屈痛。

更详细的诊断手段如 CT 或 PET-CT 可能有助于圈定异位骨化的撞击部位，特别是踝关节内外侧踝沟，普通 CT 扫描可能会因为距骨假体的金属伪影将其掩盖。

踝关节沟撞击综合征包含的骨性和滑膜撞击可能很难通过临床症状或影像学检查进行鉴别。但需要注意的是，在清理术中两者通常同时存在，说明虽然不总是但基本上两者共同存在于踝沟撞击综合征中。对这些区域进行局部注射可作为一种诊断工具提供有用的诊断信息，但是由于存在假体污染和深部假体周围感染的风险，应该谨慎使用这一方法。

对假体尺寸和位置进行详实的评估可能发现骨质覆盖不足或相反的"过度填塞"，这些都可能成为致病因素（图 19.2）。一旦诊断成立，在进行清理前需要考虑如下几种情况和手术处理方案。必须仔细评估假体是否存在松动、下沉、尺寸不当、聚乙烯衬垫型号过小且缺乏沟槽扩大处理，以及是否存在假体或骨的感染。

如果存在任何一种病因，那么针对骨质和滑膜的单纯清理将无法解决根本问题。在慢性距骨下陷病例中，尤其是距骨假体可能破坏距骨血供时，或者将假体放置在力学薄弱的区域（如骨软骨缺损区、骨折线附近或囊性变区）时，距骨由于轴向负重缓慢下沉使距骨的内侧壁和外侧壁膨胀，可能会表现为关节沟槽内特殊的骨性碎屑或扩张到对应的踝部，从而引起撞击

和活动受限。

本质上踝关节沟内的异位骨形成来源于距骨凹陷和内侧壁膨胀（图 19.3）。在所有这些病例中，应仔细考虑更换聚乙烯衬垫或假体组件，甚至移除所有假体组件并进行彻底的骨清理手术。如果假体是稳定的，在对线可接受且无临床感染迹象的情况下，应将重点放在异位骨化的手术清除上。

手术技术

关节镜下清理引起疼痛的骨赘、异位骨化灶以及踝沟内存在撞击的软组织将在其他章节进行阐述，在此我们将重点介绍处理这类

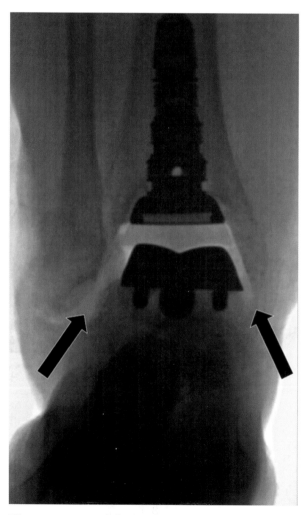

图 19.2　正位 X 线片增强影像显示，距骨穹隆完全覆盖且假体组件未悬出至踝关节内外侧沟，对这些踝沟进行了充分的清理（直箭头所示）

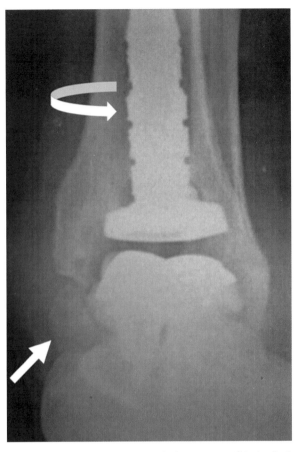

图 19.3　术后 2 年的正位 X 线片显示，胫骨侧组件周围出现透亮线（弧形箭头所示）提示假体松动，以及由于距骨假体下沉导致的踝关节内侧沟内大块异位骨化形成（直箭头所示）

问题的开放手术方法。一般来讲，开放手术方法相对直接，切口选择聚焦在病灶区域（图 19.4）。选择切口时应注意避免邻近的神经血管结构和肌腱，因为它们可能黏附于异位骨或嵌入软组织瘢痕中。敏锐地辨识聚乙烯衬垫和关节金属假体组件对于避免意外损伤 TAR 假体也是必不可少的。牵开软组织并充分暴露异位骨化病灶后，可以使用小直径高速刨削器去除骨化灶（图 19.5A、B）。这种方法不仅效率高，高速刨削器产生的热效应也可以在一定程度上预防异位骨化的再次出现。因为刨削器去除骨质速度很快，使用时需要警惕过度打磨骨赘导致的正常骨质破坏，甚至引起踝部骨折。也可以使用咬骨钳、尖锐的刮匙或骨凿进行骨质清除，使用电灼装置烧灼暴露的松质骨（图 19.5C），使用可吸收骨蜡封闭松质骨创面，从而抑制异位骨化的再生和复发（图 19.5D）。

术后管理

通常采用较厚的敷料进行加压包扎，只要患者可以耐受，应鼓励其尽早负重。唯一的

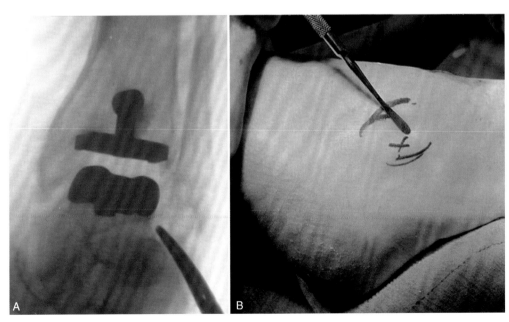

图 19.4　术中正位 C 型臂增强影像（A）和临床照片（B）显示踝关节外侧沟内异位成骨的位置，这有助于切口的设计

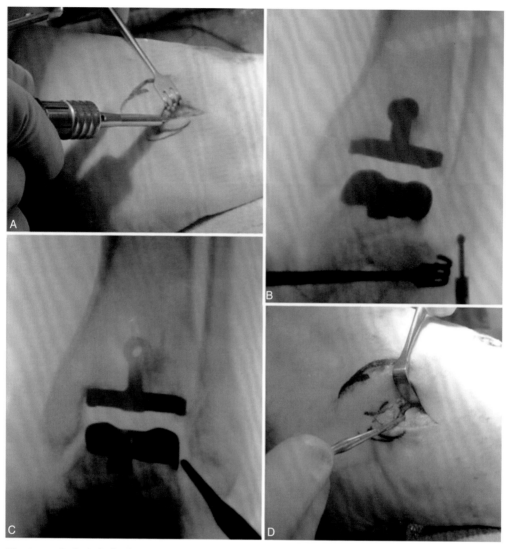

图 19.5　术中图片（A）和正位 C 型臂增强影像（B）显示外踝和外侧沟内的异位成骨。C. 正位 C 型臂增强影像显示使用咬骨钳对踝关节外侧沟进行清理，接着使用刨削器进一步清理。D. 术中图片显示应用生物可吸收骨蜡填充骨洞，防止再次形成异位骨化

例外是，如果必须使用前方入路，则必须注意保护切口至少 2~3 周。一旦切口愈合，应进行早期主动物理治疗，重点是 ROM、牵引、按摩和步态训练。

临床结果

　　Richardson 等[11] 报道了通过关节镜下清理治疗 11 例患者，疼痛明显缓解，并详细描述了去除引起撞击的软组织和骨质的镜下技术。同样地，Shirzad 等[12] 描述了一组包含 20个踝关节（20 例患者）的关节镜下踝沟清理术，随访了其中 18 例（90%），16 例患者（80%）手术后早期疼痛缓解。不幸的是，在这 16 例患者中，有 6 例（37.5%）症状复发并最终需要进一步干预，如果是因为距骨下沉需要翻修，则不仅仅是行踝沟清创 [12]。Schuberth 等 [13] 对489 例使用 4 种不同假体系统的 TAR 患者进行了回顾性研究，并确诊 489 例中有 34 例（7%）出现了有症状的踝沟疾病。有趣的是，在置换时行预防性踝沟切除的 194 个踝关节中踝沟疾病的发病率仅为 2%，而在置换时没有切除踝沟的 295 个踝关节中其发病率为 7%。对 27

例患者仅行清理术就获得了良好的效果，但有7例（21%）患者还需要在清理术后再次手术。作者得出结论：置换时应考虑预防性踝沟切除，以降低术后不良症状的发生率，尽管大多数患者在踝沟清创后获得了良好的疗效，但再手术率仍很高。

结　论

随着 TAR 在世界范围内的推广和普及，相关并发症也不可避免地随之增加，并且受到了密切关注。TAR 术后可能无法避免周围骨赘形成和异位骨化。但是正如数据所示，这些术后改变并不意味着一定需要手术干预。开放和关节镜手术能够处理由骨赘和异位骨化导致的假体 ROM 受限或撞击痛的问题，成功地解决了大多数患者的临床诉求。但是，如果是距骨组件下沉导致的异位骨形成，再手术率仍较高。

参考文献

[1] Lee KB, Cho YJ, Park JK, et al. Heterotopic ossification after primary total ankle arthroplasty. J Bone Joint Surg Am, 2011,93:751-758.

[2] King CM, Schuberth JM, Christensen JC, et al. Relationship to alignment and tibial cortical coverage to hypertrophic bone formation in Salto Talaris total ankle arthroplasty. J Foot Ankle Surg, 2013,52:355-359.

[3] San Giovanni TP, Keblish DJ, Thomas WH, et al. Eight year results of a minimally constrained total ankle arthroplasty. Foot Ankle Int, 2006,27:418-426.

[4] Valderrabano V, Hintermann B, Dick W. Scandinavian total ankle replacement: a 3.7 year average follow-up of 65 patients. Clin Orthop Relat Res, 2004,424:47-56.

[5] Wood PL, Deakin S. Total ankle replacement: the results of 200 ankles. J Bone Joint Surg Br, 2003, 85: 334-341.

[6] Berry DJ, Garvin KL, Lee SH, et al. Hip and pelvis reconstruction. Orthop Knowl Update, 1999,6:455-492.

[7] Choi WJ, Lee JW. Heterotopic ossifications after total ankle arthroplasty. J Bone Joint Surg Br, 2011, 93: 1508-1512.

[8] Kim BS, Choi WJ, Kim YS, et al. Total ankle replacement in moderate to severe varus deformity of the ankle. J Bone Joint Surg Br, 2009,91:1183-1190.

[9] Kjaersgaard-Anderson P, Pedersen P, Kristensen SS, et al. Serum alkaline phosphatase as an indicator of heterotopic bone formation following total hip arthroplasty. Clin Orthop, 1988,234:102-109.

[10] D'Lima DD, Venn-Watson EJ, Tripuraneni P, et al. Indomethacin versus radiation therapy for heterotopic ossification after hip arthroplasty. J Arthroplasty, 1989,4:125-131.

[11] Richardson AB, DeOrio JK, Parekh SG. Arthroscopic debridement: effective treatment for impingement after total ankle arthroplasty. Curr Rev Musculoskelet Med, 2012,5:171-175.

[12] Shirzad K, Viens NA, DeOrio JK. Arthroscopic treatment of impingement after total ankle arthroplasty: technique tip. Foot Ankle Int, 2011, 32: 727-729.

[13] Schuberth JM, Babu NS, Richey JM, et al. Gutter impingement after total ankle arthroplasty. Foot Ankle Int, 2013,34:329-337.

第20章 全踝关节置换术后踝沟疼痛的处理

Bernhard Devos Bevernage, Paul-André Deleu,
Harish V. Kurup, Thibaut Leemrijse

引 言

全踝关节置换术（TAR）是一项技术上具有挑战性的治疗方案，对手术技术要求很高，其主要目的是恢复稳定和无痛的踝关节。第一代和第二代 TAR 假体由于踝关节不稳定和假体松动导致失败率很高[1]。第三代 TAR 假体由于采用了活动衬垫、非水泥固定和最小截骨量等技术，临床疗效显著提高[2]。尽管文献报道全踝关节置换具有较高的满意率，但近年来的研究报告患者抱怨 TAR 术后踝关节沟疼痛的数量呈上升趋势[1-4]。这个问题在不同的TAR 假体设计中均有报告，其准确原因尚未明确，但可能是多因素造成的。因此，术前和术后细致的分析是鉴别潜在个体因素和风险的基础。本章将探讨 TAR 术后残留和复发踝关节沟疼痛的潜在影响因素及处理策略。

发生率

根据采用的不同 TAR 假体系统和多种踝关节炎病因统计，TAR 术后踝关节沟疼痛的发生率为 2%~23.5%[1, 2, 4-15]。Schuberth 等[4] 的研究发现，初次 TAR 过程中行预防性踝沟切除能显著降低术后踝关节沟疼痛的发生率。经预防性踝沟切除的患者只有 2% 需要行踝沟二次切除。然而，未行预防性踝沟切除的患者术后切除的比例超过 18%[4]。因此，如果预防性踝沟切除已作为 TAR 辅助措施的组成部分得到实施，则阐释踝关节沟疼痛的发生率时需特别注意[4]。

病因学

TAR 术后踝关节沟疼痛复发的准确原因尚未完全明确，但根据文献报道很可能是多因素导致[1-4]，其中造成踝关节沟疼痛的常见原因包括技术失误[10]，假体设计[9, 16, 17]，残留的踝沟关节炎[4]，TAR 假体型号过大或过小[17-19]，踝关节持续不稳定，软组织撞击综合征[5]，异

B. Devos Bevernage, MD • P.-A. Deleu, MScPod • T. Leemrijse, MD
Clinique du Parc Léopold, Foot and Ankle Institute,
38 Rue Froissart, Brussels 1040, Belgium

H. V. Kurup, MBBS, MS, MRCSEd, PG Cert, FRCS (✉)
Department of Orthopaedics, Pilgrim Hospital,
Boston PE21 9QS, UK
e-mail: harish.kurup@bostonfoot.co.uk

© Springer International Publishing Switzerland 2016
T.S. Roukis et al. (eds.), *Primary and Revision Total Ankle Replacement*,
DOI 10.1007/978-3-319-24415-0_20

位成骨[2, 9, 15]，以及假体下沉[19, 20]，尤其是内侧撞击综合征发生率远较外侧高，其发生机制还有待探查。

初始踝关节炎的诊断

初始踝关节炎诊断被认为是初次 TAR 术后踝关节沟疼痛的潜在原因。据推测，创伤性关节炎患者具有较高的踝关节沟异位骨化率，可以引起疼痛症状复发。然而 Schuberth 等[4]的研究明确显示，诊断不同的患者人群需行二次踝沟切除的发生率无显著差异。

异位成骨

TAR 术后异位成骨的发生并不常见，但在不同类型的 TAR 假体系统中均可出现[8, 14, 21]。近期研究显示，异位成骨与初次 TAR 的疗效间无显著相关性[8, 21]。因此，临床医生在将 TAR 术后出现疼痛归因于异位成骨时需格外慎重。

无菌性松动

研究显示距踝关节面的过度成骨可能提示距骨侧假体松动[3, 14, 22]。研究者建议在准备进行翻修手术前应仔细寻找松动的微小征象并检查距骨侧假体的稳定性。

假体设计

TAR 系统包括固定或活动聚乙烯衬垫假体，每种设计都有其各自的优点和不足。固定衬垫设计能够提供稳定的关节而不用担心聚乙烯衬垫半脱位的风险[16, 23]，但是由于假体 – 骨界面间存在高剪切力，容易出现胫骨侧假体松动[24]。相反，活动衬垫设计能够获得一个低剪切力的更为灵活的关节。然而，最近的研究显示，活动衬垫 TAR 设计可能会导致聚乙烯衬垫过度前后平移或外侧半脱位，从而成为踝关节沟疼痛的一个潜在诱因[16, 25]。因此为避免踝关节撞击导致中远期疼痛的忧虑，一些临床医生愿意选择固定衬垫 TAR 设计[16]。然而，近期的生物力学研究发现活动衬垫 TAR 设计的假体的聚乙烯衬垫活动度很小[26-28]，可能不足

以导致踝关节沟疼痛，而且根据作者的经验，也没有临床证据显示两种不同衬垫设计的假体踝关节沟疼痛发生率存在显著差异。

假体安放位置和技术失误

有研究显示，踝关节沟疼痛症状的出现与距骨侧假体下沉或距骨和胫骨侧金属组件在踝穴内移位有潜在关系，因为这样会造成残留距 – 踝关节面外露和距骨轴向载荷增加导致关节退变和踝沟撞击[19, 29]。距骨侧假体型号偏小也被认为是踝沟疼痛的潜在诱因。Cerrato 和 Myerson[19]研究后认为，较小的距骨基托负重时获得的距骨体支撑力不足，可能导致距骨侧假体下沉，进一步造成踝关节沟疼痛[19]。

胫骨侧过多的截骨量也会造成胫骨金属组件安放在干骺端强度不足的松质骨上，假体组件沉入松质骨，暴露的距骨撞击内外踝导致踝关节沟疼痛。

假体安放位置不良也可能是最常见的造成术中并发症和术后踝关节沟疼痛的诱发因素之一（图 20.1）[10]。TAR 假体组件内翻放置（>4°）可导致内侧沟撞击疼痛，而假体外翻放置（>4°）也可因腓骨下撞击导致外侧沟疼痛。这些假体位置不良病例均可通过关节翻修或假体周围截骨来矫正。

预防性踝沟切除术

在 TAR 术后并发症的分析研究中，是否将需要再次手术（二次踝沟切除）的踝沟撞击综合征列为并发症[14]或是将初次 TAR 时未同时行预防性踝沟切除术作为技术失误目前还存在争议[10, 30]。当前绝大多数 TAR 系统未将预防性踝沟切除合并列在手术技术指南中。因此按照作者的观点，未行预防性踝沟切除不应被划分到技术失误中。然而，术者应仔细检查踝关节沟相关的异常如碎屑积累、骨赘形成和初次 TAR 后假体松动[29]。最近有证据显示，初次 TAR 同时行预防性踝沟切除术的患者与未行踝沟切除术的患者相比，需要再次行二次踝沟切除的概率显著降低（2% vs.7%）。

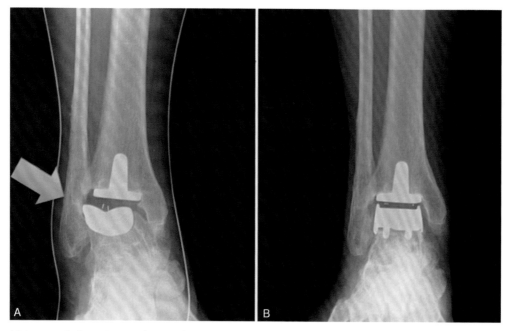

图 20.1　患者男性，74 岁，于外院行全踝关节置换术。因距骨侧假体组件安放过度偏外导致外侧疼痛，图 A 为负重条件下踝关节正位 X 线片。B. 全踝关节置换术与踝关节沟疼痛间隔时间小于 1 年，采用翻修假体行距骨侧假体组件翻修

踝关节和后足对线不良

初次 TAR 时踝关节和后足对线不良的矫正是一项具有挑战性的技术，为提高 TAR 的长期生存率需要多种相关的辅助手术技术（例如跟骨截骨、内踝截骨、三角韧带松解等）来平衡踝关节。然而，在初次 TAR 时踝关节和后足对线不良并不总是能够得到确认，从而导致 TAR 术后疼痛，此时就需要辅助手术来重建一个平衡的踝关节。

初次 TAR 时后足未矫正的外翻畸形是内踝负荷过大的一个潜在因素，会导致踝关节内侧沟疼痛，这种畸形会随着跟腱的偏心拉力而加剧[31]。过度偏内放置距骨侧假体伴随未矫正的后足外翻畸形会进一步增加内踝的应力，从而导致内踝应力性骨折[32]。

当后足存在内翻畸形时，负荷集中在胫骨内侧部分和内踝。如果在初次 TAR 时未发现内翻畸形，可能潜在造成距骨相对于内踝平移力量增加[32]，随着时间延长可能导致踝关节内侧沟疼痛。

初次 TAR 后踝关节内侧沟疼痛也可能是一种特殊后足内外翻畸形的结果，被 Barg 等[32]称为"锯齿形畸形"（图 20.2）。这种畸形是由后足外翻伴随踝关节内翻构成，发生机制可能是胫骨侧假体内翻放置或胫骨本身的内翻畸形导致[32]。

辅助手术操作

术者经常在行初次 TAR 的同时采取一些辅助手术来恢复中立一致和对线良好的踝关节以避免早期失败。然而，这些辅助操作也能潜在诱发踝关节内外侧沟的疼痛，特别是关节内畸形矫正后。例如一些踝关节水平存在内翻畸形的病例，由于三角韧带挛缩或内踝形态改变（扭曲或变平）使得单纯通过胫骨远端截骨矫形不充分[4, 33, 34]。内踝延长截骨这种辅助操作的优点在于松解了紧张的内侧结构，并通过恢复踝穴的正常形状调整了距骨内侧状态[33]。然而，内踝远端滑移骨块可能导致与假体的撞击，因此术者必须仔细检查内踝截骨后新形成的内侧沟有无骨性撞击[33, 34]。

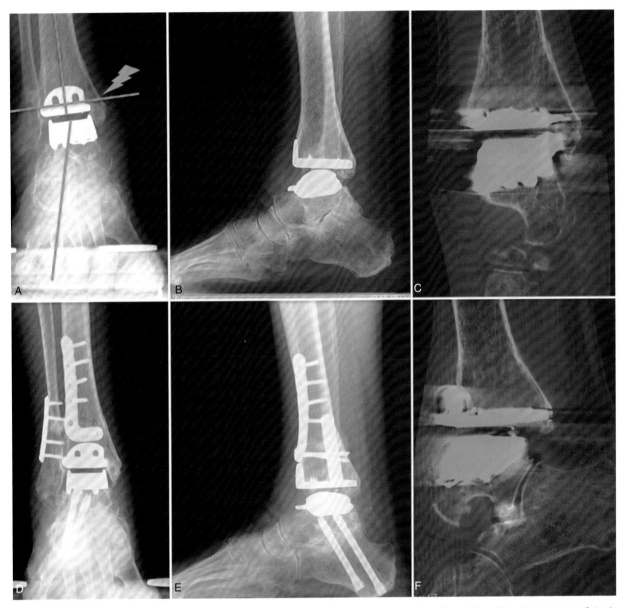

图 20.2　患者女性，76 岁，全踝关节置换术后因"锯齿形畸形"，即后足外翻畸形伴有胫骨假体相对于胫骨轴线的内翻导致出现踝关节内侧沟疼痛。负重条件下踝关节正位（A）和侧位（B）X 线片。C、F. SPECT 显示单纯的有潜在临床症状的"热"点：由于距下关节炎导致踝关节内侧沟和距下关节疼痛。D、E.进行翻修后负重位踝关节正侧位 X 线片

鉴别诊断

踝关节侧副韧带疼痛

踝关节骨关节炎患者术前存在内翻畸形时，TAR 距骨和胫骨侧组件外翻安放可能会由于内侧韧带慢性过度拉伸而产生内侧骨化[28]。

Hintermann[29] 报道上述情况常见于距骨假体内侧半径较大的非解剖型设计中[29]。

TAR 假体组件前后位置不良会导致内外侧副韧带负载不对称，会潜在性地造成踝关节在背屈和跖屈时活动受限、疼痛和不稳定[28]。

TAR 假体内翻畸形也会潜在性地造成外侧副韧带过度紧张，刺激外侧疼痛和踝关节不稳定[30]。

如果存在踝关节内翻畸形并伴有慢性外侧不稳和内侧关节囊挛缩时，术者会倾向于使用较厚的聚乙烯衬垫以改善踝关节的稳定性。然而，这也会潜在性地导致内侧关节囊韧带过度紧张，随着时间的延长也会发生内侧疼痛[32-34]。

内外踝术中和术后骨折

术中发生内外踝骨折是初次 TAR 的常见并发症，常用的治疗方法是手术中开放复位内固定[35]。术后骨折的发生往往是由于通过狭窄内外踝的应力过大或较小的力量反复施加超过了踝关节再塑形过程可承受的作用力[10, 29]。

胫后肌疼痛

术前踝关节水平存在内翻畸形的患者常常伴有胫后肌的相对挛缩，而在初次 TAR 术中未发现和矫正时就可能出现术后踝关节内侧疼痛[32-34]。胫骨侧假体型号过大，超过胫骨后内侧面时也会潜在性地激惹胫后肌腱，造成踝后部内侧疼痛。

远侧胫腓联合不稳定

创伤性踝关节炎的一个常见后果是存在远侧胫腓联合不稳定，这种情况需要在初期 TAR 手术前或术中及时发现。

临床评估

仔细询问患者的病史是最基本的，询问的内容包括：疼痛情况，日常生活中活动受限程度，运动能力和曾经治疗情况。要认真评估站立和行走时足踝的力线，特别要关注明显的畸形和软组织条件，还要检查冠状位和矢状位踝关节和韧带的稳定性，使用量角器测量和评估踝关节和距下关节的活动度。通过内侧沟和（或）外侧沟的触诊确定疼痛位置，即术者必须能够通过挤压踝关节沟和后侧间室诱发确切的疼痛。

检 查

踝关节沟疼痛的存在并不总是提示疼痛的原发病因是过度骨化。踝关节沟撞击综合征的影像学判断比较主观，有时很难通过临床检查证实。如前所述，假体或假体以外的因素均可诱发踝关节沟疼痛。

平 片

负重位足部和踝关节正侧位 X 线片对于分析 TAR 假体位置非常重要，需要通过平片测量以下变量：胫骨后倾角，聚乙烯活动衬垫位置，距骨侧假体组件相对于胫骨轴线的前后位，距骨侧假体组件相对于胫骨侧假体的前后位对线，以及冠状面上胫骨和距骨侧假体组件相对于胫骨轴线的位置[8, 36-38]。通过 Méary 位[36] 和 Saltzman 位[38] 评估后足力线，还要分析踝关节长度和旋转的偏差，并与对侧进行对比[39]。

内外翻应力位 X 线片对于评估假体周围内外侧韧带的稳定性非常有帮助[40]。

CT

CT 是一项非常有用的检查工具，不仅能够判定假体组件的准确位置，而且能够评估一些异常情况，如骨和 TAR 假体金属组件之间的撞击[40]。相对于能提供更多信息的 CT 图像，平片上的骨性撞击常常被低估。

超声检查

超声对于临床疑似肌腱损伤的确诊是有用的，如胫后肌腱或腓骨肌腱损伤，有助于解释踝关节周围疼痛的来源。

MRI

由于 TAR 假体金属组件能产生很多伪影，所以 MRI 并不能提供更细致的分析，因此并不推荐行此检查[40]。

SPECT

鉴于辅助的解剖关系和结构力学机制，踝关节假体周围疼痛在诊断上是一个挑战。SPECT 是一种诊断工具，它对于难以解释的假体周围疼痛具有明确的诊断价值（图 20.2C、F）。然而，SPECT 并不能单独使用，其结果总是需要结合临床发现和患者的症状综合分析判断。Williams 等[41]的研究显示，并不是所有的 SPECT 图像上的所谓"热点"都表示有症状。

诊断性注射

透视下或超声引导下局部麻醉伴随或不伴随皮质类固醇封闭注射有助于明确难以解释的假体周围疼痛的诊断。触诊明确的痛点注射往往非常有效，这种注射方法也具有暂时或明确的治疗目的。如果还不能排除假体周围深层感染，应避免使用类固醇药物。

踝关节沟疼痛的处理

踝关节沟撞击综合征的影像学和临床证据间的真实相关性在计划翻修手术前应明确鉴别[6]。临床研究发现，当踝关节沟撞击综合征还只是一个潜在问题的结果时术后评分就会下降，而这一问题在行踝关节沟清理术后会继发暴露[3, 4]。不幸的是，报道的 TAR 术后踝沟疼痛的保守和手术治疗有效性的有价值的文献非常少。

保守治疗

作者尚未见到针对踝关节沟疼痛进行保守治疗有效的临床分析文章。Kurup 和 Taylor[1]报道了 8 例初次 TAR 术后内侧撞击综合征患者中有 4 例经保守治疗症状无明显进展。初次 TAR 术后佩戴支具能够减轻负重和减少接触疼痛的踝关节沟，对于无再手术计划的患者来说可以缓解疼痛，但对于对线良好的 TAR 患者佩戴支具是不明智的，它可能改变踝关节的力

线机制。

透视下或超声引导下局部麻醉伴随或不伴随类固醇封闭注射也可以起到暂时或明确的治疗目的。然而，其有效性未得到文献支持。

手术治疗

选择手术治疗前首先需要回答的问题是踝关节沟清理术是否足以缓解踝关节沟疼痛。根据作者的经验，如果存在后足和踝关节对线不良或假体金属组件安放位置不良，为了恢复稳定、无痛且活动良好的踝关节，并防止复发性假体下沉和过度骨化，在行踝关节沟清理术的同时应配合一些辅助手术操作（如踝上或踝下截骨术、韧带成形术等）。

踝关节沟清理术可在开放条件下切开关节进行，也可在关节镜下实施[1-3, 5]。镜下操作较开放清理具有多方面的好处，例如潜在地缩短康复时间[3, 5]。Shrizad 等[5]和 Richardson 等[3]详细而准确地描述了 TAR 术后关节镜下清理的手术技术。两组发表的论著均强调，在手术过程中为了防止任何对 TAR 假体组件的损伤，应避免刨削器的钝头接触到假体金属组件（图 20.3）。

不幸的是，分析踝关节沟清理术疗效的有价值的文献不多。对于骨性撞击综合征引起的持续性疼痛患者，镜下踝关节沟清理术的有效率为 80%~100%[1, 3]。Kim 等[6]对这一方法的成功率持谨慎态度，他们采用视觉模拟疼痛量表（VAS）来评价镜下清理术的疗效，他们发现这类患者可以从术前疼痛评分 7.1 分下降到术后的 2.7 分。虽然这些临床结果令人鼓舞，但 Richardson 等[3]报道了 37.5% 的高复发率（6/16）。

总　结

TAR 是一种富有挑战的手术，它能恢复无痛、稳定和活动良好的踝关节。尽管文献报道满意率高，但是不同的踝关节炎病因和使用

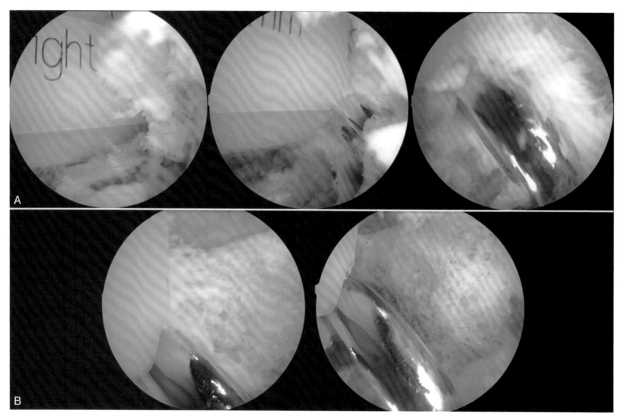

图 20.3　关节镜下踝关节沟清理术图片。A. 该患者存在踝关节撞击综合征并残留疼痛。B. 关节镜下行踝关节沟清理后的结果

多种假体设计系统的患者人群抱怨踝关节沟疼痛的概率为 2%~23.5%。踝关节沟疼痛通常是后足和踝对线不良或 TAR 金属组件安放不当造成载荷过度所致。因此，术前和术后必须仔细分析以鉴别踝关节沟疼痛的诱因。为了防止患者出现症状复发，在准备进行踝关节沟清理术时必须明确识别相关因素。

参考文献

[1] Kurup HV, Taylor GR. Medial impingement after ankle replacement. Int Orthop, 2008,32:243-246.

[2] Rippstein PF, Huber M, Coetzee JC, Naal FD. Total ankle replacement with use of a new three-component implant. J Bone Joint Surg Am, 2011,93:1426-1435.

[3] Richardson AB, DeOrio JK, Parekh SG. Arthroscopic debridement: effective treatment for impingement after total ankle arthroplasty. Curr Rev Musculoskelet Med, 2012, 5:171-175.

[4] Schuberth JM, Babu NS, Richey JM, Christensen JC. Gutter impingement after total ankle arthroplasty. Foot Ankle Int, 2013,34:329-337.

[5] Shirzad K, Viens NA, DeOrio JK. Arthroscopic treatment of impingement after total ankle arthroplasty: technique tip. Foot Ankle Int, 2011, 32: 727-729.

[6] Kim BS, Choi WJ, Kim J, Lee JW. Residual pain due to soft-tissue impingement after uncomplicated total ankle replacement. Bone Joint J, 2013,95-B:378-383.

[7] Bonnin M, Gaudot F, Laurent JR, et al. The Salto total ankle arthroplasty: survivorship and analysis of failures at 7 to 11 years. Clin Orthop Relat Res, 2011, 469: 225-236.

[8] Deleu P-A, Devos Bevernage B, Gombault V, et al. Intermediate-term results of mobile-bearing total ankle replacement. Foot Ankle Int, 2015,36(5):518-530.

[9] Hintermann B, Valderrabano V, Dereymaeker G, et al. The Hintegra ankle: rationale and short-term results of 122 consecutive ankles. Clin Orthop Relat Res, 2004, 424: 57-68.

[10] Krause FG, Windolf M, Bora B, et al. Impact of complications in total ankle replacement and ankle arthrodesis analyzed with a validated outcome measurement. J Bone Joint Surg Am, 2011,93:830-839.

[11] Kumar A, Dhar S. Total ankle replacement: early

results during learning period. Foot Ankle Surg, 2007, 13:19-23.

[12] Schuberth JM, Patel S, Zarutsky E. Perioperative complications of the Agility total ankle replacement in 50 initial, consecutive cases. J Foot Ankle Surg, 2006, 45:139-146.

[13] Schweitzer KM, Adams SB, Viens NA, et al. Early prospective clinical results of a modern fixedbearing total ankle arthroplasty. J Bone Joint Surg Am, 2013, 95: 1002-1011.

[14] Spirt AA, Assal M, Hansen ST. Complications and failure after total ankle arthroplasty. J Bone Joint Surg Am, 2004,86:1172-1178.

[15] Valderrabano V, Hintermann B, Dick W. Scandinavian total ankle replacement. Clin Orthop Relat Res, 2004, 424:47-56.

[16] Gaudot F, Colombier J-A, Bonnin M, et al. A controlled, comparative study of a fixed-bearing versus mobile-bearing ankle arthroplasty. Foot Ankle Int, 2014, 35: 131-140.

[17] Rippstein PF. Clinical experiences with three different designs of ankle prostheses. Foot Ankle Clin, 2002, 7:817-831.

[18] Saltzman CL, Mann RA, Ahrens JE, et al. Prospective controlled trial of STAR total ankle replacement versus ankle fusion: initial results. Foot Ankle Int, 2009, 30: 579-596.

[19] Cerrato R, Myerson MS. Total ankle replacement: the Agility LP prosthesis. Foot Ankle Clin, 2008,13:485-494.

[20] Henricson A, Carlsson A, Rydholm U. What is a revision of total ankle replacement? Foot Ankle Surg, 2011, 17:99-102.

[21] Choi WJ, Lee JW. Heterotopic ossification after total ankle arthroplasty. J Bone Joint Surg Br, 2011, 93: 1508-1512.

[22] Younger A, Penner M, Wing K. Mobile-bearing total ankle arthroplasty. Foot Ankle Clin, 2008,13:495-508.

[23] Mehta SK, Donley BG, Jockel JR, et al. The Salto Talaris total ankle arthroplasty system: a review and report of early results. Semin Arthroplasty, 2010, 21: 282-287.

[24] Valderrabano V, Pagenstert GI, Müller AM, et al. Mobile- and fixed-bearing total ankle prostheses: is there really a difference? Foot Ankle Clin, 2012, 17: 565-585.

[25] Lewis G. Biomechanics of and research challenges in uncemented total ankle replacement. Clin Orthop Relat Res, 2004,424:89-97.

[26] Leszko F, Komistek RD, Mahfouz MR, et al. In vivo kinematics of the Salto Total ankle prosthesis. Foot Ankle Int, 2008, 29:1117-1125.

[27] Cenni F, Leardini A, Belvedere C, et al. Kinematics of the three components of a total ankle replacement: fluoroscopic analysis. Foot Ankle Int, 2012,33:290-300.

[28] Leardini A, O'Connor JJ, Giannini S. Biomechanics of the natural, arthritic, and replaced human ankle joint. J Foot Ankle Res, 2014,7:8.

[29] Hintermann B. Total ankle arthroplasty: historical overview, current concepts and future perspectives. New York: Springer, 2005.

[30] Trajkovski T, Pinsker E, Cadden A, et al. Outcomes of ankle arthroplasty with preoperative coronal-plane varus deformity of 10?? or greater. J Bone Joint Surg Am, 2013,95:1382-1388.

[31] Arangio G, Rogman A, Reed JF. Hindfoot alignment valgus moment arm increases in adult flatfoot with Achilles tendon contracture. Foot Ankle Int, 2009, 30: 1078-1082.

[32] Barg A, Suter T, Zwicky L, et al. Medial pain syndrome in patients with total ankle replacement. Orthopade, 2011, 40:991-999.

[33] Cornelis Doets H, van der Plaat LW, Klein J-P. Medial malleolar osteotomy for the correction of varus deformity during total ankle arthroplasty: results in 15 ankles. Foot Ankle Int, 2008,29:171-177.

[34] Ryssman D, Myerson MS. Surgical strategies: the management of varus ankle deformity with joint replacement. Foot Ankle Int, 2011,32:217-224.

[35] Saltzman CL, Amendola A, Anderson R, et al. Surgeon training and complications in total ankle arthroplasty. Foot Ankle Int, 2003,24:514-518.

[36] Meary R, Filipe G, Aubriot JH, et al. Functional study of a double arthrodesis of the foot. Rev Chir Orthop Reparatrice Appar Mot, 1977,63:345-359.

[37] Kim BS, Knupp M, Zwicky L, et al. Total ankle replacement in association with hindfoot fusion: outcome and complications. J Bone Joint Surg Br, 2010, 92:1540-1547.

[38] Saltzman CL, el-Khoury GY. The hindfoot alignment view. Foot Ankle Int, 1995,16:572-576.

[39] Greisberg J, Hansen ST. Ankle replacement: management of associated deformities. Foot Ankle Clin, 2002, 7:721-736.

[40] Besse J, Devos B, Leemrijse T. Revision of total ankle replacements. Tech Foot Ankle Surg, 2011, 10: 23-27.

[41] Williams T, Cullen N, Goldberg A, et al. SPECT-CT imaging of obscure foot and ankle pain. Foot Ankle Surg, 2012,18:30-33.

第 21 章　全踝关节置换术后内外翻畸形的处理

Woo Jin Choi, Moses Lee, Jin Woo Lee

引　言

　　由于先前临床疗效差和并发症发生率高，全踝关节置换术（TAR）曾一度被认为是不可接受的治疗方式。然而，随着对踝关节解剖和运动学的深入理解，手术技术和假体设计也在不断进步，第二代踝关节假体的临床疗效报告符合人们的预期。目前，TAR 作为终末期踝关节骨性关节炎可选择的治疗方案获得了人们的认可。

　　促成 TAR 术后满意效果的几个因素中，内外翻畸形的处理尤为重要。如果术前内外翻畸形未在术中同时矫正，残留的畸形可能影响临床疗效，导致踝关节不稳定，内外倾复发，关节半脱位或衬垫脱位[1]；同时，残留的畸形也会在金属 - 骨 - 聚乙烯衬垫界面产生应力集中，从而导致聚乙烯磨损率升高，以及产生的磨屑颗粒诱导局部骨溶解，增加术后翻修的风险[2-5]。因此，术者必须充分了解踝关节相关畸形及其合理的矫正手段。文献报道的中到重度对线不良（冠状位畸形超过 10°）

的终末期骨关节炎患者并不常见，约占总数的 33%~44%[4, 6]。这也是术者需要了解本章节内容的另一个原因。

　　我们在本章节中描述的方法是基于解剖学研究、文献回顾、临床疗效和作者的临床经验。

分　类

全踝关节置换中对线不良的设定标准

　　文献报道显示术前存在严重畸形角度的患者往往 TAR 术后临床疗效较差[1, 4, 6-8]，所以如何确定对线不良的严重程度并采取相应必要措施就非常重要。

　　然而，关于需要采取矫正措施的对线不良参考点存在争议。一般超过 20° 的内翻或外翻畸形被认为是不可矫正的对线不良，建议作为 TAR 的禁忌证[9]。Wood 和 Deakin[7] 发现术前内外翻超过 15° 的患者术后聚乙烯衬垫边缘载荷会呈进展性增加趋势。另一篇报道中，作者也观察到术前内外翻畸形可显著影响假体生存率，畸形程度与翻修率直接呈正比[6]。Haskell 和 Mann[4] 发现在 35 例术前踝关节内外翻畸形超过 10° 的患者中有 8 例（23%）出现进展性边缘载荷增加。与其他文献一致，Doets 等[1]

W. J. Choi, MD, PhD (✉) • M. Lee, MD • J. W. Lee, MD, PhD
Department of Orthopaedic Surgery, Severance Hospital,
50 Yonsei-ro, Seodaemun-gu, Seoul 120-752, South Korea
e-mail: choiwj@yuhs.ac; ljwos@yuhs.ac

© Springer International Publishing Switzerland 2016
T.S. Roukis et al. (eds.), *Primary and Revision Total Ankle Replacement*,
DOI 10.1007/978-3-319-24415-0_21

也报道了术前对线不良超过 10° 的患者假体生存率低。总之，许多作者均建议将中、重度内翻畸形排除在 TAR 适应证之外，并将参考点设定在畸形角度 < （10°~15°）作为 TAR 手术的适应证。

相反，另一些研究者报道 10°~30° 的中重度畸形患者中接受 TAR 手术后仍获得了满意疗效 [10, 11]。Kim 等 [11] 采用 TAR 同时结合多种辅助手术操作治疗冠状面畸形伴有或不伴有踝关节不稳定患者，短期疗效与中立位患者无明显差异。Hobson 等 [11] 也报道术前畸形角度 > 10° 的患者，术后获得满意疗效，但也强调了恢复中立位对线和稳定的重要性。作者本人曾矫正过角度 > 28° 的内翻畸形患者。

TAR 的绝对禁忌证仍局限在因神经疾病导致无法矫正的踝关节不稳定和对线不良患者。踝关节近端同侧肢体存在畸形者应在 TAR 术前先行矫正 [9]。

总而言之，与设定相应标准相比，作者更看重术者对自身应对预期困难状况的能力是否具有清醒的认识。在采用 TAR 处理复杂畸形患者时，尽管有经验的术者能成功处理比以往更困难的对线不良病例，但经验不多的术者需格外谨慎。

内翻畸形的处理

作者根据距骨倾斜角将踝关节内翻分为一致性内翻和非一致性内翻，并建议采用不同的方法处理 [11]。对于非一致性内翻病例，可以通过充分的内侧松解和韧带平衡获得踝关节中立位对线。而对于一致性内翻病例，则需要进行辅助性胫骨高位截骨（图 21.1~21.3）。韧带平衡和辅助操作的目的是获得和维持踝关节的中立位。在治疗高弓内翻畸形或踝关节外侧不稳定的手术资料中大部分都介绍了操作技术，外科医生可以根据自己的偏好在一定范围内选

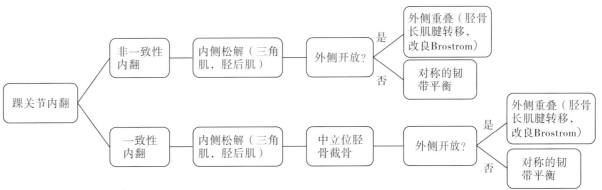

图 21.1　踝关节内翻畸形的治疗策略

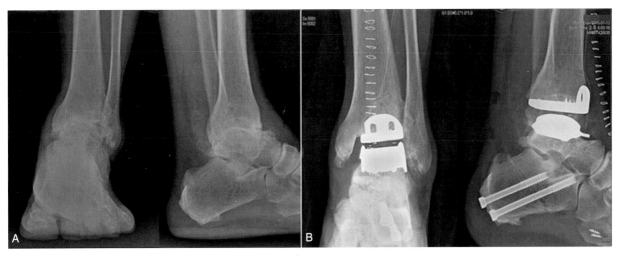

图 21.2　踝关节一致性内翻畸形。恢复胫骨中立位截骨后的 X 线片

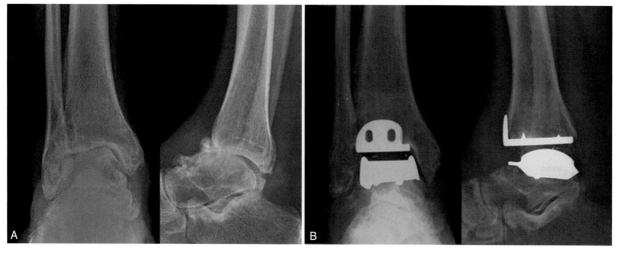

图 21.3　踝关节非一致性内翻畸形。在充分松解三角韧带后，采用腓骨长肌腱转移外侧重叠加强腓骨短肌腱技术（缝合锚定在第 5 跖骨基底部），同时行跟骨外翻截骨以矫正足跟内翻畸形

择相应的手术技术（例如软组织手术、截骨术和相邻关节融合术）。针对内翻不稳定的踝关节进行 TAR 时，理解相关畸形产生的机制并矫正畸形的每个组成部分是基本要求[12]。

基于相似的理念，Alvine[13] 针对准备接受 TAR 的内翻踝开发了一套分类体系，将不同的内翻踝分为三期：一期是指内侧骨破坏导致踝关节内翻，可以通过垂直于胫骨长轴的截骨来矫正畸形；二期是指内侧骨破坏并伴有外侧韧带不稳，需要进行内侧松解和外侧韧带加强来解决；三期是指踝关节内翻伴有距下关节半脱位，则需要行距下关节融合或三关节融合。

外翻畸形的处理

根据作者的经验，腓骨畸形愈合和胫后肌腱失用是导致踝关节外翻的两大主要因素[14]。踝关节骨折后腓骨畸形愈合的发生率范围为 5%~68%[15, 16]。畸形愈合后腓骨长度缩短会导致踝关节解剖轴向外侧偏移，轴线的变化最终导致负荷集中于踝关节外侧。需要仔细评估外翻踝病例的内侧软组织松弛程度和严重性。当拉伸超过三角韧带的阈值时，胫后肌腱就会受到影响[17]。临床四期是指踝关节外翻患者伴有胫后肌腱失用（posterior tibial tendon dysfunction，PTTD），对于这类患者必须先矫正 PTTD 畸形后再行 TAR。对于踝关节外翻韧带平衡患者，

作者推荐的治疗策略见图 21.4。

术前评估

应通过物理检查和影像学检查仔细评估踝关节力线。通过物理检查评估踝关节和后足力线、畸形的可复性和不稳定程度、跟腱紧张度、前足旋前或旋后以及邻近关节的骨关节炎程度。在术前评估过程中计划可实施的辅助手术操作，但这些辅助操作的必要性必须在手术中来决定，通常在安放假体试模后。

影像学评估包括负重位踝关节正位和侧位 X 线片，足的负重正侧位和下肢全长片。在物理检查畸形可复性和不稳定性时必须拍摄内外翻张力位片。当软组织结构松弛，怀疑腓骨肌腱或胫后肌腱失用时，MRI 也有使用价值。

内外翻力线和关节畸形的一致性都可通过测量踝关节影像上的力线来评估。对于内外翻力线，可以通过测量踝关节标准正位片上的胫距关节角（即胫骨解剖轴和距骨穹隆垂线的夹角）来评估（图 21.5）[1, 18]。当该角度内外翻范围 < 10° 时，可以认为处于中立位；如果胫距关节角 > 10°，就应被视为踝关节对线不良[1]。还可以通过测量距骨倾斜角（即踝穴和距骨穹隆的夹角）来评估踝关节畸形的一致性（图

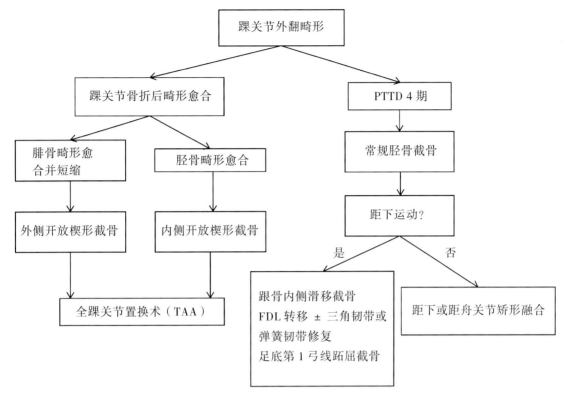

图 21.4　踝关节外翻畸形的治疗策略

21.6)[4]。如果距骨倾斜角 < 10°，则认为是一致性的，> 10° 则认为不一致。

通过影像学评估，踝上或胫骨远端任何平面上 > 10° 的对线不良都应仔细检查，因为在 TAR 前需要在畸形水平进行截骨矫形手术[5, 9, 19, 20]。

矫正踝关节对线不良的手术技术

踝关节内翻畸形

在过去的研究中作者发表了他们的治疗策略，即采用辅助手术操作逐步松解内侧三角韧带来矫正踝关节内翻畸形[11, 12, 14]。

TAR 的准备和实施采用标准手术方法[21]。在踝关节非一致性内翻畸形的病例中（图 21.2），内侧软组织结构将距骨向内踝牵拉，导致距骨相对于中立位的踝穴倾斜。因为内侧三角韧带深层是造成牵拉的关键结构，通常三角韧带的充分松解即可使得原先倾斜的距骨平

行于中立的踝穴，恢复踝关节中立位。如果经过充分松解，仍可观察到残留的距骨倾斜及外侧间隙张开，就必须进行外侧重叠加强措施 [例如腓骨长短肌重叠缝合和（或）改良 Broström 手术]。对于踝关节一致性内翻畸形患者（图 21.3），踝穴通常与距骨都是倾斜的。因此，在内侧软组织松解后需行恢复胫骨中立位的截骨矫形术，通常推荐自踝穴处截除胫骨 2~3mm 以利于提供假体最大的骨支撑[9, 21]。恢复胫骨中立位截骨需要在踝穴处进行额外 2~4mm 的截骨[21]。即使非负重条件下有轻度的假体关节面不对称，也会增加负重时聚乙烯活动衬垫半脱位或脱位的风险。因此，在闭合切口前确认维持平行假体关节面的韧带对称平衡是非常关键的步骤。在植入假体后需要确定是否还需要采取额外的手术操作，如跟骨外侧闭合楔形截骨。另外还需要重新评估足跟的力线，前足旋前，足底第一弓线的跖屈，以及跟腱的紧张度（图 21.7）。

内侧松解和间隙平衡

采用标准入路暴露踝关节后，第一步就是

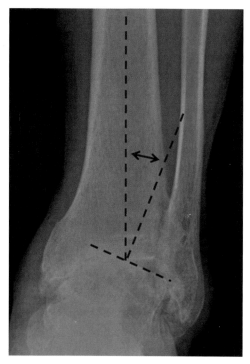

图21.5 胫距关节角：胫骨解剖轴与距骨穹隆垂线的夹角

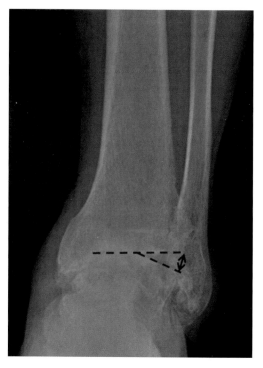

图21.6 距骨倾斜角：胫骨踝穴和距骨穹隆间的夹角

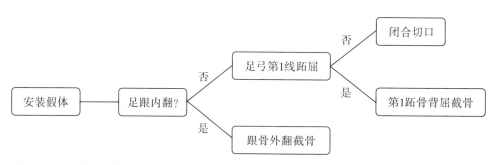

图21.7 足辅助手术的操作方法

去除胫骨远端和距骨的所有关节周围骨赘，骨赘可增加关节囊－韧带的紧张度，因此这一步骤必须清除彻底。胫骨远端后侧骨赘也需清除，因为它会阻挡踝关节矢状面的运动。清除骨赘经常可以充分松解内侧的紧张度，为矫正踝关节内翻提供间隙平衡。

去除所有骨赘后，可以根据术者的偏好采用牵张的方法来评估内外侧间隙（如采用间隙垫块、间隙撑开器、张力计等）。接着人为施加内外翻应力评估间隙是否平衡。如果踝关节中立位时内外侧间隙不相等，可在挛缩侧进行特定性松解。

内侧三角韧带深层结构和胫后肌腱是导致内侧挛缩的关键结构。内侧三角韧带深层纤维起点位于内踝，距骨止点位于距骨体的内侧面。Bonin等[22]介绍了一种从内踝起点骨膜下松解三角韧带，再于距骨附着处剥离的方法。作者更愿意使用弧形骨刀从三角韧带远端止点逐步松解（图21.8）。使用弧形骨刀将所有三角韧带深层结构（例如胫距前韧带、胫舟韧带和胫距后韧带）自远端止点处陆续松解。这样做的目的是获得踝穴和距骨穹隆间平行的关节线。为了获得踝关节内侧彻底有效的放松，广泛松解至关节线下2~3cm处是必要的。在这个过程中，需要谨慎操作，避免损伤内侧的神经和血管结构。在此操作中，要注意松解适度，避

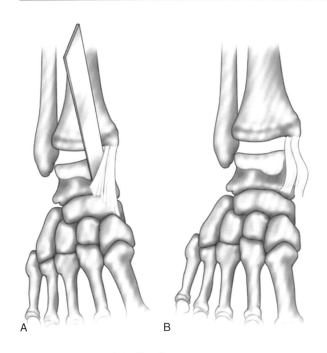

图 21.8　内侧三角韧带松解

免造成过度矫形或距骨缺血坏死。如果三角韧带充分松解后仍残留挛缩，术者应检查内侧挛缩是否存在关节外因素，如胫骨后肌腱紧张，需要另做切口松解相关挛缩结构。

除了逐步松解内侧软组织外，Doets 等[23]还报道了为解决内侧挛缩采取内踝截骨的方法。除了 2 例（13.3%）因内踝内固定不牢固导致骨不连外，手术结果令人满意。虽然内固定后延长的内踝能获得即刻稳定性，并降低了三角韧带松解不充分的风险，但对于踝关节中度挛缩患者来说毕竟是一种有创操作。此外，该技术经常存在截骨位置发生骨不连的可能性。

外侧重叠加强：腓骨长肌转移至腓骨短肌

解决内侧挛缩问题后，需要仔细检查外侧。当施加中等强度内翻应力时，若发现任何存在关节线外侧张开或聚乙烯衬垫半脱位的征象，就有采取外侧重叠加强缝合的指征。外侧重叠加强的方法包括从解剖型或非解剖型外侧韧带重建到骨性手术如腓骨短缩截骨等多种方式。腓骨短缩截骨的适应证是当腓骨长度相对较长时会减弱外侧软组织张力。如果外侧韧带结构完整，可采用解剖型重建，如改良 Broström-

Gould 手术[24]。然而，长期内翻畸形常常导致残留的胫腓前韧带和跟腓韧带松弛，或是踝关节外侧沟清理术后韧带残留不足，这时多种非解剖型重建技术是非常有用的。在这些非解剖型重建技术中，作者更愿意采用 Kilger 等[25]介绍的将腓骨长肌腱转移至第 5 跖骨基底的方法。这种方法不仅便于配合 TAR，而且能够有效稳定外侧软组织松弛并降低第一跖骨的跖屈力量（图 21.9）。

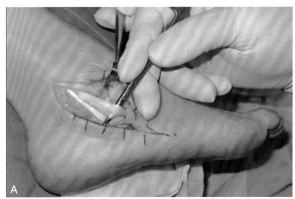

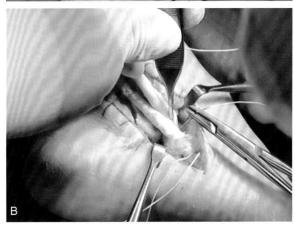

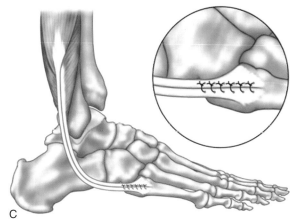

图 21.9　外侧重叠加强：将腓骨长肌腱转移缝合至腓骨短肌腱上

在骰骨上方做一个小的纵形切口，仔细分离避免损伤腓肠神经，同时暴露腓骨长短肌位于第5跖骨基底部的止点。助手将踝关节保持在完全跖屈和外翻状态，术者自腓骨长肌腱最远端部分切取。再锚定缝合于第5跖骨基底腓骨短肌腱跖底和外侧，缝合时将足置于轻度跖屈和外翻位置。最后，将腓骨长肌腱固定在腓骨短肌腱上以获得外侧软组织结构的额外加强。

跟骨外翻截骨术

完成韧带平衡后，接下来必须评估足跟的对线。如果足跟处于内翻位置，术者需要将其矫正至自然的外翻位。与其他辅助操作类似，根据术者的偏好也可以采用一些不同的手术技术，作者常采用的是 Dwyer[26] 介绍的跟骨外侧楔形闭合截骨方法。该技术相对简便易行，仅需额外花费几分钟时间，并有利于配合 TAR 使用（图 21.10）。

在术中增强影像辅助下确定计划的截骨位置后，于跟骨体外侧做一个小的斜形切口，仔细分离避免损伤腓肠神经。用小 Hohmann 拉钩保护跟骨体背侧和足底缘，使用小往复锯行基底位于外侧的楔形截骨。闭合楔形截骨后，插入第 1 枚导针作为止点，使用骨钩最大限度地在外侧牵拉导针以使截骨间隙最小，并在截骨处加压。保留第 1 枚导针，置入第 2 枚导针，再使用 2 枚直径 6.5mm 的部分螺纹空心钉通过导针进行牢固固定。

第一跖骨背屈截骨术

在矫正踝关节力线和后足内翻畸形后，术者还需要将足维持在中立位来评估跖骨头水平。这一步骤的主要目的是观察突出跖屈的足底第一弓线。因为跖屈的足底第一弓线在行走步态中可引起踝关节内翻力矩，所以应该在 TAR 时一并矫正（图 21.11）。

于第一跖骨背侧跖楔关节以远做一个长约 1cm 的短皮肤切口，小心分离避免损伤腓浅神经，骨膜下剥离并使用 Senn 拉钩保护跖骨体内外侧。再使用小往复锯于跖骨背侧做楔形截骨，此时术者要避免过度截骨，防止第一弓形抬高进而导致第二跖骨头负荷过大。此外，截骨线倾斜和近端放置足够的骨碎片有利于螺钉固定。当一只手轻度背屈和闭合截骨线后，术者自近端背侧向跖骨远端足底侧置入 2 枚导针，最后使用 2 枚空心指骨螺钉固定。

跟腱延长

在踝关节内翻畸形患者中，经常可以观察到马蹄足畸形。因为假体起到占位器的作用，所以植入踝关节假体后常可见到踝关节背屈受

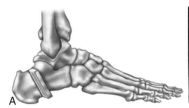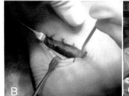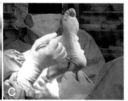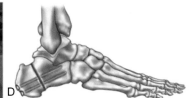

图 21.10 跟骨外翻截骨术

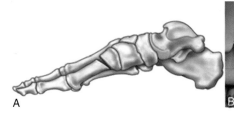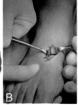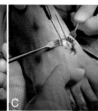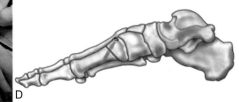

图 21.11 第 1 跖骨背屈截骨术

限。如果踝关节背屈 < 10° 则推荐行跟腱延长。采用 Silfverskiöld 试验检测各结构紧张度后可行腓肠肌退缩术或经皮跟腱延长术。

如果是单纯腓肠肌造成的跟腱紧张，可行腓肠肌退缩术。在腓肠肌后内侧做皮肤切口，此处正是肌 – 腱连接处。小心分离皮下组织，用拉钩保护腓肠神经。沿皮肤切口向深处切开小腿深筋膜，暴露腓肠肌的肌 – 腱连接处，助手将踝关节维持在轻度背屈位，用手术刀或大组织剪横向切断腓肠肌的肌 – 腱连接。最后，轻度背屈位固定延长腓肠肌以获得超过 10° 的踝关节背屈。

如果体格检查发现腓肠肌和比目鱼肌均出现了跟腱紧张，就需要行经皮跟腱延长术（图 21.12）。请助手把持小腿将踝关节维持在轻度背屈状态，术者检查跟腱的内外侧缘并在中间做 3 个标记，自止点近端0.5in(1in ≈ 2.54cm) 处开始，每个标记间隔 1in。使用 15 号刀片经皮插入后旋转 90° 半切跟腱。对于踝内翻畸形，在内侧的最远端和最近端横断是有利的，再从外侧做中间处的半横断。接下来与腓肠肌退缩术类似，术者将足维持在轻度背屈位，延长并

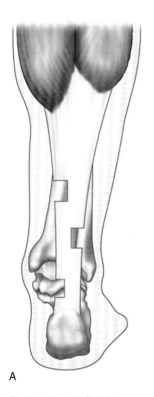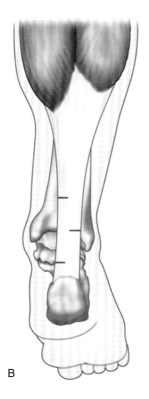

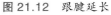
图 21.12 跟腱延长

缝合跟腱以获得超过 10° 的踝关节背屈。注意一定不能完全切断跟腱。

后足融合

有时通过以上步骤仍无法获得中立位稳定的正常足踝，此时就要考虑行后足融合术作为附加措施。单纯距下关节融合或距下关节和距舟关节联合融合常配合 TAR 同时完成。跟骰关节通常保留，除非存在显著的关节炎。也有报道单纯距舟关节融合对于矫正后足畸形是有效的 [27]。根据患者的情况和术者的技术，后足融合可与 TAR 同时进行或在 TAR 前单独进行。

踝关节外翻畸形

腓骨延长截骨

与踝关节内翻畸形相同，在外翻畸形中建议将最大距骨倾斜角 15° 作为 TAR 手术的矫正极限 [7]。然而作者的经验显示，采用逐步松解的方法对于踝关节外翻畸形也能恢复冠状位平衡并成功完成 TAR。

当踝关节外翻是外踝骨折畸形愈合造成腓骨短缩导致时，可考虑行腓骨延长截骨术。采用踝关节外侧入路，在胫腓联合水平上方区域截骨，然后分离韧带联合以利于外踝远端下拉延长。可以从同侧髂嵴直接截取计划长度的自体骨移植。虽然预先决定足够长度和旋转矫形非常困难，但是作者建议可参考对侧踝关节以及腓骨和距骨外侧沟之间的关系来判定。最终，骨移植部位通过钢板螺钉牢固固定。

如果踝关节外翻畸形由不断进展的胫后肌腱失用造成，可采用多种辅助手术操作矫正。这些操作包括跟骨内侧平移截骨，内侧软组织修复（将趾长伸肌腱转移附丽于舟骨，修复三角韧带和跟舟跖侧韧带），和（或）第一跖骨或楔骨内侧屈曲截骨。为恢复前足固定引起的扁平足畸形，在多种后足融合技术中（例如单纯距下关节融合，单纯距舟关节融合，距舟和跟骰关节联合融合以及三关节融合）选择合适的手术方法是很有必要的。

术后管理

在术后的最初两周，使用短腿夹板将踝关节临时固定在中立位，拆线后更换为短腿石膏托。对于接受了 TAR 和辅助软组织手术的患者，可在更换短腿石膏托后负部分体重。而对于接受了辅助骨性手术的患者，则需要维持非负重状态 6 周。去除短腿石膏托后，患者在指导下开始进行温和的主动和被动运动，包括力量锻炼。在术后 3 个月、6 个月、12 个月进行常规随访，术后每年拍摄标准踝关节 X 线片。

并发症

除了一般并发症如伤口问题、深层感染和无菌性松动外，TAR 术后的主要并发症还包括聚乙烯衬垫半脱位和脱位。在绝大多数病例中，由于畸形矫正不充分导致衬垫半脱位常发生在手术早期阶段。在踝关节内翻畸形中，内侧松解不充分导致残留内侧紧张是一个常见的问题。而在外翻畸形中，复发性内侧不稳定常常导致聚乙烯衬垫前内侧脱位[9]。因此，在手术过程中术者应多次反复确认踝关节是否恢复至正常力线。过度松解三角韧带导致内侧韧带松弛是另一个需要考虑的问题。然而，循序渐进地松解三角韧带可以降低出现这些并发症的风险。即使在手术早期阶段过后出现聚乙烯衬垫脱位或半脱位，也可以通过辅助手术重新平衡来保留 TAR 假体。

临床结果报告

虽然先前绝大多数研究中有关 TAR 疗效的报道主要集中于假体长期生存率，仍有少数系列观察关注了对线不良 TAR 的疗效。在

TAR 手术中为矫正内翻畸形，Doets 等[23]设计了内踝延长截骨。86% 的患者表现出良好或优秀的效果，术后平均随访 5 年，只有 2 例出现截骨处骨不连。Kim 等[11]针对踝关节处于内翻位和中立位进行了 TAR 疗效的比较研究。该临床研究中采用了 TAR 同时辅助多种手术措施矫正对线不良，术后平均随访 27 个月，内翻组和中立组的所有临床疗效和影像学检查无显著差异。此外，该研究还对于一致性和非一致性踝关节内翻畸形进行了比较，Hobson 等[10]平均随访 4 年报道了类似的结果。通过比较术前踝关节冠状位畸形角度 > 10° 组和 < 10° 组的术后效果，发现两组间的整体疗效包括踝关节活动度、并发症发生率、假体生存率和失败率均相似。该研究中畸形组的美国骨科足踝医师协会评分有明显升高，作者将其归功于畸形组术后的功能改善显著。Kim 等[28]的研究还发现 TAR 同时行后足融合也取得良好的临床疗效。他比较了 60 例 TAR 同时行后足融合的病例和 288 例单纯行 TAR 的病例，发现中期随访时在患者的满意度、整体并发症发生率和失败率方面，组间无显著差异。

虽然还需要进行长期随访，但先前的研究已显示对线不良的踝关节行 TAR 后的疗效值得期待。

总　结

对于存在对线不良的踝关节进行 TAR 是一项有挑战性的任务。对线不良通过韧带平衡和辅助手术操作进行合适矫正后，可以获得满意的疗效。即使还没有长期随访研究，对线不良组和中立位组间的中期随访结果差异不显著。作者推荐按照适合的治疗策略处理踝关节对线不良的 TAR。未来的长期随访结果将有助于我们更深入地了解 TAR 术后踝关节重新恢复对线的意义。

参考文献

[1] Doets HC, Brand R, Nelissen RG. Total ankle arthroplasty in inflammatory joint disease with use of two mobile-bearing designs. J Bone Joint Surg Am, 2006, 88(6): 1272-1284. PubMed.

[2] Kadoya Y, Kobayashi A, Ohashi H. Wear and osteolysis in total joint replacements. Acta Orthop Scand Suppl, 1998, 278:1-16. PubMed.

[3] Greisberg J, Hansen Jr ST. Ankle replacement: management of associated deformities. Foot Ankle Clin, 2002, 7:721-736.

[4] Haskell A, Mann RA. Ankle arthroplasty with preoperative coronal plane deformity: short-term results. Clin Orthop Relat Res, 2004,424:98-103. PubMed.

[5] Gould JS, Alvine FG, Mann RA, et al. Total ankle replacement: a surgical discussion. Part I. Replacement systems, indications, and contraindications. Am J Orthop, 2000,29(8):604-609. PubMed.

[6] Wood PL, Sutton C, Mishra V, et al. A randomised, controlled trial of two mobile-bearing total ankle replacements. J Bone Joint Surg, 2009,91(1):69-74. PubMed.

[7] Wood PL, Deakin S. Total ankle replacement. The results in 200 ankles. J Bone Joint Surg, 2003, 85(3): 334-341. PubMed.

[8] Wood PL, Prem H, Sutton C. Total ankle replacement: mediumterm results in 200 Scandinavian total ankle replacements. J Bone Joint Surg, 2008,90(5):605-609. PubMed.

[9] Hintermann B. Total ankle arthroplasty: historical overview, current concepts, and future perspectives. New York: Springer, 2005.

[10] Hobson SA, Karantana A, Dhar S. Total ankle replacement in patients with significant pre-operative deformity of the hindfoot. J Bone Joint Surg, 2009, 91(4): 481-486. PubMed.

[11] Kim BS, Choi WJ, Kim YS, et al. Total ankle replacement in moderate to severe varus deformity of the ankle. J Bone Joint Surg, 2009,91(9):1183-1190. PubMed.

[12] Kim BS, Lee JW. Total ankle replacement for the varus unstable osteoarthritic ankle. Tech Foot Ankle, 2010, 9(4):157-164.

[13] Coetzee JC. Management of varus or valgus ankle deformity with ankle replacement. Foot Ankle Clin, 2008, 13(3):509-520. x. PubMed.

[14] Choi WJ, Kim BS, Lee JW. Preoperative planning and surgical technique: how do I balance my ankle? Foot Ankle Int, 2012,33(3):244-249. PubMed.

[15] Tarr RR, Resnick CT, Wagner KS, et al. Changes in tibiotalar joint contact areas following experimentally induced tibial angular deformities. Clin Orthop Relat Res, 1985,199:72-80. PubMed.

[16] Ng A, Barnes ES. Management of complications of open reduction and internal fixation of ankle fractures. Clin Podiatr Med Surg, 2009,26(1):105-125. PubMed.

[17] Gibson V, Prieskorn D. The valgus ankle. Foot Ankle Clin, 2007,12(1):15-27. PubMed.

[18] Larsen A, Dale K, Eek M. Radiographic evaluation of rheumatoid arthritis and related conditions by standard reference films. Acta Radiol Diagn, 1977, 18(4): 481-491. PubMed.

[19] Conti SF, Wong YS. Complications of total ankle replacement. Clin Orthop Relat Res, 2001,391:105-114. PubMed.

[20] Clare MP, Sanders RW. Preoperative considerations in ankle replacement surgery. Foot Ankle Clin, 2002, 7(4): 709-720. PubMed.

[21] Hintermann B, Valderrabano V, Dereymaeker G, et al. The HINTEGRA ankle: rationale and short-term results of 122 consecutive ankles. Clin Orthop Relat Res, 2004, 424:57-68. PubMed.

[22] Bonnin M, Judet T, Colombier JA, et al. Midterm results of the Salto total ankle prosthesis. Clin Orthop Relat Res, 2004,424:6-18. PubMed.

[23] Cornelis Doets H, van der Plaat LW, Klein JP. Medial malleolar osteotomy for the correction of varus deformity during total ankle arthroplasty: results in 15 ankles. Foot Ankle Int, 2008,29(2):171-177. PubMed.

[24] Kim BS, Choi WJ, Kim YS, Lee JW. The effect of an ossicle of the lateral malleolus on ligament reconstruction of chronic lateral ankle instability. Foot Ankle Int, 2010,31(3):191-196. PubMed.

[25] Kilger R, Knupp M, Hintermann B. Peroneus longus to peroneus brevis tendon transfer. Tech Foot Ankle Surg, 2009,8:146-149.

[26] Dwyer FC. Osteotomy of the calcaneum for pes cavus. J Bone Joint Surg, 1959,41-B(1):80-86. PubMed.

[27] O'Malley MJ, Deland JT, Lee KT. Selective hindfoot arthrodesis for the treatment of adult acquired flatfoot deformity: an in vitro study. Foot Ankle Int, 1995, 16(7): 411-417. PubMed.

[28] Kim BS, Knupp M, Zwicky L, et al. Total ankle replacement in association with hindfoot fusion: outcome and complications. J Bone Joint Surg, 2010, 92(11): 1540-1547. PubMed.

第22章 关节周围截骨在全踝关节置换中的作用

Beat Hintermann, Markus Knupp

引 言

踝关节终末期骨关节炎最常见的病因是创伤[1]。最近的研究发现随着踝关节骨关节炎的发展，超过60%的受累踝穴内出现距骨内翻或外翻倾斜[2]。除了韧带不稳定，绝大多数病例的潜在原因是对线不良。这种畸形来源于踝关节上方或下方，踝关节内部很少见[3]。

对线不良会导致踝关节内静态和动态载荷增加和应力集中[4-6]。站立位时，应力传导的中心在内翻踝畸形偏内侧，而在外翻踝畸形偏外侧。关节内应力随着小腿三头肌的收缩而放大，跟腱分别在踝内翻畸形中起内翻作用，在踝外翻畸形中起外翻作用[7]，均作为一个附加的力量作用于后足促进畸形进展。

关节周围截骨矫形可以作为一种保留踝关节的单一方法用于治疗早期骨关节炎，可以最大限度地平衡踝关节对线不良[8, 9]，但是少有报道用于治疗踝关节骨关节炎进展期，因为此时对线不良的踝关节已难以保留，要考虑行全踝关节置换[10-12]。理论上来说，对线不良

B. Hintermann, MD (✉) • M. Knupp, MD
Clinic of Orthopaedic Surgery and Traumatology, Kantonsspital
Baselland, Rheinstrasse 26, Liestal 4410, Switzerland
e-mail: beat.hintermann@ksbl.ch; markus.knupp@ksbl.ch

© Springer International Publishing Switzerland 2016   241
T.S. Roukis et al. (eds.), Primary and Revision Total Ankle Replacement,
DOI 10.1007/978-3-319-24415-0_22

可以通过截骨矫形纠正，但要获得平衡的踝关节单纯使用此方法具有明显的局限性，有必要使用其他辅助措施，特别是关节周围截骨（图22.1A~E）。具体目的包括：①恢复后足的正常力线；②使踝关节处于正常负重的轴线上；③使小腿三头肌的力学矢量方向正常[3, 8]。在使用三组件活动衬垫TAR系统时，因为假体第二界面允许聚乙烯衬垫在胫骨侧组件的平坦表面自由平移和旋转，所以通过关节周围截骨获得正常对线尤为重要[13]。虽然没有详细阐明，但是从长远看，TAR的成功高度依赖术者平衡踝关节复合体的能力[10, 14-17]。

本章总结了作者在进行TAR过程中同时使用关节周围截骨技术平衡踝关节复合体的经验。

术前计划

术前计划中最重要的方面是评估踝关节畸形的来源和理解产生畸形的力学机制。区分不同类型的畸形是首要任务，特别是倾斜距骨的内外翻畸形，它们的主要区别表现在冠状位，但是也可能同时存在于矢状位上[18, 19]。

临床检查

详细的体格检查包括患者站立位时后足状

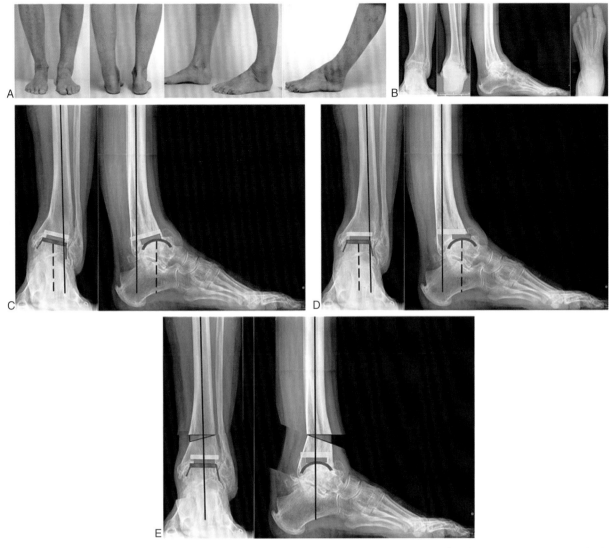

图 22.1　患者女性，58 岁，踝关节创伤后出现继发性骨关节炎，伴胫骨远端骨折畸形愈合 32 年。体格检查（A）和影像学检查（B；包括踝关节正位、侧位、Saltzman 位及足前后位 X 线片）可见踝关节明显内翻反屈畸形。C. 功能学检查显示踝关节呈马蹄足畸形。如果仅行全踝关节置换，冠状面（左）和矢状面（右）上的畸形均未能得到矫正：虽然关节的协调性得以维持，韧带保持生理负荷，但由于畸形导致距骨持续受到向内和向前的作用力，置换后的踝关节无法获得平衡。D. 进行全踝关节置换时通过关节内截骨纠正冠状面（左）和矢状面（右）畸形：虽然踝关节貌似平衡，但由于踝关节协调性无法维持，关节韧带处于非生理负荷状态，无法获得真正的平衡，最终将导致踝关节不稳定和疼痛。E. 在全踝关节置换的同时行截骨矫形：冠状面（左）和矢状面（右）上踝关节的协调性将得以维持，韧带保持生理负荷，因此获得了稳定平衡的踝关节

态的临床评估。后足的稳定性可以通过常规体格检查获知。同时需要检测分析关节交叉韧带的功能，特别是踝关节内翻畸形中腓骨肌肌腱和踝关节外翻畸形中胫骨后肌肌腱。此外还要评估踝关节的活动度。最后检查前足跖屈力线、前足旋后功能和足趾畸形等。

影像学检查

踝关节对线不良的影像学评估包括踝关节正位、侧位和踝穴切线位 X 线片及足背屈位 X 线片。为了评估跟骨与胫骨长轴的相关位置，也需要拍摄 Saltzman 位（后足对线位）片[20]。在评估后足功能性畸形时，所有 X 线片需在负重

条件下拍摄。此外，要全面理解畸形定位和程度，还要对比拍摄对侧非受累足部 X 线片。在理解踝部畸形和制订截骨计划时，特别是需要双平面矫形时，SPECT 可以提供额外的帮助[21]。

术前，通常在正位 X 线片上测量胫骨关节面（center of rotation of angulation, TAS）角度（正常值为 91°~93°）来决定角度旋转中心（CORA），同时测量冠状面上角度的范围（图 22.2A）[8, 22]。侧位片也可以用来确定 CORA，测量矢状面上该角度的范围，评估距骨相对于胫骨远端轴线的位置，例如距骨旋转中心（center of rotation of the talus, CORT）和胫骨轴线之间的距离（d）（图 22.2B）。Saltzman 片可以用来评估后足整体力线。

全踝关节置换中截骨矫形的适应证

在进行 TAR 的过程中，当先前存在的畸形不能通过切除矫正、软组织松解（包括韧带、关节囊和肌腱）及肌腱转移等方法彻底纠正时，在其他方法无法获得稳定平衡的踝关节复合体时，就需要行关节周围截骨矫形。

踝上截骨

踝上截骨适用于畸形位于踝关节上方的病例，但要遵守一个原则，即必须在 TAR 之前进行，其目的是使踝关节处于负重的轴线上，使得小腿三头肌的力学矢量方向恢复正常，从而恢复和重建后足正常力线[8, 22]。具体方法是从内侧或外侧进行开放或闭合楔形截骨，对于一些严重畸形病例，也可从前侧做穹窿形截骨，从而获得中立的 TAS 角和（或）纠正胫骨远端病理性后倾（图 22.3A~E）。截骨高度按照 CORA 来选择，目的是将胫骨解剖轴线转移通过胫距关节的中心。

当处理一些可能阻碍距骨复位的畸形如短缩、延长、旋转或外展等（图 22.4A、B）[23]，可以考虑单纯腓骨截骨，或与胫骨截骨矫形联合使用。

关节内截骨

当存在腓骨骨折畸形愈合时会影响置换的距骨在踝穴中的正常位置，这时需要做腓骨远端截骨。踝关节反屈畸形的典型病例见图 22.5A、B。

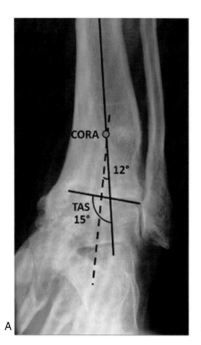
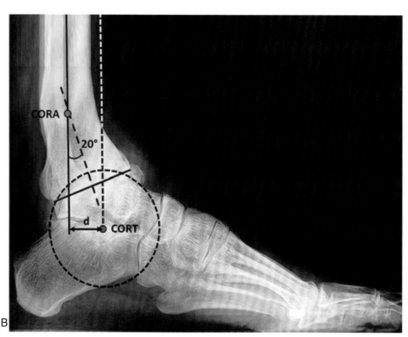

图 22.2 借助测量角度旋转中心（CORA）、距离"d"、关节负重线到距骨旋转中心（CORT）的距离和胫骨关节面角（TAS）评估踝关节畸形。A. 冠状面。B. 矢状面

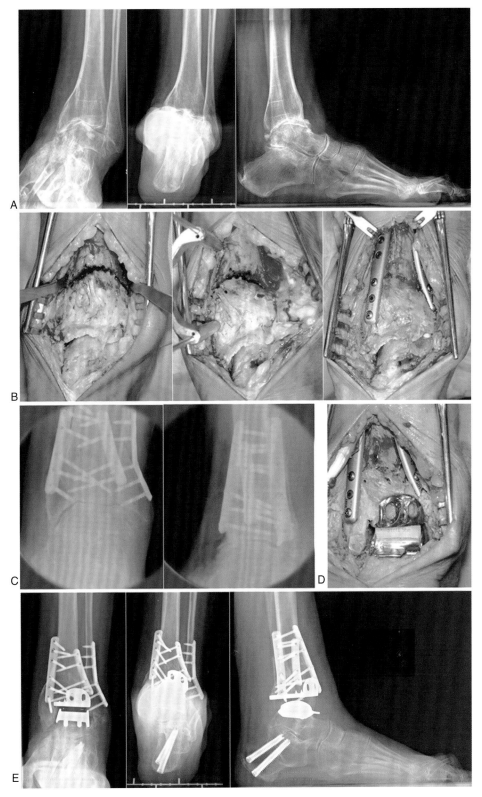

图 22.3 患者男性，61 岁，患踝关节终末期骨关节炎伴显著内翻畸形，12 岁时骨骺损伤伴踝关节骨折。A. 拍摄踝关节正位、Saltzman 位、侧位 X 线片，按照内翻的胫骨关节面角测量距骨倾斜内翻 32°，同时伴有后足内翻畸形。B. 先取前方标准入路，暴露后行杵臼截骨（左侧照片），将远端胫骨复合体与相邻腓骨一起旋转，并用 2 块钢板固定（右侧照片）。腓骨截骨另取外侧入路。C. 通过这些操作，在冠状位（左）和矢状位（右）上获得了一个平衡稳定的踝关节，影像学也显示关节协调性得以保持。D. 再使用标准技术行全踝关节置换，最后通过跟骨内侧平移截骨恢复后足正常对线。E.5 年后复查踝关节正位、Saltzman 位和侧位 X 线片，显示各个平面的踝关节均稳定平衡，后足对线良好

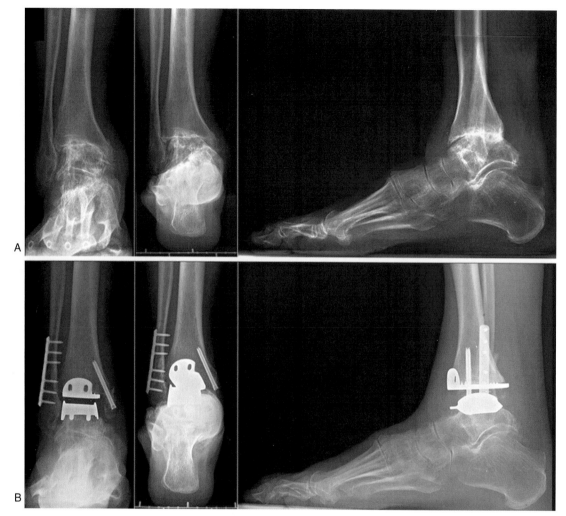

图 22.4 患者女性，48 岁，24 年前因踝关节骨折导致终末期骨关节炎。A. 术前踝关节正位、Saltzman 位和侧位 X 线片，显示胫骨远端明确的内翻畸形，腓骨畸形愈合相对于内踝显得过长。由于踝关节处于轻度内翻位置，推动距骨向内，可能引起内踝磨损。B. 术后 4 个月踝关节正位、Saltzman 位和侧位 X 线片。行全踝关节置换和腓骨短缩截骨轻度外展位内固定术，X 线片显示距骨位于踝穴中心。为松解踝关节内侧再行内踝截骨

在严重踝内翻畸形中，如果三角韧带阻碍距骨位于踝穴中的正常位置，或全踝关节置换后距骨仍保持倾斜状态，就需要行内踝截骨来松解踝关节内侧（图 22.6A~E）[12, 24]。

踝下截骨

相对于踝上截骨，踝下截骨适用于 TAR 后仍存在后足对线不良时。

跟骨截骨的目的是恢复后足对线，使小腿三头肌力学矢量方向正常。跟骨内侧[25] 或外侧滑移截骨[26, 27] 或外侧闭合楔形截骨均可用来恢复后足的中立对线（图 22.7A~D）。

足内侧弓截骨的目的是恢复前足到后足的对线。在矫正前足旋后的病例时，可以考虑采用第 1 楔骨或第 1 跖骨基底部的背侧闭合楔形截骨；而对于前足旋前病例，如第 1 跖骨跖屈，则要考虑第 1 楔骨背侧开放楔形截骨（图 22.8A~C）。

辅助手段

虽然关节周围截骨在平衡踝关节对线不良时非常有效[8, 9]，但有时仍不足以获得一个平衡稳定的踝关节。一些辅助操作是获得良好疗效和长期假体生存率至关重要，有时甚至是必

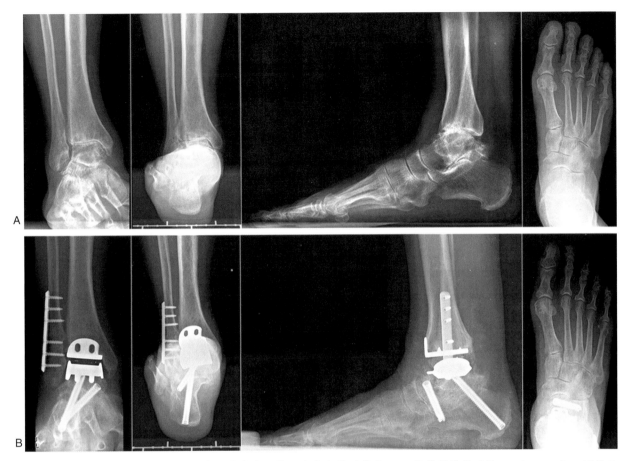

图 22.5　患者女性，54 岁，18 年前踝关节骨折导致终末期骨关节炎。A. 术前踝关节正位、Saltzman 位、侧位及足正位 X 线片显示腓骨远端反屈畸形愈合，迫使距骨处于向前半脱位。B. 术后 2 年的踝关节正位、Saltzman 位、侧位及足正位 X 线片。行全踝关节置换和腓骨截骨矫形术，术后距骨位于踝穴的中心。由于出现退行性关节病的症状而行距下关节融合术

不可少的手段 [10, 14-17]。

距下关节融合可以用来矫正固定畸形，稳定一些高度不稳的关节，或缓解由进展性退变关节引起的疼痛。在大多数情况下，可以采用骨移植插入技术来收紧踝关节复合体退变的韧带。

跗骨关节融合可以用来恢复前足到后足的对线，稳定足内侧弓，缓解由于退变导致的疼痛。根据不同问题的来源，融合可以选择在距舟关节、舟楔关节或第 1 跖跗关节水平。最终目的是获得前足中立位。

韧带重建技术可以用来稳定踝穴内距骨的正确位置。可以使用游离自体肌腱移植如跖肌腱或半腱肌腱，解剖修复和加强残存的韧带。如果可行，也可以行异体肌腱修复。虽然对于重建踝关节复合体的稳定性十分有效，但肌腱移植固定技术对踝关节的运动和生物力学存在影响，所以需要慎重使用。

肌腱转移技术可以用来恢复和平衡肌肉力量。在腓骨短肌功能障碍的病例中，可以使用腓骨长肌转移替代腓骨短肌。对于胫骨后肌功能障碍的病例，可以采用趾长屈肌转移替代胫骨后肌。

术前计划和手术技术

影像学评估可以在入院后进行，还需要在麻醉后手术前重复进行。给予被动内外翻应力，评估距骨位置的矫正程度和踝关节内外侧的不稳定程度。

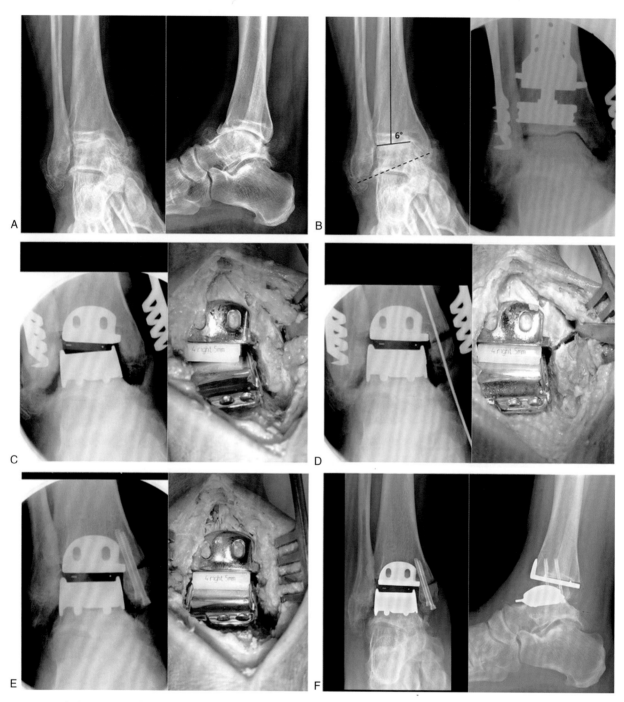

图 22.6　患者男性，51 岁，前足球运动员，因复发性踝关节扭伤导致终末期骨关节炎。A. 踝关节正侧位 X 线片。术前影像学评估显示，胫骨远端内翻畸形伴踝穴内距骨重度内翻倾斜。踝关节周围和胫距关节前方有明显骨增生。B. 左侧的踝关节正位片显示，TAS 角为 6°，腓骨远端相对于内踝过长。右侧的 X 线片显示，通过垂直于胫骨解剖轴的正确截骨，胫骨远端外侧面需要去掉更多骨质。C. 左侧的 X 线片及右侧术中图片显示，假体植入后，距骨由于踝关节韧带不平衡（例如内侧三角韧带过紧等）始终处于内翻位。D. 左侧的 X 线片及右侧术中图片显示，通过内踝旋转截骨，过度增厚紧张的三角韧带被成功松解，距骨回到了正确的位置。由于内踝跟随距骨移动，三角韧带的方向得到保持。E. 将截骨的碎片植入截骨间隙中，并于内踝截骨处拧入 2 枚空心螺钉，最终影像如图所示（左侧的 X 线片及右侧术中图片）。F. 术后踝关节的正侧位 X 线片显示，踝关节获得良好平衡

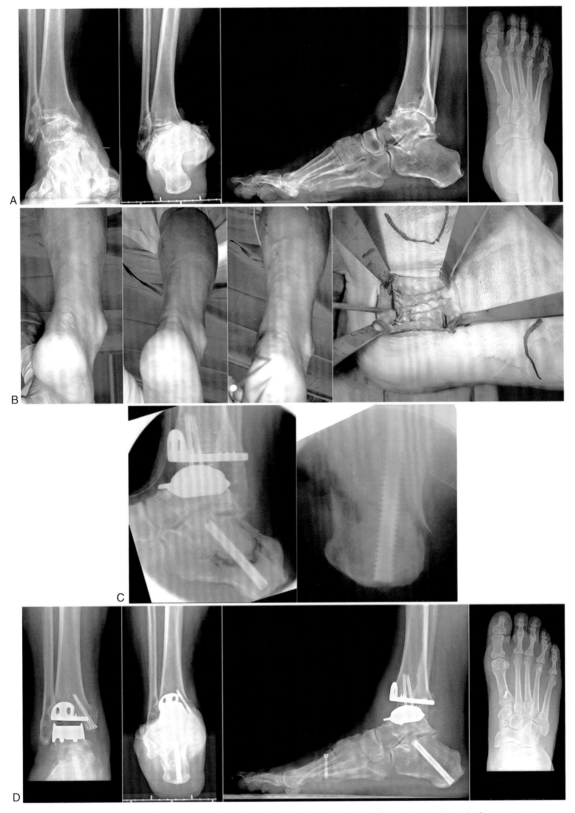

图 22.7　患者男性，56 岁，患踝关节终末期骨关节炎伴严重内翻畸形。A. 术前踝关节正位、Saltzman 位、侧位及足正位 X 线片显示完全的关节内畸形伴有踝关节外侧韧带显著失用。B. 术中评估后足对线显示，通过全踝关节置换仅能部分矫正后足内翻；通过跟骨 Z 形截骨，即水平楔形截骨，接着使跟骨结节外侧偏移和平衡，重新恢复后足对线。C. 术中踝关节侧位和轴位 X 线片显示截骨后跟骨的位置。D. 术后 6 年的踝关节正位、Saltzman 位、侧位及足正位 X 线片显示，在冠状面和矢状面均获得稳定平衡，后足对线良好

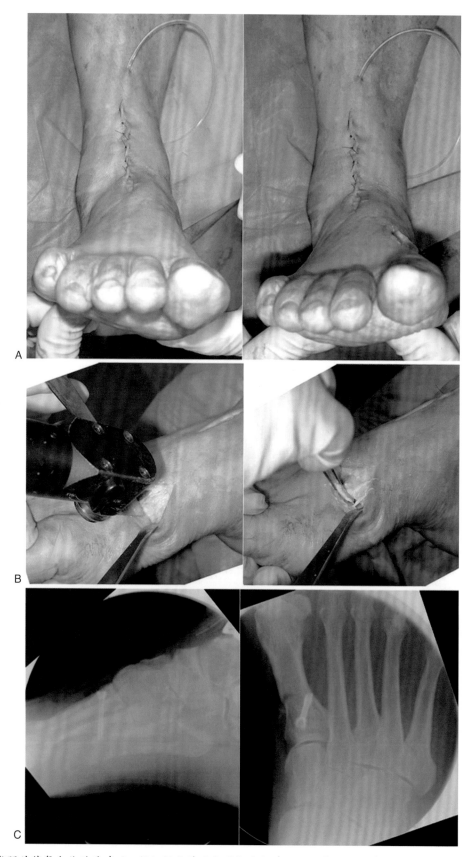

图 22.8 完成踝关节复合体的重建后，仔细评估前足发现仍残留畸形。A. 将足置于中立位时，一手支撑前足外侧，另一手支撑第 1 跖骨头，显示前足第 1 条弓呈跖屈（与图 22.7 的患者相同）。矫正前（左）和矫正后（右）。B. 该病例手术时，暴露第 1 跖骨基底部，行不完全两次截骨（左）并去除楔形骨块（右）。C. 术中 X 线观察下用 1 枚螺钉固定截骨断端

内翻畸形

如果内翻畸形来源于踝关节以上，例如胫骨骨折畸形愈合或胫骨弓形弯曲，就需要先行踝上截骨。通常采取踝关节前侧入路，这样随后进行 TAR 时就可以利用相同的入路（图 22.9A）。开放楔形截骨可以用来矫正较小的畸形（图 22.9B），而杵臼截骨可以用来矫正超过 8° 的畸形，但对于这种程度的截骨矫形，植骨处需要较长的骨愈合时间（图 22.3）。对于伴有反屈畸形的病例，还需要在畸形前方开放截骨以恢复胫骨远端矢状面的力线（图 22.9C）。截骨后还需要钢板固定才能不影响

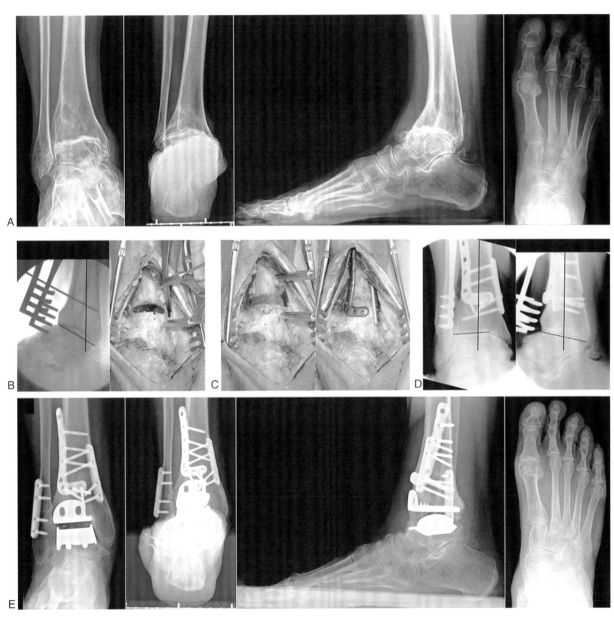

图 22.9　患者女性，60 岁，26 年前因胫骨远端 Pilon 骨折导致终末期踝关节骨关节炎。A. 术前踝关节正位、Saltzman 位、侧位及足正位 X 线片。影像学评察发现三平面畸形，如内翻合并反屈畸形。手术采用标准的踝关节前侧入路。B. 左侧 X 线片显示，用一枚克氏针对齐胫骨长轴作为计划截骨的标示并引导锯片截骨。右侧术中图片显示，使用 Hintermann 牵引器（Integra LS, Plainsboro, NY）将截骨处逐渐撑开，从前内侧观察矫正胫骨远端冠状面和矢状面畸形，注意保留后侧皮质的连续。C. 楔形异体骨（Tutoplast）插入植骨（左），用两块钢板固定（右）。D. 影像学检察显示，TAS 角矫正满意，在冠状位（左）和矢状位（右）上可见胫骨远端后倾。E. 术后 10 年踝关节正位、Saltzman 位、侧位及足正位 X 线片。影像学评估显示踝关节在冠状位和矢状位均平衡良好

后续的全踝关节置换（图 22.9C、E）。完成踝上截骨矫形后，胫骨解剖轴应在冠状面和矢状面上通过胫距关节中心（图 22.9D）。

完成踝上截骨矫形后，TAR 采用标准技术，如果需要可以将胫骨结节作为冠状面对线的参考，将胫骨前缘作为矢状面对线的参考（图 22.9D）。在植入假体组件后，如果距骨还存在内翻，但可通过给予后足外翻应力就可轻易减小畸形程度时，需要重建外侧韧带。如果距骨内翻无法减小，原因则可能是内踝过紧或腓骨过长（图 22.4）。虽然有些医生倡导采用三角韧带广泛松解的方法[10, 15, 16, 29~34]，但作者更愿意采用内踝翻转截骨的方法（图 22.6）。这种技术的优势是将内踝偏距纠正到正常，使其能引导距骨处于踝穴中立位。除了能让内踝的外部形状恢复正常方便穿鞋外，这种技术还能恢复踝关节内侧三角韧带的张力，这不是行内踝 Doets 延长截骨所能做到的[12]。此外，垂直平移截骨会使得内踝肩部力量薄弱，后期会有应力骨折的风险。如果腓骨过长，就会阻碍距骨处于正确位置，可以通过单纯外侧入路行腓骨短缩截骨（图 22.4）。

接下来要根据下肢轴线仔细检查足跟的位置。如果足跟持续内翻畸形能够通过外翻应力轻易纠正，则可以采用腓骨长肌转移加强腓骨短肌[35]。如果足跟内翻难以充分纠正，则只能选择跟骨截骨。尽管外侧滑移截骨能够部分矫正，但作者更愿意采用改良的意大利 Z 形截骨方法[26]，这种方法可以平衡倾斜度并将跟骨结节向外平移（图 22.7）[27]。

最后，还要将足维持在中立位检查前足对线。对于前足第 1 条弓跖屈的病例，需要通过背侧入路暴露第 1 楔骨或第 1 跖骨基底部，行闭合楔形截骨矫正前足畸形（图 22.8）。

外翻畸形

如果外翻畸形来源于踝关节上方，如胫骨骨折畸形愈合，可首先采取踝上截骨[23]。通过单纯内侧入路能很好地完成闭合楔形截骨，也可以通过前侧入路进行，这更有利于随

后的 TAR。

接下来采用标准技术完成 TAR，以胫骨结节作为冠状面对线的参考，以胫骨前缘作为矢状面对线的参考。需要注意的是，胫骨侧截骨量应尽量少，这样在植入假体组件时能使松弛的韧带收紧，或者也可以选择较厚的聚乙烯衬垫，目的是获得一个中立的、完全稳定的踝关节[36]。

如果距骨仍有向外移动的趋势，潜在的原因可能是腓骨短缩或向外侧偏移。在 2 个病例中，随后均采用了腓骨截骨矫形，用手施加应力仔细检查下胫腓联合的稳定性，必要时还可结合影像学检查。轻微不稳定可以使用无结缝合系统经皮穿刺固定。当发现下胫腓联合显著不稳定时，建议行下胫腓关节（韧带联合）融合。

根据下肢轴线仔细检查足跟位置。如果存在持续的外翻畸形，可通过外侧切口行跟骨内侧滑移截骨（图 22.10A~C）[25]，允许向内侧移动距离超过跟骨宽度的 2/3[36]。

将足置于中立位检查前足的对线。在前足持续旋后畸形的病例中，有多种可选择的方法用来恢复稳定的内侧足弓。对于前足轻度旋后畸形，可采用第 1 楔骨跖屈截骨纠正[37, 38]。通过背侧入路暴露第 1 楔骨，在其中心行不完全截骨并逐步撑开直到前足第 1 号位置满意。对于前足内侧弓重度不稳定的严重畸形，建议行关节融合。可以行双关节融合[39]或舟楔关节融合[40]。

胫骨复杂的三平面畸形

胫骨骨折畸形愈合可以导致复杂的三平面畸形，这就需要在原骨折处进行截骨矫形恢复合适的位置，通常也包括旋转不良的矫正（图 22.11A~C）。

胫骨近端畸形

如果畸形位于胫骨近端，可以考虑单纯胫骨高位截骨或同时行胫骨远端截骨矫形。

锯齿状畸形

胫骨远端内翻畸形常常会继发代偿性距下

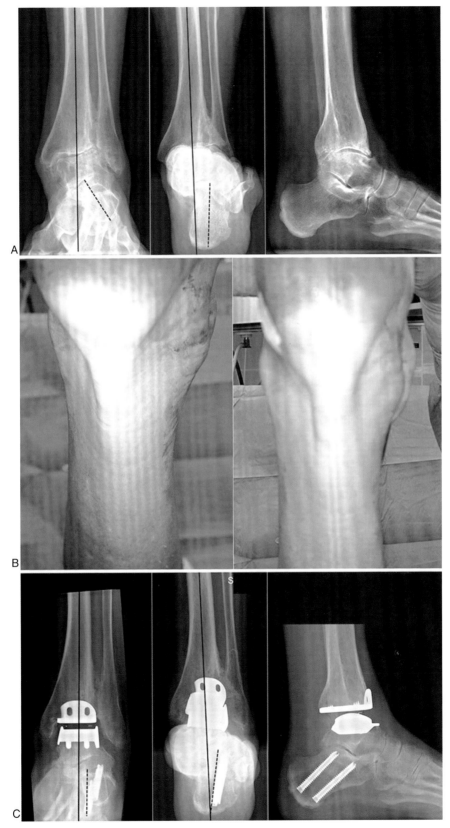

图 22.10　患者女性，62 岁，3 年半前发生向外 – 旋前骨折，现发生创伤性踝关节骨关节炎伴有进展性外翻畸形。A. 术前踝关节正位、Saltzman 位、侧位 X 线片。影像学评估发现踝关节存在严重的外翻畸形，倾斜的距骨开始撞击胫骨外侧穹窿并开始拉伸三角韧带。过度载荷使得下胫腓联合分离。B. 踝关节置换后，足跟仍处于持续外翻状态（左）；行跟骨内侧平移截骨后，足跟恢复至中立位（右）。C. 术后 5 年的踝关节正位、Saltzman 位、侧位 X 线片。影像学评估显示踝关节对线和平衡均满意

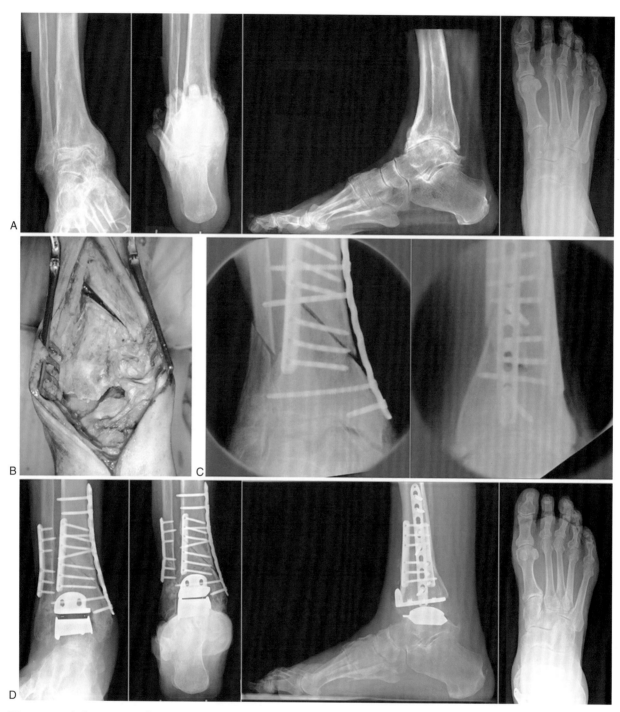

图 22.11　患者男性，68 岁，37 年前因胫骨远端斜行骨折行保守治疗，现发生创伤性踝关节骨关节炎。A. 术前踝关节正位、Saltzman 位、侧位 X 线片。影像学评估胫骨远端内翻内旋复合畸形。B. 采用标准踝关节前侧入路暴露，于陈旧性骨折处楔形截骨。C. 通过单纯外侧入路再行腓骨截骨，使得胫骨远端外旋并用两块钢板固定。X 线片显示胫骨在冠状面（左）和矢状面（右）对线良好。D. 术后 4 个月的踝关节正位、Saltzman 位、侧位及足正位 X 线片。影像学评估显示踝关节对线和平衡均满意，截骨处已愈合

关节外翻运动，从而导致后足对线仍处于中立位（图 22.12A、B）。因此踝上截骨矫形可能导致跟骨外翻畸形，这就需要行跟骨内侧滑移截骨来获得对线良好的后足和平衡的踝关节。

术后措施

截骨矫形患者需采用膝下夹板固定 2 周，随后更换为可负部分体重的助行器。对于采用了辅助措施的病例，如融合术或软组织重建，还需要给予短腿石膏固定。一旦骨愈合满意，通常在 8 周后，就可以负完全体重并开始进行特定的康复训练。

并发症

术中并发症包括神经损伤，尤其需要注意的是胫后神经，特别是在严重畸形完全矫正时。内外翻畸形的矫正都会拉伸这条神经。急性跗管综合征可以源于内外翻畸形的矫正，对于这种情况，特别是既往存在瘢痕粘连者有必要行预防性跗管松解。

围手术期伤口愈合问题可能源于术中软组织处理不当、假体过大或既往软组织损伤。

术前计划不周全或未使用影像监测精确截骨均可能导致矫正过度或不足。尽管 TAR 截骨可以矫正 TAS 角，但不能矫正相对于胫骨解

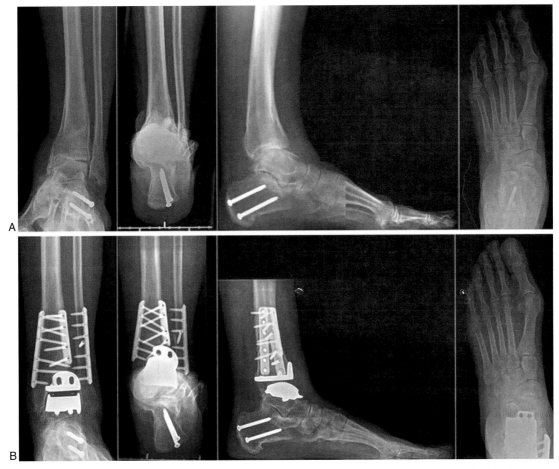

图 22.12　患者女性，64 岁，28 年前因胫骨远端斜形骨折行保守治疗，现发生创伤性踝关节骨关节炎。患者在其他医院曾行跟骨外移截骨导致内踝疼痛增加。A. 术前踝关节正位、Saltzman 位、侧位及足正位 X 线片。影像学评估显示踝关节内翻畸形并伴有进展期踝内侧骨关节炎，踝关节内侧沟消失而距下关节处于外翻位，从整体上看后足还处于中立位。B. 术后踝关节正位、Saltzman 位、侧位及足正位 X 线片。患者行踝上截骨矫形和全踝关节置换术后 3 年踝关节无疼痛，影像学评估显示踝关节对线和平衡均满意

剖轴的畸形角度。

固定技术使用不当或术后早期过多负重可能导致截骨处延迟愈合或不愈合。矫正角度丢失可能是由于假体安装失败或不恰当地处理相关问题导致，如韧带失用，肌肉功能障碍和前足畸形。

总　结

通过影像学资料认真评估 3 个平面的距骨位置，对于伴有严重畸形的终末期关节炎 TAR 的成功至关重要。置换时正确截骨可能不能完全恢复踝穴中距骨的合适位置，从而不能提供踝关节的整体稳定性。为了获得平衡良好的踝关节复合体，可能有必要行辅助性踝上或踝下截骨矫形或选择性融合。前足力线的精确对线以及内侧弓的稳定对于 TAR 的长期成功也非常重要。总之，成功的关键是应用所有必要的治疗方法恢复后足复合体的正确对线。

参考文献

[1] Horisberger M, Valderrabano V, Hintermann B. Posttraumatic ankle osteoarthritis after ankle-related fractures. J Orthop Trauma, 2009,23:60-67.

[2] Valderrabano V, Horisberger M, Russell I, et al. Etiology of ankle osteoarthritis. Clin Orthop Relat Res, 2009,467:1800-1806.

[3] Hintermann B, Knupp M, Barg A. Osteotomies of the distal tibia and hindfoot for ankle realignment. Orthopade, 2008,37:212-218.

[4] Knupp M, Stufkens SA, van Bergen CJ, et al. Effect of supramalleolar varus and valgus deformities on the tibiotalar joint: a cadaveric study. Foot Ankle Int, 2011, 32:609-615.

[5] Steffensmeier SJ, Saltzman CL, Berbaum KS, et al. Effects of medial and lateral displacement calcaneal osteotomies on tibiotalar joint contact stresses. J Orthop Res, 1996,14:980-985.

[6] Davitt JS, Beals TC, Bachus KN. The effects of medial and lateral displacement calcaneal osteotomies on ankle and subtalar joint pressure distribution. Foot

Ankle Int, 2001,22:885-889.

[7] Arangio G, Rogman A, Reed III JF. Hindfoot alignment valgus moment arm increases in adult flatfoot with Achilles tendon contracture. Foot Ankle Int, 2009, 30:1078-1082.

[8] Knupp M, Hintermann B. Treatment of asymmetric arthritis of the ankle joint with supramalleolar osteotomies. Foot Ankle Int, 2012,33:250-252.

[9] Pagenstert GI, Hintermann B, Barg A, et al. Realignment surgery as alternative treatment of varus and valgus ankle osteoarthritis. Clin Orthop Relat Res, 2007, 462:156-168.

[10] Jung HG, Jeon SH, Kim TH, et al. Total ankle arthroplasty with combined calcaneal and metatarsal osteotomies for treatment of ankle osteoarthritis with accompanying cavovarus deformities: early results. Foot Ankle Int, 2013,34:140-147.

[11] DeOrio JK. Peritalar symposium: total ankle replacements with malaligned ankles: osteotomies performed simultaneously with TAA. Foot Ankle Int, 2012, 33: 344-346.

[12] Cornelis Doets H, van der Plaat LW, Klein JP. Medial malleolar osteotomy for the correction of varus deformity during total ankle arthroplasty: results in 15 ankles. Foot Ankle Int, 2008,29:171-177.

[13] Hintermann B, Valderrabano V. Total ankle replacement. Foot Ankle Clin, 2003,8:375-405.

[14] Barg A, Zwicky L, Knupp M, et al. HINTEGRA total ankle replacement: survivorship analysis in 684 patients. J Bone Joint Surg Am, 2013,951:175-183.

[15] Sung KS, Ahn J, Lee KH, et al. Short-term results of total ankle arthroplasty for end-stage ankle arthritis with severe varus deformity. Foot Ankle Int, 2014, 35: 225-231.

[16] Queen RM, Adams Jr SB, Viens NA, et al. Differences in outcomes following total ankle replacement in patients with neutral alignment compared with tibiotalar joint malalignment. J Bone Joint Surg Am, 2013, 95:1927-1934.

[17] Trajkovski T, Pinsker E, Cadden A, et al Outcomes of ankle arthroplasty with preoperative coronal-plane varus deformity of 10° or greater. J Bone Joint Surg Am, 2013,95:1382-1388.

[18] Choi WJ, Kim BS, Lee JW. Preoperative planning and surgical technique: how do I balance my ankle? Foot Ankle Int, 2012,33:244-249.

[19] Tan KJ, Myerson MS. Planning correction of the varus ankle deformity with ankle replacement. Foot Ankle Clin, 2012,17:103-115.

[20] Saltzman CL, El-Khoury GY. The hindfoot alignment view. Foot Ankle Int, 1995,16:572-576.

[21] Knupp M, Pagenstert GI, Barg A, et al. SPECT-CT

compared with conventional imaging modalities for the assessment of the varus and valgus malaligned hindfoot. J Orthop Res, 2009,27:1461-1466.

[22] Knupp M, Stufkens SA, Bolliger L, et al. Classification and treatment of supramalleolar deformities. Foot Ankle Int, 2011,32:1023-1031.

[23] Hintermann B, Barg A, Knupp M. Corrective supramalleolar osteotomy for malunited pronation-external rotation fractures of the ankle. J Bone Joint Surg Br, 2011, 93:1367-1372.

[24] Knupp M, Bolliger L, Barg A, et al. Total ankle replacement for varus deformity. Orthopade, 2011, 40: 964-970.

[25] Stufkens SA, Knupp M, Hintermann B. Medial displacement calcaneal osteotomy. Tech Foot Ankle Surg, 2009,8:85-90.

[26] Malerba F, De Marchi F. Calcaneal osteotomies. Foot Ankle Clin, 2005,10:523-540.

[27] Knupp M, Horisberger M, Hintermann B. A new Z-shaped calcaneal osteotomy for 3-plane correction of severe varus deformation of the hindfoot. Tech Foot Ankle Surg, 2008,7:90-95.

[28] Dwyer FC. Osteotomy of the calcaneum for pes cavus. J Bone Joint Surg Br, 1959,41:80-86.

[29] Roukis TS. Tibialis posterior recession for balancing varus ankle contracture during total ankle replacement. J Foot Ankle Surg, 2013,52:686-689.

[30] Ryssman DB, Myerson MS. Total ankle arthroplasty: management of varus deformity at the ankle. Foot Ankle Int, 2012,33:347-354.

[31] Ryssman D, Myerson MS. Surgical strategies: the management of varus ankle deformity with joint replacement. Foot Ankle Int, 2011,32:217-224.

[32] Kofoed H. Scandinavian total ankle replacement (STAR). Clin Orthop Relat Res, 2004,424:73-79.

[33] Reddy SC, Mann JA, Mann RA, et al. Correction of moderate to severe coronal plane deformity with the STAR ankle prosthesis. Foot Ankle Int, 2011,32:659-664.

[34] Kim BS, Choi WJ, Kim YS, et al. Total ankle replacement in moderate to severe varus deformity of the ankle. J Bone Joint Surg Br, 2009,91:1183-1190.

[35] Kilger R, Knupp M, Hintermann B. Peroneus longus to peroneus brevis tendon transfer. Tech Foot Ankle Surg, 2009,8:146-149.

[36] Valderrabano V, Frigg A, Leumann A, et al. Total ankle arthroplasty in valgus ankle osteoarthritis. Orthopade, 2011, 40:971-974.

[37] Ling JS, Ross KA, Hannon CP, et al. A plantar closing wedge osteotomy of the medial cuneiform for residual forefoot supination in flatfoot reconstruction. Foot Ankle Int, 2013,34:1221-1226.

[38] Tankson CJ. The cotton osteotomy: indications and techniques. Foot Ankle Clin, 2007,12:309-315.

[39] Knupp M, Schuh R, Stufkens SA, et al. Subtalar and talonavicular arthrodesis through a single medial approach for the correction of severe planovalgus deformity. J Bone Joint Surg Br, 2009,91:612-615.

[40] Gilgen A, Knupp M, Hintermann B. Subtalar and naviculo- cuneiform arthrodesis for the treatment of hindfoot valgus with collapse of the medial arch. Tech Foot Ankle Surg, 2013,12:190-195.

第四部分
全踝关节置换翻修术

第23章　当前美国全踝关节置换手术的成功与不足

Frederick F. Buechel, Michael J. Pappas

引　言

　　虽然近来人们对采用全踝关节置换术（TAR）治疗重度踝关节退行性疾病的兴趣与日俱增，但踝关节融合术仍是现行治疗方案中的"金标准"，若非如此，随着疗效的进步，TAR明显在功能上、可靠性上和耐久性上更胜于关节融合术。

　　可惜的是，大多数踝关节置换假体效果并不令人满意[1-6]，因此，踝关节融合术仍然是大多数足踝外科医生的选择。由于踝关节融合术也存在一些问题[7-9]，因此人们开始尽力开发和推广令人满意的全踝关节置换假体。目前美国常用的全踝关节置换假体有几种，其中绝大多数是两组件式假体，包括聚乙烯衬垫附着其上的胫骨侧假体组件和距骨侧假体组件。美国FDA依据有缺陷的"祖父"规则（510 k）

F. F. Buechel, MD (✉)
Department of Surgery, St. Barnabas Medical Center,
94 Old Short Hills Rd, Livingston, NJ 07039, USA
e-mail: buechelaakffb@yahoo.com

M. J. Pappas, PhD
Department of Mechanical Engineering, New Jersey Institute of
Technology, 323 High Street, Newark, NJ 07006, USA
e-mail: mjpappas32@comcast.net

© Springer International Publishing Switzerland 2016
T.S. Roukis et al. (eds.), *Primary and Revision Total Ankle Replacement*,
DOI 10.1007/978-3-319-24415-0_23

批准了这些假体，因为它们与1976年7月之前的假体基本相同。值得注意的是，美国FDA在1982年批准的假体[10]都因失败退出了市场[11]。目前美国FDA批准的两组件设计假体与那些失败的假体"基本相同"。另一方面，三组件设计的假体中聚乙烯衬垫相对于胫骨和距骨组件是可以活动的，成功率也更高。美国的一款假体——Scandinavian全踝关节置换系统（Stryker, Mahwah, NJ），经过与踝关节融合术对比的广泛非劣效性临床试验，并对登记病例进行持续随访后，已被FDA批准可广泛使用[12]，但存在的不足是这项临床试验的随访时间相对比较短。幸运的是，中期和长期的数据显示，该假体与欧洲临床试验中的三组件假体均已经显示出非常良好的结果[13-17]。

评估方法

　　评估关节外科假体和其风险时，需要了解所涉及关节的运动和稳定性，关节的力学机制，以及该假体可能的失败模式，此外，还需要了解假体的特性及其临床表现。

踝关节的运动与稳定性

　　踝关节运动是一种复杂的三维运动[18]，

与所有髁状突关节一样，具有无限的胫距旋转瞬时轴。幸运的是，出于分析和设计的目的，复杂的运动可以近似看作是通过足底平面的跖屈－背屈运动[19]、轴向（内－外）旋转运动和内－外翻运动[19]。

与胫距关节相关的5个自由角度如图23.1所示。

正常行走时跖屈－背屈的典型活动范围为25°~35°。如果活动受限，则会影响踝关节功能，并且会对全踝关节假体、韧带和骨的固定界面产生不利的负荷。

行走时正常轴向旋转在+5°~-3°。其他活动可以产生的最大旋转角度约为16°[20-22]。任何活动受限都是不利的，因为会对全踝关节假体和骨固定界面产生不利的扭矩。

胫距关节稳定时，会限制过度的前－后平移，内－外平移和内－外翻的运动。胫距关节的稳定性分为两种，即由关节表面形状提供的内在稳定性和由软组织提供的外在稳定性。

行走时正常的内翻－外翻活动范围为+10°~-2°，虽然这种运动大部分是由距下关节实现的[20-22]。胫距周围韧带和胫距骨关节面的宽度提供了内翻－外翻的稳定性。

前－后移动稳定性主要是外在的，并由踝关节韧带提供，也存在一些内在稳定性。

内－外侧移动稳定性几乎完全是内在的，并由踝穴提供，但正常踝部一般有大约2 mm的内－外侧平移运动[20, 21]。

踝关节应力

当正常行走时，胫距关节的压应力估计超过体重的4倍，后方剪切应力约为体重的80%[20]。

踝关节压应力主要由胫距关节面来承载，部分由距腓关节分担。前－后剪切应力由这些关节面和韧带来承载。内－外侧剪切应力由踝关节面承载，内－外翻扭转应力由关节表面和韧带承载。轴向压应力和剪切力在胫距关节上会产生一个复合的峰值矢量，其相对于胫骨轴线有一个后倾，如同胫骨关节的表面形态。

失败模式

关节外科假体系统的安全性和可靠性显然至关重要。因此，必须了解这些系统组件失败和退化的模式和过程，并在发生状况时确定失败的原因。

要彻底了解机械性失败，就要学会分析各区域应力[23]和了解侵蚀与磨损[24]。要分析应力，需要全面认识应力，包括材料属性和"弹

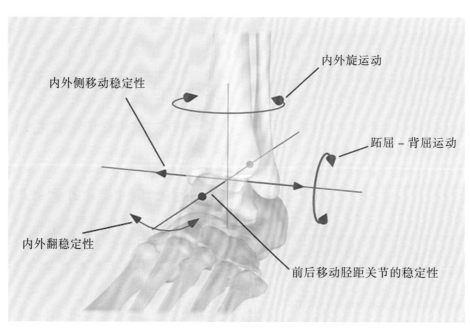

图 23.1　踝关节运动的自由度与踝关节的稳定模式

性理论"[25]。根据材料的特性和弹性理论的相关知识，使用现代技术可以合理地预测负重情况下材料的表现。

另外，了解生物学失败的风险也很重要。出现生物学失败时植入物可能没有任何损害，而是由于浸出或腐蚀导致植入物中释放出了有毒物质[26]。然而，生物学失败通常与机械性问题相关，例如磨损导致的骨坏死引起的假体松动，或者因假体下沉导致的机械性半脱位。

最后需要考虑的是，这些并发症可能是由于手术干预引起的，因此，了解这些并发症以及避免的方法很重要。

应力分析

应力分析包含在负重或热效应条件下对体内应力和应变的预测。这里仅讨论载荷的影响。

有限元分析（finite element analysis，FEA）最初于 1943 年由 Courant 引入，是由 Ritz 数值法和变分法发展而来的一种可能解决振动问题的方法。1956 年，Turner 等[27] 将其应用范围扩展，包括解决复杂结构的偏转问题。过去半个世纪的工作极大地拓展和简化了 FEA 的应用。现在机械组件的线性 FEA 应力分析是大多数高端计算机辅助设计（computer aided design，CAD）软件包的组成部分。FEA 可通过创建组件的数字三维实体计算机模型来分析机械组件，然后定义一个网格就可以模拟在预期载荷条件下组件的大致表现。

为了分析合适的网格，首先使用更高的节点密度生成具有预期高应力和应力集中的区域。将刚性或弹性约束放置在连接组件的节点运动上以模拟其附着的边界条件，并将应力置于适当的节点上以模拟预期的载荷。

然后制订一组实时微分方程并计算每个节点处近似的应力，如果需要也可计算应变或变形。通常以图形的方式展示结果，以便于定位最大应力及其数值。矫形外科内置物的设计者普遍使用此方法。

机械测试

在设计验证期间，用于分析的近似值通常使机械和临床测试成为有效研究的要求。机械测试方法由工业协会设立的"美国材料检测协会"（American Society for Testing Materials，ASTM）中的许多测试协议定义。因此，在机械测试的验证与确认阶段这些是常规方法。在将内置物批准为一般骨科用途之前，监管机构通常会使用这些方法进行机械性测试。

由于复杂的 FEA 应力分析方法和标准化测试程序的开发和使用，检测合格的内置物通常是高度可靠的，可以避免非塑性组件的断裂。

磨　损

最严重的机械性并发症是假体金属组件的磨损而不是断裂或变形。图 23.2 展示了一个严重磨损病例，显示出了多种磨损模式的效果。

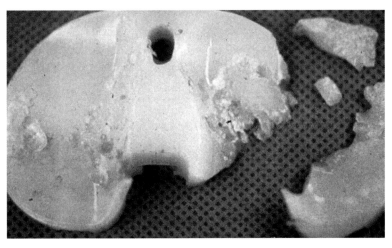

图 23.2　膝关节置换假体衬垫磨损失败的病例

由于金属支撑的髌骨[28, 29]和胫骨假体[30, 31]的灾难性问题，聚乙烯的磨损受到了广泛关注。这种磨损已被科研人员和临床医生认为是未来一段时间内人工关节领域的主要问题[32-37]。磨损相关问题包括磨穿、碎裂和磨屑颗粒的生理效应[38, 39]。

为了更好地理解磨损现象和掌握减少磨损及其不良效应的方法，我们需要检查磨料磨损、黏着磨损、第三体磨损和疲劳相关磨损，以及接触压力和应力，此外还要了解假体设计与磨损之间的关系。

磨料磨损是由金属和塑料组件之间直接接触引起的。即使是高抛光表面在显微镜下观察也是粗糙的。如果让金属直接接触金属表面上的塑料凸起（表面微凸起），当金属表面在塑料表面上移动时，将慢慢地刨削出（研磨）塑料碎片，就像用非常细的砂纸打磨木质表面一样。磨损率是金属表面光滑度的函数，随着粗糙表面的高度下降而下降(金属变得更光滑)[40]。

人体关节运动以边界优势和更具破坏性的干性摩擦为特征。如果关节表面的湿润度增加，则边界润滑将得到改善，干性摩擦阶段将会减少。

黏着磨损是由于接触表面的局部焊接和撕裂而不是刨削导致的。当相对粗糙的物体彼此接触时，接触局部产生非常高的应力，使得紧密接触的两种物体焊接或黏附起来。一个物体相对另一个物体移动将会使其中的一或两个都出现撕裂或断裂。

黏着条件下的磨损率远高于光滑表面的磨料磨损率。使用陶瓷 – 超高分子量聚乙烯（UHMWPE）界面的关节可以明显减少这种磨损[41]。

磨损发生的原因包括聚甲基丙烯酸甲酯骨水泥、骨碎片和脱落的金属颗粒之类的污染物，以及关节摩擦界面的磨损碎屑，这种磨损的机制被称为"第三体磨损"。

通常，较硬的异物会嵌入较软的衬垫中，然后这些异物会快速磨损金属表面，增加磨料磨损和黏着磨损，而更坚硬的陶瓷表面能抵抗

这些污染物的影响。

表面疲劳

TAR 中的主要磨损（称为"疲劳失败"可能更合适）模式是由于过度的脉动压力导致假体组件疲劳断裂引起。在负载条件下形态不一致的物体接触将发生形变并产生接触区域或接触面。应力将集中在接触面中心附近位于 UHMWPE 表面下方约 1mm 处，产生最严重的损害或 Von-Mises，如图 23.3 所示。

当金属组件在较脆弱的塑料表面上滑动和滚动时，峰值应力点将在塑料表面下方移动。如果应力足够高，裂缝将在表面的下方出现。之后裂缝聚合，产生凹陷、分层，并蔓延至整个组件，产生如图 23.4 所示的灾难性失败。这是滚动接触中经典的摩擦界面失败模式[42]，这种严重的磨损如图 23.2 所示。

接触应力

普通的 FEA 边界条件不能用于计算不一致接触面的接触应力，因为变形的区域是不可知的，人们不知道应用节点力的位置或这些力是什么样的，因此需要专门的软件来处理这些方向不一致的接触面。虽然这种软件通常是可以获得的，但价格昂贵，并且不是通用机械 CAD 软件包的组成部分。幸运的是，20 世纪 30 年代使用弹性方法开发了足以解决接触面不一致的膝关节假体的方程式，可用于计算两个接触物体间的接触应力[42]，可以很容易地通过程序来进行计算。一项研究采用 2 200N 的载荷通过上述方程得到的结果如图 23.5 所示。从大多数踝关节和膝关节设计中发现的过度应力来看，绝大多数设计者要么不知道这些方程式，要么忽视了其应用。可以看出，只有"区域"类型（活动衬垫）中的接触应力在推荐的 10MPa 限制内[43, 44]，其他类型（固定衬垫）的应力大大超过可耐受的极限，甚至接近或超过了 UHMWPE 的压缩屈服应力，约为 30MPa[45]。Pappas 等[45]发现测试的固定平台膝关节假体的平均磨损是活动平台假体的 6 倍。

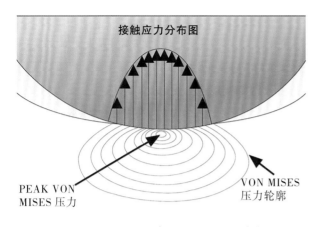

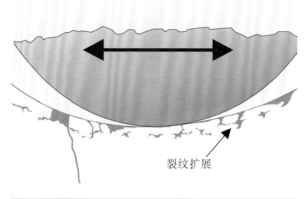

图 23.3　形态非一致物体表面接触的应力等高线

图 23.4　裂缝的形成和蔓延

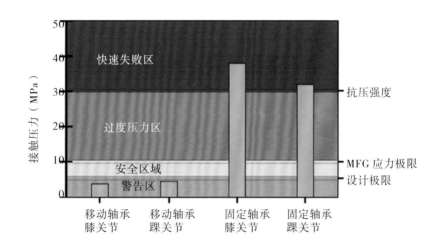

图 23.5　固定衬垫设计的 B-P 踝关节和膝关节假体的接触应力

误　区

关于一致性和不一致性效应的普遍误解包括：

（1）不一致的表面随着使用变得更加一致。

（2）活动衬垫因为拥有两个摩擦界面而出现更大的磨损。

（3）当 UHMWPE 衬垫厚度至少为 6mm 时是可以接受的。

（4）活动衬垫的踝关节假体缺乏内在稳定性。

（5）衬垫的挤压脱位是一个显著并发症。

我们认为所有上述误解都不现实，也不正确[46]。关于第 4 项和第 5 项，至少 Buechel-

Pappas 踝关节（Endotec, South Orange, NJ）系统比大多数固定衬垫假体更稳定，衬垫挤压脱位很罕见，且总继发于距骨侧假体组件下沉。

其他磨损相关的设计考量

虽然完全一致性摩擦界面的设计很简单，但是一致性摩擦界面本身存在不足。早期的 Geomedic-Geometric 设计显示其无法为轴向旋转提供足够的支持[47]，而我们需要的是机动性和一致性的结合。

在步态周期的摆动相以及其他正常活动中都会发生踝关节内翻。虽然摆动相的负载相对较低，但踝关节内翻仍很明显。为了使磨损最小化，摩擦界面必须容许内翻 – 外翻。

生物学失败

和机械性失败导致的功能障碍一样，人工关节置换的生物学失败也会导致严重的并发症，甚至死亡。最常见的生物学失败模式有感染、无菌性骨溶解、进行性骨质疏松症、缺血性坏死、假体周围骨折和肿瘤形成。

关节置换术后感染的整体发生率为1%~2%[48]。革兰氏阳性菌如金黄色葡萄球菌和表皮葡萄球菌最常见，通常认为发生在初次手术时或手术后不久皮肤切口未能及时愈合时。

小的（亚微米）聚乙烯或金属磨屑颗粒会引发炎症，巨噬细胞和巨细胞能吞噬颗粒并试图通过溶菌酶和蛋白水解酶将其消化。不幸的是，磨屑颗粒会持续存在于这些细胞的细胞质中，并持续刺激其产生消化酶，以及分泌至周围的骨质中并开始消化宿主骨。一旦在溶骨过程中丢失了足够多的骨，充满这些巨噬细胞和巨细胞的囊腔就会取代正常骨质，当超过了颗粒体积的阈值时，这些囊腔就会开始扩张。

如果溶骨性囊性变增大，则可能发生假体的固定失败，需要进行翻修，可以在这些骨缺损区域进行刮除植骨，从而恢复踝关节的稳定性和功能。

当患者无法使骨骼充分负重以保持其强度和完整性时，易发生骨的废用性萎缩，也称为进行性骨质疏松症。原因包括脑血管意外，宿主骨在置换的人工关节周围发生萎缩，假体松动或周围骨质较为脆弱而发生骨折。

当供应骨骼的血管受损时会导致骨细胞死亡，称为缺血性坏死或骨坏死。如果骨坏死区域位于距骨内，那么踝关节置换将因距骨侧假体组件下沉入缺血的骨质中而失败[49]。

这种坏死风险可以通过最小限度地干扰距骨的血供来降低，例如在距骨截骨时截骨量适合安装距骨假体即可。

虽然人工关节周围骨折可导致机械性并发症，造成关节不稳定，从而导致失败，但最严重时足够多的脂肪栓子进入血液造成心血管系统并发症，甚至可能危及生命。

假瘤或恶性肿瘤可能损害具有良好功能的人工关节。假瘤通常由积累的磨损颗粒刺激形成[50]。恶性肿瘤很少与关节置换有关，但有报道它能侵蚀植入物的骨固定，使其不能被重建。

固 定

假体下沉，特别是距骨侧组件，是全踝关节置换的主要并发症。最近Tennent等[51]量化了距骨侧准备对手术的影响，结果显示设计合适的假体系统应能实现最小的截骨量，因为具有最大承载能力的骨邻近关节表面，而且最小的截骨量能最小限度地破坏承载区域的血供。因此，安放距骨上方假体组件时的理想方法是不切除内踝或外踝表面，或不干扰跗骨窦动脉。

临床结果

上述考量的因素可用于评估全踝关节置换的假体，但假体寿命和功能的最佳证据就是其临床表现。Buechel等[52]为人工关节假体的可接受性制订了简单、必要但不充分的条件，具体如下：

（1）有可靠的临床证据表明10年假体存活率为90%。

（2）在正常行走时，关节面接触应力峰值必须低于10MPa。

此外，需要分析手术操作和安装器械能否降低手术并发症的发生率。

踝关节融合术

由于历史上TAR的总体临床表现较差，因此，踝关节融合术仍然是大多数足踝外科医生进行踝关节重建的首选方案，但关于此类手术长期疗效的文献报道似乎很少。Coester等[9]的研究数据不可靠，因为患者的失访率高达64%（波动范围41%~64%），结果只显示出关节融合后功能上的重大损失。Buchner和Sabo[53]对48例患者进行了平均9年的随访，结果显示疼痛明显缓解，但是有相当数量的患者（占

21%）在踝关节融合术后仍存在中到重度疼痛。此外，他们的研究还发现再次手术的失败率为19%。

这些临床研究清楚地表明，与全髋或全膝关节置换术相比踝关节融合术的成功率并不显著，而假体设计合理的髋膝关节置换术的预期成功率高达90%。

第一代固定平台全踝关节置换术

临床疗效

1982 年 7 月 2 日，星期五，在联邦注册系统 Vol.47, No.128，美国 FDA 公布了第 888.3110 的试行规则，案卷号 78 N-3060，踝关节金属/聚合物半限制性假体[10]。骨科器械分类专家组发现，有足够的科学证据支持 II 类的划分（参见试行规则第十一节监管历史：踝关节金属/聚合物非约束假体的监管历史）。专家组是基于开发人员关于 4 种半限制性踝关节假体的 4 次口头汇报做出的推荐。

美国 FDA 同意了该小组的建议，并寻求有关这些假体安全性和有效性的其他数据和信息。美国 FDA 引用了以下其他 3 种假体的研究，分别是 Stauffer[54]、Scholz[55] 和 Waugh[56] 的研究报告。

专家组和美国 FDA 将半限制性假体划归为 II 级，是建立在早期踝关节假体设计令人鼓舞的短期结果上，而这些临床结果都是基于踝关节系统开发者的演讲报告和研究论文。这种划分是不合理的，特别是根据目前已知的情况来看，因为这些参考和展示不能被认作是假体安全性和有效性的合理证据。此外，长期的随访研究清楚地显示这些踝关节假体是失败的。表 23.1 列出了这些全踝关节置换系统的表现。

美国 FDA 在踝关节假体分类中关注的全踝关节置换系统无一个取得成功，而且都被弃用。

分　析

早期踝关节置换失败的主要原因是过度的限制性、过大的接触应力和过度的截骨量导致假体组件的松动和下沉。

Neufeld 和 Lee[60] 表示，"在早期成功后，踝关节置换的长期随访结果显示都失败。" Lachiewicz 等[61] 提供了 15 例患者的数据，使用的 Mayo 踝关节系统是当时应用最广泛的假体之一，平均随访 3.3 年，效果优良。而 Unger 及其同事[57] 对相同的 15 例患者进行了

表 23.1　典型的早期固定衬垫踝关节置换系统的长期结果

作者	假体系统	病例数	诊断（例）	平均随访时间（年）	假体生存率
Jensen, Kroner[1]	TPR	148	RA(21), OA(2), RA(125)	4.9	48%
Kitaoka 等[3]	Mayo	79	SA(65), OA(14)	5, 10, 15	79%, 65%, 61%
Kitaoka, Patzer[2]	Mayo	168	RA(96), SA(64), OA(8)	9	64%
Wynn, Wilde[4]	Beck-Steffee	30	RA(18), SA(12)	2, 5, 10	73%, 40%, 10%
Helm, Stevens[5]	ICLH	19	RA(19)	4.5	83%
Bolton-Maggs 等[6]	ICLH	62	RA(34), OA(13), SA(15)	5.5	47%
Unger 等[57]	Mayo	23	RA(23)	5.6	65%
Takakura 等[58]	Takakura Cemented	33	OA(20), RA(11), SA(2)	8.8（金属），6.7（陶瓷）	15%
Kofoed[59]	Cylindrical 2-piece Cemented	28	RA(13), OA(1)	12	70%

长达 6.2 年的随访后，临床评分和影像学检查都表现出了显著退步。

Neufeld 和 Lee 也指出了"早期假体长期随访失败的几个可能原因。首先，许多早先的设计需要过多的截骨并依靠骨水泥将假体固定在脆弱的松质骨上。限制性假体对骨水泥－松质骨界面施加过大的压力。随后失败的主要原因——无菌性松动出现了。非限制性假体失败的原因是踝部和软组织的撞击。因此，早期设计失败的可能原因是缺乏对踝关节解剖学、运动学、对线及稳定性的认识。"此外，他们还认为，"它们（早期限制性全踝关节置换设计）未能引入踝关节的生物力学特性。植入物的设

计应允许关节负荷有效转移，且具备内在稳定性。在骨量损失最小的情况下便于手术植入或移除假体，并对磨损、蠕变、疲劳失败和压缩剪切载荷具有抗性。"

因此，尽管早期临床结果令人满意，但长期研究证明，这些全踝关节置换假体效果不好，随后被骨科协会弃用，转而选择了踝关节融合术。

第一代活动衬垫全踝关节置换术

从表 23.2 和 23.3 可以看出，早期 LCS（B-P）和 STAR 踝关节假体的表现虽然比不上髋膝关节置换的接受标准，但在性能上优于

表 23.2 LCS 和 B-P 踝关节假体的长期临床结果

	Buechel[17]	Buechel[62]	Keblish[63]	Doets[14]	Doets[64]	San Giovanni[16] 9180 Giovanni[16]
病例数	40 例 (38 例) 患者	23	237	58	30 例 (28 例) 患者	21
男 / 女	男性 =20 女性 =20	男性 =12 女性 =11			男性 2 例 女性 26 例	
平均年龄 (岁)	55	56	57	55	56	—
诊断	PTA=21(52.5 %) OA=7(17.5 %) RA=9(22 %) 关节融合 = 3(7.5 %)	PTA=10(43.5 %) OA=4(17.4 %) RA=6(26.1 %) AVN=2(8.7 %) 关节融合 = 1(4.3 %)	PTA,OA, RA	RA,JCA, PA	RA=25(88 %) JCA=1(4 %) PA=1(4 %) OA=1(4 %)	RA
随访时间	平均 10 年 (2~20 年)	平均 35 个月 (24~64 个月)	平均 45 个月 (18~72 个月)	平均 6 年 (2~13 年)	平均 6 年 (3~9 年)	平均 5.5 年 (3.3~9 年)
伤口延迟愈合	9(23 %)	4(19 %)	2(1 %)	0	3(10 %)	
距骨组件下沉	6(15 %)	0	3(2 %)	0	0	2(10 %)
衬垫磨损	4(10 %)	1(5 %)	11(5 %)	0	3(10 %)	0
衬垫严重磨损	4(10 %)	0	17(7 %)	2(3 %)	0	1(5 %)
踝部骨折	3(8 %)	1(5 %)	6(11 %)	—	5(17 %)	—
感染	2(5 %)	1(5 %)	9(4 %)	1(2 %)	1(3 %)	2(10 %)
反射性交感神经营养不良	2(5 %)	2(10 %)	1(1 %)	0	0	—
内翻 / 外翻畸形	—	—	—	6(10 %)		—
胫骨组件松动	0	0	6(3 %)	3(5 %)	1(3 %)	1(5 %)
生存期 (%)	74.2(Kaplan-Meier) 20 年内因任何原因翻修	100(Kaplan-Meier) 5 年内因任何原因翻修	90.7(Kaplan-Meier) 6 年内因任何原因翻修			
总体平均临床评分 (分)	70(NJOHAEF)	83.7(NJOHAEF)	81.5(NJOHAEF)	74(NJOHAEF)	84 (NJOHAEF)	87(AOFAS)

表 23.3　Scandinavian（STAR）踝关节假体系统的长期临床结果[11]

研究	Valderrabano[13]	Schernburg[65]	Kofoed[66]	Kofoed[67]
假体	STAR 活动衬垫假体	STAR 活动衬垫假体	STAR 活动衬垫假体	STAR 活动衬垫假体
病例数	68（65 例患者）	131 例	骨水泥型 =33 例 非骨水泥型 =25 例 共 58 例	76 例
男 / 女	男性 =31 例（48 %） 女性 =34 例（52 %）		男骨水泥型 =14 例 女骨水泥型 =19 例 男非骨水泥型 =16 例 女非骨水泥型 =9 例	男性 =35 例（46 %） 女性 =41 例（54 %）
平均年龄（岁）	56	—	骨水泥型 =60 例 非骨水泥型 =58 例	56
诊断	PTA = 48 例（71 %） OA = 11 例（16 %） RA = 9 例（13 %）	OA，RA	骨水泥型 RA = 13 例 骨水泥型 OA = 20 例 非骨水泥型 RA = 3 例 非骨水泥型 OA = 22 例	OA = 44 例（58 %） RA = 22 例（29 %） PA = 4 例（6 %） AVN = 4 例（6 %） 关节融合失败 =1 例（1 %）
随访时间	平均 3.7 年 （2.4~6.2 年）	平均 6 年	骨水泥型 9.3 ± 2.7 年 非骨水泥型 9.5 ± 1.7 年	10 年
伤口延迟愈合	—	—	—	—
距骨组件下沉	1 例（4 %）	—	—	—
衬垫磨损	1 例（4 %）	—	—	—
衬垫严重磨损	3 例（13 %）	—	非骨水泥型 =1（2 %）	—
踝部骨折	0	—	—	—
感染	0	—	—	—
反射性交感神经营养不良	1 例（6 %）	—	非骨水泥型 =1（2 %）	—
胫骨组件松动	2 例（9 %）	—	骨水泥型 =6（10 %）非骨水泥型 =1（2 %）	—
生存期（%）	在 6 年时 87 %（在组件翻修后）	在 6 年时 87.3 %（Kofoed, 1986）	在 9 年时骨水泥型 70 %，非骨水泥型 95 %（因任何原因翻修或取出假体）	在 10 年时 86.7 %（Kofoed, 1986）（因任何原因翻修）
总体平均临床评分	85 例（AOFAS）	85 例（Kofoed, 1986）	骨水泥型 =74.2 ± 19.3 非骨水泥型 =91.9 ± 7.4	—

踝关节融合术，因此被认为是可接受的假体。

分　析

STAR 假体

在第一代活动衬垫假体设计中，STAR 系统的临床表现最好，而且该假体可提供基本正常的步态[59]。基于非劣效性临床试验将其与踝关节融合术进行对比，良好的临床表现得到了入市批准条款的认可，这是美国 FDA 首次允许在美国销售活动衬垫的全踝关节假体[68]。STAR 系统的主要缺点是在内翻或外翻时会失去一致性。因此，Queen 等[69] 分享了一个观点，即该系统的对线和关节稳定性是强制性的。

B-P Mark I（LCS）假体

LCS 的设计尽管在短期内表现良好，但随着时间的推移性能开始下降。最常见的失败原因与距骨的下沉有关。这种下沉可归结为几个原因。长的鳍状设计允许远端固定，但却导致近端距骨产生应力保护。这导致了距骨的萎缩和塌陷，使距骨侧假体组件下沉、衬垫受到挤压和磨损。

在检查距骨的血供时发现[70]，相对较长的中央鳍状龙骨可能会过度干扰血供，进一步导致距骨的坏死和塌陷。该原因和其他评估结果促成了 Mark Ⅲ B-P 踝关节系统的发展。

在美国可选择的全踝关节置换系统

美国 FDA "清理"的固定衬垫假体

假体系统如 INBONE Ⅰ、INBONE Ⅱ 和 INFINITY 全踝关节系统（Wright Medical Technology, Memphis, TN），Salto Talaris 解剖型踝关节假体系统和 Salto Talaris XT 踝关节翻修假体系统（Tornier, Inc., Bloomington, MN），Agility 和 Agility LP 全踝关节置换系统（DePuy Synthes, Warsaw, IN）在美国的销售已被"清理"（未批准），因为发现它们与美国 FDA 建立的那些需清理类别中的假体本质上是相同的。不幸的是，在全踝关节置换假体中这种划分仅提供了负面意义，因为后来发现归于此类的所有假体都是失败的，并已退市，尽管其中大多数假体的短期结果令人满意。因此，虽然可以销售，但并不意味着它们是安全的，因为本质上它们与失败的假体相同，所以更合理的推论是这些假体系统也不安全。Neufield 和 Lee[60] 的评价适用于这些假体，同时它们也可以使用美国 FDA 的分类系统。此外，这些假体还都存在一个严重的、根本性的设计缺陷，即过度的接触应力和（或）过高的限制性。

INBONE Ⅰ 和 Ⅱ 全踝关节置换系统、Salto Talaris 解剖型踝关节假体和 Salto Talaris XT 踝关节翻修假体系统几乎都未公布临床数据，也无长期的生存率数据。虽然关于 Agility 全踝关节置换系统的数据很多，但通常都是负面的结果[11]。因此，这些假体似乎都不适合作为踝关节融合术的替代方案，因为它们都是未经证实的、具有严重设计缺陷的失败假体。

除了固定衬垫的一般缺陷，即过高的限制性和（或）过度的接触应力之外，INBONE 假体设计还存在其他缺点，包括：

（1）过度截骨。如图 23.6 所示，距骨的整个穹窿被切除了，骨质强度被极大地弱化，而且大直径距骨侧假体组件固定桩极大地干扰了距骨的血供。

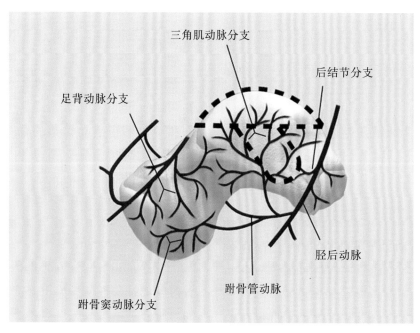

图 23.6 过度的距骨截骨和破坏血供

（2）复杂的胫骨假体柄是不必要的[17, 62]。INBONE 的胫骨柄增加了成本，使假体植入变得复杂，并且增加了组件间微动和产生反应性金属磨屑颗粒的可能性。有论点认为踝关节假体由于缺乏长柄和胫骨窗会产生胫骨侧组件的固定问题，这一点没有任何证据支持，就算采用 B-P 假体时成功应用胫骨窗和短柄，这个论点也不正确。距骨侧组件的固定问题才是最重要的并发症，而不是胫骨侧固定[14, 64]。

（3）精确的假体植入可以克服过度限制性和过大接触应力引发的所有问题，这个论点是无效的。

成功的 European Salto 活动衬垫全踝关节假体的固定衬垫改良版已在美国推出，并已取得了早期随访（2.8 年）的成功。Schweitzer 等[72]推测这些假体短期内（2 年随访）与 STAR 系统的效果相当。Queen 等[73]发现固定衬垫和移动衬垫假体在短期内几乎没有功能上的差异。由于固定衬垫的早期结果经长期随访后疗效变得令人失望，因此必须经过 10 年以上的谨慎评估，这种成功才有意义。在该系统中人们再次看到了不必要的截骨量和距骨血供的干扰，虽然没有达到 INBONE 全踝置换系统的程度，但长期使用预计会出现距骨下沉。

Agility 全踝关节置换假体已有近 30 年的历史，由于其临床表现较差[11]，已经进行了一系列改良以克服各种设计缺陷。最新的迭代产品即 Agility LP 全踝关节置换系统似乎确实有部分改进，但过度的截骨量、过度的限制性和过高的接触应力等基本问题依然存在。由于这种设计非常新，且假体的使用受到了限制，以至于没有可用的有关其性能的有用的临床数据，而且这些数据也可能不会出现。

美国 FDA "批准" 的活动衬垫踝关节置换假体

STAR 系统是唯一获得批准的踝关节假体，在与踝关节融合经过 2 年的 "非劣效性" 对比研究后于 2009 年获得了批准[74]。Saltzman 等[68]报告了这项研究的结果，该研究包含来自 10 个中心的 158 例踝关节置换患者和来自 5 个不同中心的 66 例踝关节融合患者。此外，他们还报告了美国 FDA 监测的 435 例患者持续评估 STAR 假体的临床研究。

从这些研究中，特别是对使用改进后的安装器械的病例进行的持续随访研究，可以清楚地看出，至少在短期内 STAR 系统的踝关节置换与踝关节融合术的效果一样好。结合表 23.3 中列出的 STAR 系统的临床结果，显示出与踝关节融合术相比，STAR 系统的中长期疗效似乎更好。

未来展望

STAR 假体系统的疗效虽然优于踝关节融合术，但并未接近设计良好的髋膝关节假体，甚至不如其他全踝关节置换假体的表现。幸运的是，B-P 踝关节的设计已经发展到可以在性能上与髋膝关节假体相媲美的程度[17, 75]。虽然最新的 B-P 踝关节假体的临床结果符合试行规则 2.7 章中描述的髋膝关节的验收标准，但已经观察到了囊性变形成导致的距骨侧甚至胫骨侧假体组件下沉的问题[50, 76]。虽然衬垫的磨损极少，但即使轻微磨损也会产生这种囊性变。

目前正在研究一种包含抛光更好的距骨侧假体组件和更耐磨的高交联 UHMWPE 的解决方案，初步结果良好。希望美国在不久的将来，踝关节置换可以获得与设计良好的髋膝关节置换一样的疗效。

总　结

美国 FDA 对全踝关节置换系统的清理并不意味着安全，通过美国 FDA 对踝关节置换术的 Ⅱ 级分类发现，有些踝关节假体与已发现失败的系统 "基本等同"。因此，所有经美国 FDA 批准的固定衬垫踝关节假体都不被认为是可接受的。美国市场上可获得的所有踝关节假体都未满足合理的设计标准，因为它们都存在严重的设计缺陷，此外也没有可接受的、公开发表的长期（＞10年）临床疗效的随访数据，因此，不应考虑将这些设计应用于临床。

只有 STAR 假体系统具有合理的中期和长期临床结果，并获得了美国 FDA 批准，且疗效可能优于踝关节融合术，被接受用于全踝关节置换术，不过我们相信，更好的假体系统很快就会出现。

参考文献

[1] Jensen NC, Kroner K. Total ankle joint replacement: a clinical follow up. Orthopedics, 1992,15(2):236-239.

[2] Kitaoka HB, Patzer GL. Clinical results of the Mayo total ankle arthroplasty. J Bone Joint Surg, 1996, 78A(11):1658-1664.

[3] Kitaoka HB, et al. Survivorship analysis of the Mayo total ankle arthroplasty. J Bone Joint Surg, 1994, 76A: 974-979.

[4] Wynn AH, et al. Long-term follow-up of conaxial (Beck-Stefee) total ankle arthroplasty. Foot Ankle, 1992, 13: 303-306.

[5] Helm R, Stevens J. Long-term results of total ankle replacement. J Arthroplasty, 1986,1(4):271-277.

[6] Bolton-Maggs BG, Sudlow RA, Freeman MA. Total ankle arthroplasty: a long-term review of the London hospital experience. J Bone Joint Surg, 1985, 67B(5): 785-790.

[7] SooHoo NF, Zingmond DS, Ko CY. Comparison of reoperation rates following ankle arthrodesis and total ankle arthroplasty. J Bone Joint Surg, 2007, 89A(10): 243-249.

[8] Krause FG, Windolf M, Bora B, et al. Impact of complications in total ankle and ankle arthrodesis analyzed with a validated outcomes measurement. J Bone Joint Surg, 2011,93A(9):830-839.

[9] Coester LM, Salzman CJ, Leupold J, et al. Long-term results following ankle arthrodesis for post traumatic arthritis. J Bone Joint Surg, 2001,83A(2):219-228.

[10] Federal Register. Section 888.3110: 47/128:29070, 1982.

[11] Buechel FF, Pappas MJ. Principles of human joint replacement—design and clinical application. Berlin Heidelberg: Springer Verlag, 2011. Chapter

[12] AOFS announces results of clinical trials with the Star ankle replacement device. www.News-medical.net/2009826/AOFSannounces- results-of-clinical-trials. Accessed 3 Mar 2012.

[13] Valderrabano V, Hintermann B, Dick W. Scandinavian total ankle replacement. Clin Orthop, 2004,424:47-56.

[14] Doets HC. 2-13 year results with the LCS/Buechel-Pappas mobile bearing prosthesis. ERASS, 2002.

[15] Su EP, Kahn B, Figgie MP. Total ankle replacement in patients with rheumatoid arthritis. Clin Orthop, 2004, 424:32-38.

[16] San Giovanni T, et al. Eight year results of a minimally constrained total ankle arthroplasty. Foot Ankle Int, 2006,27:418-426.

[17] Buechel FF, Buechel Jr FF, Pappas MJ. Twenty year evaluation of cementless mobile-bearing total ankle replacement. Clin Orthop, 2004,424:19-26.

[18] Leardini A, et al. Mobility of the human ankle and the design of total ankle replacement. Clin Orthop, 2004, 424:39-46.

[19] Leardini A, et al. Kinematics of the human ankle complex in passive motion—a single degree of freedom system. J Biomech, 1999,32:111-118.

[20] Stauffer RN, Chao EYS, Brewster RC. Force and motion analysis of the normal, diseased and prosthetic ankle joint. Clin Orthop Relat Res, 1977, 127: 189-196.

[21] Fitzgerald E, Chao EYS, Hoffman RE. Goniometric measurement of ankle motion: a method for clinical evaluation. In: Proceedings of the 23rd Annual Meeting of the ORS, Las Vegas Nevada, 43, 1977.

[22] Stauffer RN, Chao EYS. Torsional stability of the Mayo total ankle arthroplasty. In: Proceedings of the 25th Annual Meeting of the ORS, San Francisco, CA, 1979.

[23] Harris EC. Elements of structural engineering. New York: Roland Donald Press, 1954.

[24] Ludema KC. Wear. ASM Handbook, volume 18, friction, lubrication, and wear technology, 1992:175-280.

[25] Amenzade YA, Theory of elasticity. Mir, Moscow, 1979.

[26] Black J. Biological performance of materials—fundamentals of biocompatibility. N.Y.: Marcel Dekker, 1981.

[27] Hutton DV. Fundamentals of finite element analysis. New York: McGraw-Hill, 2004.

[28] Stulberg SD, et al. Failure mechanisms of metal-backed patellar components. Clin Orthop Relat Res, 1988, 236:88-105.

[29] Bourne RB,et al. Metal-backed total knee replacement patellar components: a major problem for the future, Paper No. 315 presented at the 58th Annual Meeting of the AAOS, 1990.

[30] Jones SMG, et al. Polyethylene wear in uncemented

knee replacements. J Bone Joint Surg, 1992, 74B(1): 18-22.

[31] Engh GA, Dwyer KA, Hannes CK. Polyethylene wear of metalbacked tibial components in total and unicompartmental knee prostheses. J Bone Joint Surg, 1992,74B(1):9-17.

[32] Rose RM, Goldfarb EV, Ellis E, Crugnola AM. On pressure dependence of the wear of ultra—high molecular weight polyethylene. Wear, 1983,92:99-111.

[33] Bartel DL, et al. Performance of the tibial component of the total knee replacement. J Bone Joint Surg, 1982, 64A:1026.

[34] Bartel DL, Bicknell VL, Wright TM. The effect of conformity, thickness and material on stresses in ultra-high molecular weight polyethylene components for total joint replacement. J Bone Joint Surg, 1986, 68A: 1041.

[35] Pappas MJ, Makris G, Buechel FF. Evaluation of contact stress in metal plastic knee replacements. In: Pizzoferrato A, editor. Biomaterials and clinical applications. Amsterdam: Elsevier, 1987: 259-64.

[36] Pappas MJ, Buechel FF. New Jersey knee simulator. Proceedings of the Eleventh International Biomaterials Symposium held at Clemson, SC. 101, 1979. 37. Bartell DL, Wright TM, Edwards DL. The effect of metal backing on stresses in polyethylene acetabular components. The Hip: Proceedings of Hip Society CV Mosby, St. Louis, 1983: 229.

[38] Willert HG, Semlitsh M. Reaction of the articular capsule to wear products of artificial joint prostheses. J Biomed Mater Res, 1977,11:134-164.

[39] Gelante JO, et al. The biological effects of implant materials. J Orthop Res, 1991,9:760-775.

[40] Dowson D, et al. Influence of counterface topography on the wear of UHMWPE under wet and dry conditions. In: Lee HL (ed) The Proceedings of the American Chemical Society, Polymer Wear and tis Control, ACS Symp, 1985, 287:171-187.

[41] Pappas MJ, et al. Comparison of wear of UHMWPe cups articulating with Co-Cr and TiN coated femoral heads. Transactions of the Society of Biomaterials, 1990, 13:36.

[42] Seely FB, Smith JO. Advanced mechanics of materials, chapter 1. New York: Wiley, 1958.

[43] Pappas MJ, Makris G, Buechel FF. Contact stresses in metal—plastic total knee replacements: a theoretical and experimental study. Biomedical Engineering Technical Report. Biomedical Engineering Trust, South Orange, NJ, 1986.

[44] Hostalen GUR. Hoechst Aktiengesellschaft, Verkauf Kunstoffe, 6230 Frankfurt Am Main, 1982,80:22.

[45] Pappas MJ, Makris G, Buechel FF. Wear in prosthetic knee joints. Scientific Exhibit, 59th Annual Meeting of the AAOS, Washington, DC, 1992.

[46] Buechel FF, Pappas MJ. Principles of human joint replacementDesign and clinical application. Chapter 2. Springer, Berlin, 2011.

[47] Riley D, et al. Long term results of geomedic total knee replacement. J Bone Joint Surg, 1984,66A:734.

[48] Moyad TF, Thornhill T, Estok D. Evaluation and management of the infected total hip and knee. Orthopaedics, 2008,31(6):581-588.

[49] Buechel FF, Buechel Jr FF, Pappas MJ. Ten-year evaluation of cementless meniscal bearing total ankle replacement. Foot Ankle Int, 2003,24(6):462-472.

[50] Buechel FF. Osteolysis after total ankle replacement Presented at the 35th Annual Orthopaedic Surgeon & Trauma Society Meeting. Bonaire, Netherlands Antilles, 2009.

[51] Tennant JN, Rungprai C, Pizzamenti MA, et al. Risks to the blood supply of the talus with four methods of total ankle replacement. J Bone Joint Surg, 2014, 96A(5): 395-402.

[52] Buechel FF, Pappas MJ, Greenwald AS. Use of survivorship and contact stress analysis to predict the long-term efficacy of new generation joint replacement designs—a model for FDA device Evaluation. Orthop Rev, 1991,20(1):50-55.

[53] Buchner M, Sabo D. Ankle fusion attributable to posttraumatic arthritis—a long-term follow-up of 48 patients. Clin Orthop Relat Res, 2003,406:155-164.

[54] Stauffer RN. Total joint arthroplasty. Ankle Mayo Clin Proc, 1979,54(9):570-575.

[55] Scholz KC. Total ankle arthroplasty using biological fixation components compared to ankle arthrodesis. Orthopedics, 1987,10(1):125-131.

[56] Waugh TR, Evanski PM, McMaster WC. Irvine ankle arthroplasty—Prosthetic design and surgical technique. Clin Orthop, 1976,114:180-184.

[57] Unger AS, Inglis AE, Mow CS,et al. Total ankle arthroplasty in rheumatoid arthritis: a long-term follow-up study. Foot Ankle, 1988,8(4):173-179.

[58] Takakura Y, Tanaka Y, Sugimoto K, et al. Ankle arthroplasty—a comparative study of cemented metal and uncemented ceramic prostheses. Clin Orthop, 1990, 1(252):209-216.

[59] Kofoed H. Scandinavian Total Ankle Replacement (STAR). Clin Orthop, 2004,424:73-79.

[60] Neufeld SK, Lee TH. Total ankle arthroplasty—indications, results, and biomechanical rationale. Am J Orthop, 2000,593-602.

[61] Lachiewicz PF, Inglis AE, Ranawat CS. Total ankle replacement in rheumatoid arthritis. J Bone Joint

Surg, 1984,66A(3):340-343.

[62] Buechel FF, Pappas MJ. The New Jersey low-contact stress ankle replacement system—biomechanical rationale and review of the first 23 cementless cases. Foot Ankle Am Orthop Foot Ankle Soc, 1988, 8(8): 279-290.

[63] Keblish PA et al. Cementless Meniscal Bearing (Shallow Sulcus) TAR: Multicenter clinical trial of 237, Unpublished, 1990.

[64] Doets HC, et al. Total ankle arthroplasty in inflammatory joint disease. J Bone Joint Surg, 2006, 86A: 1272-1286.

[65] Schernberg F. Current results of ankle arthroplasty—European multi-center study of cementless ankle arthroplasty. Chapter 9. In: Kofoed H (ed.) Current status of ankle arthroplasty. Springer, Berlin, 1998.

[66] Kofoed H, Sorensen TS. Ankle arthroplasty for rheumatoid arthritis and osteoarthritis: prospective long-term study of cemented replacements. J Bone Joint Surg, 1998, 80B(2):328-332.

[67] Kofoed H, Danborg L. Biological fixation of ankle arthroplasty. Foot, 1995,5(1):27-31.

[68] Saltzmen CL, Mann RA. Ahrens,et al. Prospective controlled trial of STAR total ankle replacement versus ankle fusion—initial results. Foot Ankle Int, 2009, 30(7):579-596.

[69] Queen RM, Adams SB, Viens NA, et al. Differences in outcomes following total ankle replacement in patients with neutral alignment compared with tibiotalar joint malalignment. J Bone Joint Surg, 2013, 95A(21):1927-1934.

[70] Mulfiner GL, Trueta J. The blood supply of the talus. J Bone Joint Surg, 1970,52A(b):160-167.

[71] Wright Medical Technologies. INBONE total ankle system, surgical technique. Chapter 1, 2009.

[72] Schweitzer KM, Adams Jr SB, Viens NA, et al. Early prospective clinical results of a modern fixed-bearing total ankle arthroplasty. J Bone Joint Surg, 2013, 95A(11):1002-1011.

[73] Queen RM, Sparling TL, Butler RJ, et al. Patient reported outcomes, function, and gait mechanics after fixed and mobile-bearing total ankle replacement. J Bone Joint Surg, 2014,96A(12):987-993.

[74] U.S. Food and Drug Administration. STRA Ankle Premarket Approval Panel Meeting Presentation. http://www/fda/ohrms/dockets/ac/07/slides/2007-4299s1-01.pdf. Accessed 24 Apr 2007.

[75] Doets HC, Brand, Nelissen RE. Total ankle arthroplasty in inflammatory joint disease with the use of two mobile-bearing designs. J Bone Joint Surg, 2006, 88(6):1272-1284.

[76] Bourke G. A Comparison of CT and plain film assessment of osteolysis following total ankle joint arthoplasty. Presented at the 40th Annual Ortho. Surg. & Trauma Society Meeting, Cozumel, Mexico, 2014.

第 24 章　全踝关节置换术后伴有或不伴有假体下沉的无菌性骨溶解的翻修

Norman Espinosa, Stephan Hermann Wirth

引　言

最近的 20 年中全踝关节置换（TAR）已经在假体设计和生物力学行为方面有了巨大进步[1]。当前设计较好的假体复制了正常踝关节的活动度。与第一代和第二代 TAR 设计相比，总体疗效已经显著改进，但如今的 TAR 假体生存率与同期的髋膝关节置换相比仍然较低或不确定[2]。

TAR 假体设计的进步使得人们对 TAR 翻修重燃兴趣，因为其可以在处理失败 TAR 时作为踝关节融合或膝下截肢的一个替代选择。此外，足踝外科医生经验的增长以及现代 TAR 假体的可靠性的增强也促进了全球范围内 TAR 植入数量的迅速增加。然而，这种热情一定要缓和下来，以避免扩大 TAR 的适应证（例如年轻患者或严重畸形），因为适应证扩大具有导致过早失败的潜在风险。

总之，有两种方法可处理 TAR 无菌性松动：①将 TAR 转换为踝关节融合；②更换 TAR 假体组件。

挽救性踝关节融合术经常用来补救未行初次踝关节融合的 TAR 病例[2-4]。然而，TAR 失败后的挽救性踝关节融合并不容易，且需要术者有丰富的经验。最近的科研数据显示挽救性踝关节融合术的临床结果较初次踝关节融合术差[3]。

更换 TAR 假体组件需要一个能够提供这种可能性的假体设计，但只有极少数医生具有足够的实际 TAR 翻修经验，而且不幸的是，能够用于指导处理的有意义的临床数据很少。文献中对失败 TAR 的治疗方案仅有零散的可用信息，而对于如何处理困难病例没有明确的指导方法。本章节对 TAR 无菌性松动和伴有或不伴有金属组件下沉的处理方法进行了综述。

N. Espinosa, MD (✉)
Institute for Foot and Ankle Reconstruction Zurich,
Kappelistrasse 7, Zurich 8002, Switzerland
e-mail: espinosa@fussinstitut.ch

S. H. Wirth, MD
University Hospital Balgristof,
Forchstrasse 340, Zurich 8004, Switzerland
e-mail: Stephan.wirth@balgrist.ch

© Springer International Publishing Switzerland 2016
T.S. Roukis et al. (eds.), *Primary and Revision Total Ankle Replacement*,
DOI 10.1007/978-3-319-24415-0_24

失败的全踝关节置换术

正常的踝关节很神奇，对于行走时的高应力有难以置信的承受能力[5]。然而，在退变的踝关节，通过关节的应力从 5 倍体重降至 3 倍体重，而在 TAR 中骨质强度应当至少高于正

275

常情况的 3 倍 [6, 7]。因此，为了确保在高活动状态时保持适合的稳定性并防止假体下沉 [8]，金属 TAR 组件和骨质的良好固定是必须的。胫骨和距骨侧假体组件为金属材料制作，而它们之间的衬垫是由聚乙烯材料制作成的。目前的设计衬垫材料使用的是超高分子量聚乙烯（UHMWPE）[9, 10]。为了避免 UHMWPE 衬垫的过早磨损，它应当有合适的厚度并能对抗压应力和剪切力 [11]。过早磨损应被认为是 TAR 失败的潜在因素，并取决于 TAR 组件的强度（超微结构）、几何学和对线 [9, 11]。如今我们还不清楚 UHMWPE 衬垫的最佳厚度。最佳的 UHMWPE 衬垫应当薄，结实耐用，且位于最初的关节线水平。

一个"完美"的 TAR 在解剖学和生物力学上可以复制踝关节，即形合度应当最大化并且限制性最优化。高度的形合度将应力分散到一个大的接触面积上并减少了峰值压力及 UHMWPE 磨损。最优的限制性提供了合适的稳定性，而且不增加骨 - 假体界面的剪切力 [12-15]。

现代的 TAR 设计提供了更好的解剖学和生物力学性能，并使金属组件和骨质进行生物整合 [16, 17]。通常，距骨和胫骨侧假体组件表面是羟基磷灰石钙复合多孔金属涂层。

目前的 TAR 解剖学设计采取非骨水泥固定，需要更少的截骨量，采用小号的金属组件使得第三体磨损减少，并可忽略热破坏 [18]。

在 TAR 术后无菌性松动中，假体组件暴露会增加冠状面、横断面及矢状面的活动。不正常的运动学导致应力通过支撑骨质传导时在不同区域会出现峰值应力。根据 Wolff 定律进行骨性重塑，会增强或减弱骨骼的超微结构。

在胫骨假体无菌性松动病例中，胫骨干骺端的环形皮质逐渐硬化，并且在中心部位出现松质骨减少或囊性变形成。相反，距骨假体松动导致植入物前 - 后和近 - 远摆动，增加距骨前后方的硬化并导致其他区域囊性变形成 [8, 19-21]。

全踝关节置换翻修术

TAR 的失败因素有很多，包括患者的选择不合适、假体特性、手术技术及术者的失误 [22]。在所有可能潜在影响疗效的患者因素中，严重肥胖是需要关注的负面因素，其他影响因素如合并症、药物、心理障碍、生活方式和习惯（例如吸烟、职业和娱乐方式）等同样重要。所有这些因素可能会导致无菌性松动，也可能继发于骨整合差、假体型号不准确、对线不良和 UHMWPE 衬垫磨损。患者一旦符合 TAR 翻修手术的适应证，就需要强调几个问题：首先，骨量缺失可能是假体植入时截骨造成，也可能继发于假体周围骨溶解。第二，踝关节周围软组织很脆弱。由于前期踝关节的多次手术，尤其是对类风湿关节炎患者，挽救性 TAR 翻修手术相对于其他主要关节更加困难。第三，可能由于伴随的距下关节骨关节炎和胫骨或距骨侧假体下沉导致不同程度的后足固定畸形和软组织挛缩，会使翻修手术复杂化。第四，骨质量差会损害固定效果，因此必须选择特定的固定策略。第五，必须确认和处理踝关节的任何不平衡，从而避免对线不良和（或）TAR 的不稳定，如果不纠正会对 TAR 的假体生存率产生不利影响。这个步骤包括对外侧或内侧韧带可能存在的功能不良的评估。偶尔需要选择截骨矫形或关节融合来平衡和稳定后足，以恢复并维持正常力线 [23, 24]。

术前分析

与所有足踝病理检查类似，患者应当在行走和站立位时赤脚检查，并评估下肢和后足的对线情况。矢状面力线评估是基本的，应当仔细评估腓肠肌或跟腱挛缩导致的马蹄足畸形，因为其可能在后足矫形中起到重要作用。马蹄足挛缩畸形必须通过辅助手术来改善步态。还需要评估后足、中足和（或）前足的冠状面对线不良（例如内翻或外翻畸形以及中足旋前或旋后畸形）。另外，应当仔细确认任何关节僵硬或软组织挛缩。后足横断面对线通过双踝标记出轴线并与髌骨进行对比。此外，也必须仔细评估软组织情况以及神经血管状态。

通常，手术前应对系统进行完整的影像学评估，包括标准化的负重位踝关节正侧位 X 线片以及足的正侧位影像。后足力线位或最好是下肢全长力线位片可用于评估任何外翻或内翻畸形，也可用于评估假体移位和骨缺损[25-27]。

踝关节正侧位 X 线片允许在冠状面和矢状面对胫骨假体进行评估。然而，对于一些 TAR 系统，距骨侧假体组件下的骨量不能通过平片精确评估，对于此类病例，CT 有助于确定骨质破坏的范围以及预测使用骨移植物或个体化定制 TAR 组件（当没有足够剩余的距骨时）的可能性。有时，使用 SPECT 和氟脱氧葡萄糖正电子发射 CT 可能有助于鉴别 TAR 假体组

件周围的病理过程[28-30]。

手术处理措施

手术方式的选择取决于松动的 TAR 能否挽救。如果这样，作者就会选择使用能够便捷提供翻修组件的 TAR 系统，例如 Hintegra 踝关节假体（Newdeal, Lyon, France）或 Salto Talaris XT 踝关节翻修假体（Tornier, Inc., Bloomington, MN）。

Hintermann 和其同事发表了一个治疗策略，该策略是基于胫骨或距骨侧骨缺损的大小（图 24.1）[23]。Hintegra 标准的胫骨组件厚 4mm，提供的翻修胫骨组件厚度分别为 8mm 和 12mm，但是这些不经常使用，因为大多数翻修病例能够通过植入标准的 4mm 胫骨组件来处理。距骨翻修组件有一个水平下表面和长

A. 骨缺损 < 10mm
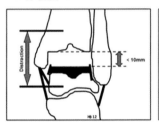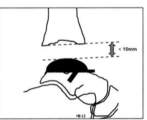
方案：TAR 标准组件
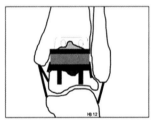

B. 骨缺损 10~14mm
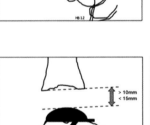
方案：翻修组件 8mm
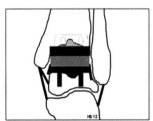

C. 骨缺损 15~19mm
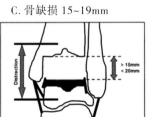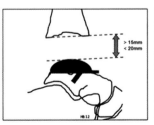
方案：TAR 翻修组件 12mm
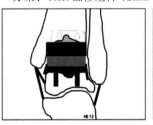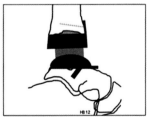

图 24.1　Hintermann 等[23] 提出的胫骨骨缺损分类方法（引自 Hintermann B, Zwicky L, Knupp M,et al. HINTEGRA revision arthroplasty for failed total ankle prostheses. J Bone Joint Surg Am，2013，95:1166-1174.）

的龙骨来提供在距骨内的坚强固定。距骨假体的形状为圆锥形，并有不同的内外侧半径，因此可尽可能与解剖吻合[8]。

TAR 假体更换技术

如果不能保留假体，就需要仔细去除TAR组件并避免进一步损伤邻近骨质、韧带和（或）神经血管结构。医生应当考虑到瘢痕组织可能会影响合适的骨质准备，并增加神经血管损伤的风险。此外，应当避免使用尖锐的拉钩或器械剥离脆弱的皮肤。应当在准备过程中保护腓浅神经，因其穿过术野远端向足背走行。切开胫骨前肌和姆长伸肌间的伸肌支持带。作者经常通过鉴别胫骨前肌腱并在其下方进一步分离显露关节囊，同时将神经血管结构连同姆长伸肌腱一起向外侧牵拉。继续分离直到显露下方的胫骨、距骨和假体表面。此时，将钝头拉钩放置在胫骨内侧和外侧胫腓骨之间，以此牵开软组织。

某些TAR设计采用胫骨柄，在这种情况下需要在胫骨前方皮质开窗来安装胫骨组件。作者想要强调的是，骨窗应根据需求尽量最小，因为任何胫骨远端前方皮质的切除都会减弱骨质强度，潜在地损害翻修TAR假体的固定。在去除TAR假体组件后，要充分检查残留的胫骨和距骨。

胫骨侧假体组件无菌性松动

处理TAR失败的翻修手术中的一个最大的关注点是移除胫骨侧假体组件后剩余的骨量[22]。本章将不讨论感染性松动，本书将会用一个独立的章节对其进行阐述。骨量缺损的原因包括：

（1）初次手术时截骨量过大。

（2）胫骨假体松动和下沉。

（3）骨溶解。

（4）囊性变形成。

（5）初次TAR假体去除时骨量丢失。

（6）感染。

失败TAR更换的前提是有一个良好出血的骨面来允许新的假体金属组件重新整合。根据胫骨骨量缺失的不同有多种重建方法可以选择（图27.1）[2, 18, 31]。总的来说，术者想要获得一个平整的、完美对线的表面来重新植入新的TAR翻修假体。理想状态下，新的胫骨侧组件应当被安放在胫骨远端皮质环上，为达到这个目的，最大限度地保持胫骨远端的前方和后方皮质很重要，而不是依靠内外侧部分。有必要在去除失败的TAR假体前估计内踝处的任何骨质脆弱区，如果存在内踝骨折的潜在风险，可钉入2枚3.5mm的实心螺钉来增强稳定性（图24.2）[32]。

在胫骨存在小范围骨缺损的病例中（10~15mm），可以使用标准的胫骨侧假体组件。关节间隙越大就选择越厚的UHMWPE衬垫。在大范围骨缺损（≥15mm）病例中，一定要使用翻修用的厚胫骨假体来矫正关节线[23]。

胫骨侧假体组件无下沉

在移除假体后清理踝关节内外侧沟。避开踝关节后内侧区域的神经血管结构，切开后方关节囊。借助对线夹具行具体的TAR翻修手术，从前往后进行胫骨截骨。新的截骨面应当同时恢复远端外侧的胫骨角度和矢状面上的胫骨穹窿后倾角。胫骨截骨应当限定在最小量，目的是获得一个平整的截骨面并在胫骨干骺端保留皮质环的完整性（图24.3）。当因存在囊性变或TAR无菌性松动导致大范围骨缺损时，需要在术中探查、确认并处理。采用自体骨或异体骨移植或两者结合填充骨缺损区非常重要，这对于提供一个充足的骨量为未来骨长入以及新的胫骨假体的稳定性很有必要。一旦移植物发生骨整合，它将提供骨性支撑（图24.4）。

不同大小的囊性变可以采用取自对侧、近端或远端胫骨或髂嵴的自体骨填充植骨[37]。大的囊性变可能需要额外的异体骨移植，移植时需要打压植骨至胫骨中，只有打压植骨牢固才能够为金属假体组件提供足够的稳定性，而且，根据作者的经验，打压牢固的移植骨很少发生早期吸收。

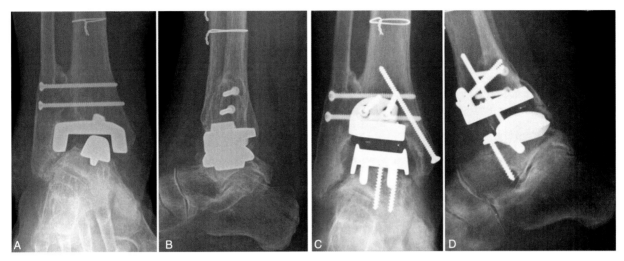

图 24.2　患者女性，79 岁，因有临床症状的创伤性终末期关节炎而接受 Agility 全踝关节置换 6 年，图示为负重条件下正位（A）和侧位（B）X 线片。患者主诉后足严重疼痛和功能受限，影像学检查显示内踝骨质薄弱，足跟外翻畸形并伴有距骨侧假体组件下沉。使用 Hintegra 踝关节假体翻修术后 2 年的踝关节正位（C）和侧位（D）X 线片显示：因为内踝骨折风险较大，预防性拧入一枚 3.5mm 螺钉。此外，由于胫骨和距骨较大的骨缺损，使用了胫骨和距骨翻修假体。由于距骨较大的囊性变和骨缺损，采用取自髂嵴的移植骨块打压植入缺损区。翻修距骨假体中用大的螺钉帮助将移植物固定到距骨残余骨质上

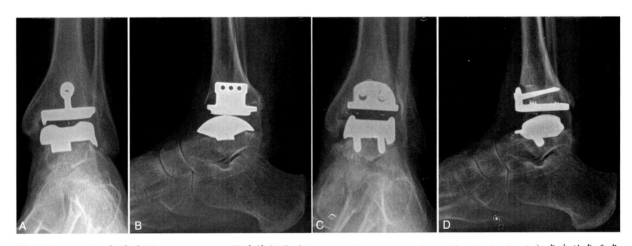

图 24.3　一例 3 年前选用 Salto Mobile 踝关节假体（Tornier, Inc., Amsterdam, The Netherlands）患者的负重条件下正位（A）和侧位（B）X 线片。患者出现无菌性松动并伴有严重后足外翻畸形，此外，距骨和胫骨假体对线不佳，注意到在胫骨远端的前半部分存在囊性变。使用 Hintegra 踝关节假体进行全踝关节翻修术后负重正位（C）和侧位（D）X 线片。根据胫骨长轴调整胫骨截骨并更换一个标准的胫骨组件，然后采用一个水平下表面的距骨假体进行翻修

所有的囊性变被清理干净直至看到软骨下骨板，推荐使用刮匙来完成。接着用异体骨或自体骨打压后填充囊性变部位 [22]。一旦移植骨打压完成就可以插入最终的胫骨组件。新的翻修假体覆盖整个胫骨远端的前后方表面很重要，在最好的情况下它将同样匹配内外侧面。然而，对于较大号 TAR 假体去除的情况，如 Agility TAR 系统（Depuy/Synthes, Warsaw,

IN），踝关节内外侧沟需要通过每侧结构性植骨来加强。为了增加内踝的稳定性，可以拧入一枚螺钉来确保合适的移植骨长入。

文献对于类似形状的新鲜冷冻同种异体骨结构性植骨、应用骨水泥或者高孔隙率钽金属来重建胫骨远端前方边缘大范围骨缺损提供了一些信息 [33-35]，但是目前还缺乏有意义的临床证据来指导医生。

胫骨侧假体组件下沉

翻修手术的目的是使新的 TAR 翻修假体获得稳定的骨性支撑。如果存在任何组件下沉，医生应评估下沉深度和需要矫正的假体的潜在畸形。对线不良可以通过使用 TAR 特定的截骨夹具来矫正或改善（图 24.4）。评估任何更换翻修胫骨假体可行性的有价值的标记是内外踝。当预计一个更高位的胫骨截骨将在胫骨内侧角和内踝之间只留下很小的骨桥连接时，它可能会导致术中骨折和 TAR 翻修假体的不稳定，对于此类病例，即使行 TAR 翻修可能也不合适，需要考虑挽救性关节融合术[2-4]。如果胫骨截骨到达了胫腓联合水平并伴有随后的不稳定，医生应当考虑用 2 枚 3.5mm 皮质骨加压螺钉配合或者不配合钢板支持将下胫腓联合融合。胫骨组件下沉并伴有较大囊性变的处理方法与上文所描述的一致。

距骨侧假体组件无菌性松动

根据作者的经验及文献中的建议，有 3 种方案可以用来处理距骨组件失败：

（1）采用翻修距骨假体而不是骨移植物进行翻修。

（2）采用翻修距骨组件进行翻修并同时使用骨移植物。

（3）用个体化定制的距骨组件翻修并使用或者不使用加长的跟骨柄。

当决定采用何种治疗方案时，对囊性变的大小以及距骨组件下沉分级的评估非常重要。下沉的程度可以使用 Ellington 和 Myerson 对 Agility 全踝关节置换系统描述的技术来分级[31]：1 级是无下沉；2 级是有下沉但未达到距下关节水平；3 级是有下沉且已达到或超过距下关节水平。作者总结：距骨侧组件 1 级下沉可使用标准的翻修距骨假体，而 2 级和 3 级下沉最好通过植入个体化定制的超过距下关节的长柄假体来处理。他们也证明了 1 级下沉翻修的结果要好于 2 级和 3 级。

然而根据作者的经验，即使是 2 级下沉也可以通过标准假体来处理。翻修手术最重要的部分是通过自体骨或异体骨填充重建距骨骨缺损来为翻修组件提供一个致密充足的骨量。

对于肥胖患者，标准的翻修假体更容易失败，并且对于这些病例应当在行距骨侧假体组件更换的同时行距下关节融合。相同的观念适用于所有存在临床症状的距下关节炎患者[22]。

所有存在的囊性变都应当使用打压植骨技术来填充[22, 27, 36]，否则，如果打压松散，骨质将随着时间的推移有很高的机会被吸收。

Hintermann 等[23]提出了另一种分类方法，

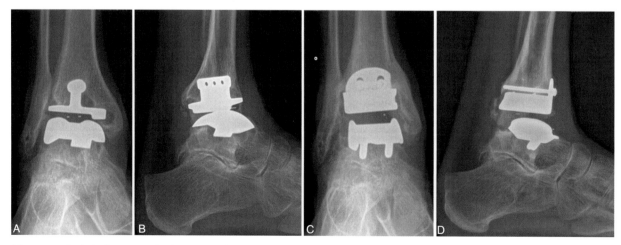

图 24.4　负重条件下正位（A）和侧位（B）X 线片显示，Salto Mobile 踝关节假体进展性无菌性松动。注意到距骨和胫骨侧假体周围存在广泛囊性变。此外，胫骨侧假体组件背屈位后倾。采用 Hintegra 假体翻修后负重条件下正位（C）和侧位（D）X 线片显示：胫骨和距骨侧假体位置满意，囊性变刮除并使用髂嵴来源的自体骨进行打压植骨。术后两年患者无疼痛，活动范围及功能可接受

是在移除初次 TAR 假体后根据骨缺损量划分（图 24.5）。当缺损 < 18mm 时，可以使用标准假体组件；当缺损为 19~24mm 时，需要使用翻修距骨假体；当缺损 > 25mm（距骨体几乎不存在）时，需要使用体化定制的假体或转换为关节融合。

虽然当前 TAR 设计中存在一些互换性设计，但是不推荐采用不同类型的假体组件（例如，保留一个 STAR 胫骨基托并使用 Hintegra 系统的距骨侧组件和聚乙烯衬垫）。目前有一些公司提供特殊的翻修 TAR 设计。Hintegra 踝关节假体系统提供了一个具有水平下表面和长的前方短桩设计的现成翻修距骨组件，用来牢固固定残留的或重建加强的距骨骨质，这与 Salto Talaris XT 踝关节翻修假体在理念上相似，有一个水平下表面和圆柱形柄压配到距骨骨质中（图 24.6）。其他假体如 INBONE Ⅱ TAR 系统（Wright Medical Technologies, Inc., Arlington, TN），同样采用水平下表面、1 个组配的中心柄和 2 个前方短桩设计，距骨水平截骨并与胫骨截骨平面平行。有时，根据需要在踝关节内侧部分放置撑开器以帮助获得正常力线并辅助韧带平衡。很少需要松解侧副韧带来获得合适的平衡。插入假体试模并检查踝关节的稳定性，一旦获得稳定的状态，就插入最终的假体组件。有时有必要采用自体或异体骨移植填充胫骨或距骨内外侧骨缺损来增强假体组件的稳定性。

辅助外科手术

在进行 TAR 翻修时应当同时处理对线不良和不稳定。后足任何残留的畸形都会对踝关节力

A. 骨缺损 ≤ 18mm（距骨体完好）

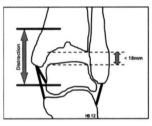
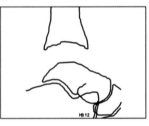

方案：TAR 标准组件

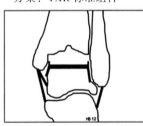
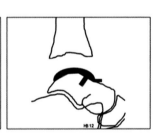

B. 骨缺损 19~24mm（距骨体部分损坏）

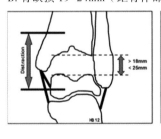
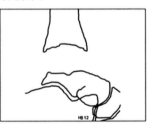

方案：TAR 翻修组件

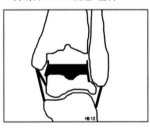
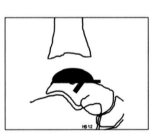

C. 骨缺损 ≥ 25mm（距骨体损坏）

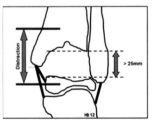
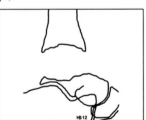

方案：TAR 自定义组件

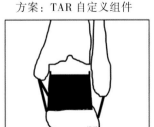
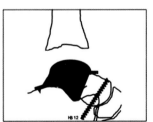

图 24.5　距骨骨缺损的分类和处理策略（引自 Hintermann B, Zwicky L, Knupp M, et al. HINTEGRA revision arthroplasty for failed total ankle prostheses. J Bone Joint Surg Am, 2013,95:1166-1174.）

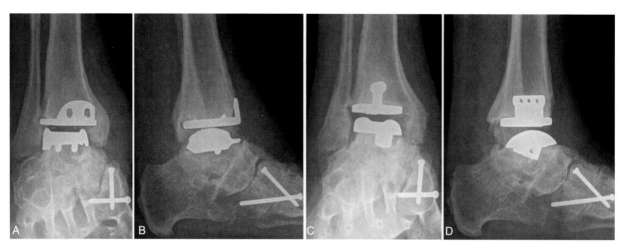

图 24.6　患者男性，54 岁，失败的 Salto Mobile 全踝关节置换的负重正位（A）和侧位（B）X 线片。患者有长期的残留马蹄足畸形和足底部关节融合病史。距骨侧假体组件下沉并与内外踝接触引起继发性撞击综合征。为了纠正距骨下沉，在距骨穹隆进行水平截骨，使用 Salto Talaris XT 踝关节翻修假体（Tornier, Inc., Bloomington, MN）进行翻修。负重条件下正位（C）和侧位（D）X 线片显示，距骨侧假体组件位于胫骨下方中心位置，且内外侧沟得到了一定程度的减压

学产生非常不利的潜在影响，并可能导致 TAR 翻修早期失败 [5, 11]。调整胫骨截骨可以轻易地抵消最大 10° 的内翻或外翻畸形，更大的畸形应当通过踝上（闭合或开放楔形）或跟骨截骨（内侧或外侧滑移或 Z 形）来矫正 [24, 38-41]。进行一期或二期截骨取决于医生的选择。作者想要指出的是，前一种方式可能会增加并发症风险。腓骨长度的差别通过骨块植入（如果太短）时牵引或短缩（如果太长）来进行调整。在外侧韧带不稳定的情况下，应当进行前距腓韧带、跟腓韧带或两者的修复。当没有留下可用的韧带组织时，应当考虑用异体或自体游离腘绳肌腱（股薄肌腱或半腱肌腱）转移或额外分离自体腓骨肌腱固定来重建外侧韧带 [42, 43]。在踝关节前外侧不稳定的病例中，腓骨长肌腱转移至腓骨短肌腱是解决问题的有效方法 [44]。后足、中足以及前足畸形相关的踝关节相邻关节炎改变可通过关节融合术来解决，以获得一个稳定的和对线良好的 TAR 翻修的基座 [24]。

术后处理

　　患者术后佩带短腿夹板使足部保持中立位。作者使用了一个留置引流管并在术后 24h 去除。在术后 48h 去除夹板并使用短腿行走石膏，也可以使用功能性支具代替行走石膏。患者允许在完全负重条件下走动，除非接受了其他足部手术，此类患者应当部分负重或不负重。术后两周（拆线后）开始执行规律的康复计划，进行踝关节的主动和被动活动。

TAR 后的临床结果

　　关于 TAR 翻修的文献仅提供了有限的信息。Hintermann 和其同事已经在德国 [23] 和美国 [20] 发表了大量论文。在他们最早进行的 Ⅳ 级循证医学研究中共调查研究了 79 例患者的 83 项翻修 TAR 手术。53% 的病例发生无菌性松动，41% 出现疼痛性功能障碍，还有 6% 为 TAR 感染性松动。术后 5 年有 83% 的患者对 TAR 的翻修结果满意，14% 表示差别不大，有 2% 的患者表示结果更差。所有患者中，59% 的踝关节可接受的全矢状面活动度为 34°，并在随访时完全无痛。除了更换金属假体组件，还实施了 36 种辅助手术（如关节融合、截骨、韧带修复和腓骨长肌腱转移至腓骨短肌腱）来

平衡后足[20]。最近，这些研究者发表了连续调查的 117 例平均 4 年后 TAR 失败患者的 IV 级循证医学研究结果。所有患者均采用 Hintegra 踝关节翻修假体进行翻修。89% 接受了距骨侧假体组件的翻修，91% 接受了胫骨侧组件的翻修。这里必须提到的是，研究终点设定为假体组件的松动。TAR 翻修的松动在使用羟基磷灰石单涂层的假体系统中更高。显然研究者在骨量丢失和假体组件失败之间未发现任何关联。Hintermann 等[23]认为 TAR 失败后翻修置换的中期结果和初次 TAR 相似。

Williams 等[32]开展了一项单中心的回顾性研究，主要针对失败 TAR 翻修手术的并发症。共计 35 例失败的 Agility TAR 手术翻修为 INBONE II TAR 系统。回顾分析了患者人群组成、翻修适应证、影像学检查和并发症情况。TAR 翻修的适应证是机械性松动、骨溶解、假体周围骨折和假体脱位。平均随访周期是 9.1 个月。有趣的是，Agility TAR 系统在翻修前的平均使用时间为 6.7 年。35 例中有 31 例进行了其他辅助干预措施。有 6 例术中和 5 例术后急性并发症发生，整体并发症发生率为 31.4%。1 例患者术后持续疼痛，于术后 20 个月接受了第二次翻修手术。基于获得的结果，作者认为 TAR 翻修对于失败 TAR 病例是一个可行的处理方案，但医生们应当意识到围手术期并发症的高风险[32]。

挽救性关节融合术

如果 TAR 翻修不可行，挽救性关节融合术仍然是一个可供选择的保肢方案[2-4, 32, 35, 45-49]，但该方案面临的主要问题之一是骨量丢失，需要用异体或自体骨移植来达到关节融合和（或）结构的完整性。其他问题是既往手术导致的软组织条件差以及挽救性关节融合的固定。医生在选择方案时需要认真考虑所有因素。

手术技术：作者的手术入路

显露失败 TAR 的手术入路有很多种，有时根据需要取出假体系统的种类或术者的偏好来决定。通常，作者会选择初次 TAR 中同样的前方切口；或者在皮肤条件非常差的情况下，作者会选择外侧入路。就像之前提到的，踝关节前方的皮肤需要重点保护。仔细处理软组织对于减少诸如皮肤坏死之类的伤口愈合问题很有必要。因此，术中不应使用锐利的血管钳和拉钩。TAR 假体前方任何增厚的瘢痕组织都要切除，并且有时需要去除失败关节处附近的骨性碎片。使用骨刀和骨凿去除失败和松动的 TAR 假体组件。作者总是选取多处不同的组织标本送病理检查以排除任何感染。持续进行组织清理直至胫骨和距骨截骨面可见出血的松质骨。保留踝关节后方 TAR 新生的关节囊，只有它不影响踝关节矢状面的活动度。测量评估骨缺损，一般来说大面积骨缺损需要大块结构性植骨（如异体股骨头）。作者基于 Masquelet 膜诱导技术[50]发展出一个方法，即将失败 TAR 的后方新生关节囊保留在原位，并用锋利的刮匙刮净，接着采用自体松质骨在新生关节囊前方植骨，之后将结构性异体骨块插入缺损区域。需要强调的是，在胫骨和距骨骨面之间牢固植入骨移植物非常重要。

固定方式可以选择螺钉、钢板或逆行髓内钉系统[2]。当选择前方入路时作者喜欢使用一个前方双钢板系统进行固定。当从外侧进行挽救性关节融合术时，可以考虑使用钢板、逆行髓内钉或螺钉固定。

术后用短腿石膏固定，禁止患肢负重至少 8 周。根据移植骨的整合情况，推荐逐步增加负荷，很少发生因骨整合缓慢而需要延长患肢制动时间的情况。

挽救性关节融合术的临床结果

虽然有关于失败 TAR 术后进行挽救性关节融合的文章，但是缺乏可用的高水平循证医学研究。Zwipp 和 Grass[51] 报道了 4 例失败 TAR 后进行踝关节融合的病例，其中 2 例仅通过螺钉固定，另外 2 例用两块 3.5mm 的前方钛板固定。Groth 和 Fitch[52] 描述了未采用植骨的胫距关节融合具有明显的肢体短缩缺陷。Hopgood 等 [53] 发表了 23 例踝关节置换转换为关节融合术的报道，其中只有 8 例使用了胫距加压螺钉关节融合，但是所有患者都获得了完全融合。在类风湿关节炎患者中，胫 – 距 – 跟螺钉关节融合比单纯踝关节融合的临床结果更好。同一研究的作者认为，TAR 系统的设计在决定是否采用大块异体骨结构性植骨桥接间隙上起到了非常重要的作用。假体越是表面置换设计，骨量丢失越少，并且重建越容易[53]。在 Culpan 等 [54] 的研究中，调查了一系列情况较为接近的失败 TAR 转换为踝关节融合的患者。所有患者在胫距关节间隙使用来自髂嵴的三面皮质自体骨植骨加压螺钉固定融合处理。除 1 例患者外，所有患者都获得了牢固的融合且未出现并发症。最近，Berkowitz 等 [49] 报道了失败 TAR 后进行挽救性关节融合的研究。他们比较了 12 例接受挽救性踝关节融合和 12 例进行胫 – 距 – 跟关节融合患者的临床结果。在胫 – 距 – 跟关节融合组中存在未融合的情况，并证实有预后差的风险 [49]。Rahm 等 [3] 发表了比较失败 TAR 后行挽救性关节融合与初次踝关节融合的 III 级循证医学结果。他们在随访时发现存在疼痛加重的病例，显著影响患者的生活质量和功能。失败 TAR 术后行挽救性关节融合的患者明显具有更高的并发症和再手术率。最近的一项对失败 TAR 后行胫 – 距 – 跟关节融合术的系统性回顾分析显示，并发症发生率高达 62.3%，其中包括 24.2% 的不融合率 [55]。当选择进行 TAR 的患者时，要谨慎解释失败 TAR 转换为关节融合的可能。

结　论

当前的 TAR 设计确实改进了解剖学和生物力学特性，并且提供了专用的翻修假体来完成翻修手术。通过更换失败的 TAR 假体能够在保护相邻关节的同时保留后足的活动度和功能，这种观点听起来很吸引人。应当仔细鉴别并同时矫正相关的病理状态，如关节外对线不良、不稳定和撞击的潜在因素。最近发表的包含更大患者人群的疗效报道令人鼓舞，然而，不是每例 TAR 失败患者都适合接受翻修手术，对于不适合行翻修手术的 TAR 失败患者，转换为关节融合术相比于膝下截肢，仍是一种可以选择的挽救性措施。

参考文献

[1] Espinosa N. Total ankle replacement. Preface. Foot Ankle Clin, 2012,17(4):13-14.

[2] Gross C, Erickson BJ, Adams SB, et al. Ankle arthrodesis after failed total ankle replacement: a systematic review of the literature. Foot Ankle Spec, 2015, 8(2): 143-151.

[3] Rahm S, Klammer G, Benninger E, et al. Inferior results of salvage arthrodesis after failed ankle replace-ment compared to primary arthrodesis. Foot Ankle Int, 2015, 36(4): 349-359.

[4] Deleu PA, Bevernage BD, Maldague P, et al. Arthrodesis after failed total ankle replacement. Foot Ankle Int, 2014, 35(6):549-557.

[5] Snedeker JG, Wirth SH, Espinosa N. Biomechanics of the normal and arthritic ankle joint. Foot Ankle Clin, 2012,17(4):517-528.

[6] Perry J, Schoneberger B. Gait analysis: normal and pathological function. Thorofare, NJ: Slack, 1992.

[7] Valderrabano V, Nigg BM, von Tscharner V, et al. Gait analysis in ankle osteoarthritis and total ankle replacement. Clin Biomech, 2007,22(8):894-904.

[8] Hintermann B. Total ankle arthroplasty-historical overview, current concepts and future perspectives. New York: Springer, 2005.

[9] Gill LH. Challenges in total ankle arthroplasty. Foot Ankle Int, 2004,25(4):195-207.

[10] Gill LH. Principles of joint arthroplasty as applied to

the ankle. Instr Course Lect, 2002,51:117-128.

[11] Espinosa N, Walti M, Favre P, et al. Misalignment of total ankle components can induce high joint contact pressures. J Bone Joint Surg Am, 2010,92(5):1179-1187.

[12] Nuesch C, Valderrabano V, Huber C, et al. Effects of supramalleolar osteotomies for ankle osteoarthritis on foot kinematics and lower leg muscle activation during walking. Clin Biomech, 2014,29(3):257-264.

[13] Valderrabano V, Hintermann B, Nigg BM, et al. Kinematic changes after fusion and total replacement of the ankle: part 3: talar movement. Foot Ankle Int, 2003, 24(12):897-900.

[14] Valderrabano V, Hintermann B, Nigg BM, et al. Kinematic changes after fusion and total replacement of the ankle: part 2: movement transfer. Foot Ankle Int, 2003,24(12):888-896.

[15] Valderrabano V, Hintermann B, Nigg BM, et al. Kinematic changes after fusion and total replacement of the ankle: part 1: range of motion. Foot Ankle Int, 2003, 24(12): 881-887.

[16] Hintermann B, Valderrabano V, Dereymaeker G, et al. The HINTEGRA ankle: rationale and short-term results of 122 consecutive ankles. Clin Orthop Relat Res, 2004, 424: 57-68.

[17] Lee KT, Lee YK, Young KW, et al. Perioperative complications of the MOBILITY total ankle system: comparison with the HINTEGRA total ankle system. J Orthop Sci, 2010,15(3):317-322.

[18] Espinosa N, Wirth SH. Revision of the aseptic and septic total ankle replacement. Clin Podiatr Med Surg, 2013, 30(2):171-185.

[19] Hintermann B, Valderrabano V. Total ankle replacement. Foot Ankle Clin, 2003,8(2):375-405.

[20] Hintermann B, Barg A, Knupp M. Revision arthroplasty of the ankle joint. Orthopade, 2011, 40(11): 1000-1007.

[21] Knupp M, Valderrabano V, Hintermann H. Anatomical and biomechanical aspects of total ankle replacement. Orthopade, 2006,35(5):489-494.

[22] Jonck JH, Myerson MS. Revision total ankle replacement. Foot Ankle Clin, 2012,17(4):687-706.

[23] Hintermann B, Zwicky L, Knupp M, et al. HINTEGRA revision arthroplasty for failed total ankle prostheses. J Bone Joint Surg Am, 2013, 95: 1166-1174.

[24] Kim BS, Knupp M, Zwicky L, et al. Total ankle replacement in association with hindfoot fusion: outcome and complications. J Bone Joint Surg Br, 2010, 92(11): 1540-1547.

[25] Buck FM, Hoffmann A, Mamisch-Saupe N, et al. Diagnostic performance of MRI measurements to assess hindfoot malalignment. An assessment of four measurement techniques. Eur Radiol, 2013, 23(9): 2594-2601.

[26] Buck FM, Hoffmann A, Mamisch-Saupe N, et al. Hindfoot alignment measurements: rotation-stability of measurement techniques on hindfoot alignment view and long axial view radiographs. Am J Roentgenol, 2011,197(3):578-582.

[27] Saltzman CL, El-Khoury GY. The hindfoot alignment view. Foot Ankle Int, 1995,16(9):572-576.

[28] Fischer DR, Maquieira GJ, Espinosa N, et al. Therapeutic impact of [(18)F]fluoride positronemission tomography/computed tomography on patients with unclear foot pain. Skeletal Radiol, 2010, 39(10): 987-997.

[29] Knupp M, Pagenstert GI, Barg A, et al. SPECT-CT compared with conventional imaging modalities for the assessment of the varus and valgus malaligned hindfoot. J Orthop Res, 2009,27(11):1461-1466.

[30] Pagenstert GI, Barg A, Leumann AG, et al. SPECT-CT imaging in degenerative joint disease of the foot and ankle. J Bone Joint Surg Br, 2009,91(9):1191-1196.

[31] Ellington JK, Gupta S, Myerson MS. Management of failures of total ankle replacement with the agility total ankle arthroplasty. J Bone Joint Surg Am, 2013, 95(23): 2112-2118.

[32] Williams JR, Wegner NJ, Sangeorzan BJ, et al. Intraoperative and peri-operative complications during revision arthroplasty for salvage of a failed total ankle arthroplasty. Foot Ankle Int, 2015, 36(2): 135-142.

[33] Myerson MS, Neufeld SK, Uribe J. Fresh-frozen structural allografts in the foot and ankle. J Bone Joint Surg Am, 2005,87(1):113-120.

[34] Frigg A, Dougall H, Boyd S, et al. Can porous tantalum be used to achieve ankle and subtalar arthrodesis?: A pilot study. Clin Orthop Relat Res, 2010, 468(1): 209-216.

[35] Sagherian BH, Claridge RJ. Salvage of failed total ankle replacement using Tantalum trabecular metal: case series. Foot Ankle Int, 2015,36(3):318-324.

[36] DeOrio JK. Revision INBONE total ankle replacement. Clin Podiatr Med Surg, 2013,30(2):225-236.

[37] Besse JL, Lienhart C, Fessy MH. Outcomes following cyst curettage and bone grafting for the management of periprosthetic cystic evolution after AES total ankle replacement. Clin Podiatr Med Surg, 2013, 30(2): 157-170.

[38] Barg A, Suter T, Zwicky L, et al. Medial pain syndrome in patients with total ankle replacement. Orthopade, 2011,40(11):991-999.

[39] Knupp M, Stufkens SA, Bolliger L, et al. Classification and treatment of supramalleolar deformities.

Foot Ankle Int, 2011,32(11):1023-1031.

[40] Stufkens SA, et al. The role of the fibula in varus and valgus deformity of the tibia: a biomechanical study. J Bone Joint Surg Br, 2011,93(9):1232-1239.

[41] Knupp M, et al. Effect of supramalleolar varus and valgus deformities on the tibiotalar joint: a cadaveric study. Foot Ankle Int, 2011,32(6):609-615.

[42] Roukis TS. Modified Evans peroneus brevis lateral ankle stabilization for balancing varus ankle contracture during total ankle replacement. J Foot Ankle Surg, 2013,52(6):789-792.

[43] Espinosa N, et al. Operative management of ankle instability: reconstruction with open and percutaneous methods. Foot Ankle Clin, 2006,11(3):547-565.

[44] Vienne P, et al. Hindfoot instability in cavovarus deformity: static and dynamic balancing. Foot Ankle Int, 2007,28(1):96-102.

[45] Wünschel M, et al. Fusion following failed total ankle replacement. Clin Podiatr Med Surg, 2013,30(2):187-98.

[46] DiDomenico LA, Cross D. Revision of failed ankle implants. Clin Podiatr Med Surg, 2012,29(4):571-84.

[47] Berkowitz MJ, Sanders RW, Walling AK. Salvage arthrodesis after failed ankle replacement: surgical decision making. Foot Ankle Clin, 2012,17(4):725-740.

[48] Espinosa N, Wirth SH. Ankle arthrodesis after failed total ankle replacement. Orthopade, 2011, 40(11): 1008-1017.

[49] Berkowitz MJ, Clare MP, Walling AK, et al. Salvage of failed total ankle arthroplasty with fusion using structural allograft and internal fixation. Foot Ankle Int, 2011,32(5):493-502.

[50] Karger C, et al. Treatment of posttraumatic bone defects by the induced membrane technique. Orthop Trauma Surg Res, 2012,98(1):97-102.

[51] Zwipp H, Grass R. Ankle arthrodesis after failed joint replacement. Oper Orthop Trauma, 2005,17(4-5):518-533.

[52] Groth HE, Fitch HF. Salvage procedures for complications of total ankle arthroplasty. Clin Orthop Relat Res, 1987,224:244-250.

[53] Hopgood P, Kumar R, Wood PL. Ankle arthrodesis for failed total ankle replacement. J Bone Joint Surg Br, 2006,88(8):1032-1038.

[54] Culpan P, et al. Arthrodesis after failed total ankle replacement. J Bone Joint Surg Br, 2007,89(9):1178-1183.

[55] Donnenwerth M, Roukis TS. Tibio-talo-calcaneal arthrodesis with retrograde intramedullary compression nail fixation for salvage of failed total ankle replacement: a systematic review. Clin Podiatr Med Surg, 2013,30(2):199-206.

第 25 章　全踝关节置换术后感染的处理

Christopher Bibbo, Steven J. Kovach

引　言

全踝关节置换（TAR）术后感染是外科医生面临的一种非常严重的并发症。术后感染已经被证实是导致 50% 以上患者 TAR 失败的原因，因此，它被定义为高等级的并发症[1]。虽然评估初次 TAR 术后假体周围深部整体感染率的资料很少，但其风险高达 14%[2]，研究分析显示浅表感染（图 25.1）的发生率范围是 2.5%~9%[2-4]。对 TAR 术后感染分层分析，假体周围深部感染的发生率可能 < 2%[3]。因此，作者推测如果根据国家 TAR 注册系统来源的数据，TAR 术后深部感染的发生率也许低于之前的报道水平，甚至低于髋膝关节置换。同时还要考虑到包括医生整体的经验、TAR 手术量、患者的健康状况分层量表、TAR 的适应证以及包括感染在内的所有并发症相关的医疗机构微

生物学数据等因素。TAR 术后感染分为浅表感染（单纯软组织感染）和深部感染。浅表感染经常和一定程度的伤口愈合问题相关，假体周围深部感染是本章讨论的重点。对于任何深层假体周围感染的处理需要一个迅速而详尽的指南，其首要目的是挽救肢体，其次，在可行的情况下挽救 TAR 假体。

全踝关节置换术后感染的预防

任何关于深层假体周围感染的论文都无法避免地要谈到感染的预防，也许只是被简单地描述为针对 TAR 患者采取预防措施的护理标准。

术前检查

所有患者术前都要使用一个微生物试剂盒进行尿液分析筛查，尤其是需要频繁导尿的患者。尿路感染（urinary tract infection, UTI）必须在 TAR 术前治疗并重复进行尿液分析来证明其已被治愈。反之，老年女性患者经常表现为"无症状性菌尿"（asymptomatic bacteriuria, ASBU），她们持续存在尿道近端和膀胱处细菌菌落繁殖，但是没有表现出 UTI 的体征和症状。虽然被认为是一种"静息"状态且没有被证实会增加手术时假体周围深部关节感染的风险，但作者已经发现许多 ASBU 状况下的晚期深部

C. Bibbo, DO, DPM, FACS (✉)

Department of Orthopaedic Surgery, Marshfield Clinic, 1000 North Oak Ave, Marshfield, WI 54449, USA
e-mail: drchrisbibbo@gmail.com

S. J. Kovach, MD
Division of Plastic Surgery, Department of Orthopaedic Surgery, Perelman Center for Advanced Medicine, Hospital of the University of Pennsylvania, South Pavilion, 3400 Civic Center Boulevard, Philadelphia, PA 19104, USA
e-mail: Stephen.kovach@uphs.upenn.edu

© Springer International Publishing Switzerland 2016
T.S. Roukis et al. (eds.), *Primary and Revision Total Ankle Replacement*,
DOI 10.1007/978-3-319-24415-0_25

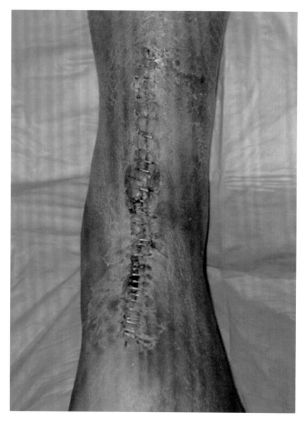

图 25.1 初次全踝关节置换术后 3 周发生蜂窝织炎的病例。对于高风险或医疗机构住院患者，抗生素治疗应针对皮肤菌落或耐药菌，并启动假体周围深部感染的筛查

髋膝假体周围感染病例，他们相信在围手术期处理 ASBU 存在益处，而不应盲目忽视[5, 6]，因为它是潜在的亚急性或慢性假体周围深部感染的一个源头。此外，ASBU 状态近来被认为是一个多分子特征的因素。对于不同的患者人群，特别是抵抗力相对低下的宿主（如糖尿病），它可能是导致感染的病因[7]。因此当放置留置导尿管或者需要间断性导尿时，作者将通过术前和术后使用抗生素来处理这种情况，但不会暂停手术。术中插入的留置导尿管应当在术后当天或尽早拔除[9]。

有耐甲氧西林的金黄色葡萄球菌（methicillin-resistant staphylococcus aureus, MRSA）感染病史的患者应通过腋窝、腹股沟和鼻拭子筛查。结果阳性的患者通过鼻腔局部使用莫匹罗星软膏及每日洗必泰（氯己定）冲洗腋窝和腹股沟 2 周处理，随后再进行拭子检查。若出现持续的阳性结果，则要由感染病学专家对于系统性用药提出进一步建议。

手术室

严格遵守无菌技术是第一位及最重要的。常识性预防措施，例如在手术室延误时覆盖打开的器械盒以及遵循其他手术室护士协会（Association of Operating Room Nurses, AORN）指南，都是明智的预防措施。为降低感染率并减少手术室空气污染，应用 HEPA 过滤体排气系统（"手术头罩和手术服"），但感染率仍然在某种程度上存在争议[10]，但是它也许为医生提供了一身更加舒适的手术服。层流和紫外（UV）室内灯对于减少髋和膝关节置换感染的作用在文献中的描述也不一致[11]，而在 TAR 的文献中没有被充分评估。作者并不使用层流、自给人体排气服或 UV 光照系统。然而，这些技术的使用仍然是非常容易被接受的，并且如果医院政策授权使用这些技术，在 TAR 手术中使用更是非常容易被接受。一个近期被评估的因素是全踝关节置换手术室内和室外的"人流量"。目前已经明确全踝关节手术室内和室外人流量的增加是手术感染率升高的因素之一，因此应当限定基本人员[12]。

术前和术后预防性使用抗生素

总的来说，患者在皮肤切开 1h 内应当接受第一代头孢菌素（体重 70~90kg 的患者使用头孢唑林 1g，体重 > 90kg 者使用 2g，体重 > 120kg 者使用 3g）。抗生素每 4~6h 重复给药。对于青霉素或头孢菌素过敏的患者，预防性使用 900mg 克林霉素或 1g 万古霉素。对于有 MRSA 感染和菌落繁殖病史或可能发展为 MRSA 的高风险患者，按上述剂量给予头孢唑林和万古霉素。术后，无 ASBU 和 MRSA 病史的患者 36h 后停抗用生素，ASBU 和 MRSA 患者如果需要将持续使用抗生素达到 10d 的完整疗程。类似四环素的口服剂型可以用于出院患者，剂量为 200mg，每天两次。当患有类风湿关节炎等疾病使用免疫抑制剂时，主要作者没有发现有必要在围手术期继续使用免疫调节剂或免疫抑制剂，除非患者既往有术后伤口愈合

不良或感染的病史 [13]。

术前皮肤准备

10% 碘伏是常用的皮肤消毒剂，但正在接受审查。一些随机研究已经证实了洗必泰用于术前皮肤准备的优越性 [14, 15]。作者对于足部和踝关节整体卫生状况良好的患者选择采用单一步骤的洗必泰皮肤准备（Chloraprep，CareFusion, San Diego, CA）。然而，对有皮痂、干鳞皮或者卫生状况不理想的患者，作者使用 4% 的洗必泰刷洗 10min 后再用 70% 异丙醇浸泡或全术野消毒。脚趾通常用无菌 Coban（3M, St. Paul, MN）或者 Ioban（3M, St. Paul, MN）覆盖。对于有严重甲癣和大量甲下碎屑的患者，他们将被告知并同意在麻醉后拔除所有趾甲作为术前准备的一部分。术区新的皮肤切口和划痕也要进行皮肤准备，并使用 Ioban 敷料覆盖。

手术切口管理

术后敷料可以使用单纯凡士林或抗生素软膏后覆盖无菌纱布和无菌石膏绷带，然后用 Paris 石膏夹板固定。对于"过紧"或者脆弱的伤口，应使用切口用负压伤口治疗敷料并设定压力为 50~100mmHg，维持 1~3d。负压引流在所有病例中使用，并进行多层缝合。在术后 10~14d 患者第一次复诊时更换新的敷料，并从那时开始，根据伤口情况（如肿胀、水肿、渗出等）谨慎开始踝关节活动。当切口在 2 到 4 周间"闭合"时，患者允许使用中性 pH 肥皂擦洗淋浴，随后再使用抗生素敷料和防水肿绷带。任何皮肤发红的征象都要及时向医生报告以进行评估。

全踝关节置换术后假体周围深部感染

假体周围深部感染通常分为"早期"和"晚期"，实际上这些是模糊的词语，通常使用 4 周作为"早期"或"急性"与"晚期"感染的时间节点。这些数字并不是随意得来的。总的

来说，术后 4~6 周与假体上生物膜生成并难以去除相关。在这之前，细菌负荷处于一个浮游状态，它更容易被清除并允许保留固定良好的假体组件，而且感染还没有发展到假体周围骨髓炎的程度。TAR 感染不仅意味着浸泡假体组件的关节液感染或假体表面感染，以及关节内软组织感染和假体周围骨质的潜在感染（骨髓炎）。TAR 感染的处理需要内科和外科医生的相互配合，共同治疗。诊断不是一个排除过程，而是一个搜寻过程。任何有明显临床症状如发红、发热和疼痛的患者都应寻找感染的蛛丝马迹，但亚临床感染的患者也许仅表现为夜间痛、低热和不适 [16]。

全踝关节置换术后感染的临床评估

当怀疑有假体周围深部感染时，第一步是使用无菌技术进行关节穿刺。关节液送检行革兰氏染色和培养：需氧菌、厌氧菌、耐酸和真菌培养。如果条件允许，保留最终培养结果阴性的标本并进行 16-Svedberg- 单位细菌聚合酶链式反应（16S PCR）。流式细胞技术包含在标本检测中并对临床医生有指导性帮助，但是最终的培养结果是临床医生应当重点关注的关键资料，以明确是否存在 TAR 感染。偶尔，关节穿刺量可能不够或者存在技术上的困难。穿刺时无菌生理盐水灌注也许能辅助获得足够的关节液进行革兰氏染色和培养。当难以进入关节时，在透视下进行穿刺也许可行。如果症状逐渐明显，在临床评估和明确治疗之间可以经验性地使用抗生素。出院患者经验性治疗的抗菌谱应当覆盖皮肤菌群和普通革兰氏阴性菌，有 MRSA 繁殖或感染病史的患者应当使用覆盖 MRSA 的抗生素（如多西环素）治疗。

作者通常会允许有明确 TAR 感染诊断的发热患者开始使用胃肠外的抗菌谱覆盖革兰氏阳性和阴性菌的抗生素。倾向于存在细菌耐药性的患者，如有 MRSA 病史或之前耐药的革兰氏阴性菌感染，可使用万古霉素和左氧氟沙星。一种感染性疾病的会诊是治疗计划的重要部分。外科引流和清创在明显感染时进行，并

在患者表现出系统性炎症反应或明确脓毒症早期征象时紧急实施。

全踝关节置换感染的影像学

影像学检查可能发现假体周围透亮带，但是不能以此诊断感染（图 25.2A、B）。软组织内的气液平面或气体提示细菌产生气体，当合并有感染的系统性征象时应作为外科急症处理。而隐匿性感染的影像学表现并不明确。

MRI 有助于晚期感染的诊断，此时关节内已经存在大量积液并已发展为骨髓炎。但是我们需要注意的是 MRI 中骨质的改变可能会持续到术后 6 个月，因此如果使用 MRI 检查，则必须使用增强扫描。MRI 在寻找脓肿和蜂窝织炎方面是一种极佳的检查方式。单纯骨闪烁显像对于检测关节假体感染的预测性有限，^{99m}Tc– 环丙沙星成像同样不能很好地分辨无菌性炎症和感染[17]。由于感染和聚乙烯磨屑颗粒相关的白细胞吞噬作用（也称为无菌性炎症）之间的差别很小，为了增强影像的精确性和特异性，作者总是使用铟 –111 放射性核素扫描结合锝扫描（I–111/^{99m}Tc 双窗口扫描）[18]。彩色增

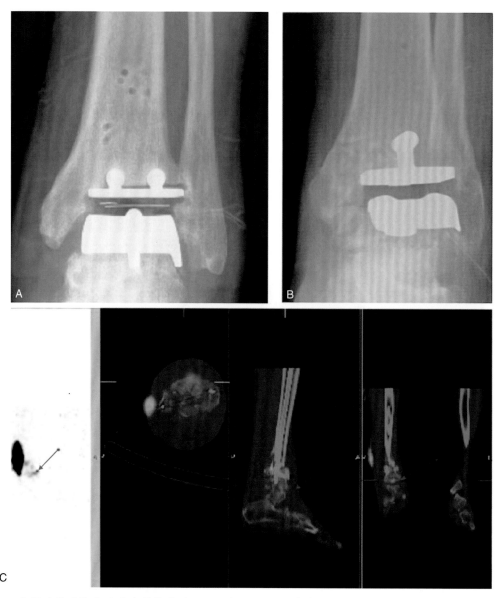

图 25.2　A. 全踝关节置换术后感染影像学的微小改变。B. 全踝关节置换术后影像学检查显示内踝处疑似感染或缺血性骨坏死的改变。铟 –111 扫描能够辅助区分感染的病因。C. 彩色增强斑点 CT 扫描辅助铟 –111 WBC 扫描显示：此患者在踝关节和胫骨远端距离较远的外侧软组织检测到骨质感染

强斑点 CT 扫描影像对于慢性感染的诊断很有帮助（图 25.2C），因为低度骨髓炎的摄取模式会模仿聚乙烯磨损造成的吞噬性骨溶解而出现假体周围透亮带。实验室指标可用来判定对治疗反应的趋势，这些检查指标包括红细胞沉降率（ESR），总白细胞计数（WBC）和分类，以及 C 反应蛋白（CRP）。虽然降钙素原已经在内科患者的检测中常规使用，但仍被证实只对重症监护室的隐匿性脓毒症患者有用。

全踝关节置换感染的外科和内科处理

手术灌洗和清创一定要彻底。在抗生素敏感细菌的急性感染中需更换聚乙烯衬垫，而固定良好的假体在急性感染中可以保留，除非有非常严重的关节脓肿。对于关节脓肿

形成及 6 周后才检测出的感染病例，应去除所有的假体组件并使用含抗生素的聚甲基丙烯酸甲酯（PMMA）骨水泥占位器或链珠（图 25.3A）。去除假体组件后，应仔细进行骨清创术。在保留感染骨质和过度截骨之间没有明显的界限（图 25.3B、25.4），所有失活的软组织都要被切除。PMMA 骨水泥中使用的抗生素必须具有热稳定性[16, 19]并能够获得冻干剂型。能够用于 PMMA 和钙基释放的完整抗生素目录在见表 25.1 和表 25.2。

2005 年以来，作者已经采用伤口负压吸引结合抗菌药物如次氯酸钠（达金液）直接灌注的方法治疗大量脓性和坏死性感染。每天 3~4 次，持续 3~5d，灌注液可转换使用三联抗生素溶液、普通生理盐水、多种不同抗生

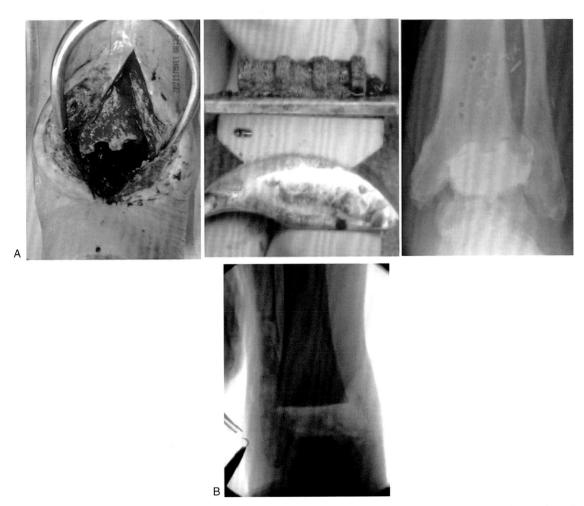

图 25.3　A. 全踝关节置换术后感染（左图）假体容易被去除（中图），并且残余骨缺损用抗生素聚甲基丙烯酸甲酯骨水泥占位器填充（右图）。如果计划翻修，截骨就应当保持最小量。B. 假体周围深部感染后去除全踝关节假体组件并截除至清洁的骨性边缘。内踝骨质的丢失必须在全踝关节翻修前进行重建

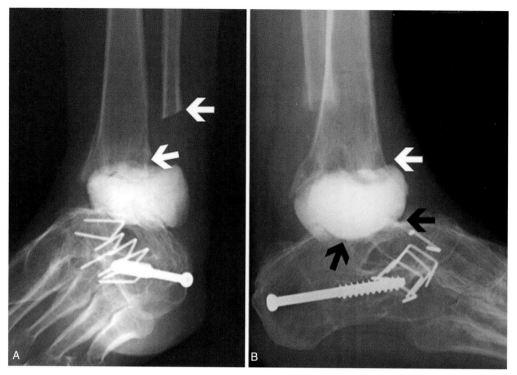

图 25.4　去除感染的全踝关节置换假体后使用抗生素聚甲基丙烯酸甲酯骨水泥占位器填充间隙。注意胫骨侧和腓骨侧（白箭头）均有骨量丢失，而且距骨侧骨量几乎完全丢失（黑箭头所示）。这种情况必须通过重建已经被截除的骨质并进行融合以恢复功能性肢体长度

素溶液或包含表面活性剂和灭菌防腐剂的商品化产品，如 Prontosan（B. Braun Medical Inc., Bethlehem, PA；表 25.3）。作者发现通过伤口负压吸引治疗装置，可以减少反复清创的次数。

　　在疑似感染或疑似隐匿性感染的患者中，可以进行上述的实验室和影像学检查。疑似隐匿性感染者，抗生素的使用可以持续至深部组织的术中培养结果出来。移除的假体组件可以直接送检培养。如果所有的体液和组织培养阴性，进行 16s 的细菌 PCR 并对假体组件进行超声处理，超声裂解液离心后培养也进行 16s PCR 检测。超声处理是一种去除生物膜的方法，可以"暴露"藏匿在复合细菌保护生物膜中的致病菌[20]。

　　作者偏向于选择肠外抗生素，因为剂量监测（如患者的依从性）更容易并且选择的范围更加广泛，而口服抗生素在低毒感染中是合适的。所有的抗生素治疗要根据术中深部组织培养结果进行指导和调整，治疗需持续 6~8 周，并且每两周检测一次 ESR 和 CRP。所有抗生

素都有危害性，甚至是危及生命的副作用，可能会影响邻近的每一个器官或系统。因此，患者需要规律的临床随访来评估抗生素相关的副作用。系统性抗生素毒性的征象通过临床和实验室数据（例如肝脏清除抗生素的肌酐和肝脏基本代谢酶谱）来监测。腹泻患者要进行艰难梭菌毒素测定，嗜睡和恶心应当进行抗生素诱导的中性粒细胞减少症或者甚至是潜在致死性中性粒细胞减少性小肠结肠炎评估[21]。所有这些参数由传染病团队进行分析。

全踝关节置换感染后再植入的合适时间

　　感染后 TAR 再次植入的时间很重要，取决于最大程度抗菌治疗的需要和患者功能的恢复。总的来说，关节假体重新植入应当在 6~8 周抗生素治疗周期结束，随后术中细菌培养阴性，以及实验室指标正常之后。TAR 感染后翻修需要使患者的收益大于承担的后期风险。必须要满足的条件包括软组织和骨感染灶彻底清

表 25.1　抗生素（Abx）与聚甲基丙烯酸甲酯（PMMA）的相容性

可混合聚甲基丙烯酸甲酯的抗生素（热稳定）	活性降低（热不稳定）	固化活性降低	小技巧
阿米卡星 阿霉素 氨苄青霉素 两性霉素 B 枯草菌素 头孢唑林 头孢呋辛、头孢唑南 先锋霉素 环丙沙星 克林霉素黏菌素 达托霉素 红霉素 庆大霉素（粉剂） 林可霉素 甲氧西林 新生霉素 苯唑西林，青霉素 多黏菌素 B 链霉素 替卡西林 妥布霉素、万古霉素	氯霉素；甲磺酸黏菌素；四环素；喹奴普汀 / 达福普汀	液体庆大霉素和克林霉素；利福平	抗生素更容易从带有微孔的串珠、垫片、条棒上洗脱： 1. 手工混合 2. 非真空状态 3. 串珠、垫片、条棒需要额外一瓶聚甲基丙烯酸甲酯 4. 当使用不同抗生素的组合时抗生素洗脱会更好

除，充足的质量高的残留骨量，以及初次 TAR 对手术部位的要求特性。

再次植入时凸显的问题是抗生素复合 PMMA 是否可用于保证假体组件的安全，尤其是需要支撑假体并提供局部抗生素释放时。从微生物学的立场来说，作者们相信能从抗生素复合 PMMA 骨水泥中得到一些好处。然而，抗生素必须大于一种，有广泛的涵盖之前致病菌的抗菌谱，并且以获得非常高的最小抑菌浓度（minimal inhibitory concentration, MIC）的方式制备。抗生素复合 PMMA 骨水泥的缺点是 PMMA 的强度随着加入了高水平的抗生素而下降。此外，感染或假体相关 TAR 的失败使得假体取出困难，通常的结果是 PMMA 骨水泥取出时会丢失部分骨质。避免过多骨质丢失的技术，如超声骨水泥去除系统（Oscar,

Orthosonics, Edinburgh, UK），最适用于处理皮质骨或 PMMA 骨水泥界面。因此，最好谨慎使用抗生素复合 PMMA 骨水泥。暂时的"生物性"骨水泥也许可以使用医生决定的抗生素剂量来填充孔隙[22]。

感染后 TAR 再次植入可以在细菌敏感性抗生素使用 6~8 周后，血清标志物（如 ESR 和 CRP）已经正常并且已经通过铟 –111 或 ^{99m}Tc 双窗口扫描（图 25.2），以及骨和软组织活检培养和 16s PCR 排除。一定要重视软组织覆盖，或按本书其他部分所描述的方法进行重建。个体化 TAR 组件因为不同的制造商而有所不同，作者认为 INBONE 和 INBONE Ⅱ 全踝关节置换系统（Wright Medical Technologies, Inc., Arlington, TN）是一种处理和翻修伴有骨缺损病例的令人满意的选择。其他的再次植入条件包括一个稳定

表 25.2　作者建立的在 PMMA 中使用抗生素的推荐释放率

抗生素	假体固定剂量	串珠、垫片、条棒的剂量
阿米卡星	1g	2g
阿莫西林	NR	4 倍标准剂量 a
两性霉素 B	0.5~1.5mg/kg (?)	0.5~1.5mg/kg
杆菌肽	NR	4 倍标准剂量 a
头孢羟唑 (Mandol®)	NR	4 倍标准剂量 a
头孢唑啉 (Ancef®)	NR	4~8g
头孢噻肟 (Claforan®)	3g	4~6g
头孢他啶 (Fortaz®)	NR	10~16g（20g 水泥中加 3g 抗生素）
头孢呋辛 (Ceftin®)	1.5~3g	6~9g
头孢菌素	NR	4 倍标准剂量 a
环丙沙星（口服混悬剂粉剂）	NR	1g
克林霉素	NR	4~8g
黏菌素（多黏菌素 E）（每瓶 150mg）	NR[NL 剂量 =2.5~5mg/(kg·day)]	4 倍标准剂量 a
潜在的热不稳定	耐多药不动杆菌 200 万 U/d(k.)	耐多药不动杆菌：加利福平（人工骨）和强力霉素（人工骨）
达托霉素	NR	4 倍标准剂量 a
红霉素	0.5~1 g	2~4g
氟康唑	400~800mg	400~800mg
庆大霉素	1g	2~5g
利奈唑烷（Zyvox®）	NR	2.4g
林可霉素	NR	4 倍标准剂量 a
甲氧西林	NR	4 倍标准剂量 a
新生霉素	NR	4 倍标准剂量 a
苯唑西林	NR	4 倍标准剂量 a
多黏菌素 B	NR	4 倍标准剂量 a
达福普汀	聚甲基丙烯酸甲酯中不稳定：使用人工骨	人工骨® 每 50cm3 D5 加 2g
利福平	聚甲基丙烯酸甲酯中不稳定：使用人工骨	人工骨® 加 2.4~3g
链霉素	NR	7 g
羟基噻吩青霉素 (Timentin®)	不适合	5~13g
妥布霉素 (Nebcin®)	1.2g	2.4~9.6g
万古霉素	1g（万古霉素粉剂）	3~9g（粉剂或冻干粉）

a 人工骨 (Wright Medical Technologies, Inc., Arlington, TN)

的软组织覆盖以及彻底评估后认为 TAR 再植入的价值超过踝关节或胫 – 距 – 跟关节融合。

　　有时，易感患者、高毒性多重耐药菌、大量骨缺损或者不稳定的软组织覆盖阻碍了 TAR 的再次植入。在这种情况下，也许需要进行各种复杂的融合操作。常规的选择是逆行髓内钉固定，感染后放置这种器械简便易行，但要避免髓内器械的继发感染（图 25.5），应当遵循

Bibbo 等 [23] 描述的方案。

　　当存在骨缺损并需要结构性植骨时，可行晚期重建，有一些方法可供选择。作者喜欢使用细钢丝环形外固定合并自体骨移植（图 25.6）。双焦点加压或牵张成骨结合细钢丝环形外固定避免了金属假体组件持续位于既往感染区域，并能辅助弥补 5cm 的骨缺损（图 25.7）。骨不连极度高危患者可能需要血管化

表 25.3　负压灌注伤口治疗装置中抗菌溶液的有效成分

抗菌溶液	有效成分	注意事项	用途
Marshfield	0.1% 克林霉素 (200mg/1.33mL)	冷藏 90d	急性和慢性感染
临床三联抗生素 [a]	0.1% 庆大霉素 200mg/5mL		
	0.005% 多黏菌素 B；无菌水稀释至 200mL		
达金液	次氯酸钠 (NaClO) 缓冲剂	使用 25% 或 50% 的强度	急性化脓性感染、坏死性筋膜炎、耐甲氧西林金黄色葡萄球菌；使用时间为 3~5d
1% 万古霉素	万古霉素		甲氧西林耐药
			葡萄球菌
稀醋酸 (5%)	醋酸 (CH_3COOH)		假单胞菌污染并减少表面生物负载
Prontosan®[b]	聚己缩胍 (PHMB) 和甜菜碱 (表面活性剂)	美国 FDA 批准的 VAC®	具有高生物负载或表面生物膜的非感染伤口，可防止伤口干燥
普通无菌生理盐水	普通无菌生理盐水		防止伤口干燥，轻微减少生物负载

大多数每 6~8h 使用一次，停留时间为 30min

a 由 Developed by Michael Caldwell, M.D., Ph.D., F.A.C.S., Marshfield Clinic, Marshfield, WI 研制

b R. Braun Medical, Bethlehem, PA; FDA approved with Veraflow® VAC® (KCI, San Antonio, TX)，获得美国 FDA 批准

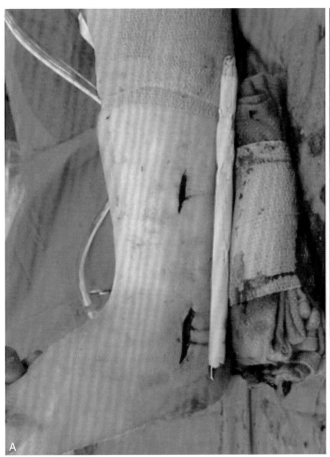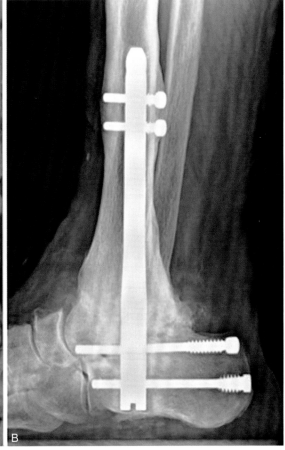

图 25.5　术中组织培养阴性后进行连续清创，给予细菌敏感的系统性抗生素治疗，以及更换抗生素复合 PMMA 骨水泥浸渍钉（A），最后采用逆行髓内钉固定（B）的踝关节扩大融合

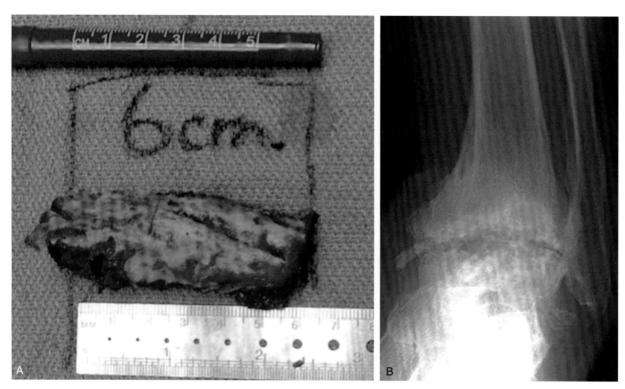

图 25.6　6cm 自体髂嵴骨移植的术中照片（A）。通常情况下，一个 6cm 的自体骨结合复合 rhBMP-2 的骨库骨移植对于该例踝关节已足够，影像学检查（B）显示该患者的距骨和胫骨穹隆的骨缺损。对于大量局部骨缺损，在假体周围深部感染后作者使用取自每侧髂嵴的长达 9cm 非血管化移植骨来挽救踝关节

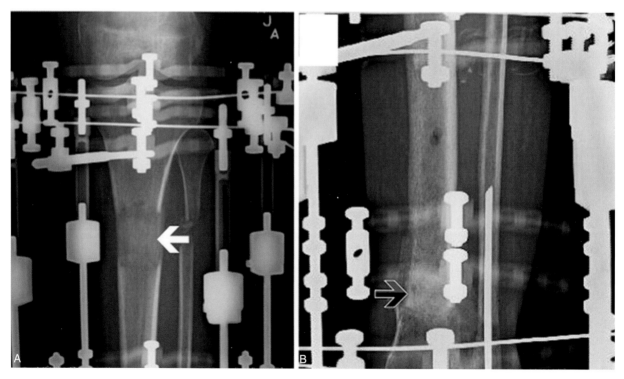

图 25.7　采用双焦点 Ilizarov 技术（白箭头所示）处理 4cm 骨缺损的 X 线片。在远端加压成骨（B；黑箭头所示）的同时近端进行牵张成骨（A；白箭头所示）

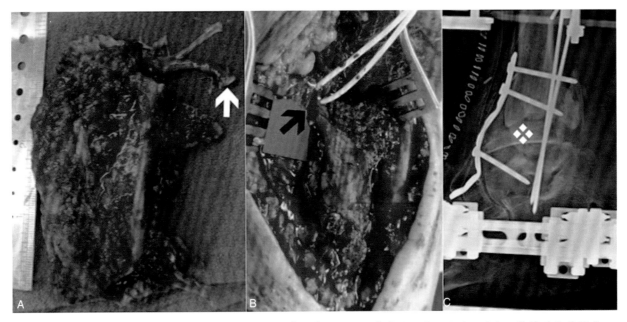

图 25.8　全踝关节置换假体取出后为保留肢体采用带血管的游离髂嵴骨瓣治疗顽固性不融合。带蒂游离骨瓣（A；箭头所示）；游离骨瓣植入后血管吻合至胫前血管（B；箭头所示）；游离骨瓣的 X 线片（C）

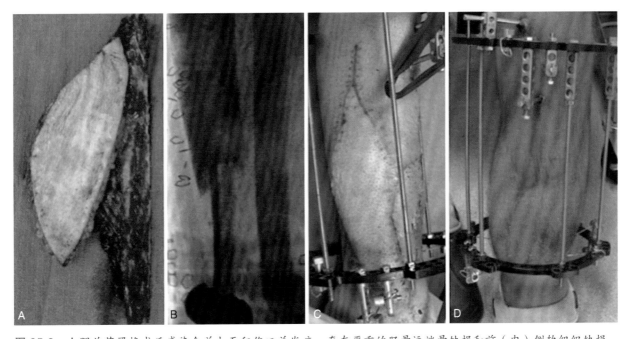

图 25.9　全踝关节置换术后感染合并大面积伤口并发症，存在严重的胫骨远端骨缺损和前（内）侧软组织缺损，为保留肢体采用游离腓骨骨皮瓣移植修复。A. 术中取出腓骨骨皮瓣的照片。B.游离骨皮瓣在术中增强影像中的位置。外固定架固定术后 6 个月的外侧（C）和前方（D）临床照片

骨移植操作，例如血管化游离腓骨或髂嵴（图 25.8），或单纯游离腓骨移植（图 25.9）[24]。作者更愿意选择结合游离血管化骨移植的细钢丝环形外固定技术，当不存在残余感染的情况下也可以使用内固定技术。

结　论

全踝关节置换术后感染是一种严重的并发症，当前文献很少有相关信息来指导诊断和治

疗。感染分为术后急性、晚期慢性或远隔部位血源性。初次或翻修全踝关节置换术后感染的假体去除以及充分的清创和药敏培养抗生素肠外治疗是治疗的关键措施。只有很少的初次或翻修全踝关节置换术后假体周围深部感染的患者有望接受成功的保留关节的全踝关节翻修手术，而大部分患者经常需要采用大量骨移植的踝关节或胫－距－跟关节融合来获得一个有功能的肢体。鉴于全踝关节置换感染的发病率，对于进行过多次手术以及合并易引起伤口愈合困难疾病的患者开展这类手术时要仔细考虑。快速诊断以及多学科医护团队的共同参与是获得成功结果的必要条件。

参考文献

[1] Glazebrook MA, Arsenault K, Dunbar M. Evidence-based classifi-cation of complications in total ankle arthroplasty. Foot Ankle Int, 2009,30(10):945-949.

[2] Spirit AA, Assal M, Hansen Jr ST. Complications and failure after total ankle arthroplasty. J Bone Joint Surg Am, 2004, 86(6):1172-1178.

[3] Saltzman C, Mann RA, Ahrens JE, et al. Prospective controlled trial of STAR total ankle replacement versus ankle fusion: initial results. Foot Ankle Int, 2009, 30(7): 579-596.

[4] Besse JL, Colombier JA, Asencio J, et al. Total ankle arthroplasty in France. Orthop Traumatol Surg Res, 2010,96(3):291-303.

[5] Uçkay I, Lübbeke A, Huttner B. Preoperative asympto-matic bacteriuria and subsequent joint infection: lack of causal relation. Clin Infect Dis, 2014,59(10):1506-1507.

[6] Bouvet C, Lübbeke A, Bandi C, et al. Is there any benefit in preoperative urinary analysis before elective total joint replacement? Bone Joint J, 2014,96(3):390-394.

[7] Ipe DS, Sundac L, Benjamin Jr WH, et al. Asymptomatic bacteriuria: prevalence rates of causal microorganisms, etiology of infection in different patient populations, and recent advances in molecular detection. FEMS Microbiol Lett, 2013,346(1):1-10.

[8] Zhanel GG, Harding GK, Guay DR. Asymptomatic bacteriuria. Which patients should be treated? Arch Intern Med, 1990,150(7):1389-1396.

[9] David TS, Vrahas MS. Perioperative lower urinary tract infections and deep sepsis in patients undergoing total joint arthroplasty. J Am Acad Orthop Surg, 2000, 8(10): 66-74.

[10] Bohn WW, McKinsey DS, Dykstra M, et al. The effect of a portable HEPA-filtered body exhaust system on airborne microbial contamination in a conventional operating room. Infect Control Hosp Epidemiol, 1996,17(7):419-422.

[11] Evans RP. Current concepts for clean air and total joint arthroplasty: laminar airflow and ultraviolet radiation: a systematic review. Clin Orthop Relat Res, 2011,469(4):945-953.

[12] Panahi P, Stroh M, Casper DS, et al. Operating room traffic is a major concern during total joint arthroplasty. Clin Orthop Relat Res, 2012, 470(10): 2690-2694.

[13] Bibbo C, Goldberg JW. Infectious and healing com-plications after elective orthopaedic foot and ankle surgery during tumor necrosis factor-alpha inhibition therapy. Foot Ankle Int, 2004,25(5):331-335.

[14] Bibbo C, Patel DV, Gehrmann RM, Lin SS. Chlor-hexidine pro vides superior skin decontamination in foot and ankle surgery: a prospective randomized study. Clin Orthop Relat Res, 2005,438:204-8.

[15] Keblish DJ, Zurakowski D, Wilson MG, et al. Preo-perative skin preparation of the foot and ankle: alcohol and bristles are better. J Bone Joint Surg Am, 2005, 87(5): 986-992.

[16] Bibbo C. Treatment of the infected extended ankle arthrodesis after tibio-talo-calcaneal retrograde nailing. Tech Foot Ankle Surg, 2002,1:74-96.

[17] Love C, Marwin SE, Palestro CJ. Nuclear medicine and the infected joint replacement. Semin Nucl Med, 2009, 39(1):66-78.

[18] Teller RE, Christie MJ, Martin W, et al. Sequential indium-labeled leukocyte and bone scans to diagnose prosthetic joint infection. Clin Orthop Relat Res, 2000, 373:241-247.

[19] Joseph TN, Chen AL, Di Cesare PE. Use of antibiotic-impregnated cement in total joint arthroplasty. J Am Acad Orthop Surg, 2003,11(1):38-47.

[20] Scorzolini L, Lichtner M, Iannetta M, et al. Sonication technique improves microbiological diagnosis in patients treated with antibiotics before surgery for prosthetic joint infections. New Microbiol, 2014, 37(3): 321-328.

[21] Bibbo C, Barbieri RA, Deitch EA, et al. Neutropenic enterocolitis in a trauma patient during antibiotic therapy for osteomyelitis. J Trauma, 2000, 49(4):760-763.

[22] Bibbo C. Temporary cementation in total ankle arthro-plasty. J Foot Ankle Surg, 2013,52(5):650-654.

[23] Bibbo C, Anderson RB, Davis WH. Limb salvage: the infected retrograde tibio-talo-calcaneal nail. Foot Ankle Int, 2003,24(5):420-425.

[24] Bibbo C. Revision ankle arthrodesis, chapter 20// Alexander IJ, Bluman EM, Greisberg JK, editors. Advanced reconstruction: foot and ankle 2. Chicago: American Academy of Orthopaedic Surgeons, 2015.

第 26 章　日本全踝关节初次置换和翻修术

Tetsuya Tomita, Keiji Iwamoto, Makoto Hirao, Keitaro Yamamoto,
Toru Suguro, Jun Hashimoto, Kazuomi Sugamoto, Hideki Yoshikawa

引　言

全踝关节置换术（TAR）的临床应用始于

T. Tomita, MD, PhD (✉) • K. Sugamoto, MD, PhD
Department of Orthopaedic Biomaterial Science, Osaka University
Graduate School of Medicine, 2-2 Yamada-oka, Suita, Osaka
565-0871, Japan
e-mail: tomita@ort.med.osaka-u.ac.jp; sugamoto@ort.med.
osaka-u.ac.jp

K. Iwamoto, MD, PhD
Department of Orthopedic Surgery, National Hospital Organization
Osaka National Hospital, Osaka 540-0006, Japan
e-mail: iwamoto_deka0227@yahoo.co.jp

M. Hirao, MD, PhD
Department of Orthopaedics, Osaka University Hospital,
2-2, Yamada-oka, Suita, Osaka 565-0871, Japan
e-mail: makohira777@gmail.com

K. Yamamoto, PhD
Department of Orthopaedic Surgery, TOHO University,
6-11-1 Omori-nishi, Ota-ku, Tokyo 143-8541, Japan
e-mail: keitaro@med.toho-u.ac.jp

T. Suguro, MD, PhD
Japan Research Institute of Artificial Joint,
3-9-2-603 Hacchobori, Chuo-ku, Tokyo 104-0032, Japan
e-mail: suguro@oak.ocn.ne.jp

J. Hashimoto, MD, PhD
Department of Rheumatology and Allergology, NHO Osaka
Minami Medical Center, 2-1 Kidohigashicho, Kawachinagano,
586-8521, Japan
e-mail: junha52@ommc-hp.jp

H. Yoshikawa, MD, PhD
Department of Orthopaedic Surgery, Osaka University Graduate
School of Medicine, 2-2 Yamada-oka, Suita, Osaka 565-0871, Japan
e-mail: yhideki@ort.med.osaka-u.ac.jp

© Springer International Publishing Switzerland 2016
T.S. Roukis et al. (eds.), *Primary and Revision Total Ankle Replacement*,
DOI 10.1007/978-3-319-24415-0_26

20 世纪 70 年代，在全世界已开发出数种不同的 TAR 假体系统。从缓解疼痛的角度来看，TAR 的效果较好，但仍会出现一些严重问题。与下肢的其他关节如髋膝关节相比，踝关节要小得多。因此，踝关节在负重行走时必须承受更大的压力和剪切力。而 TAR 假体是安放在高应力环境中 [1]，导致它难以获得始终良好的长期临床结果。遗憾的是，TAR 术后早期无菌性骨溶解、金属组件松动和下沉非常常见。基于这些问题，终末期踝关节炎的标准治疗方法是关节融合术。在日本，采用 TAR 治疗终末期踝关节炎并不普遍，2010 年仅实施了 300 例 [2]。

在我们医疗机构中，炎性关节炎的关节重建手术获得了长期的良好疗效。我们已经发现终末期踝关节炎患者的距下关节退行性骨关节病的发生率较高 [3]。对于踝关节炎患者一直采用关节融合术治疗距下关节疼痛、畸形和（或）不稳定 [4]。踝关节和距下关节的融合可能导致显著的功能性步态异常，特别是在斜坡、不平坦的地面行走和上楼时尤为明显 [5]。因此，我们认为 TAR 适用于类风湿关节炎以及踝关节和距下关节均发生骨关节炎的患者。1984—2003 年我们医疗机构 [6] 随访了 32 例使用 TNK 假体（Kyocera, Kyoto, Japan）行 TAR 的类风湿关节炎患者并报告了临床疗效。患者的满意度相对较高，大多数患者表示他们的情况较行 TAR 之前有所改善。然而，我们发现胫骨假体移位和继发于距骨坏死的距骨假体下沉的发生率很高。在过去的 30 年中，TAR 假体的设计、假体大小的变化、精准的手术器械以及对软组织平衡技术的更好理解已被认为是提高 TAR 假体生存率的关键。假体设计大致可分为两种类型：一种是双组件的固定衬垫 TAR 假体，它由一个距骨假体组件和一个固定有聚乙烯衬垫的胫骨假体组件组成；另一种是三组件的活动衬垫 TAR 假体，它包含一个距骨假体组件、一个胫骨假体组件和一个相对于两个金属组件可以移动的聚乙烯衬垫[8-12]。聚乙烯活动衬垫的力学机制是在背屈和跖屈时允许进行前后的平移和旋转运动[13, 14]。TNK 踝关节假体是一种双组件的固定平台假体，我们于 2003 年停止使用。自 2003 年以来，我们开始使用 FINE 全踝关节置换系统（Teijin Nakashima Medical Co., Ltd., Okayama, Japan），它是三组件的活动平台 TAR 假体。

FINE 全踝关节置换系统的假体设计理念

三组件的活动衬垫 TAR 假体的理论优势在于金属组件和聚乙烯衬垫之间有着更大的接触面积和更小的接触应力，它允许踝关节的前 - 后平移和旋转运动，还具有自动调整力线效应，即通过活动的聚乙烯衬垫自动纠正踝关节力线[15]。在全世界范围内目前已经开发了多种三组件的活动平台 TAR 假体[8, 16-22]。然而，由于三组件 TAR 假体是为高加索人设计的，可能与日本人的关节解剖和力线不相匹配，因此这类假体没有一个被日本 PMDA 批准。于是，开发适合日本人的三组件活动衬垫 TAR 假体的观念产生了。具体而言，FINE 全踝关节置换系统（图 26.1）是基于应力分散和耐久性而专门为日本人设计的。FINE 全踝关节置换假体是三组件系统，依靠聚甲基丙烯酸甲酯骨水泥固定。距骨侧和胫骨侧假体组件由钴铬合金（Co-Cr-Mo）制成，聚乙烯衬垫由 GUR1020（Ticona GmbH, Kelsterbach, Germany）超高分子量聚乙烯（UHMWPE）粉末制成，通过机器压缩成型，使用环氧乙烷气体灭菌。基于大量日本人尸体的解剖研究，与截骨表面相比，假体的轮廓和尺寸变化已尽可能做到了最优化。

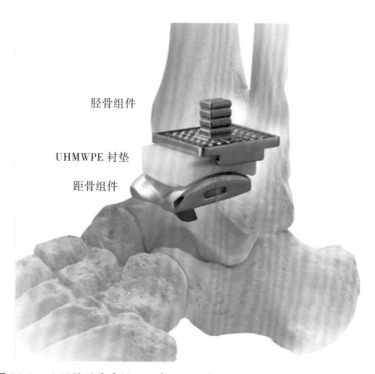

胫骨组件

UHMWPE 衬垫

距骨组件

图 26.1 足踝模型前外侧观，展示三组件、活动衬垫 FINE 全踝置换系统

FINE 全踝关节置换术的临床经验

2003 年 7 月至 2014 年 8 月，我们医疗机构对 35 例患者进行了共 44 例 FINE 全踝关节置换手术，其中 4 例患者的 4 个踝关节为骨关节炎（1 例男性，3 例女性），其余 31 例患者的 40 个踝关节为类风湿关节炎（4 例男性，27 例女性）。1 例患者（行踝置换）在术后 68 个月死于心血管疾病。在复查时，8 例患者（10 个踝置换）失访，因此仅对原始队列中剩余的 34 个踝关节（77.3%）进行评估分析。手术时患者的平均年龄为 62.5 岁（范围 47~78 岁），平均随访时间为 71.2 个月（范围 4~140 个月）。

FINE 全踝关节置换术的操作技术

在胫骨前肌腱和踇长伸肌腱之间做纵形切口，将足背动脉和腓深神经牵到侧面。在类风湿关节炎病例中，进行伸肌腱鞘和踝关节的滑膜切除。使用截骨术导向器进行胫骨和距骨的截骨。然后使用假体试模检查运动和张力（关节间隙）的情况，最后用聚甲基丙烯酸甲酯骨水泥固定假体的各组件。通常 TAR 时很难调整关节间隙来处理软组织的内翻挛缩。2006 年以来，在距骨侧的准备完成后为平衡内侧和外侧的软组织，增加了内踝滑移截骨手术（图 26.2）[22]。在患者存在严重骨缺损时，羟基磷灰石加强垫块可用于胫骨侧的准备，尤其是类风湿关节炎患者。在我们这里介绍的病例中，8 个踝关节（24.2%）实施了内踝滑移截骨术，16 个踝关节（48.5%）使用了羟基磷灰石加强垫块。自 2008 年以来，所有的 FINE 全踝关节置换术均采用了与患者匹配的个体化的专用器械，用于胫骨和距骨的关节截骨。这些与患者匹配的个体化器械是根据术前 CT 扫描获得的 DICOM 数据而开发的，从而可以进行三维的术前计划和精准的关节截骨（图 26.3）。

FINE 全踝关节置换术的临床结果

我们之前报道了最近在日本患者中进行的 TAR 研究的临床结果[24]。2003—2010 年共进行了 33 例 TAR。在最初的研究中，除了失访病例和 1 例早期翻修病例，我们对 27 个踝关节（21 例患者）进行了临床疗效评估。临床结果通过日本足外科学会（Japanese Society for Surgery of the Foot，JSSF）的踝 - 后足评分量表进行评估，该量表是一个经过验证的功能量表（适用于日本人），包括 40 分疼痛评分、50 分功能

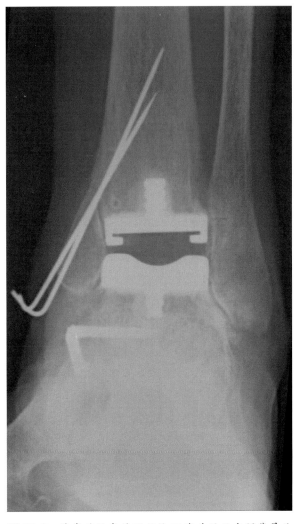

图 26.2　非负重位条件下正位 X 线片显示内踝截骨处克氏针固定牢固。在完成距骨侧准备后，使用间隙试模检测内外侧的软组织韧带的平衡仍无法接受时可进行内踝截骨

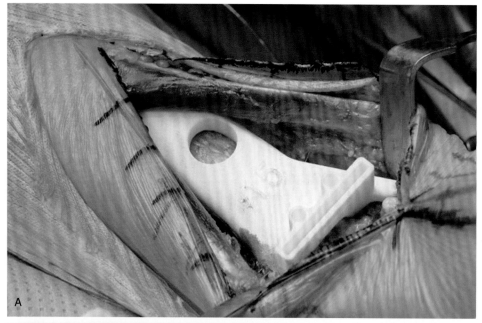

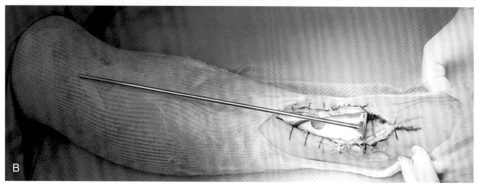

图 26.3　A. 专为 FINE 全踝置换系统设计的患者个体化手术器械安放在胫骨前方，该器械是基于术前计算机辅助断层扫描的 DICOM 数据制作。B. 将一根髓外力线杆和患者个体化安装器械连接，用来验证踝关节力学

评分和 10 分对线评分（共计 100 分）[25]。根据 JSSF 踝 - 后足评分量表，在随访检查时平均分 ± 标准差的术后评分为 82.1 ± 5.3 分（范围 76~92）。以前我们报道了 10 例行 TAR 的类风湿关节炎患者（13 个踝关节）的体内运动学情况，他们的 X 线片没有表现出任何松动迹象。临床上我们测量了矢状面踝关节的活动度，术前平均背伸 4.2° ± 4.7°，跖屈 19.2° ± 8.2°，术后分别为平均 5.9° ± 4.9° 和 20° ± 9.5°。在最终随访时术前和术后的活动范围无明显差异。

FINE 全踝关节置换术的失败案例

通过平均 71.2 个月的随访，我们在术后第 7 年发现了 1 例胫骨侧和距骨侧假体组件都出现无菌性松动的病例，在术后第 2 年发现 1 例感染性松动病例，在术后第 29 个月发现了 1 例距骨侧假体下沉病例。其余的 30 个踝关节中显示有 10 个（33.3%）在胫骨假体周围存在非进展性的透亮线，4 个（13.3%）出现了距骨假体下沉（图 26.4）。对于胫骨侧和距骨侧组件都出现松动的患者，我们使用长柄假体进行 TAR 翻修（图 26.5）。另一例出现胫骨侧和距骨侧组件无菌性松动的患者给予自体骨移植行关节融合术治疗（图 26.6）。1 例感染性松动患者采用将假体组件取出的旷置术。术后第 8 年出现了 1 例内踝骨折，对该病例我们也采用了自体骨移植进行关节融合（图 26.7）。

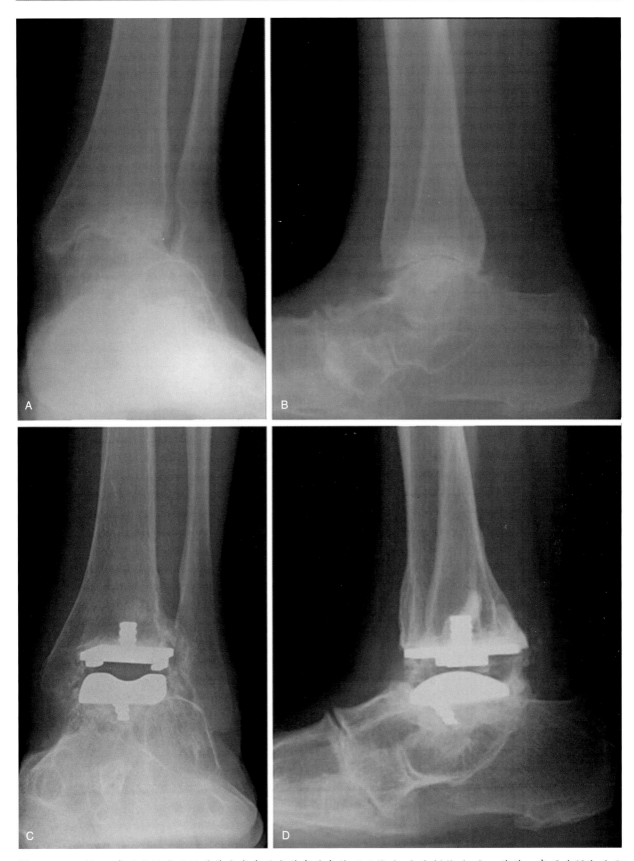

图 26.4　一例 49 岁的女性类风湿关节炎患者的术前负重条件下正位（A）和侧位（B）X 线片，表现为踝和后足的退行性关节病。植入 FINE 全踝关节置换系统后 11 年负重条件下正位（C）和侧位（D）X 线片，显示假体保持着良好位置且踝关节功能良好

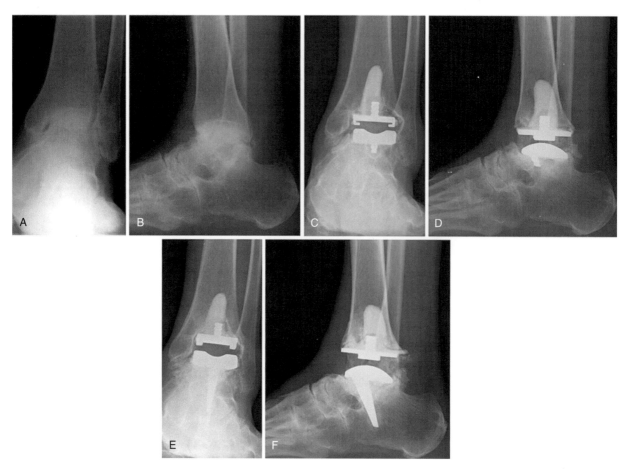

图26.5 一例47岁的男性类风湿关节炎患者的术前负重条件下正位（A）和侧位（B）X线片。FINE全踝关节置换术后29个月时负重条件下正位（C）和侧位（D）X线片显示距骨侧假体组件下沉，胫骨侧组件周围可见溶骨性改变。进行了全踝关节翻修术，将原来的FINE全踝置换假体取出并更换为长柄的距骨侧假体，如术后负重条件下正位（E）和侧位（F）X线片所示

FINE 全踝关节置换术的体内运动学研究

　　评估 TAR 术后患者的体内运动学非常重要。与第二代双组件固定衬垫 TAR 系统相比，预期第三代三组件活动衬垫 TAR 假体在体内的功能会更接近正常。我们评估了步态周期中骨关节炎患者 FINE 全踝关节置换假体在体内的运动学特征（图 26.8A、B）。步态站立相分析是指步态周期中从脚跟着地到脚趾落地的阶段。通过系列数字放射影像（图 26.8C）记录连续的踝关节运动。我们评估了踝关节活动度、背伸和跖屈角度，并计算了在步态站立相通过透视获得的系列数字射线影像上距骨假体与胫骨假体的相对位置。在完全负重的步态站立相，踝关节的背屈角度为 3.4° 和跖屈角度为 4°，总的矢状面运动弧度为 7.4°。从脚跟着地到脚趾落地的运动模式是从轻微的跖屈到足部水平，然后逐渐背伸至脚跟着地，最后由跖屈到脚趾落地（图 26.9）。与正常的脚踝相比，活动度是受到一定限制的。然而，运动模式已经模拟了正常的踝关节运动学。

总　结

　　对于踝关节退变性疼痛患者，相对于全踝关节置换术，踝关节融合仍然是更常采用的术式。然而在过去的几十年间，全踝关节置换术

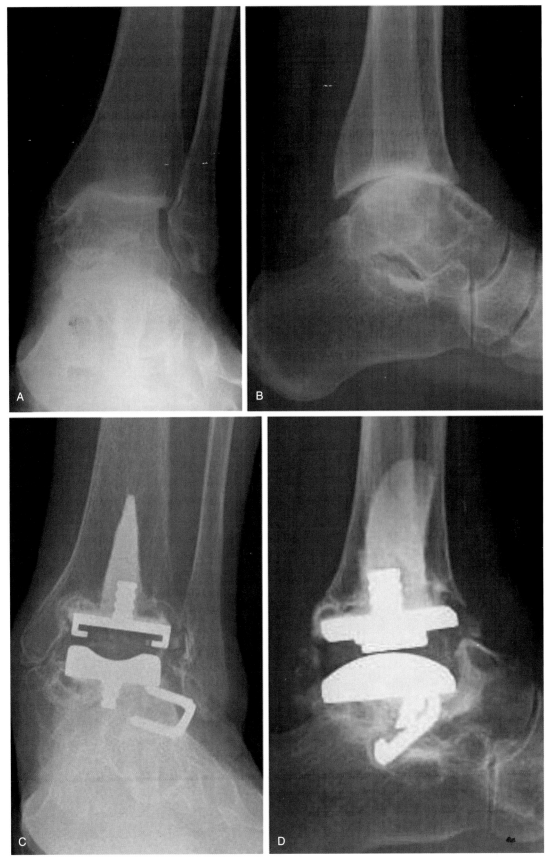

图 26.6　一例 69 岁的骨关节炎女性患者负重条件下正位（A）和侧位（B）X 线片。FINE 全踝关节置换术后 8 年拍摄的负重条件下正位（C）和侧位（D）X 线片显示，距骨侧假体组件下沉和胫骨假体周围可见溶骨性改变。使用自体骨移植和逆行髓内钉固定行胫 - 距 - 跟骨关节融合术

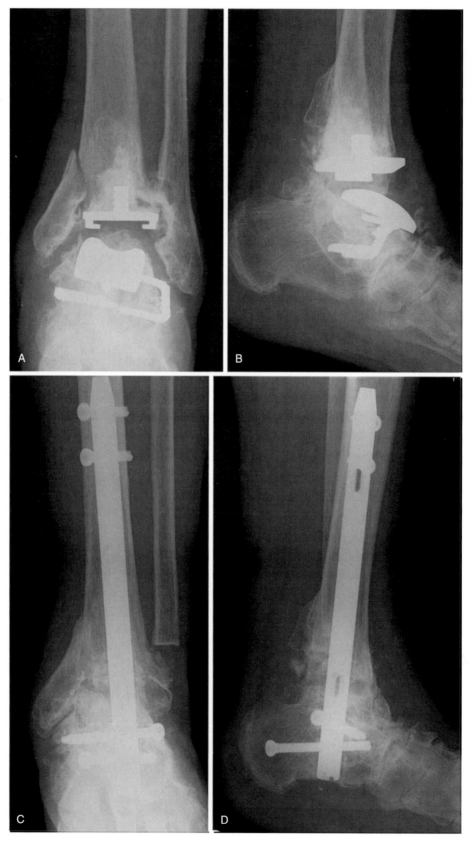

图 26.7 一例 61 岁的女性类风湿关节炎患者，植入 FINE 全踝关节假体后在一次购物时摔倒导致内踝骨折，术前负重条件下正位（A）和侧位（B）X 线片。使用自体骨移植和逆行髓内钉固定行胫 - 距 - 跟骨关节融合术，术后 8 年负重条件下正位（C）和侧位（D）X 线片

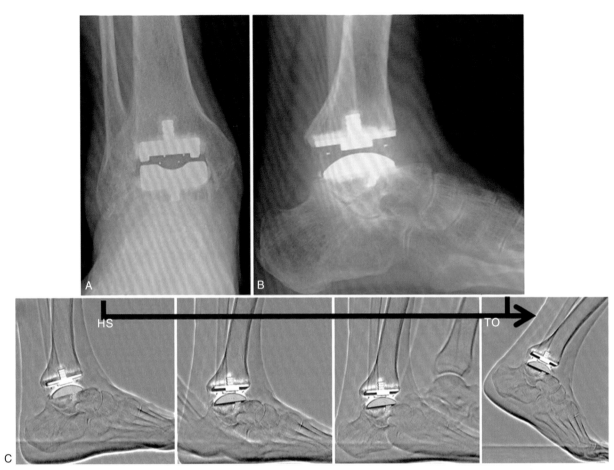

图 26.8　一例 58 岁的男性骨关节炎患者植入 FINE 全踝关节假体后 6 年负重条件下正位（A）和侧位（B）X 线片。C. 步态周期 FINE 全踝关节假体的连续影像学检查，其中假体影像是在姿势评估后通过计算机辅助设计模型覆盖获得。HS：足跟着地；TO：脚趾落地

已经取得了很大进步，临床疗效也随之显著改善。假体设计、术前计划、关节平衡技术以及术后疗效评估都取得了进展，使外科医生获得了更可靠、更好的临床效果。自 2003 年以来，我们开始使用活动聚乙烯衬垫的三组件全踝假体。FINE 全踝置换系统已是当今日本最常用的踝关节假体。它的设计不仅允许背屈和跖屈，还允许 ±10° 的内外旋以及沿活动平台 ±3mm 的前 - 后滑动。我们已经研究了这种三组件全踝关节置换假体的体内运动学。初步结果令人

比较满意，假体模拟了步态周期中正常的踝关节运动学。自 2006 年以来，我们使用内踝滑移截骨技术平衡内翻畸形，根据从术前计算机辅助断层扫描获得的 DICOM 数据建立术前三维的骨模型，使用患者个体化的手术器械在 TAR 中提供手术的精确度。过去我们将全踝关节置换的适应证局限于活动量要求较低的炎性关节炎患者，现在我们扩大了适应证范围，包括了日常活动量较大的骨关节炎患者。即使目前的临床经验有限，但中期疗效依然是值得期待的。

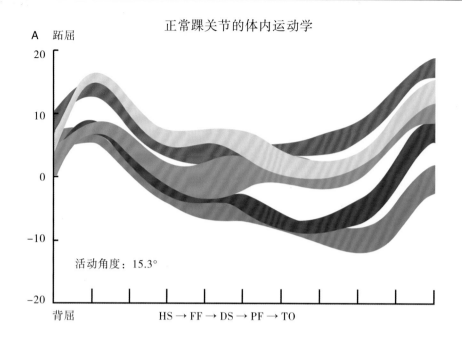

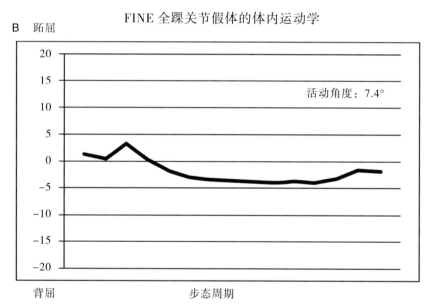

图 26.9 使用特殊的 2D/3D 注册技术对比研究步态周期站立相正常踝关节的体内运动学（A）和 FINE 全踝关节假体的体内运动学（B）

参考文献

[1] Lewis G. Biomechanics of and research challenges in uncemented total ankle replacement. Clin Orthop Relat Res, 2004,424:89-97.

[2] Yamamoto K, Suguro T, Sekiguchi M, et al. Design rationale and mechanical evaluation of a three-component prosthesis for total ankle arthroplasty. J Med Soc Toho, 2011,58(6):408-417.

[3] Liu H, Sugamoto K, Itohara T, et al. In vivo three-dimensional skeletal alignment analysis of the hindfoot valgus deformity in patients with rheumatoid arthritis. J Orthop Res, 2007,25:330-339.

[4] Easley ME, Trnka HJ, Schon LC, et al. Isolated subtalar arthrodesis. J Bone Joint Surg Am, 2000,82(5):613-624.

[5] Baan H, Dubbeldam R, Nene AV, et al. Gait analysis of the lower limb in patients with rheumatoid arthritis: a systematic review. Semin Arthritis Rheum, 2012,41(6):768-788.

[6] Takakura Y, Tanaka Y, Kumai T, et al. Ankle arthroplasty using three generations of metal and ceramic prostheses. Clin Orthop Relat Res, 2004,424:130-136.

[7] Nishikawa M, Tomita T, Fujii M, et al. Total ankle replacement in rheumatoid arthritis. Int Orthop, 2004,28(2):123-126.

[8] Buechel Sr FF, Buechel Jr FF, Pappas MJ. Twenty-year evaluation of cementless mobile-bearing total ankle replacements. Clin Orthop Relat Res, 2004,424:19-26.

[9] Wood PL, Prem H, Sutton C. Total ankle replacement: mediumterm results in 200 Scandinavian total ankle replacements. J Bone Joint Surg Br, 2008,90(5):605-609.

[10] Brunner S, Barg A, Knupp M, et al. The Scandinavian total ankle replacement: long-term, eleven to fifteen-year, survivorship analysis of the prosthesis in seventy-two consecutive patients. J Bone Joint Surg Am, 2013,95(8):711-718.

[11] Henricson A, Skoog A, Carlsson Å. The Swedish ankle arthroplasty register: an analysis of 531 arthroplasties between 1993 and 2005. Acta Orthop, 2007,78(5):569-574.

[12] Fevang BT, Lie SA, Havelin LI, et al. 257 ankle arthroplasties performed in Norway between 1994 and 2005. Acta Orthop, 2007,78(5):575-583.

[13] Wright DG, Desai SM, Henderson WH. Action of the subtalar and ankle-joint complex during the stance phase of walking. J Bone Joint Surg Am, 1964,46(2):361-382.

[14] Marshall R, Nade S. Effects of arthrodeses on walking: kinematic and kinetic studies of subtalar and knee arthrodesis. Clin Biomech, 1991,6(1):51-59.

[15] Komistek RD, Stiehl JB, Buechel FF, et al. A determination of ankle kinematics using fluoroscopy. Foot Ankle Int, 2000,21(4):343-350.

[16] Anderson T, Montgomery F, Carlsson ?. Uncemented STAR total ankle prostheses: three to eight-year follow-up of fifty-one consecutive ankles. J Bone Joint Surg Am, 2003,85:1321-1329.

[17] Bonnin M, Judet T, Colombier A, et al. Midterm results of the Salto total ankle prosthesis. Clin Orthop Relat Res, 2004,424:6-18.

[18] Hintermann B, Valderrabano V, Dereymaeker G, et al. The HINTEGRA ankle: rationale and short-term results of 122 consecutive ankles. Clin Orthop Relat Res, 2004,424:57-68.

[19] Rippstein PF. Clinical experiences with three different designs of ankle prostheses. Foot Ankle Clin, 2002,7:817-831.

[20] Su EP, Kahn B, Figgie MP. Total ankle replacement in patients with rheumatoid arthritis. Clin Orthop Relat Res, 2004,424:32-38.

[21] Valderrabano V, Hintermann B, Dick W. Scandinavian total ankle replacement: a 3.7-year average follow up of 65 patients. Clin Orthop Relat Res, 2004,424:47-56.

[22] Doets HC, van der Plaat LW, Klein J-P. Medial malleolar osteotomy for the correction of varus deformity during total ankle arthroplasty: results in 15 ankles. Foot Ankle Int, 2008,29(2):171-177.

[23] Hirao M, Oka K, Ikemoto S, et al. Use of a custom-made surgical guide in total ankle arthroplasty in rheumatoid arthritis cases. Tech Orthop, 2014,29(2):102-111.

[24] Iwamoto K, Shi K, Tomita T, et al. In vivo kinematics of three-component mobile-bearing total ankle replacement in rheumatoid ankle with talocalcaneal arthrodesis and spontaneous talocalcaneal fusion. Mod Rheumatol, 2014,24(6):897-903.

[25] Niki H, Aoki H, Inokuchi S, et al. Development and reliability of a standard rating system for outcome measurement of foot and ankle disorders II: inter-clinician and intra-clinician reliability and validity of the newly established standard rating scales and Japanese Orthopaedic Association rating scale. J Orthop Sci, 2005,10(5):466-474.

[26] Lundgren P, Nester C, Liu A, et al. Invasive in vivo measurement of rearfoot, midfoot and forefoot motion during walking. Gait Posture, 2008,28(1):93-100.

第 27 章　全踝关节置换与翻修术可选择的手术入路

Christopher Bibbo, David A. Ehrlich

引　言

　　全踝关节置换（TAR）的传统手术入路是踝关节前方的直切口，于胫骨前肌（TA）和姆长伸肌（EHL）肌腱间分离进入（图27.1）。在血管结构上施加最小的牵引力将胫前血管神经束牵拉至侧方。虽然对于健康患者的正常皮肤来说前侧入路是安全可靠的，但对于踝关节区域的软组织损伤或反复前侧切口形成手术瘢痕的患者，该入路具有较高的严重并发症发生风险。与髋关节不同，踝关节前侧入路切口不能像"拉链"一样反复使用，担心会出现严重的伤口愈合并发症。基于这个原因以及潜在的 TAR 假体设计运动学的进展，术者在进行 TAR 时有必要寻找可替代的或改良的手术入路。

C. Bibbo, DO, DPM, FACS (✉)
Department of Orthopaedic Surgery, Marshfield Clinic,
1000 North Oak Ave, Marshfield, WI 54449, USA
e-mail: drchrisbibbo@gmail.com

D. A. Ehrlich, MD
Department of Surgery, Thomas Jefferson University Hospital,
840 Walnut St., 15th floor, Philadelphia, PA 19107, USA
e-mail: drehrlich@gmail.com

© Springer International Publishing Switzerland 2016
T.S. Roukis et al. (eds.), *Primary and Revision Total Ankle Replacement*,
DOI 10.1007/978-3-319-24415-0_27

改良前侧入路

　　先前因 Pilon 骨折行开放复位内固定、肌腱手术、良性肿瘤切除或其他任何原因采用过踝关节广泛前侧入路的患者，重复使用该入路可能存在伤口裂开的风险。类似地，患者如果先前因软组织脱套伤或创伤性广泛组织水肿而导致萎缩性瘢痕，或存在严重静脉曲张改变，采用踝关节前方正中直切口时也会有显著的伤口愈合问题。对于之前接受过 TAR 或改良手术以及术后发生过伤口愈合问题的患者，这种风险同样较大。因此对于再次手术患者，踝关节前侧切口是种不利的手术入路选择。该区域的组织氧合质量是基于前侧皮肤穿支的数量和皮肤穿支之间相互连接的皮下血管网络（图27.1）。创伤或疾病状态可能改变了皮下血管网络，致使踝关节前方成为脆弱的受灾区。

　　为判断踝关节前方皮肤潜在的愈合能力，作者会触诊足背动脉的搏动和检查下肢血管的多普勒信号。进一步的检查策略是人为压迫阻断胫后动脉，观察该区域是否是通过胫后和腓动脉系统供血。如果患者的踝关节前方皮肤存在任何类型的瘢痕，就需要在可疑区域进行经皮含氧量测定（transcutaneous skin oxygen tension measurements，$TCPO_2$），将 $TCPO_2$ 探

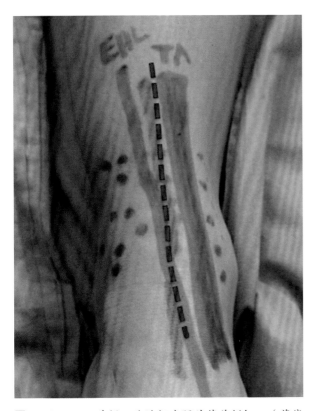

图 27.1　TAR 前侧入路的标准踝关节前侧切口（蓝线虚线）。切口一般位于踇长伸肌和胫骨前肌肌腱之间的中央。胫前血管神经束通常也位于踇长伸肌和胫骨前肌肌腱之间。图中红点显示局部潜在的皮肤血管穿支

头置于关节线和关节线上方 4~6cm 处。$TCPO_2$ 数值因具有提示充分愈合的潜能，可以作为能够成功愈合的临床指标，同时还要进行细致的皮肤处理，将皮肤全层分离松解并尽量少用止血带。无张力皮肤闭合方式和引流管的使用是必须的。

　　然而在一些患者中，即使很好地处理了以上问题，发生切口裂开的风险仍然很高。对于这些患者，可采用改良前侧入路，以避免重复使用踝关节前侧切口。向前内或前外做轻度弧形切口（图 27.2、27.3）可获得全厚、单一层次和宽基底的皮瓣，这和宽基底推进皮瓣的概念类似，这样就可以跨过条件较差的皮肤区域进入踝关节[1]。这种技术要求按照改良前侧切口方向将皮肤全层和皮下脂肪组织作为一个结构整体分离，而不能将"皮瓣"组织分层剥离。此外，由于分离"皮瓣"组织要通过踝关节前方中线，因此对原手术瘢痕的松解要慎重。在分离到达皮肤基层时要检查该区域是否残留血管穿支，如果存在应做到最大限度地保留。

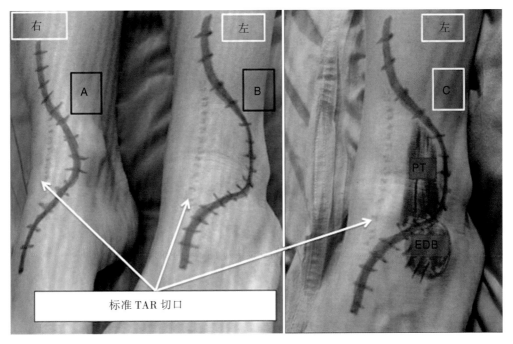

图 27.2　进入踝关节可选择的改良前侧切口。翻起较大面积的内侧皮瓣（A）可以保留胫前肌腱上方血管较差的皮肤。较大范围的外侧皮瓣（B）可允许进入第三腓骨肌肌腹（C），以及进入趾短伸肌肌肉，它是非常有用的局部血管组织来源

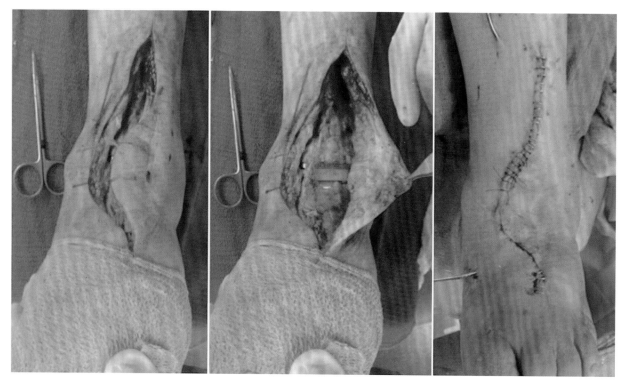

图 27.3 踝关节前方软组织条件较差的患者在行全踝关节置换翻修手术中采用外侧宽基底皮瓣切口的术中照片

尽量少使用皮肤牵引拉钩，使用时可将其放置在切口远近端的最佳位置。应轻柔牵开"皮瓣"组织的皮肤，以提供一个良好的手术视野。轻柔牵拉手术缝线可以拉开皮肤，暴露术野，但要注意不要将皮肤牵拉翻转 180°。在分离胫骨远端和距骨手术入路周围的组织残留时，要仔细辨认神经血管束，尽可能保留胫前血管来源的分支。偶然碰到直接横向跨过胫骨远端的血管时，可能需要进行结扎。这些血管可能是供应翻起皮肤远端边缘的穿支，所有血管结扎都应十分慎重。止血带使用时间应尽可能短，甚至可以不使用止血带。牵拉皮瓣时应注意不要在牵拉的软组织上施加太大的拉力。轻柔松解皮瓣邻近的正常软组织可以降低皮瓣的线性张力，从而控制皮下血管网的损害。在手术过程中，湿海绵可以帮助防止皮肤分离过程中的意外创伤。采取多层缝合方式闭合皮肤，皮下组织使用可吸收缝线细针缝合（图 27.3）。肌腱间轻柔地间断性缝合可以从下方减轻皮肤张力，但绝对不要打死结，残留组织可根据需要修复或加强。对于内侧基底皮肤切口，第三腓

骨肌可能存在低位的肌腹，应将其转位或手术转移至近中线，这样就可以在前方"皮瓣"皮肤下带来新鲜的血管化肌肉（图 27.2）。

术后护理

术后抬高患肢以防止下肢静脉血液淤积。任何圆周包裹的敷料都不能过紧，作者实际上是使用无菌棉卷固定肢体，再用弹性绷带松散包裹，切口上方开一敷料窗口以便于频繁检查切口和皮肤。这些措施都是为了保证皮肤血管的灌注，还包括不使用咖啡因和任何拟交感神经类药物，尤其是绝对不能使用尼古丁贴剂。患者的病房应保持温暖（室内温度为大约 70°F；1°F ≈ 17.2℃），切口使用抗生素软膏和碘伏纱布或磺胺嘧啶银和凡士林纱布保持湿润。患者住院期间每天检查切口皮肤情况 2~3 次，肢体下垂时间每天不能超过 15~20min。引流管保留直到连续两次引流量 <15cm^3 时拔除，一旦患者可以下肢负重下床活动就可以开始进行物理康复治疗。

可选择的全踝关节置换切口

可选择的 TAR 手术切口是指不使用相同的前侧入路暴露踝关节的切口。当前能选择的切口包括外侧入路可供 Zimmer 金属骨小梁全踝置换系统（Zimmer, Inc., Warsaw, IN）使用，以及后侧入路[2]经跟腱与姆长屈肌（flexor hallucis longus, FHL）肌腹和肌腱间的直接正中切口或后侧旁正中切口[2]。

初次全踝关节置换的外侧入路

Zimmer 金属骨小梁全踝系统进行 TAR 手术是通过腓骨截骨采用踝关节外侧直接入路安装假体，该外侧入路很容易向切口远、近端扩展。这一入路多年来被用于外踝骨折固定、踝关节融合、胫 – 距 – 跟骨关节融合和肌腱手术。可能经过外侧切口的主要结构包括近端腓浅神经和远端腓肠神经的一些小分支，其主要作用是提供踝关节外侧皮肤和关节感觉。通过踝关节外侧的血管结构包括小隐静脉，术中碰到时需谨慎保留，因为它在一定程度上直接参与皮肤血液回流和小血管网的组成。作者个人观察到一些患者因小隐静脉损伤、电刀烧灼止血或结扎后出现伤口裂开，因此作者如果在术中遇到小隐静脉损伤的情况，会选择使用 6–0 不可吸收缝线给予修复。采用踝关节外侧切口还要注意保护腱性结构，止血带缺血时间应控制到最短。TAR 假体安装完毕后，闭合切口应逐层细致缝合。根据皮肤条件，可以选择垂直褥式缝合，或者使用订皮机。需要强调的是，应使用引流管防止皮下血肿形成，这个区域的皮下组织薄，难以容纳血肿集聚。

踝关节置换翻修的后侧入路

踝关节后侧入路是处理跟腱和姆长屈肌腱问题的常用手术入路，可由此暴露跟骨和距骨的后侧。虽然绝大多数医生都知道这一入路的适应证，但对于后侧入路暴露胫骨远端却不甚清楚，它可用于粉碎性踝关节 Pilon 后侧骨折内固定。采用踝关节后侧入路进行 TAR 翻修手术并不常见，但是在一些特定情况下也是可以考虑的。例如踝关节前侧软组织覆盖条件较差时，具有很大的严重切口问题导致手术失败的可能性，有可能需要游离组织转移来解决，但患者接受这种潜在的风险，要求 TAR 翻修而坚决拒绝行踝关节融合。另一个后侧入路的相对适应证是踝关节前方血管结构存在问题，不适合采用血管内介入或动脉旁路移植等技术，即使选择改良前方入路也是一个很差的方案。在这些情况下，患者有典型指征接受小切口微创技术的踝关节融合。然而，如果患者拒绝接受踝关节融合手术，又存在踝关节前侧入路的绝对禁忌证，那么后侧入路也是一个可以考虑的选择。后侧入路在概念上非常简单。患者采用俯卧位，大腿近端安放气压止血带，将止血带缺血时间控制到最短或术中根本不使用。使用踝关节后侧入路时要注意两个变化因素：一是采用的直接后正中切口位于跟腱上方中央，自踝关节线向近端延伸 8~10cm；二是切口远端到达跟腱在跟骨的止点处（图 27.4）。小心切开皮肤，因皮下组织很薄，所将其作为一个整体分离牵开。谨慎分离皮下组织，尽量保留可见的皮肤血管穿支。跟腱可以垂直劈开或横形切断，作者发现的最好办法是跟腱 "Z" 形滑动延长切开[2]。跟腱的断端再分别向远近端牵引，也可暂时固定在皮肤上保持其位于术野中（图 27.5）。通过跟腱脂肪垫继续向下分离，显露姆长屈肌肌腹。根据需要可将切口向近端延伸，使用自动拉钩以保持最小的皮肤张力。注意保留近端腓肠神经和小隐静脉，比目鱼肌位于较低位置的肌腹处可能有 1~2 个肌肉血管穿支也应保留。牵开肌腹，锐性分离踝关节后侧关节囊（图 27.5）。踝关节后侧入路的变化包括采用内侧和外侧旁正中切口（图 27.6），这些变化并不能提供很多切实

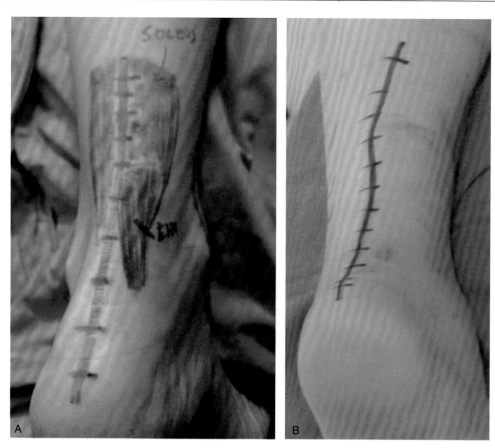

图 27.4　采用踝关节后侧正中入路进行全踝关节置换初次和翻修手术

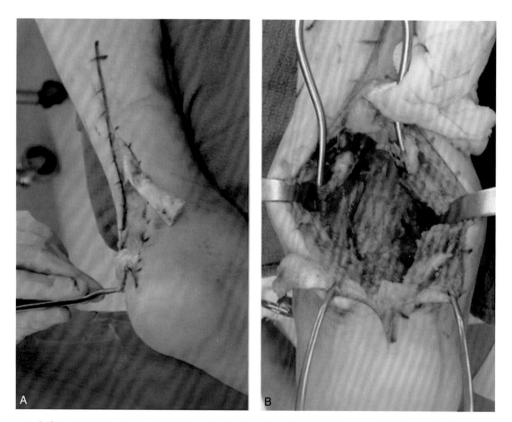

图 27.5　A.踝关节后侧皮肤切开后，将跟腱"Z"形劈开并向远近端牵开。B.继续向深层分离后侧间室的肌肉和肌腱，直接暴露并进入踝关节和距下关节后方

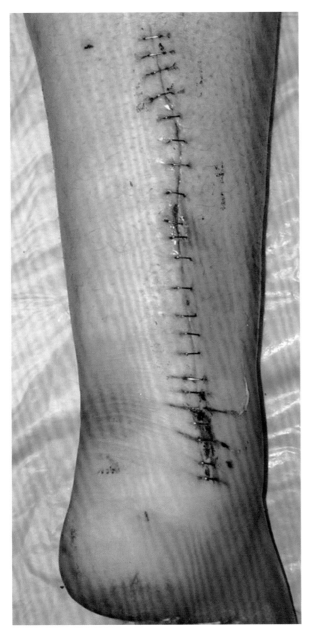

图 27.6　踝关节后侧入路的改良后外侧旁正中切口就是后正中切口稍偏外侧；同理，切口稍偏内则为后内侧旁正中切口，但要注意切口太偏内就有较大的损伤神经血管束的风险

的益处，在安装假体过程中反而可能会限制踝关节后侧的显露。可能需要过度牵拉跟腱以增加术野显露，这样会增加邻近皮肤或胫后神经血管束损伤的潜在风险。当足踝置于内旋位时，可能有利于显露踝关节。选择外侧或内侧旁正中切口造成跟腱牵引困难时可通过近端腓肠肌退缩术来缓解。

使用踝关节后侧入路时需要牵移拇长屈肌肌腹和保护肌腱。因此，对于 TAR 假体的

安装器械具有挑战性，有必要对原有手术技术和固定支架进行改良（图 27.7）。由于当前假体设计的限制，作者只通过后侧入路安装过 INBONE 全踝置换系统（Wright Medical Technology, Inc., Arlington, TN）。植入 TAR 假体后（图 27.8），通过术中影像检查确定位置满意才能闭合切口。引流管的放置与传统观念相反，作者将引流管的出口放在近端靠上的位置，这样即使有大的血肿，也不会因为引流管拔除过早而积聚在远端引流管凹陷处，相反，近端肌肉床还有利于积液的吸收。

闭合踝关节后侧切口需要非常谨慎，拇长屈肌和比目鱼肌按原解剖位置放置。如果仅牵开而未切断跟腱，可以经皮或直视下行跟腱延长术，或行腓肠肌退缩术。如果跟腱已经劈开，则根据术者的偏好来修复，但必须提供足够的跟腱长度来矫正马蹄足畸形。同时，必须避免跟腱过度松弛造成的跟骨畸形。如果存在任何有关跟腱愈合的潜在风险，则可将拇长屈肌肌腹前移并缝合修复跟腱，用带血管的新鲜肌肉组织覆盖此区域。使用可吸收缝线缝合跟腱腱鞘，闭合薄弱的皮下组织层后，可使用垂直褥式缝合闭合切口皮肤，全厚皮肤也可使用订皮机闭合切口。

术后切口敷料的选择也非常重要，作者通常使用含杆菌肽软膏的碘伏敷料覆盖伤口。对于水肿或脆弱的皮肤，敷料也需含银和 PolyMem（Ferris Manufacturing Corp., Fort Worth, TX），再使用大量无菌塑形衬垫。将 Elasto-Gel™（Southwest Technologies, Inc., North Kansas City, MO）于塑形衬垫内沿跟腱和跟骨后侧放置。采用后侧马蹄状石膏夹板将足部维持在中立位。

术后须抬高患肢，任何可能引起供血受限的药物如咖啡因和拟交感神经类药物均限制使用。留置鞘内导管对于缓解疼痛和舒张皮肤血管非常有帮助。何时开始负重锻炼不仅要基于 TAR 假体的稳定性，还要根据跟腱的愈合情况。术后第 1、2 周鼓励患者早期矢状位活动踝关节，即使术中切开了跟腱，跟腱的愈合情况对

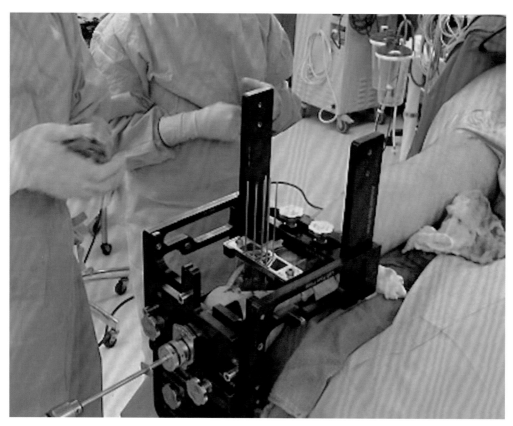

图 27.7　使用踝关节后侧入路需要采用改良的安装器械，也需要多次通过术中 C 型臂影像增强系统确定恰当的截骨水平和全踝置换系统假体组件的合适位置

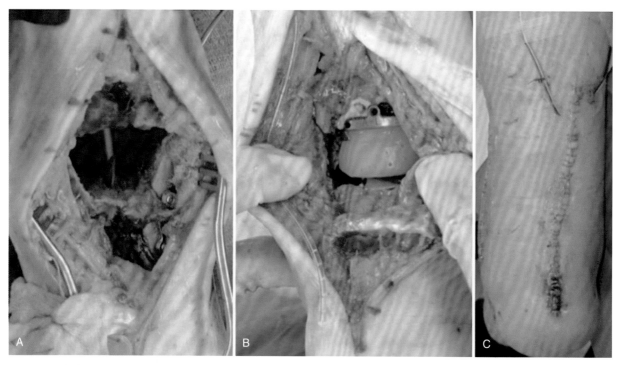

图 27.8　术中照片显示采用踝关节后侧入路进行截骨（A），INBONE 全踝置换系统组件的安放（B）和放置引流管后闭合切口（C）

于何时开始负重锻炼也是次要考虑的因素，因为通常情况下术者会采用相对应的方法修复劈开的跟腱。推荐循序渐进的负重锻炼方式，目的是使跟腱早期滑动防止粘连。可以使用一种较低的足跟垫放置在步行鞋内，每周可降低其高度。为了适应踝关节后侧入路手术患者，术后可能需要适当调整辅助 TAR 锻炼程序。

括作者的改良踝关节前侧入路，根据假体设计要求的外侧入路以及用于复杂初次和踝关节置换翻修手术的后侧入路。在选择这些手术入路后，为了获得预期的软组织愈合，需关注软组织处理方式和严格的术后护理。在初次全踝关节置换中，外侧入路是否优于传统的前侧广泛显露切口还有待于进一步观察。

总　结

全踝关节置换术是一种技术上极具挑战性的重建手术，潜在的软组织并发症发生率高，尤其是当踝关节前方软组织条件因瘢痕形成或覆盖状况较差时。踝关节置换可选择的手术入路需要根据具体情况选择个体化方案，其中包

参考文献

[1] Bibbo C. A modified anterior approach to the ankle. J Foot Ankle Surg, 2013,52(1):136-137.
[2] Bibbo C. Posterior approach for total ankle arthroplasty. J Foot Ankle Surg, 2013,52(1):132-135.

第 28 章　全踝关节置换翻修术的学习曲线

Devin C. Simonson, Thomas S. Roukis

引　言

全踝关节置换术 (TAR) 作为踝关节融合术治疗终末期踝关节炎的一种可行的替代方法，其出现、初始失败和复兴的过程已被文献记载[1-8]。随着外科医生培训体系的完善和现代 TAR 系统的采用，临床效果越来越好。目前，有经验的足踝外科医生初次 TAR 的疗效不比踝关节融合术的临床结果差[1-13]。如果无事实支撑，本书就失去了存在的前提。话虽如此，与所有新技术和新术式一样，外科医生在最初使用各种 TAR 系统时确实存在学习曲线的问题[1-10, 12]。仅在骨科领域，几乎所有手术都存在学习曲线，最相似的可能是全髋关节和膝关节置换术。对于这些主要的关节置换术，其学习曲线得到了大力研究。随着初次 TAR 变得越来越普遍的现实情况，需要对外科医生 TAR 学习曲线中相同层次阶段进行定义。此外，随着初次 TAR 数量的增长，对于精通 TAR 翻修术的外科医生的需求也随之增加。在某些情况下，足踝外科医生在他们植入第一个初次置换假体之前，可能会首先遇到 TAR 翻修术作为

他们临床实践的一部分。这种趋势不难想象，因为我们目前看到的是上一代假体呈现给足踝外科医生的失败情况，并且这些患者们提出了一个合理但往往具有挑战性的目标，即改善他们的生活质量。虽然似乎有理由认为，导致翻修、再翻修或假体失败的大多数并发症会发生在外科医生的学习曲线阶段，但缺乏现有的文献支持。本章节将对该话题进行进一步讨论。

学习曲线

首先，我们将从一般的外科医生学习曲线开始。作为内科医生和外科医生，我们不断通过临床实践寻求改善患者的生活质量。特别是因为它与 TAR 有关，我们必须在新技术的模糊水域中摸索航行，因为新技术需要新的假体设计和系统，改良的成像方法以及与 TAR 一起完成的各种辅助手术。毫无疑问，TAR 相关的技术革新可使患者受益；然而，任何新假体系统或方法的有效性和安全性至少部分与外科医生使用任何特定新技术的经验和培训有关。对于任何引进的新手术技术，即使是技艺最精湛的外科医生也会面临新的挑战，其中可能存在伦理困境：外科医生需要向患者透露自身处于特定假体系统甚至 TAR 的学习曲线上吗？患者是第 1 个还是第 100 个接受由外科医生主刀的 TAR 与患者是否接受 TAR 的决定有关吗？

D. C. Simonson, DPM • T. S. Roukis, DPM, PhD (⌧)
Orthopedic Center, Gundersen Health System,
1900 South Avenue, La Crosse, WI 54601, USA
e-mail: dcsimons@gundersenhealth.org;
tsroukis@gundersenhealth.org

© Springer International Publishing Switzerland 2016
T.S. Roukis et al. (eds.), *Primary and Revision Total Ankle Replacement*,
DOI 10.1007/978-3-319-24415-0_28

Primum non nocere 是拉丁语，描述了我们对患者的基本义务：首先，不伤害患者。作为这项义务的一部分，我们必须向患者告知所有相关风险。当然，即使是排除了新技术的固有风险，其他风险可能也很多。除了普遍风险外还有外科医生学习曲线所带来的风险——在新手术技术熟练前应用新技术或假体的递增风险。所有外科医生在尝试新手术或使用不熟悉的产品时都会受到学习曲线的影响。虽然存在许多途径来削弱与 TAR 相关学习曲线的影响，例如深入的技术指南和培训视频，教育课程——包括由各假体制造商赞助的和由众多医学协会推出的教育课程——和尸体研究类似的枯燥的试验。每个外科医生在手术室中采用新技术时将不得不面对这种独特的挑战和障碍。遗憾的是，一项新技术的学习曲线究竟需要多长时间还没有统一的定义——是最初的 10 例？25 例、50 例或更多？此外，外科医生是否会一直无限制地提高技术水平，或者在完成前 50 例手术之后是否存在自然的技术平台期？第 200 名患者的手术风险是否低于第 100 名患者？这些问题的答案肯定取决于各种因素，例如新技术或假体系统的复杂性，假体容错率的宽容度以及各外科医生对类似手术的经验等因素。无论如何，所有进行 TAR 的外科医生在其学习曲线阶段都会遇到并发症，而我们作为医生的职责是确保我们的患者了解这些并发症的风险。此外，我们必须成为患者的最大支柱，缓解患者通过互联网了解不良后果后产生的恐惧心理，并消除公共广告中承诺的不切实际的治疗结果的影响。优质的患者护理不仅包括公开处于外科医生学习曲线的风险，还包括在试验和错误阶段采取具体措施降低患者的风险。职业生涯初期的外科医生尤其如此，因为那些经验较少的人更容易犯错误并且会造成更多的并发症。这一观点几乎适用于所有的生活领域，而不仅仅适用于外科医生。在《异类：成功的故事》一书中，作者 Malcolm Gladwell 说："从菜鸟到专家的过渡可能需要超过 10 000h 的专注努力"[14]。可以这么说，因为外科医生无法避免 TAR 的学习曲线，所以必须接受它并且尽力准确应对这一时期，以减少患者出现并发症的风险。

初次全踝关节置换术相关的学习曲线

讨论了一般的学习曲线后，我们再分析它如何应用于 TAR。处于学习曲线中的外科医生最担心的问题可能是更高的手术并发症发病率。因此，如果我们能够分析外科医生在 TAR 学习曲线阶段的并发症发病率，就可以将这一发病率与顺利度过学习曲线的资深外科医生的并发症发病率进行比较。此类比较将提供处于外科医生学习曲线阶段患者安全性的深入见解。如果外科医生在 TAR（或任何特定手术）的学习曲线之内或之外存在显著差异，则认定该外科医生进行的手术能保证患者安全之前，必须采取进一步措施缩短其学习曲线。这些措施包括可以让经验更丰富的外科医生对第一批 X 个病例进行监管。如果发现外科医生组间无显著差异或可接受的低差异，那么这可能表明当前用于削弱学习曲线影响的措施已经足够。

在本书出版时，本章的作者们对世界范围内的相关文献进行了系统回顾并已投稿，以确定外科医生学习曲线阶段进行初次 TAR 时的初始表现，无论他们采用何种特定的假体系统。寻找可能符合条件的信息以纳入系统评价，共计 25 项研究，涉及 2 453 例 TAR（2 414 例患者）和 12 种不同的 TAR 系统（表 28.1）[1, 2, 4-13, 15-27]。在包含性别的研究中，有 1 142 名（51.6%）女性和 1 070 名（48.4%）男性。患者的加权平均年龄为 59.8 岁（年龄区间 18~89 岁），加权平均随访时间为 29.3 个月（范围 1.5~240 个月）。报道的初次 TAR 适应证最常见于创伤后关节炎（50.9%），其次是原发性终末期关节炎（25.6%），类风湿关节炎（16.5%）和"其他"（5.8%），其中包括各种炎性关节炎和假关节，以及关节融合术后和血色素沉着症。1.2% 的病例未指明适应证。5 种并发症包括

表 28.1 外科医生初次 TAR 学习曲线期间系统回顾的研究数据

作者	年份（EBM）	病例数（例）	踝关节置换数量	TAR 系统（数量）	并发症总数	是否指定早期和晚期群体？
Myerson 和 Mroczek[4]	2003（Ⅳ）	50	50	Agility	39	是
Natens 等[5]	2003（Ⅳ）	25	27	STAR	10	
Saltzman 等[15]	2003（Ⅳ）	90	90	Agility	41	
Wood 和 Deakin[16]	2003（Ⅳ）	200	200	STAR	90	
Buechel 等[17]	2004（Ⅳ）	112	115	BP	59	
Haskell 和 Mann[18]	2004（Ⅳ）	187	187	STAR	79	是
Murnaghan 等[6]	2005（Ⅳ）	20	22	STAR	9	
Schuberth 等[7]	2006（Ⅳ）	48	50	Agility	51	
Harris 等[19]	2007（Ⅳ）	138	138	AES	41	
Kumar 和 Dhar[8]	2007（Ⅳ）	43	50	STAR	27	是
Álvarez-Goenaga[20]	2008（Ⅳ）	25	25	Hintegra	18	
Lee 等[21]	2008（Ⅲ）	50	50	Hintegra	32	是
Saltzman 等[2]	2009（Ⅱ）	593	593	STAR	353	是
Bai 等[22]	2010（Ⅲ）	65	67	Hintegra	26	
Reuver 等[9]	2010（Ⅳ）	55	60	Salto	14	
Criswell 等[23]	2012（Ⅳ）	41	42	Agility	10	
Pinar 等[24]	2012（Ⅳ）	179	183	Salto (91)，Hintegra (39)，AES(20)，Coppélia (17)，STAR (11)，Ramses (4)，Akilé CLL (1)	52	
Bleazey 等[10]	2013（Ⅳ）	57	58	INBONE	14	
Brunner 等[25]	2013（Ⅳ）	72	77	STAR	12	
Clement 等[1]	2013（Ⅳ）	24	26	STAR (14)，Salto Talaris (11)，INBONE (1)	9	
Lee 等[26]	2013（Ⅲ）	60	60	Mobility	13	是
Noelle 等[11]	2013（Ⅳ）	97	100	STAR	22	
Schimmel 等[12]	2013（Ⅳ）	100	100	STAR	48	
Schweitzer 等[27]	2013（Ⅳ）	67	67	Salto Talaris	10	
Willegger 等[13]	2013（Ⅳ）	16	16	Hintegra	6	
合计	—	2 414	2 453	—	1 085	6

Agility 全踝关节置换系统（DePuy Synthes Orthopaedics, Warsaw, IN）；Akilé CLL（未知生产商，法国）；AES Ankle Evolutive 系统 (Transysteme-JMT Implants, Nimes, France)；BP Buechel-Pappas (Endotec, South Orange, NJ)；EBM，循证医学；Hintegra (Integra, Saint Priest, France)；Coppélia（未知生产商，法国）；INBONE 全踝关节置换系统 (Wright Medical Technology, Inc., Memphis, TN)；Mobility (DePuy UK, Leeds, England)；Ramses (Laboratoire Fournitures Hospitalières Industrie, Heimsbrunn, France)；Salto Mobile Version 踝关节假体 (Tornier, Saint-Martin, France)；Salto Talaris 踝关节假体 (Wright Medical Technology, Inc., Memphis, TN)；Scandinavian 全踝关节置换系统 (LINK STAR, Waldemar Link, Hamburg, Germany/Stryker Orthopaedics, Mahwah, NJ)

深静脉血栓（deep vein thrombosis，DVT），这种并发症因与所有手术密切相关而被排除。考虑到这一点，我们随后确定了在外科医生学习曲线阶段报告的总共 1 085 例并发症，并发症的总发生率为 44.2%（1 085/2 453）。

然而，该研究涵盖了相当异质的人群，这些研究病例采用的是不同的系统和技术，手术医生包括 TAR 方面经验丰富和正在尝试新系统的外科医生，以及完全是 TAR 新手的外科医生，为了解释这一问题，作者对数据进行了进一步分析，使其更有意义。根据所采用的特定 TAR 系统进行分类时，并发症的发生率如下：Agility 全踝关节置换系统（DePuy Synthes Orthopaedics, Warsaw, IN）60.8%（141/232）；Hintegra 全踝假体 51.9%（82/158）（Integra, Saint Priest, France）；Scandinavian 全踝关节置换系统（STAR, Waldemar Link, Hamburg, Germany/Stryker Orthopaedics, Mahwah, NJ）47.9%（650/1 356）；Ankle Evolutive 系统（AES, Transystème-JMT Implants, Nimes, France）29.7%（41/138）；INBONE Ⅰ 全踝关节置换系统（Wright Medical Technology, Inc., Memphis, TN）24.1%（14/58）；Salto Mobile 假体（Tornier NV, Amsterdam, The Netherlands）23.3%（14/60）；Mobility 全踝系统（DePuy UK, Leeds, England）21.7%（13/60）；Salto Talaris 全踝假体（Wright Medical Technology, Inc., Memphis, TN）14.9%（10/67）。其余 209 个假体的并发症发生率为 29.2%（61/209），但不能按照特定的 TAR 系统进行分类。纳入研究的一个重要设计是将报道的资料分成两个队列：早期和晚期。这种分组研究为读者提供了明确的分析，即随着外科医生在学习曲线阶段的进步，并发症的推测趋势呈现最小化发展。不幸的是，很少有研究提供这样的分组方法，只有 24%（6/25）的涉及 990 个 TAR 假体的文章中，明确指出并发症发生在早期或晚期。仅就这些研究而言，并发症发生率为 54.9%（543/990）。如前所述，我们的综述鉴定了 1 085 例报告的并发症，外科医生在初次 TAR 的学习曲线阶段遇到的并发症发病率为 44.2%。在术前讨论手术涉及的潜在风险时，不一定适合告知患者整体并发症发生率。在各种并发症中，严重程度和长期后果以及所采用的众多具体 TAR 系统存在高度多样性，这些大大降低了分析和研究并发症发生率的价值。因此，进一步的数据分析目的是为考虑是否接受手术的患者和实施初次 TAR 的外科医生提供更有用的并发症发病率信息。

划分并发症发病率的最有效方法是使用分类系统。2009 年，Glazebrook 等[28] 提出了一种分类系统，该系统基于文献中公布的初次 TAR 的失败率作为特定的并发症。虽然他们也承认该分类系统的临床意义值得怀疑，因为其可靠性在发表时还有待证实，但他们发现了三类与导致初次 TAR 失败相关的并发症。这三类分别为低等级、中等级和高等级，分别定义为极不可能导致 TAR 失败，导致失败的可能性 <50%，以及导致失败的可能性 ≥ 50%。低等级并发症包括术中骨折和伤口愈合；中等级并发症包括技术误差、假体下沉和术后骨折；高等级并发症包括深部感染、无菌性松动和假体失败。大多数人认为，并发症发展到假体失败的概率比任何并发症的总发病率更具有临床意义，因为它更适合作为特定并发症严重程度的指标。

根据收集的上述数据，几乎所有并发症都可按 Glazebrook 等[28] 的描述进行分类。在报道的 1 085 例并发症中，112 例（10.3%）被认为是高等级，209 例（19.3%）为中等级，588 例（54.2%）为低等级，176 例（16.2%）未分类。未分类的并发症包括神经和肌腱损伤，当然可以被认为是"技术失误"，因此将其归类为中等级并发症。然而，这些特定损伤在他们的文章中没有明确定义。考虑到这些孤立的事件，基于我们系统回顾数据中包含的整个队列出现并发症的数量，我们合理推测一名开始进行初次 TAR 的足踝外科医生在他的初始学习曲线阶段遇到的高、中、低等级并发症的整体发病率分别为 4.6%（112/2 453）、8.5%（209/2 453）和 24%（588/2 453），以及遇到未分类并发症的发病率（特别是神经或肌腱损伤）为 7.1%（176/2 453）。

就像大多数有意义的分类系统一样，另一组研究者试图调查 Glazebrook 等提出的基于文献的分类系统的可靠性[28]。2014 年，Gadd 等[29] 基于他们在英国三级转诊中心的工作，发表的 212 份初次 TAR 数据显示其翻修率为 17%（n=36）。然而，与 Glazebrook 等的观点相反[28]，Gadd 等[29] 发现除术中骨折和伤口愈合问题外的每一个并发症导致假体失败

率均 ≥ 50 %。根据他们的数据，他们提出了 Glazebrook 等[28] 分类系统的简化版，将并发症的等级数量减少为两个：高等级和低等级。低等级并发症与原始系统相同，术中骨折和伤口愈合问题被认为不大可能导致假体失败。其余可能的并发症将被归类为高等级并发症，因为它们导致 ≥ 50 % 的病例假体失败。基于 Gadd 等[29] 提出的修改后的分类系统，最后一次审视我们的系统回顾数据，在 1 085 例并发症中，321 例（29.6 %）属于高等级并发症，576 例（54.2 %）属于低等级并发症，176 例（16.2 %）未分类，其中也包括神经和肌腱损伤。与采用 Glazebrook 等[28] 的三级分类系统的结果相比，采用 Gadd 等[29] 提出的两级分类系统得出的导致假体失败的并发症发病率增加了 3 倍。Gadd 等[29] 赞同经过验证的分类系统可以提高报道初次 TAR 并发症的一致性，他们发现 Glazebrook 等[28] 提出的三级分类系统不可靠。无论是 Glazebrook 等[28] 的两级分类系统还是 Gadd 等[29] 的三级分类系统，本章的作者认为及时发现和治疗所有并发症都是必要的，及时认识到这些问题将减少初次 TAR 失败的可能性和不良的临床结果。

总结我们的综述数据，在外科医生初次 TAR 的学习曲线阶段，并发症的总发生率为 45 % ~55 %。对于使用特定假体的并发症发病率高达 60 %。然而，在解读这些并发症的显著性时，两级分类系统可用于鉴别可能导致假体失败的那些并发症（即高等级并发症）。基于这些系统，在初次 TAR 期间遇到高等级并发症的发生率为 10 % ~30 %，这取决于用于划分高、中、低等级并发症的分类系统。

全踝关节置换翻修术相关的学习曲线

到目前为止，我们已经讨论了在外科医生学习曲线阶段与初级 TAR 相关的并发症发生率。然而，同样重要的是讨论它与 TAR 翻修术的关系。无论是身体哪个部位，提及翻修手

术，普遍证明二者的相关性更大，风险更高。如前所述，随着足踝外科医生进行初次 TAR 的数量不断增长，TAR 翻修术可能会变得更加常见。挪威关节置换注册系统[30] 已经清楚地展示出这种趋势。因此，我们必须建立一个通过并发症发生率来衡量 TAR 翻修术安全性的标准。目前，在全世界范围的文献中，对于外科医生 TAR 翻修术的学习曲线阶段评估并发症发生率的研究非常少。

截至本文发表时，美国公众只能采用美国食品和药品监督管理局（FDA）批准的用于一般用途的 9 种金属基托固定衬垫骨水泥型 TAR 假体中的一种 [510(k) 条款批准] 或是一种三组件活动衬垫非水泥型假体。已被美国 FDA 批准使用的金属基托固定衬垫骨水泥型 TAR 假体包括：① Agility and Agility LP 全踝关节置换系统（JointReconstruction, Warsaw, IN）；② INBONE Ⅰ、INBONE Ⅱ 和 INFINITY 全踝关节置换系统（Wright MedicalTechnology, Inc., Arlington, TN）；③ Eclipse（IntegraLifeSciences, Plainsboro, NJ）；④ Salto Talaris 解剖型踝关节假体和 Salto Talaris XT 踝关节翻修假体（Wright Medical Technology, Inc., Arlington, TN）；⑤ Zimmer 金属骨小梁全踝置换假体（Zimmer, Inc., Warsaw, IN）。此外，一个三组件活动衬垫非骨水泥 TAR 假体已获得美国 FDA 批准在上市前使用：Scandinavian 全踝关节置换系统（STAR System, Stryker Orthopaedics, Mahwah, NJ）。

Agility 全踝关节置换系统是到 2007 年为止美国 FDA 唯一批准使用的踝关节置换系统[31]。因此，Agility 全踝置换系统是美国十多年来使用最广泛的踝关节假体。众所周知，作为初次置换系统的 Agility 全踝置换假体非常失败。如前所述，针对外科医生学习曲线阶段使用 Agility 全踝置换系统进行初次置换的并发症发生率文献统计高达 60.8 %（141/232）[4, 7, 15, 23]。回头再对照 Glazebrook[28] 和 Gadd[29] 提出的分类系统分析与 Agility 全踝关节置换系统相关的并发症，按照 Glazebrook

等[28]的分类系统划分，14.2%的并发症属于高等级，29.1%属于中等级，50.3%属于低等级，而根据 Gadd 等[29]的分类方法，43.3%属于高等级，50.3%属于低等级。两种分类系统均发现未分类并发症发生率为6.4%，其中包括神经和肌腱损伤。

我们应该承认上述分类系统[28, 29]最初的设计是用于对初次 TAR 相关并发症进行分类，并评估假体失败的可能性。此外，它们都是尚未经过验证的分类系统。这可能导致人们质疑我们将这些分类系统应用于 TAR 翻修领域，然而这些是同类系统中唯一可用的分类系统，一般而言，无论使用何种特定的假体，初级和翻修 TAR 的并发症风险都非常接近。值得一提的是，Glazebrook 等[28]的分类系统涉及大部分 Agility 全踝关节置换系统，但 Gladd 等[29]的分类系统却没有。考虑到这一点，这些分类系统在预测翻修的 Agility 和 Agility LP 全踝关节置换系统失败率的预后价值方面仍是未知数。

由于目前文献中缺乏可用于确定外科医生翻修 TAR 学习曲线阶段围手术期并发症发生率的数据，作者在自己的医疗机构中进行了观察性病例系列研究以希望对此有所了解。我们的系列回顾性研究中前瞻性收集了本章资深作者 2010 年 10 月至 2014 年 8 月前 32 例初次 Agility 和 Agility LP 全踝关节置换失败的连续翻修病例。这位资深作者目前担任我们机构 TAR 监督项目的主任，他接手了涉及 Agility 或 Agility LP 全踝关节置换系统的 192 例初次置换病例。这些 TAR 包括 68 例（35.4%）原始的，70 例（36.5%）后续改进的，38 例（19.8%）采用 LP 假体的和 16 例（8.3%）采用翻修距骨组件的病例（用于初次 TAR）。值得注意的是，有 1 例置换术是由医疗中心以外的外科医生实施的，而其余 191 次初级置换术均由我们机构的一名外科医生退休前完成的。应该注意的是，初次 Agility 或 Agility LP 全踝关节置换系统都没有经过聚甲基丙烯酸甲酯（PMMA）水泥固定，尽管这在外科医生技术指南中已经明确[32, 33]。

尽管病理和（或）持续疼痛的严重程度预

示着假体失败，但在我们的患者群体中情况有所不同，如果 TAR 翻修被推迟或取消，则所有人都会面临发生灾难性后果的风险。术前评估中连续负重位 X 线片比较显示，32 例患者中有 18 例（56.3%）表现为胫骨、腓骨或距骨≥5mm 的进展性无菌性骨溶解[34]。胫骨侧主要发生在内踝或下胫腓联合部。对于腓骨无菌性骨溶解的患者，它通常会累及胫骨假体的外侧壁，存在距骨骨溶解的患者通常发生在距骨颈，邻近外固定架半针固定部位。18 例骨溶解患者中有 6 例被确认存在大量骨溶解，这意味着骨溶解病灶≥15mm，并且还涉及相邻骨皮质破坏。8 例患者表现出≥5°的进展性内翻或外翻畸形。在 3 例患者中，我们发现临床上显著的踝关节侧方不稳定，支具治疗无效。2 例患者存在深部假体周围感染。在 2 例患者中发现了下胫腓联合骨折不愈合。1 例患者在创伤后出现多发假体周围中足骨折。在 TAR 翻修时，记录到 29 例（90.6%）患者距骨侧假体松动，其中 8 例（27.6%）患者胫骨侧假体也出现松动。23 例患者（71.9%）进行了超高分子量聚乙烯（UHMWPE）衬垫和距骨假体翻修，使用了 LP 全踝置换假体或 Agility 翻修假体。8 例（25%）患有大量骨溶解和（或）≥15°严重内翻畸形的患者进行了 Agility 全踝置换假体取出并转换为 INBONE Ⅱ全踝置换系统。1 例患者（3.2%）进行了 Agility 全踝关节置换系统的假体取出并转换为 Salto Talaris XT 踝关节翻修假体。表 28.2 突出显示了每个 TAR 翻修手术的具体细节。

32 例行 Agility 或 Agility LP 全踝关节置换后翻修手术患者的统计数据如下：左踝 20 例，右踝 12 例；男性 21 名，女性 11 名；翻修时的平均年龄为 64.6 岁（范围为 44~81 岁）；平均随访时间为 13.6 个月（范围为 0.2~38.4 个月）（表 28.2）。无患者失访。虽然与 Agility 或 Agility LP 全踝关节翻修术无关，但 1 例患者术后 30 个月死亡。然而，由于术后 2 年的定期随访显示没有发生翻修手术并发症，我们认为将该患者纳入我们的调查是合适的。

我们一共遇到了 8 例并发症（25%），表 28.2 中突出显示了这些并发症。正如我们在回顾调查初次 TAR 相关并发症时所做的那样，我们根据 Glazebrook 等[28] 提出的分类系统和 Gadd 等[29] 的简化系统将并发症进行分类。我们的研究结果在两种分类系统中结果一致，8 例并发症中有 7 例（87.5%）被归类为低等级，与导致 TAR 失败的相关性不大[28, 29]。剩余的并发症（12.5%）未分类，并且存在足背神经炎症状。我们想强调的是，没有并发症被认为是高等级或中等级，即导致失败的可能性 ≥ 50% 或 <50%[28, 29]。正如我们之前所讨论的，翻修病例使用 TAR 分类系统方面还存在固有的缺陷。然而，由于这两个分类系统对我们进行数据分析后的数量和类别划分相同，我们就将这些系统作为分析失败的初次 Agility 和 Agility LP 全踝置换系统的翻修相关并发症的分类方法。

在研究学习曲线时要做的一个重要设计包括早期阶段和晚期阶段患者的组间比较，因此人们希望出现随着时间的推移将并发症发生率降到最小的趋势。对于我们的数据，我们比较了前 16 例患者（早期阶段组）与接下来的 16 例患者（晚期阶段组）的结果。8 例出现并发症的患者中有 6 例（75%）发生在早期组，而晚期组仅发生 2 例（25%），两者均是轻微的伤口愈合问题，最终通过保守治疗治愈。随着时间的推移，这种并发症的下降趋势显示，早期组的并发症总体发病率为 37.5%（6/16），晚期组为 12.5%（2/16）。

再回到我们之前对 Glazebrook 等[28] 和 Gadd 等[29] 的分类系统的讨论，我们的数据显示，两种系统的低等级并发症发生率为 21.9%。未分类的并发症（即神经损伤）的发生率为 3.1%。我们没有遇到任何高等级或中等级并发症。将 Agility 或 Agility LP 全踝关节置换术后翻修的数据与我们之前讨论的初次 Agility 全踝关节置换系统的数据进行比较，总体并发症发生率为 25%（8/32），而 Agility 全踝关节置换系统初次置换术的并发症发生率为 60.8%（141/232）[4, 7, 15, 23]。虽然根据 Glazebrook 等[28] 和 Gadd 等[29] 的观点，我们的翻修手术并发症属于低级别或未分类的，但对初次手术文献的回顾发现，根据 Glazebrook[28] 分类系统，14.2% 的并发症被认定为高等级并发症，29.1% 为中等级并发症，50.3% 为低等级并发症。而根据 Gadd 等[29] 的分类系统，43.3% 为高等级并发症，50.3% 为低等级并发症。根据两种分类系统，6.4% 划分至未分类并发症。与在外科医生学习曲线阶段使用 Agility 全踝关节置换系统的初次置换并发症发生率相比，我们单一外科医生的 Agility 和 Agility LP 全踝置换系统翻修学习曲线阶段的结果非常乐观，可以表明有经验的足踝外科医生通过精细操作能够安全完成翻修手术。

我们将对文献中其他方面进行分析，继续讨论 TAR 翻修术。在行初次 Agility 全踝关节置换失败的最初 53 例 TAR 患者中，Ellington 和 Myerson[40] 评估了 41 例接受翻修术的患者，平均随访 49.1 个月（25.9~77.8 个月）。作者报告的翻修患者包括 36.6%（15/41）的距骨侧假体更换和 63.4%（26/41）的胫骨和距骨双侧假体更换。在这 41 例患者中，2 例（4.9%）接受了定制的长柄胫骨假体更换，而 19 例（41.5%）接受了定制的长柄距骨假体更换，并进行了距下关节融合术。Ellington 和 Myerson[40] 提供了一个由 1~3 级组成的分级系统，以确定距骨假体下沉的严重程度，来预测 TAR 翻修后的疗效。分类等级定义如下：1 级，距骨假体最小限度地下沉；2 级，距骨假体下陷到距骨体内而未损伤距下关节；3 级，距骨假体移动到距下关节或通过距下关节。通过多变量线性回归分析发现，术前距骨下沉是判断翻修预后的重要预测指标。根据这些结果，McCollum 和 Myerson[41] 得出结论，对于涉及 Agility 全踝关节置换系统的 1 级和 2 级距骨假体下沉，可以使用 LP 或距骨翻修假体进行翻修；对于 2 级和 3 级严重下沉或预期距骨无法支撑 LP 或翻修距骨假体的情况，应使用定制带柄距骨侧假体[40, 41]。在我们的患者中，有 4

表 28.2 TAR 翻修术病例系列研究患者人群数据（n=32 例患者的 32 个踝）

病例编号	踝关节置换假体类型（胫骨侧/距骨侧组件；UHMWPE 衬垫）	踝关节翻修假体类型（胫骨侧/距骨侧组件；UHMWPE 衬垫）	附加手术操作[35-39]	踝关节置换年龄（岁）	踝关节翻修年龄（岁）	侧别（L/R）	性别（M/F）	并发症
1	LP；0mm	非 UHMWPE		78	81	L	M	
2	LP；0mm	LP 定制柄距骨假体；0mm		72	77	R	M	
3	翻修假体；+2mm	LP 定制柄距骨假体；0mm		36	44	R	F	
4	初始假体；0mm	LP 定制柄距骨假体；定制柄加强型胫骨假体；+1mm	Evans PB 外踝固定术[35]	57	70	R	M	
5	LP；0mm	LP 定制柄距骨假体；+2mm	Evans PB 外踝固定术[35]	53	55	L	F	
6	初始假体；0mm	更换为 INBONE II 系统	术中内踝，腓骨和距骨骨折开放复位内固定	61	78	R	F	术中骨折；切口未愈合，二期 BKA
7	初始假体；2mm	更换为 INBONE II 系统	金属加强 PMMA 骨水泥固定胫骨[36] 和距骨[37] 假体	45	52	L	M	
8	后侧加强型；0mm	更换为 INBONE II 系统	术中内踝腓骨骨折开放复位内固定	59	68	R	M	术中骨折；足背神经炎
9	后侧加强型；0mm	翻修假体；1/2 柱 0mm	创伤性舟骨、楔骨、骰骨骨折开放复位内固定	60	68	L	F	
10	翻修假体；0mm	更换为 INBONE II 系统	金属加强 PMMA 骨水泥固定[36,37]；腓浅神经切除肌腱移植	43	49	L	M	
11	后侧加强型；0mm	翻修假体；+2mm	金属加强 PMMA 骨水泥固定胫骨假体[36]；骨水泥（PMMA）固定距骨假体	70	80	L	M	
12	LP；0mm	翻修；0mm	金属加强 PMMA 骨水泥固定[36,37]下胫腓联合；PB 肌腱转移至 PL	66	69	L	M	
13	后侧加强型；0mm	翻修假体；1/2 柱 0mm	金属加强 PMMA 骨水泥固定胫骨[36] 和距骨[37] 假体	66	69	R	M	
14	后侧加强型；0mm	更换为 INBONE II 系统	金属加强 PMMA 骨水泥固定胫骨[36] 和距骨[37] 假体；术中内踝骨折开放复位内固定	47	55	L	M	术中骨折
15	LP；0mm	翻修假体；差配	金属加强 PMMA 骨水泥固定胫骨[36] 假体；Evans PB 外踝固定术[35]；弱化胫后肌[38]	67	73	R	M	切口延迟愈合
16	LP；0mm	翻修假体；+1mm	金属加强 PMMA 骨水泥固定胫骨[36] 假体和下胫腓联合；PB 肌腱转移至 PL	61	64	L	M	
17	后侧加强型；0mm	LP；+2mm	金属加强 PMMA 骨水泥固定胫骨[36] 假体和下胫腓联合；Evans PB 外踝固定术[35]	58	67	R	M	
18	翻修假体；0mm	LP；+2mm	金属加强 PMMA 骨水泥固定胫骨[36] 假体	66	76	R	M	
19	初始假体；0mm	LP；+2mm		32	46	L	F	
20	LP 定制柄后加强型距骨假体；+2mm	更换为 INBONE II 系统	逆向 Evans 腓骨短肌三角区重建[39]	36	46	L	F	

（续）表 28.2

病例编号	踝关节置换假体类型（胫骨侧/距骨侧组件；UHMWPE 衬垫）	踝关节翻修假体类型（胫骨侧/距骨侧组件；UHMWPE 衬垫）	附加手术操作[35-39]	踝关节置换年龄（岁）	踝关节翻修年龄（岁）	侧别（L/R）	性别（M/F）	并发症
21	后侧加强型；0mm	翻修假体；+1mm	金属加强 PMMA 骨水泥固定距骨[37]假体	63	74	L	M	
22	后侧加强型；0mm	LP；+2mm	金属加强 PMMA 骨水泥固定腓骨和距骨假体[37]；Evans PB 外踝固定术[35]；PB 肌腱转移至 PL；弱化胫后肌腱[38]；三角区松解	56	63	L	M	
23	LP；0mm	LP；差配	金属加强 PMMA 骨水泥固定距骨假体[37]	68	73	L	M	
24	后侧加强型；0mm	LP；+2mm	金属加强 PMMA 骨水泥固定距骨假体[37]	62	72	R	F	
25	LP；差配	翻修假体；0mm		62	66	R	F	切口延迟愈合
26	LP；0mm	LP；+2mm	Evans PB 外踝固定术[35]	39	48	L	F	
27	LP；0mm	LP；+1mm	金属加强 PMMA 骨水泥固定胫骨[36]	42	48	R	F	
28	LP；0mm	LP；0mm	金属加强 PMMA 骨水泥固定胫骨[36]	51	56	L	M	
29	LP；0mm	更换为 INBONE Ⅱ 系统	弱化胫后肌腱[38]；三角区松解；跗管松解；Evans PB 外踝固定术[35]；经皮跟腱延长术	56	61	L	M	
30	LP；0mm	更换为 INBONE Ⅱ 系统	术中内踝骨折开放复位内固定术	52	57	L	M	术中骨折
31	LP；0mm	LP；差配	金属加强 PMMA 骨水泥固定下胫腓联合；逆向 Evans 腓骨短肌三角区重建[39]；第一跖趾关节融合	73	79	L	M	
32	后侧加强型；0mm	更换为 Salto Talaris XT	金属加强 PMMA 骨水泥固定胫骨[36]腓骨；三角区松解；经皮跟腱延长术	69	78	L	F	

BKA，膝下截肢；F，女性；M，男性；L：左侧；R：右侧；PMMA，聚甲基丙烯酸甲酯骨水泥；UHMWPE，超高分子量聚乙烯衬垫；PL：腓骨长肌腱；PB：腓骨短肌腱

例患者接受了转换为定制带柄 LP 距骨侧假体并进行了距下关节融合术，其中 1 例使用了定制带柄胫骨侧假体。这些患者中有 3 例临床表现良好，并且在术中或术后均未出现并发症。有 1 例使用的定制带柄距骨侧假体出现了渐进的假体移位，随即取出后更换为 INBONE Ⅱ 全踝关节置换系统进行翻修。不幸的是，由于美国 FDA 的规定，Agility 或 Agility LP 全踝关节置换系统的定制带柄假体不再供临床使用，未

来能否使用仍不确定[32]。我们要承认，Agility 全踝关节翻修系统的复杂设计得益于 Ellington 和 Myerson[40] 在 Agility 和 Agility LP 全踝置换系统初次置换方面的丰富经验，他们还报道了 41 例（12.2%）翻修 TAR 患者中有 5 例由于下沉导致的进行性假体移位而采用胫 – 距 – 跟骨关节融合及大块同种异体骨移植的方式进行翻修。此外，有 2 例患者（4.9%）在 TAR 翻修术期间由于假体周围感染需要膝下截肢。在

我们的研究中，未遇到翻修手术失败的病例。然而，我们的结果不能直接与 Ellington 和 Myerson[40] 的结果进行比较，因为我们关注的是失败的初次 Agility 和 Agility LP 全踝关节置换术后翻修所遇到的围手术期并发症发生率，而不是长期的临床结果。最后，Myerson 等[42] 报告，初次 Agility 和 Agility LP 全踝关节置换术后的假体周围感染发生率为 3.2%（14/433），而初次 Salto Talaris 全踝关节假体置换术后该并发症发生率为 0.7%（1/139）。虽然我们在 TAR 翻修术后没有出现假体周围感染，但显然这仍是初次 Agility 和 Agility LP 全踝关节置换术和翻修术的主要关注点，并应继续努力减少感染的发生。

接下来我们将讨论 TAR 翻修术的最后一部分，即失败的 Agility 和 Agility LP 全踝关节置换假体的取出，并转换为 INBONE Ⅱ 全踝关节置换系统，该系统既往被报告过并被认为是一种保肢措施。DeVries 等[43] 报道，采用该方法置换期间并发症的总发生率为 64.3%（9/14），其中 13 例通过前切口进行手术，1 例通过后切口进行手术。患者的平均年龄为 65.2 岁（年龄范围 45~79 岁），包括 8 例男性和 6 例女性。Agility 全踝关节置换系统的平均使用时间为 7.8 年（3.3~23 年）。像以前一样我们根据 Glazebrook 等[28] 和 Gadd 等[29] 的分类系统对报告的 9 例并发症进行分类。根据 Glazebrook 等的观点[28]，9 例并发症中有 2 例（22.2%）为高等级，均为深部感染，1 例（11.1%）为对位不良需二次手术调整力线的中等级并发症，1 例（11.1%）为轻微伤口问题的低等级并发症。5 例并发症（55.6%）未分类，包括需要二次神经松解、轻微无症状假体下沉和"残余疼痛"。根据 Gadd 等[29] 的分类对以上相同的并发症进行分类，其中 3 例并发症为高等级（33.3%），1 例为低等级（11.1%），5 例未分类（55.6%）。我们的结果与 DeVries 等[43] 的结果相当，无高等级或中等级并发症，以及较少的未分类并发

症。Meeker 等[44] 的另一项研究报告称通过前路切口进行的 18 例踝关节置换的总并发症发生率为 27.7%（5/18），初次 Agility 全踝关节置换系统的平均寿命为 12.8 年（1.6~13.4年）。与前面所讨论的文献一样，我们根据 Glazebrook 等[28] 和 Gadd 等[29] 的分类系统，分别对 Meeker 等[41] 报告的 5 例并发症中的每 1 例进行了分类。Glazebrook 等[28] 的分类系统显示 5 例并发症中的 1 例（20%）为中等级，为术后假体脱位；3 例（60%）为低等级，均为术中骨折；1 例（20%）未分类，是为需要进行神经松解的胫神经卡压。按照 Gadd 等[29] 的分类系统划分的唯一区别是术后假体脱位被归类为高等级并发症（20%），而 3 例术中骨折仍被归类为低等级并发症（60%），而神经卡压仍属于未分类别。与 DeVries[43] 的结果相比，我们的结果与 Meeker 等[44] 的结果更接近。然而根据任一分类系统，我们都无高等级并发症。在另一篇关于转换为 INBONE Ⅱ 全踝关节置换系统的 TAR 翻修文章中，Williams 等[45] 报道并发症的总体发生率为 31.4%（11/35）。所有置换均通过原前切口进行。患者的平均年龄为 61.2 岁（范围为 29~83 岁），其中包括 20 例女性和 14 例男性。Agility 全踝关节置换系统的平均使用寿命为 4.1 年（0.6~9.4 年）。根据两种分类系统[28, 29]，11 例并发症中有 8 例（72.7%）为低等级并发症，包括 6 例术中骨折和 2 例伤口裂开。作者确实提到，术中骨折对最终结果没有影响。值得注意的是，2 例有伤口问题的患者存在相关合并症（类风湿和糖尿病），1 例患者最终接受了整形外科医生进行的皮瓣覆盖，而另一例患者在翻修 16 个月后选择了膝下截肢术。其余 3 例并发症（27.3%）未分类，其中 2 例为胫神经压迫和深部腓神经瘤，分别采用神经松解术和切除术治疗，而第 3 例并发症是在 6 周随访时发现的假体脱位，需要切开复位同时行内侧和外侧截骨术并更换更厚的聚乙烯衬垫。

结　论

虽然讨论的结果大不相同，但上述讨论表明，在外科医生学习曲线阶段，TAR 翻修术的并发症发生率与初次 TAR 的并发症发生率相当。汇总包括我们自己的研究在内的上述回顾性研究显示，在外科医生学习曲线阶段，TAR 翻修术的并发症发生率约为 35%，比文献中报道的初次 TAR 并发症发生率范围 45%~55% 要低一些。也许比以上公布的数据更重要的是加强该领域的进一步研究，因此我们可以更清楚地定义初次和 TAR 翻修术的学习曲线周期，并进一步分析两个时期的并发症发生率。此外，需要研究出一个经过验证的无关 TAR 假体设计类型的并发症分类系统，以得出初次及 TAR 翻修术后更标准化的并发症报告。并且，如果更多的翻修 TAR 病例系列研究能将外科医生初始学习曲线分为早期阶段组和晚期阶段组，将可进行系统回顾和更高程度的同质分析，从而得出在外科医生 TAR 翻修术学习曲线阶段临床并发症的显著发生率。

参考文献

[1] Clement RC, Krynetskiy E, Parekh SG. The total ankle arthroplasty learning curve with third-generation implants. Foot Ankle Spec, 2013,6:263-270.

[2] Saltzman CL, Mann RA, Ahrens JE, et al. Prospective controlled trial of STAR total ankle replacement versus ankle fusion: initial results. Foot Ankle Int, 2009,30:579-596.

[3] Esparragoza L, Vidal C, Vaquero J. Comparative study of the quality of life between arthrodesis and total arthroplasty substitution of the ankle. J Foot Ankle Surg, 2011,50:383-387.

[4] Myerson MS, Mroczek K. Perioperative complications of total ankle arthroplasty. Foot Ankle Int, 2003,24:17-21.

[5] Natens P, Dereymaeker G, Abbara M, et al. Early results after four years experience with the STAR uncemented total ankle prosthesis. Acta Orthop Belg, 2003,69:49-58.

[6] Murnaghan JM, Warnock DS, Henderson SA. Total ankle replacement. Early experiences with STAR prosthesis. Ulster Med J, 2005,74:9-13.

[7] Schuberth JM, Patel S, Zarutsky E. Perioperative complications of the agility total ankle replacement in 50 initial, consecutive cases. J Foot Ankle Surg, 2006,45:139-146.

[8] Kumar A, Dhar S. Total ankle replacement: early results during learning period. Foot Ankle Surg, 2007,13:19-23.

[9] Reuver JM, Dayerizadeh N, Burger B, et al. Total ankle replacement outcome in low volume centers: shortterm follow-up. Foot Ankle Int, 2010,31:1064-1068.

[10] Bleazey ST, Brigido SA, Protzman NM. Perioperative complications of a modular stem fixed-bearing total ankle replacement with intramedullary guidance. J Foot Ankle Surg, 2013,52:36-41.

[11] Noelle S, Egidy CC, Cross MB, et al. Complication rates after total ankle arthroplasty in one hundred consecutive prostheses. Int Orthop, 2013,37:1789-1794.

[12] Schimmel JJ, Walschot LH, Louwerens JW. Comparison of the short-term results of the first and last 50 Scandinavian total ankle replacements: assessment of the learning curve in a consecutive series. Foot Ankle Int, 2013,35:326-333.

[13] Willegger M, Trnka HJ, Schuh R. The Hintegra ankle arthroplasty: intermediate term results of 16 consecutive ankles and a review on the current literature. Clin Res Foot Ankle, 2013,2:124. doi: 10.4172/2329-910X.1000124 .

[14] Gladwell M. Outliers: the story of success. Little, Brown, and Company: New York, NY, 2008:1-336.

[15] Saltzman CL, Amendola A, Anderson R, et al. Surgeon training and complications in total ankle arthroplasty. Foot Ankle Int, 2003,24:514-518.

[16] Wood PL, Deakin S. Total ankle replacement: the results in 200 ankles. J Bone Joint Surg Br, 2003,85:334-341.

[17] Buechel Sr FF, Buechel Jr FF, Pappas MJ. Twenty-year evaluation of cementless mobile-bearing total ankle replacements. Clin Orthop Relat Res, 2004,424:19-26.

[18] Haskell A, Mann RA. Perioperative complication rate of total ankle replacement is reduced by surgeon experience. Foot Ankle Int, 2004,25:283-289.

[19] Harris NJ, Sturdee SW, Farndon M. Total ankle replacement: the early results of 140 consecutive cases of the AES prosthesis, 2007. Available at: http://a2f.ankletofootclinic.com/doc/research/results/AESpaperBOA.pdf . Last accessed November 5,

2014.

[20] Álvarez-Goenaga F. Total ankle replacement: first 25 cases. Rev Esp Cir Ortop Traumatol, 2008,52:224-232.

[21] Lee KB, Cho SG, Hur CI, et al. Perioperative complications of Hintegra total ankle replacement: our initial 50 cases. Foot Ankle Int, 2008,29:978-984.

[22] Bai LB, Lee KB, Song EK, et al. Total ankle arthroplasty outcome comparison for post-traumatic and primary osteoarthritis. Foot Ankle Int, 2010,31:1048-1056.

[23] Criswell BJ, Douglas K, Naik R, et al. High revision and reoperation rates using the agility total ankle system. Clin Orthop Relat Res, 2012,470:1980-1986.

[24] Pinar N, Vernet E, Bizot P, et al. Total ankle arthroplasty: total ankle arthroplasty in western France: influence of volume on complications and clinical outcome. Orthop Traumatol Surg Res, 2012,98(Suppl):26-30.

[25] Brunner S, Barg A, Knupp M, et al. The Scandinavian total ankle replacement: longterm, eleven to fifteen-year, survivorship analysis of the prosthesis in seventy-two consecutive patients. J Bone Joint Surg Am, 2013,95:711-718.

[26] Lee KT, Lee YK, Young KW, et al. Perioperative complications and learning curve of the mobility total ankle system. Foot Ankle Int, 2013,34:210-214.

[27] Schweitzer KM, Adams SB, Viens NA, et al. Early prospective clinical results of a modern fixed-bearing total ankle arthroplasty. J Bone Joint Surg Am, 2013,95:1002-1011.

[28] Glazebrook MA, Arsenault K, Dunbar M. Evidence-based classifi-cation of complications in total ankle arthroplasty. Foot Ankle Int, 2009,30:945-949.

[29] Gadd RJ, Barwick TW, Paling E, et al. Assessment of a three-grade classification of complications in total ankle replacement. Foot Ankle Int, 2014,35:434-437.

[30] Norwegian Arthroplasty Register,2014. [cited 5 November 2014]. http://nrlweb.ihelse.net/Rapporter/Rapport2014.pdf

[31] Alvine Total Ankle, DePuy, Inc. [cited 29 November 2014]. http://www.accessdata.fda.gov/scripts/cdrh/cfdocs/cfPMN/pmn.cfm?ID=K920802

[32] Roukis TS. Incidence of revision after primary implantation of the agility total ankle replacement system: a systematic review. J Foot Ankle Surg, 2012,51:198-204.

[33] Roukis TS. Management of the failed agility total ankle replacement system. Foot Ankle Q, 2013,24:185-197.

[34] Bestic JM, Bancroft LW, Peterson JJ, et al. Postoperative imaging of the total ankle arthroplasty. Radiol Clin North Am, 2008,46:1003-1015.

[35] Roukis TS. Modified Evans peroneus brevis lateral ankle stabilization for balancing varus ankle contracture during total ankle replacement. J Foot Ankle Surg, 2013,52:789-792.

[36] Roukis TS, Prissel MA. Management of extensive tibial osteolysis with the agility total ankle replacement systems using geometric metal-reinforced polymethylmethacrylate cement augmentation. J Foot Ankle Surg, 2014,53:101-107.

[37] Roukis TS, Prissel MA. Management of extensive talar osteolysis with the agility total ankle replacement systems using geometric metal-reinforced polymethylmethacrylate cement augmentation. J Foot Ankle Surg, 2014,53:108-113.

[38] Roukis TS. Tibialis posterior recession for balancing varus ankle contracture during total ankle replacement. J Foot Ankle Surg, 2013,52:686-689.

[39] Roukis TS, Prissel MA. Reverse Evans peroneus brevis medial ankle stabilization for balancing valgus ankle contracture during total ankle replacement. J Foot Ankle Surg, 2014,53:497-502.

[40] Ellington JK, Gupta S, Myerson MS. Management of failures of total ankle replacement with the agility total ankle arthroplasty. J Bone Joint Surg, 2013,95A:2112-2118.

[41] McCollum G, Myerson MS. Failure of the agility? total ankle replacement system and salvage options. Clin Podiatr Med Surg, 2013,30:207-223.

[42] Myerson MS, Shariff R, Zonno AJ. The management of infection following total ankle replacement: demographics and treatment. Foot Ankle Int, 2014,35(9):855-862.

[43] DeVries JG, Scott RT, Berlet GC, et al Agility to INBONE: anterior and posterior approaches to the difficult revision total ankle replacement. Clin Podiatr Med Surg, 2013,30:81-96.

[44] Meeker J, Wegner N, Francisco R, et al. Revision techniques in total ankle arthroplasty using a stemmed tibial arthroplasty system. Tech Foot Ankle Surg, 2013,12:99-108.

[45] Williams J, Wegner N, Sangeorzan B, et al. Intraoperative and perioperative complications during revision arthroplasty for salvage of a failed total ankle arthroplasty. Foot Ankle Int, 2015,36(2):135-142.

第 29 章　Agility 和 Agility LP 初次置换失败后的翻修

Thomas S. Roukis

引　言

Agility 全踝关节置换系统（Depuy Synthes Orthopaedics, Warsaw, IN）由 Frank G. Alvine 医学博士发明，是基于 3 个特定领域的研究，分别是：① 100 例正常踝关节影像学的 CAD-CAM 计算机分析；②前一代全踝关节置换（TAR）系统失败的模型，尤其是组件下沉、撞击和对线不良；③包含植入精确性的手术入路以及包含维持韧带结构张力的外固定装置的器械 [1, 2]。设计过程从 1978 年开始，最早在 1985 年植入，并命名为"Depuy Alvine 全踝关节假体"在 1992 年上市 [3]。1985—2007 年，假体经历了总共 4 代共 7 个阶段的改进 [1, 2, 4]。值得注意的是，美国 FDA 510(k) 表明它只能用于聚甲基丙烯酸甲酯（PMMA）骨水泥固定。

1985—1998 年，研究者对假体进行了几项早期的改进，包括胫骨钛金属组件增厚，增加胫骨组件后方的尺寸，将距骨材料从钛改变为钴铬合金，型号从 3 种增加到 6 种，改进了一个矩形"翻修"距骨组件，增加了翻修超高

分子量聚乙烯（UHMWPE）额外 2mm 厚度，以及使用了一个 0mm UHMWPE 衬垫的半柱设计来使底部负荷衬垫的翻修植入更容易 [4]。这些改变是发明者们不断努力的结果，使假体变得更加精细，同时改进了患者的预后，同时，1993 年在美国向经过选择的一组骨科医生发放的假体目前正在进行反馈中。自从 1998 年在伊利诺伊州罗斯蒙特的美国矫形外科医生学习中心完成了手术技术课程后，伴随着这些改变，假体在软骨手术中的应用也越来越广泛。在美国直到 2007 年，Agility 全踝关节置换系统才获得美国 FDA 510(k) 的批准。结果是，Agility 全踝关节置换系统是 10 余年来美国使用最广泛的 TAR，同时并发症也开始出现，主要包括 3 种失败形式：①韧带联合不愈合及随后的胫骨组件对线不良或下沉；②距骨组件下沉；③无菌性松动 [2, 4-17]。后两种形式的失败经常同时发生。2002 年 Agility 全踝关节置换系统的改变是距骨组件加宽 18%，鳍部长度缩短，以及增加了生产个体化设计的长柄距骨组件以恢复因下沉和囊性变而丢失的高度及进行距下关节融合 [2, 8]。随后在 2003 年增加了生产个体化设计的长柄全距骨置换服务 [2]，2004 年增加了钢板螺钉结构以增强韧带联合的骨愈合 [19]。最后的改变出现于 2007 年，是继医生和工程师发明的 Agility LP 全踝关节置换系统出现了

T. S. Roukis, DPM, PhD (✉)

Orthopedic Center, Gundersen Health System,
1900 South Avenue, La Crosse, WI 54601, USA
e-mail: tsroukis@gundersenhealth.org

© Springer International Publishing Switzerland 2016

T.S. Roukis et al. (eds.), *Primary and Revision Total Ankle Replacement*,
DOI 10.1007/978-3-319-24415-0_29

3 个重要改变后，它们分别是：①宽"翼"的 2mm 厚距骨组件的改进以降低初次植入中下沉的发生率，以及允许翻修之前植入距骨组件并相应缩短或"降低"胫骨组件侧边"剖面"2mm 来适应距骨翼；②允许相对于胫骨组件大一号的距骨组件来错配，因此提供了更加精确的植入和翻修能力，因为前一代的胫骨组件可以原位保留并且可以植入底面负荷的全柱 +2mm UHMWPE 衬垫的 LP 距骨组件；③ 0 mm 和 +1mm 厚的前方负荷聚乙烯锁定机制的发明使得随后的置换更加简单[3, 20, 21]。

遗憾的是，尽管进行了 4 代和历经了 7 个阶段的假体改进，Agility 和 Agility LP 全踝关节置换系统基本上没有内置化模块，并且相应的翻修选择有限。结果导致将其他 TAR 系统引入美国市场后，Agility 全踝关节置换系统就被废弃了。Agility LP 全踝关节置换系统没有展示出任何的吸引力。在美国初次 Agility 全踝关节置换系统的大量植入出现在 1999—2007 年，而 Agility LP 全踝关节置换系统的广泛应用是在 2007—2010 年（图 29.1）。因此，有理由认为对初次 Agility 和 Agility LP 全踝关节置换系统不熟悉的医生可能会遇到这些假体失败并将从翻修手术获益的患者。另外，Agility LP 胫骨托不再生产也预示着 LP 版本将是初次 TAR 以及复杂翻修选择的终结。

Agility 和 Agility LP 全踝关节置换系统相关并发症

众所周知，Agility 全踝关节置换系统只能作为初次 TAR 假体。翻修的定义为 Agility 全踝关节置换系统初次植入后更换

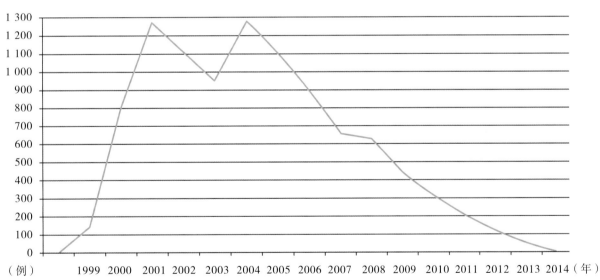

1999—2014 美国进行的 Agility 和 Agility LP 全踝关节置换术

图 29.1　图片展示了 1999—2014 年每年 Agility 和 Agility LP 全踝关节置换系统假体植入数量。在这 15 年间总的植入量超过 10 000 例。1999—2001 年近乎垂直增长的应用更多地是由于 Agility 全踝关节置换系统开始允许骨科医生使用，而不是参加了强制性企业培训课程的发明者和行业顾问。2001—2003 年假体使用的下降更像是由于假体的不友好设计及发生的相关并发症。另外，在此阶段，哪种类型的外科医生（例如足踝外科医生、关节外科医生、普通骨科医生等）做 TAR 最好以及 TAR 的学习曲线明晰。2003—2004 年假体使用的明显上升和 2003 年对于足踝外科医生开放的强制性企业培训课程有关。2006—2007 年曲线的轻微平台期与 Agility LP 全踝关节置换系统的进入有关。现在能用的假体组件只有 Agility 全踝关节置换系统的底部负荷的 0mm 和 +2mm UHMWPE 衬垫和翻修距骨组件，以及 Agility LP 全踝关节置换系统的前端负荷的 0mm、+1mm 和错配的 UHMWPE 衬垫和 LP 距骨组件。相应地，任何一个系统的初次置换将不再提供，并且现存可用的假体组件仅仅是面向部分翻修情况的库存产品

组件，含或不含大块异体骨的踝关节、胫－距－跟关节融合或膝下截肢（below knee amputation, BKA）[22]，目前翻修的发生率已经确定为 10.2%（240 例翻修 /2 353 例初次植入）。在这个详细的系统性综述（更新至 2013 年 11 月）中，78.6% 的翻修由更换植入组件、随后的关节融合（翻修的 18.7%）和 BKA（翻修的 4.7%）组成[23, 24]。应当注意到，在这个系统性综述中所包含的全部研究涵盖了违反美国 FDA 对于 510(k) 获准使用此类假体要求的非骨水泥 Agility 全踝关节置换系统。另外评估的假体是 1998—2007 年可以使用的版本，但是植入的距骨组件（如

原始、后方增强或翻修）的准确版本不能确定。2007 年能够使用的 Agility LP 全踝关节置换系统相关的资料没有发表；然而，一项在 2012 年 11 月完成的平均随访 24 个月的美国 FDA 临床试验[25]确定了翻修率为 6%（3/50）。这些作者注意到在最终随访时距骨下沉的影像学结果为 10 例（20%），距骨和胫骨下沉 5 例（10%），胫骨下沉 1 例（2%）。自从金属组件下沉作为一个已知的潜在翻修预测因素，32%（16/50）的金属组件下沉的总发生率就更值得对病因进行关注了，并且它将有助于这些作者发表他们关于这些患者的中期和长期随访结果。

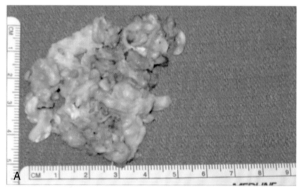

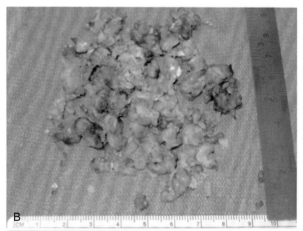
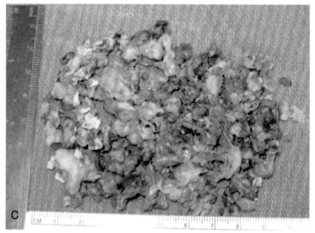

图 29.2　术中照片展示了 3 种在 Agility 和 Agility LP 全踝关节置换系统翻修中骨溶解的常见类型。A. 第一个和假体下沉相关，组织病理学分析一致揭示粉－白到粉－紫色的有异物反应的致密纤维结缔组织瘢痕。B. 第二个和组件松动导致的骨溶解及 UHMWPE 衬垫磨损相关的囊性变，组织病理学分析一致揭示金－黄到暗淡棕－灰色的有慢性炎症反应和大量颗粒组织细胞的致密纤维组织。C. 第三个和组件松动导致的骨溶解以及同 UHMWPE 衬垫磨损相关一样的钛涂层磨损导致广泛金属磨屑的囊性变，组织病理学分析一致揭示粉－白和灰－黑色的有异物巨细胞反应和纤维增生的纤维膜组织

初次 Agility 和 Agility LP 全踝关节置换系统植入后无菌性骨溶解的进展是失败的主要原因，随着时间的增加，导致假体固定的丢失[2, 5, 7, 15, 17, 24, 25, 27-30]。简单来说，这个过程包括继发于可吞噬性 UHMWPE 磨屑颗粒的、巨噬细胞介导的、假体周围骨质的溶骨性破坏[30-32]，它经常是组件对线不良[33-37]或金属组件和骨质之间活动[38]（图 29.2）的原因。具体到 Agility 和 Agility LP 全踝关节置换系统，胫骨托的无菌性骨溶解包括伴有或不伴有组件松动的下沉[27-29, 39]。包括距骨组件的无菌性骨溶解几乎普遍包含下沉和组件松动[27-29, 40]。由此引发的骨缺损会非常广泛。作者已经明确了在 Agility 和 Agility LP 全踝关节置换系统翻修中的 3 种常见的骨溶解类型（图 29.3~29.5）。

非骨水泥 Agility 和 Agility LP 全踝关节置换系统翻修的一致结果是无论采用何种设计，生长到距骨组件的骨量都有限以及两种设计中胫骨托龙骨处的大量骨生长（图 29.6）。具体到 Agility 全踝关节置换系统的距骨组件下沉，

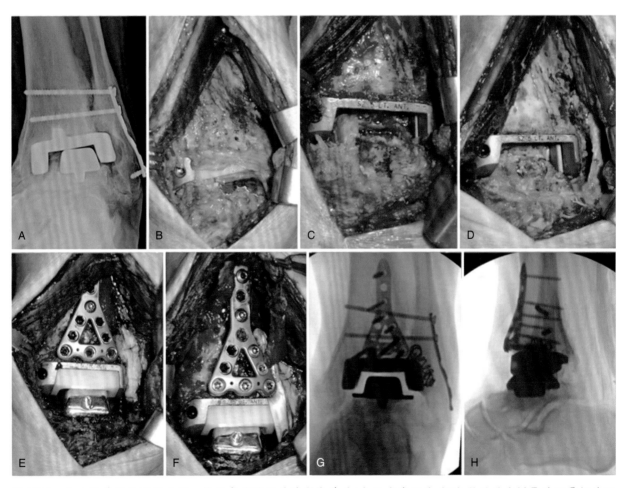

图 29.3　初次距骨假体下沉示例。榫接负重的踝关节影像学（A）和术中照片（B）展示后方增厚的距骨组件下沉伴有外移和内翻对线不良，以及胫骨托下沉伴有外翻对线不良。C. 去除距骨组件和 UHMWPE 衬垫后即刻术中照片表明向距骨的严重下沉。D. 连续清创后，前后和内外侧有足够的距骨骨量存留来支持改为 LP 距骨组件。E. PMMA 骨水泥固定 LP 距骨组件、底部负荷的全柱 +2mm UHMWPE 衬垫、远端胫腓联合骨不连 / 骨溶解清创以及用金属加强的 PMMA 骨水泥填充剩余骨缺损的术中照片。F. 注意到使用了前方胫骨远端钢板和螺钉来辅助胫骨托的重新对线并锚定行改良 Evans 腓骨长肌腱转移的肌腱来维持踝关节外侧的稳定性。在稳定外踝前同样进行三角韧带松解和胫后肌腱切断来进行内侧软组织松解。前后（G）和外侧（H）的术中增强影像学图片显示了在中立位冠状面上对线良好的胫骨托和距骨组件

Elington 等[41] 提供了一个 1~3 型的分型系统来定义距骨组件下沉的严重性并预测翻修结果。1 型是距骨组件有极少下沉；2 型是距骨组件下沉至距骨体但并没有侵袭距下关节；3 型是距骨组件移位至或穿过距下关节。使用多元线性回归分析，术前距骨下沉是翻修术后预后良好的显著预测因子。基于这些结果，McCollum 和 Myerson[29] 总结：包括 Agility 全踝关节置换系统在内的 1 型和 2 型早期距骨组件下沉的翻修选择是使用翻修或 LP 距骨组件。对于 2 型晚期和 3 型严重下沉或预测距骨不稳定而不能支持翻修或 LP 距骨组件的情况，个体化设计的长柄距骨组件的使用将很有效[42-45]。在长期随访大量 Agility 和 Agility LP 全踝关节置换系

统假体的基础上，作者进一步改良了 Ellington 等[41] 的距骨组件下沉分型（图 29.7）。特别是 3 型已经被分为距骨组件已经移位至或超过距下关节的 A 型，以及距骨骨折且距骨组件移位至或超过距下关节的 B 型。另外，已经加入了对冠状面的考量，并包括初次假体外翻位植入的 Valgus-A 型和远端胫腓联合骨不连，以及胫骨组件下沉外翻的 Valgus-B 型。最后加入了内翻分型，Varus-A 型是初次假体内翻位植入，Varus-B 型是外踝韧带和（或）腓骨肌腱不完整并且外踝不稳定，而 Varus-C 型包含距骨组件下沉导致的内翻。这些额外亚型的预后价值尚不明确，相应地，除了研究目的，对它们的价值仍然只是猜测。

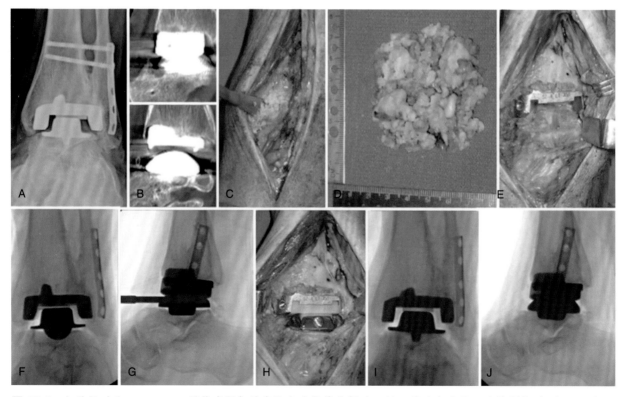

图 29.4　组件松动和 UHMWPE 衬垫磨损相关囊性变造成骨溶解的示例。前后负重位踝关节影像（A）以及矢状位 CT 影像（B）表明 4 号 LP 距骨组件下沉以及继发于进入踝关节的 UHMWPE 磨屑的距骨骨溶解（C）。D. 切除的大量 UHMWPE 磨屑的照片。去除距骨组件和 UHMWPE 衬垫的术中照片（E）显示保留了足够的内外侧距骨体允许改为更大一号的 LP 距骨组件，就像在前后（F）和侧位（G）的增强影像上 5 号 LP 距骨试模组件和前方负荷的错配 5/4 号 UHMWPE 衬垫。术中照片（H）以及前后位（I）和侧位（J）增强影像显示在改为大一号的 LP 距骨组件以及错配 UHMWPE 衬垫后良好的距骨组件支撑

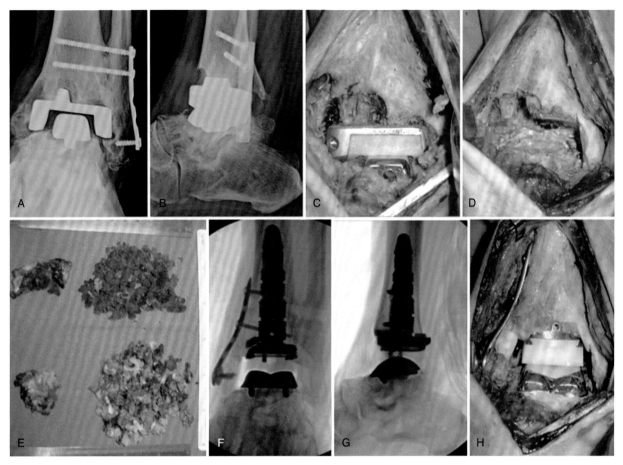

图 29.5　由于组件松动和钛涂层磨损产生大量金属磨屑导致骨溶解的例子，类似于 UHMWPE 衬垫磨损相关的囊性变。前后（A）和侧位（B）负重位踝关节影像以及术中照片（C）显示后方加厚的距骨组件下沉并在整个距骨和胫骨远端前内方的大量囊性变。胫骨和距骨组件严重松动，在去除后显示出明显的继发于由 UHMWPE 磨屑（E）诱导的剧烈反应所导致的严重无菌性骨溶解的骨缺损（D）。去除的距骨侧组织在图 E 的底部，而去除的胫骨侧组织在顶部。PMMA 骨水泥填充胫骨和距骨囊性变并改为 INBONE Ⅱ 全踝关节置换系统的前后位（F）、侧位（G）术中增强影像以及术中照片（H）。注意到内踝使用了桥接钢板来支撑截骨以及由于矮小的残余距骨体而没有使用距骨柄

Agility 或 Agility LP 全踝关节置换系统的翻修原则

目前还没有 Agility 和 Agility LP 全踝关节置换系统翻修的"标准原则"，相反，这是一个发展中的观念[2, 4, 8, 11, 12, 15-18, 27-29, 39-49]。我们清楚的是，目前的入路在技术上很复杂，并有很多并发症，而且没有一种入路是唯一的选择。

使用 Agility 或 Agility LP 全踝关节置换假体进行金属假体组件更换

失败的初次 Agility 全踝关节置换系统的翻修中胫骨和（或）距骨金属组件更换的概念是一种用来留作解决一个金属组件和邻近骨质结合及对线良好而另一个松动、下沉和对线不良或需要去除和翻修情况的手段。遗憾的是，目前关于 Agility 全踝关节置换系统更换金属

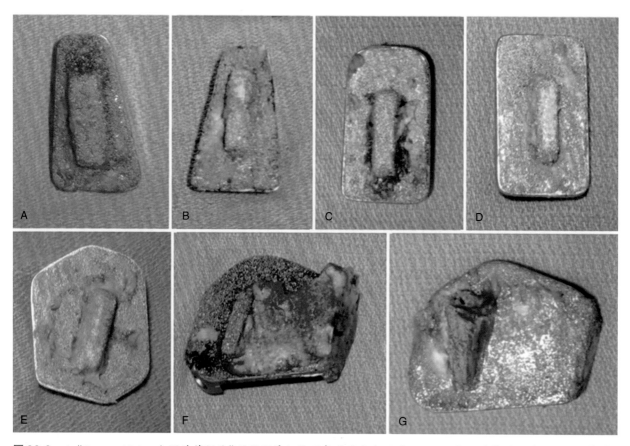

图29.6　A."Depuy Alvine 全踝关节假体"原始距骨组件下表面的术中照片。Agility 全踝关节置换系统的原始（B）、后方加强型（C）及翻修（D）距骨组件，以及 Agility LP 全踝关节置换系统的 LP 距骨组件（E）。去除这些非骨水泥组件后的一致性结果是缺少牢固的骨长上，取而代之的是在组件和下方骨质间有限的纤维组织"点焊"。F、G. Agility 全踝关节置换系统胫骨托上表面的术中照片。去除这些非骨水泥组件后的一致性结果是胫骨龙骨上非常强的骨长上，需要使用一个动力锯来安全地将骨质从组件上分离

假体组件结果的信息很少。Gould[11] 评估了 27 例距骨和（或）胫骨假体组件置换，其中 20 例（74%）在术后 24 个月的结果被认为是"良好"或"优异"。Ellington 等 [41] 能够评估 41 例患者，患者来自 53 例失败的初次 Agility 全踝关节置换，随后的翻修由 36.6%（15/41）的仅置换距骨组件和 63.4%（26/41）的胫骨和距骨组件均置换组成。不幸的是，46.3%（19/41）的翻修患者是个体化定制的距骨组件，但没有提供特定的假体生存率。在一个平均 49.1 个月的随访周期中，12.2%（5/41）的患者需要行进一步的胫骨 – 大块异体骨 – 距骨 – 跟骨融合翻修来处理进行性组件下沉，以及 4.9%

（2/41）的患者由于深部假体周围感染并发症而行 BKA。

很少有 TAR 系统具有随时能获取的翻修胫骨和（或）距骨组件。同原始的或后方加强的距骨组件相比，Agility 全踝关节置换系统的翻修距骨组件呈宽的内外侧凸缘的矩形，有一个高度和长度上少 1mm 的鳍，厚度为 1.5~2.8mm。尽管未发表的有限元模型支持此设计观念能限制距骨下沉 [50]，但是关于此翻修组件目前还没有预后结果发表。

距骨组件翻修的选择取决于失败的系统是否为 Agility 或 Agility LP 全踝关节置换系统。原始的和后方加强的距骨组件不再能使用。应

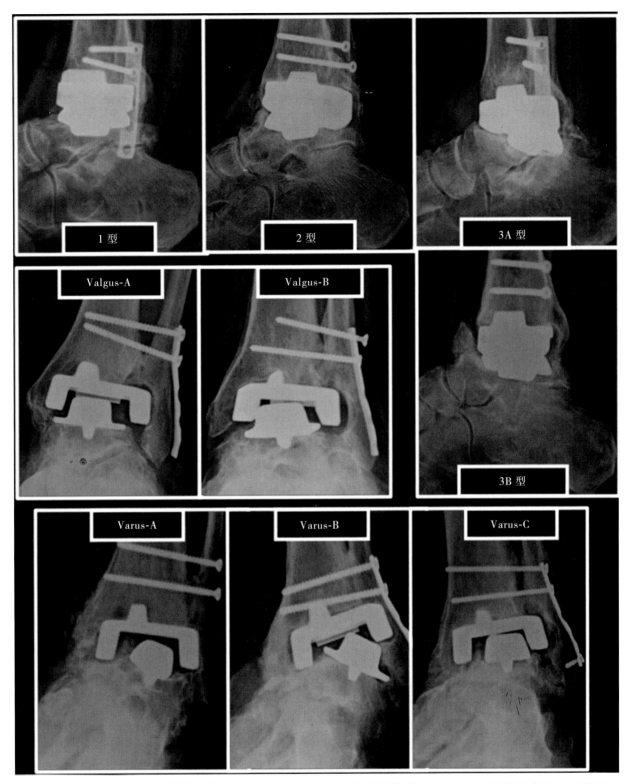

图 29.7　改良的 Ellington 等 [41] 距骨下沉分型系统。外侧负重位影像学显示：1 型，没有或有极少的下沉；2 型，有下沉但没有到达距下关节水平，仍然没有改变。3 型包括：A，距骨组件移位至或超过距下关节；B，距骨骨折伴有距骨组件移位至或超过距下关节，亚型。冠状面内翻和外翻的考量已经加入。这些包括 Valgus-A（假体外翻位植入）和 Valgus-B（远端胫腓联合骨不连以及胫骨组件下沉外翻），以及 Varus-A（假体初次内翻位植入）、Varus-B[外踝韧带和（或）腓骨肌腱不完整并且存在外踝不稳定] 和 Varus-C（距骨组件下沉内翻）

	UHMWPE 衬垫			IP 距骨组件	翻修距骨组件
尺寸	0mm	+1mm	错配		
1	3.7mm	4.7mm	3.7mm	11.8mm	13.3mm
2	3.7mm	4.7mm	3.7mm	12.3mm	14.1mm
3	3.9mm	4.9mm	3.9mm	12.8mm	14.9mm
4	3.9mm	4.9mm	3.9mm	13.1mm	15.7mm
5	3.9mm	4.9mm	3.9mm	14.1mm	16.9mm
6	4.6mm	5.7mm	3.9mm	15.6mm	17.8mm

图 29.8 Agility 或 Agility LP 全踝关节置换系统特定高度的翻修和 LP 距骨组件。注意到原始的 Agility 全踝关节置换系统距骨组件和后方加强组件与 Agility LP 距骨组件有相同的高度特性

当注意的是，LP 距骨组件和原始的以及后方加强的距骨组件有相同的高度和型号。然而，LP 距骨组件的上关节面比其他的设计更宽，并且会导致在冠状面和横断面的运动更少[51]。最后，一些 UHMWPE 衬垫的选择取决于需要翻修的 Agility 或 Agility LP 全踝关节置换系统的特定的版本（图 29.8）。具体来说，如果失败的系统是 Agility 全踝关节置换系统，那么翻修的选择包括：①同样型号的翻修距骨组件及底部负荷的全柱或半柱的 0mm UHMWPE 衬垫（图 29.9）；②同样型号的翻修距骨组件及底部负荷的全柱 +2mm UHMWPE 衬垫；③同样型号的 LP 距骨组件及底部负荷的全柱 +2mm UHMWPE 衬垫（图 29.10）。

如果失败的系统是 Agility LP 全踝关节置换系统，那么翻修的选择包括：①同样型号的翻修距骨组件及前端负荷的 0mm UHMWPE 衬垫；②同样型号的翻修距骨组件及前端负荷的 +1mm UHMWPE 衬垫（图 29.11）；③同样型号的 LP 距骨组件及前端负荷的 0mm UHMWPE 衬垫（注意：这只有在距骨组件下沉通过使用 PMMA 骨水泥块校正到其原始的位置时可用，否则会产生一个不稳定的关节）；④同样型号的 LP 距骨组件及前端负荷的 +1mm UHMWPE 内衬；⑤更大一号的翻修距骨组件及前端负荷的错配 UHMWPE 衬垫（例如，保留的 4 号

LP 胫骨托配 5 号翻修距骨组件和 5/4 号错配的 UHMWPE 衬垫）；⑥更大一号的 LP 距骨组件及前端负荷的错配 UHMWPE 衬垫。应当注意的是，错配的 UHMWPE 衬垫不能随意增加额外的高度。获得合适的距骨高度很重要，从而使踝关节内侧和外侧韧带达到合适的张力[52]，并恢复踝关节的机械轴线。

整体来看，大约 75% 的需要翻修的 Agility 全踝关节置换系统能够通过更换金属组件来处理，并且其中的 75% 不需要在短期内进行翻修。

改用 Agility LP 全踝关节置换系统的个体化设计长柄组件进行金属假体组件更换

一个可选择的组件翻修策略是使用长柄胫骨和（或）距骨组件[4, 18, 28-30, 42-46]，以此允许重建节段性骨缺损并将远端固定到跟骨和（或）胫骨干骺端。注意现今可用的商品化的 TAR 系统可提供一体化的现成长柄胫骨或距骨组件。另一个选择是根据特定患者的需求定制的个体化设计的长柄胫骨和距骨组件。Alvine[4] 描述了 1 例在 2002 年使用的个体化设计的长柄距骨组件和 1 例在 2003 年使用的个体化设

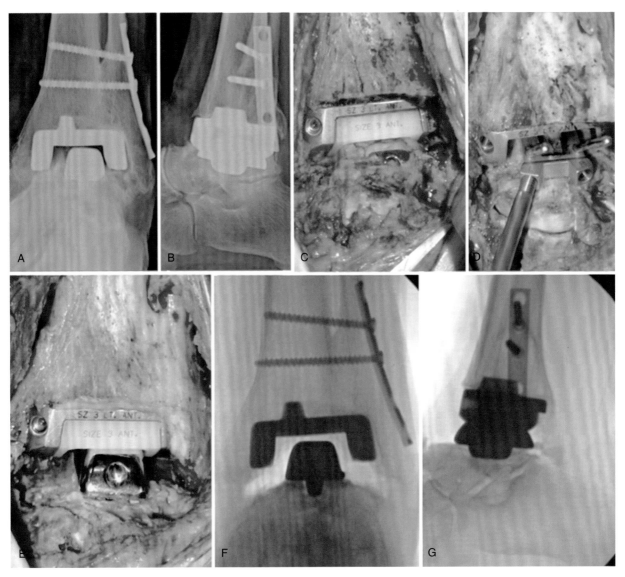

图 29.9　前后（A）和侧位（B）负重位踝关节影像，以及术中照片（C）显示原始距骨组件后方下沉并伴有外移和广泛的距骨体、颈和头内囊性变。术中照片显示使用距骨截骨导板在一个校正的位置重截距骨鳍（D）。用 PMMA 骨水泥填充距骨囊性变改为翻修距骨组件以及底部负荷的半柱 0mm UHMWPE 衬垫的术中照片（E）以及前后位（F）和侧位（G）术中影像增强图像。应注意改为翻修距骨组件后良好的前方和后方距骨组件支撑

计长柄全距骨置换来挽救失败的 Agility 全踝关节置换。Alvine 等[42]总结了 26 例使用个体化设计长柄距骨组件进行复杂初次 TAR 或 Agility 全踝关节置换术后失败翻修的病例，其中 4 例有距骨坏死。在平均 16 个月的随访周期内，2 例踝关节仍然疼痛，1 例延长杆断裂，1 例发展为慢性感染，1 例行膝下截肢术。相似地，Noriega 等[44]描述了 12 例患者使用个体化设计的长柄距骨组件来处理之前踝关节融合后置换、复杂初次 TAR 或 Agility 全踝关节置换术后翻修。遗憾的是，无论是 Alvine 等[42]还是 Noriega 等[44]都没有能提供关于那些失败 Agility 全踝关节置换术后翻修患者的独立资料，因此术后结果仍然不清楚。在一项包含 53 例失败的初次 Agility 全踝关节置换术的原始资料中，Ellington 等[41]可以评估 41 例翻修

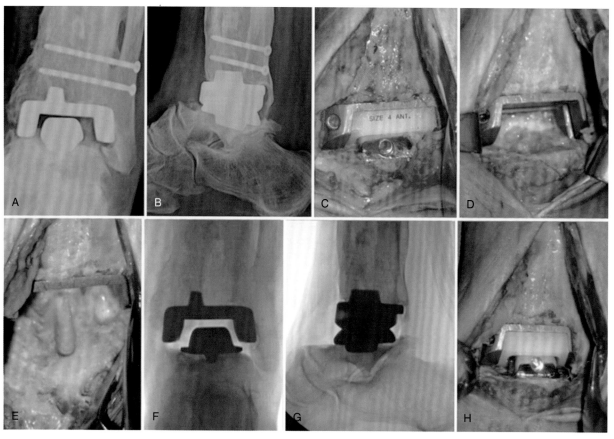

图 29.10 前后（A）和侧位（B）负重位踝关节影像显示原始距骨组件的后方下沉。去除距骨组件和 UHMWPE 衬垫之前（C）和之后（D）的术中照片显示距骨体内侧和外侧（E）留有足够的骨量来辅助改变为 LP 距骨组件，并用 PMMA 骨水泥和底部负荷的全柱 +2mm 聚乙烯衬垫固定（F、G）。应注意改为 LP 距骨组件后良好的距骨组件支撑（H）

患者，平均随访周期 49.1 个月。在整个随访病例中，4.9%（2/41）接受了个体化设计的长柄胫骨组件置换，而 41.5%（19/41）接受了个体化设计的长柄距骨组件置换。在 12.2%（5/41）的病例中需要更进一步的胫 – 大块异体骨 – 距 – 跟关节融合来解决进行性距骨组件下沉移位，以及 4.9%（2/41）的患者需行 BKA[41]。遗憾的是，从 2011 年 12 月 8 日起，由于美国 FDA 的管制，任何个体化设计的长柄距骨组件在美国不再向临床提供，并且未来是否使用也不确定[53]。然而，基于已发表的资料，个体化设计的长柄胫骨（图 29.12）和（或）距骨（图 29.13）组件明确地表现出了可用的选择，并且未来一旦美国 FDA 放松了现在的限制，应当很有意义。

从 Agility 或 Agility LP 全踝关节置换系统改为其他可选择的全踝关节置换系统的金属假体组件更换

当相同的系统组件更换不可行且骨缺损巨大到即使是用大块异体骨进行胫 – 距 – 跟关节融合都充满挑战时，去除 Agility 或 Agility LP 全踝关节置换系统并改为另一种 TAR 系统是有必要的。美国可供选择的去除 Agility 或 Agility LP 全踝关节置换系统和改为另一种 TAR 系统因美国可用的假体而受到限制。目前，除了 Agility 和 Agility LP 全踝关节置换系统，美国民众只能接受 510（k）批准的 7 种金属基底固定平台的水泥型 TAR 中的

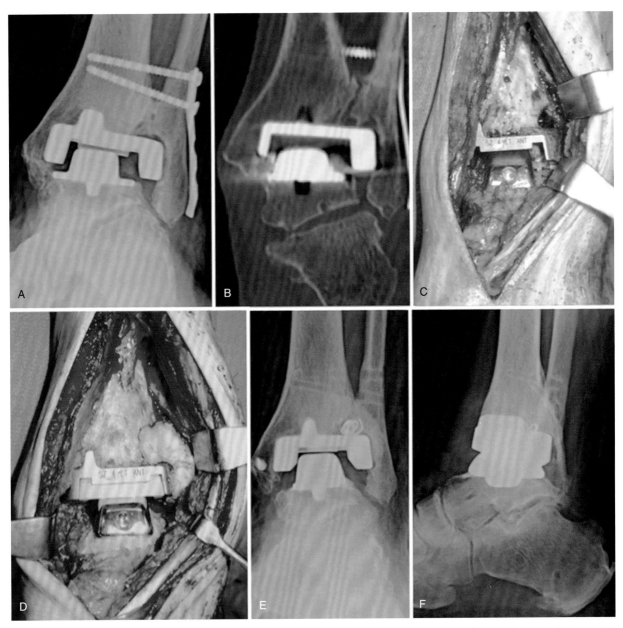

图 29.11　初次 Agility LP 全踝关节置换系统植入后下胫腓联合处用一个侧方钢板和腓 – 胫前加压螺钉固定后骨不连的踝关节负重斜位片（A）和冠状面 CT 扫描（B）。C. 胫腓联合骨不连截骨及腓骨骨溶解后的术中照片显示残留的骨缺损。蜷曲的 0.062in 克氏针植入骨缺损处并用 PMMA 骨水泥填充空隙后的术中照片（D）以及负重斜位（E）和侧位（F）影像学。注意 LP 距骨组件在重截距骨来校正外翻对线不良后已经更换为一个 PMMA 骨水泥翻修距骨组件，使用前端负荷的 +1mm UHMWPE 衬垫，并且在外侧韧带复合体从腓骨远端松解后用金属缝线锚钉加固紧缩三角韧带来平衡关节

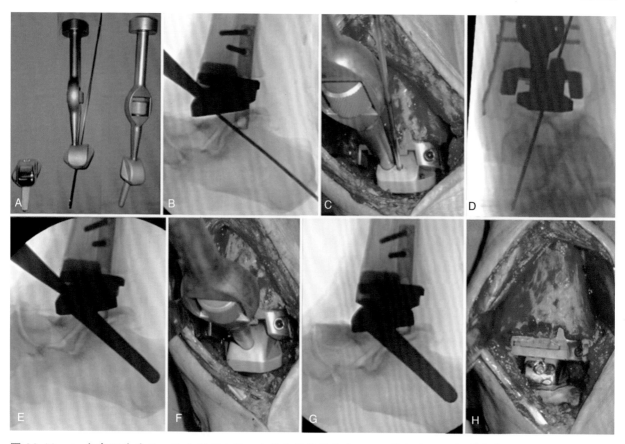

图 29.12 A. 术中照片展示，从左侧到右侧，个体化设计的长柄 LP 距骨组件，固定到带导丝的插入手柄上的个体化 LP 距骨导板，以及固定到插入手柄上的个体化长柄 LP 距骨组件试模。侧位术中影像（B）及照片（C）显示个体化 LP 距骨导板和导丝在跟骨中的对线。D. 在去除钻孔导向器的术中侧位影像增强图像显示使用空心铰刀在距骨和跟骨中进行跟骨杆路径的扩孔。植入个体化设计的长柄 LP 距骨试模组件后的术中侧位影像增强图像（E）和照片（F）。植入最终个体化设计的长柄 LP 距骨组件后的术中侧位影像增强图像（G）和照片（H）。应注意距骨体、颈和头部囊性变区 PMMA 骨水泥填充块的使用以及距下后关节面的融合

一种和由美国 FDA 批准普遍使用的一种三组件活动平台非水泥型假体。美国 FDA 批准的金属基底固定平台的水泥型 TAR 器械包括：① INBONE Ⅰ、INBONE Ⅱ 和 INFINITY 全踝关节置换系统（Wright Medical Technology, Inc., Arlington, TN）；② Eclipse（Integra Life Sciences, Plainsboro, NJ）；③ Salto Talaris Anatomic 踝关节和 Salto Talaris XT 翻修踝关节假体（Tornier, Bloomington, MN/Wright Medical Technology, Inc., Arlington, TN）；④ Zimmer Trabecular Metal 全踝关节（Zimmer, Inc., Warsaw, IN）。另外，美国 FDA 批准普遍使用的一种三组件活动平台非水泥型假体

是 Scandinavian 全踝关节置换系统（STAR System, Stryker Orthopaedics, Mahwah, NJ）。比较这些 TAR 系统的胫骨（图 29.14）和距骨（图 29.15）的内外径及前后长度，表明只有 INBONE Ⅰ 或 Ⅱ 全踝关节置换系统和 Salto Talaris XT 翻修踝关节假体是可用的选择。

去除失败的 Agility 或 Agility LP 全踝关节置换系统并改为 INBONE Ⅰ 或 Ⅱ 全踝关节置换系统已经在最近得到认可[54-56]。包括骨缺损处理在内的改为 INBONE Ⅱ 全踝关节置换系统的 3 种情况是：①胫骨托压配到胫骨远端并使用标准 UHMWPE 衬垫（图 29.16）；②胫骨托压配到胫骨远端并使用翻修 UHMWPE 衬垫

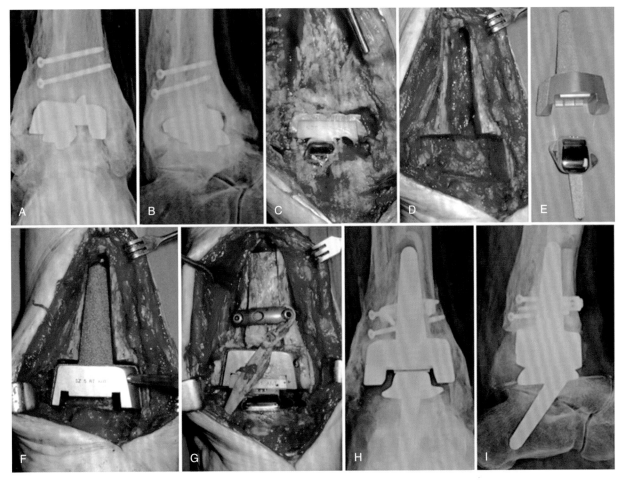

图 29.13　负重前后（A）和侧位（B）影像学图像显示广泛的胫腓联合融合、无菌性骨溶解以及初次植入原始"Depuy Alvine 全踝关节假体"后伴有胫骨组件向胫骨远端干骺端严重下沉的胫骨和距骨组件松动。术中照片（C）显示截除包裹假体的胫骨前方骨质后最初显露状态。D. 距骨顶平面截骨来校正内翻对线不良畸形以及胫骨远端截骨来安装个体化设计的长柄胫骨组件的术中照片。有必要切断用来进行胫腓联合融合的螺钉，因为它们已经完全和骨质过度长入并且不能被去除。E. 柄部、胫骨外侧壁、上方胫骨组件及下方距骨组件多孔涂层的个体化定制的长柄胫骨（顶部）和距骨（底部）组件的照片。个体化长柄胫骨组件已经在 PMMA 骨水泥固定后植入，替换之前截除的胫骨前方皮质窗，并在 PMMA 骨水泥固定后植入个体化长柄距骨组件，并植入一个前方负荷的 +1mm UHMWPE 衬垫（F）。注意用三孔钢板和螺钉来稳定前方胫骨皮质窗（G），并将下方腓骨短肌转移至胫骨远端前内侧。负重前后位和侧位踝关节影像显示个体化设计的长柄胫骨和距骨组件对线的维持（H、I）

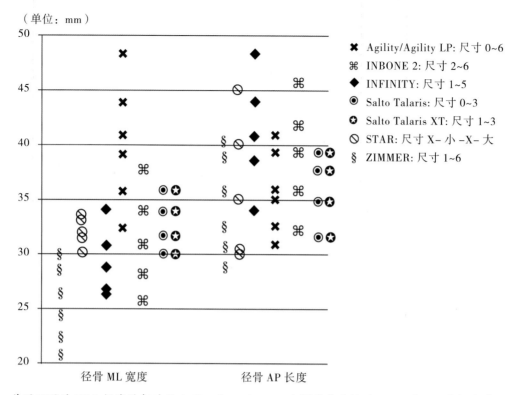

图 29.14 美国可用的 FDA 批准的相对于 Agility 和 Agility LP 全踝关节系统的 TAR 系统胫骨托内外侧宽度和前后方长度的散点图

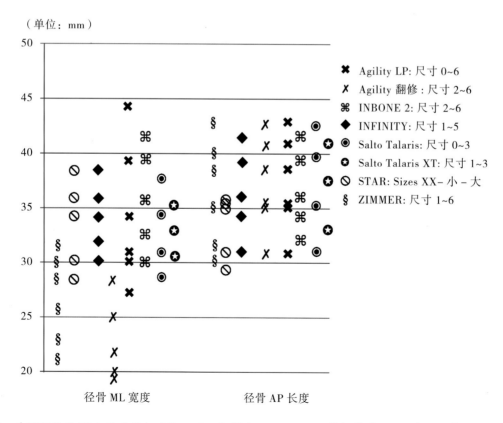

图 29.15 美国可用的 FDA 批准的相对于 Agility 翻修和 Agility LP 距骨组件的 TAR 系统距骨组件内外侧宽度和前后方长度的散点图

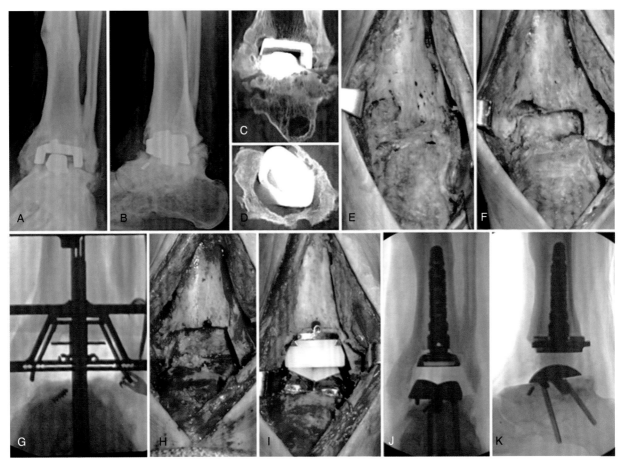

图 29.16　因全距骨融合术和踝关节融合术后疼痛改为 Agility 全踝关节置换的患者的踝穴位（A）和侧位（B）负重条件下 X 线片，以及冠状面（C）和横断面（D）计算机断层扫描图像。评估胫骨和距骨下沉。去除失败的 Agility 全踝关节置换系统之前（E）和之后（F）的术中照片。术中影像增强图像显示用来重建外踝的计划的胫骨截骨水平（G）。胫骨截骨（H）和植入 INBONE Ⅱ 全踝关节置换系统后的术中照片，胫骨托可直接接触宿主胫骨（I）。移除失败的 Agility 全踝关节置换系统并改为 INBONE Ⅱ 全踝关节系统后的前后位（J）和侧位（K）术中影像增强图像。注意距骨组件进一步通过三角形金属融合柱支撑来限制距骨组件潜在的下沉

（图 29.17）；③胫骨托由宽的髓内延长杆组件支撑，宿主骨和金属组件间的缺损由结构性皮质松质骨或金属加强的 PMMA 骨水泥填充（图 29.18）。

De Vries 等[54] 报道从 Agility 全踝关节置换系统改为 INBONE Ⅰ 全踝关节置换系统的并发症发生率为 64.3%（9/14）。Meeker 等[55] 报道从 Agility 全踝关节置换系统改为 INBONE Ⅱ 全踝关节置换系统的并发症发生率为 27.7%（5/18）。和 Meeker 等[55] 来自同一机构的 Williams 等[56] 报道了从 Agility 全踝关节置换系统改为 INBONE Ⅱ 全踝关节置换系统的总并发症发生率为 31.4%（11/35）。

一种能够容纳去除 Agility 全踝关节系统后产生的巨大骨缺损的 TAR 系统无疑有很大益处，使用 INBONE Ⅰ 或 INBONE Ⅱ 全踝关节置换系统的并发症发生率是人们关注的一个原因。其他的选择是 Salto Talaris XT 翻修踝关节假体（图 29.19），以及专门用于翻修失败的 Salto Talaris 解剖型踝关节假体。与 Salto Talaris 解剖型踝关节假体 5.5mm 的距骨高度相比，Salto Talaris XT 翻修踝关节假体距骨组件有 10.5~11.9mm 的高度。距骨组件的下表面是平的，并且初始稳定性包括一个后方成

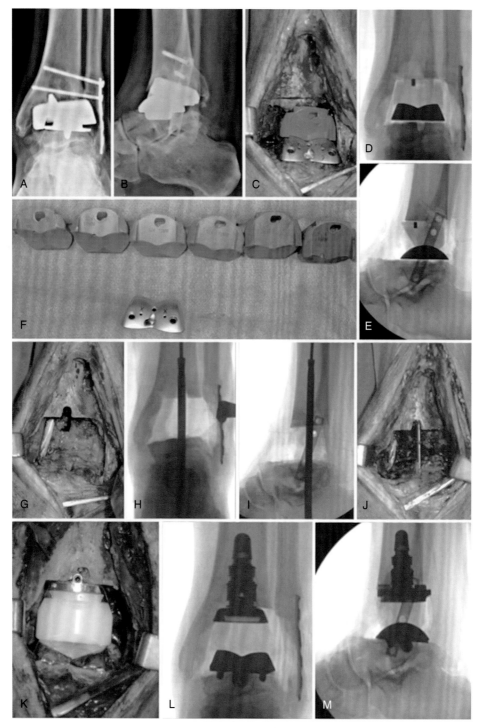

图 29.17　一例失败的 Agility LP 全踝关节置换系统的踝穴位（A）和侧位（B）影像学显示广泛的胫骨骨溶解以及胫骨组件前方和侧方下沉。C. 术中照片显示使用距骨试模和翻修聚乙烯试模来确定胫骨截骨水平，因为髓外力线夹具不能良好固定在合适的关节张力下。胫骨远端截骨和距骨截骨后采用 INBONE Ⅱ 全踝关节置换系统的前后位（D）和侧位（E）影像增强图像。F. 选用的特定胫骨托所准备的全部型号的多个试模组件。本示例中的型号是 4 号标准胫骨托，并且从左到右，多个试模的厚度是 9mm、11mm、13mm、15mm、17mm 和 19mm。对于 3 号加长胫骨托可选的假体型号是 10mm、12mm、14mm、16mm、18mm 或 20mm 厚的多个试模。相应的决定胫骨组件的长度很关键，因为多个试模的厚度不同，和距骨覆盖相比这个也许更重要。G. 胫骨和距骨准备的术中照片显示大量骨缺损。初始徒手导丝植入及随后使用 6.5/8.0mm 空心钻来制作胫骨髓内通道的前后位（H）和侧位（I）的影像增强图像以及术中照片（J）。在这之后按照标准技术进行胫骨通道扩髓。去除失败的 Agility 全踝关节置换系统并改为 INBONE Ⅱ 全踝关节置换系统后的术中照片（K）以及前后位（L）和侧位（M）影像增强图像。注意：胫骨托和胫骨宿主骨之间的直接接触通过使用翻修 UHMWPE 衬垫在原始关节线附近维持踝关节

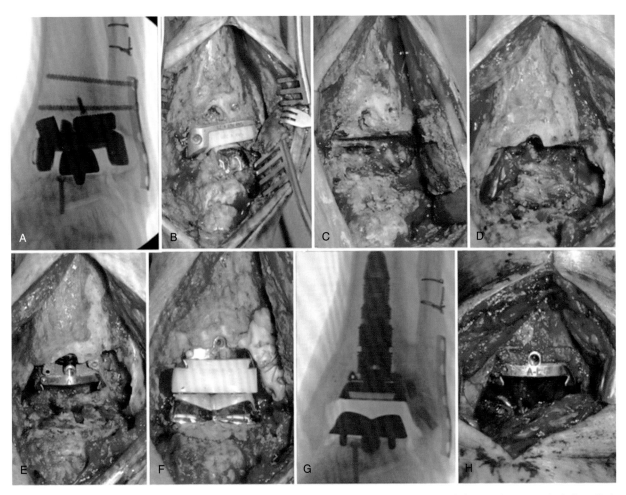

图 29.18　踝穴位的影像增强图像（A）和照片（B）显示一个失败的 Agility 全踝关节置换系统已经发展为胫骨前方下沉以及胫骨托前方和胫骨远端之间的金属增强块。C. 术中照片显示了清创前严重的被骨质和软组织包裹的金属磨屑。D. 胫骨和距骨截骨后改为 INBONE Ⅱ 全踝关节系统的术中照片。E. 术中照片显示由于远端骨缺损，胫骨托仅仅依靠髓内杆支撑。金属加强 PMMA 骨水泥胫骨托和距骨组件填充块完成翻修后的术中照片（F）和前后位影像增强图像（G）。H. 术中照片（不同患者）显示一个不同的入路用结构性异体皮质松质骨移植和打压植骨来桥接宿主胫骨和胫骨托之间的缺损

角 70°、10.2mm 深、外径 12mm 的带有一个后方稳定叶片的中心偏距的空心钉角。然而，除非能提供更厚的 UHMWPE 衬垫、更宽的胫骨基底、长柄距骨以及恢复高度的胫骨和距骨组件，Salto Talaris XT 翻修踝关节假体对于失败 Agility 全踝关节置换系统后的翻修仍然是力不从心的。

去除失败的 Agility 全踝关节置换系统而改为其他的 TAR 系统与许多术中和围手术期并发症相关，它会产生不良的预后。因此，医生和患者应当预料到这种入路会导致高的并发

症发生率，而应当将其用于其他翻修策略不可行且胫－大块异体骨－距－跟关节融合有害的情况。在供我们参考的同行评议资料发表之前，这个问题仍然只是一种设想。

失败的 Agility 或 Agility LP 全踝关节置换系统翻修中的辅助操作

邻近胫骨托上方使用的胫骨远端前方钢板可以很好地支撑或加固胫骨托的重新对线[16]，

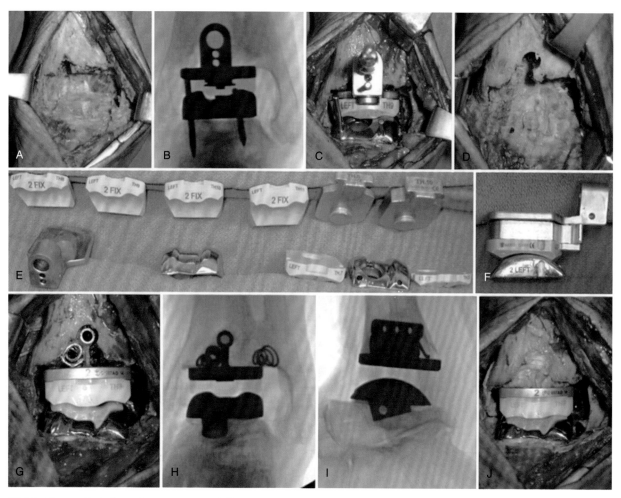

图 29.19　A.去除失败的 Agility 全踝关节置换系统之后的术中照片，显示明显的骨性空腔产生。B. 植入 Salto Talaris XT 翻修踝关节假体组配胫骨并钉入距骨试模组件后的术中踝穴位影像增强图像显示合适的组件对线。C. 术中照片显示胫骨试模组件的固定依靠一个远端钉和近端钻孔，而距骨组件的固定依靠两个偏心钉。注意：尽管在去除失败的 Agility 全踝关节置换系统后产生大量骨缺损，仍然没有必要使用一个更厚的翻修聚乙烯来获得合适的韧带张力。在这个病例中，使用了一个 5mm 的聚乙烯试模，结合 4mm 厚的胫骨试模，结果产生了 9mm 厚的胫骨组配厚度（Th 9 标记在黄色聚乙烯试模上）。D. 术中照片显示 Agility 全踝关节置换系统胫骨龙骨相对于 Salto Talaris XT 翻修踝关节假体胫骨龙骨和栓子的位置。对于标准的 UHMWPE 型号 4mm、5mm、6mm 和 7mm，胫骨试模基座和标准聚乙烯试模衬垫是结合在一起的，并且选择的距骨试模随后作为一部分植入。如果需要更厚的聚乙烯试模如 10mm、12mm 和 14mm，那么在胫骨试模基座和聚乙烯试模衬垫之间需要插入一个金属的间置器。确切地说，除去 3mm 厚的胫骨试模组件基底以外，有两个厚度的金属间置器，即 3mm 和 7mm。同样有两个厚度的聚乙烯试模衬垫，即 5mm 和 7mm。E. 这些试模组件将通过 3mm 的金属间置器及 7mm 的聚乙烯试模衬垫组配来产生 10mm 的精确厚度和 7mm 的金属间置器及 5mm 的聚乙烯试模衬垫组配来产生 12mm 的精确厚度，和 7mm 的金属间置器及 7mm 的聚乙烯试模衬垫组配来产生 14mm 的精确厚度。应当注意到上述厚度只是聚乙烯的厚度，额外的 4mm 应当加到胫骨试模的厚度中。F.组配的胫骨试模托、金属间置器、聚乙烯试模衬垫及 XT 距骨试模的侧位图像。G. 植入最终的 Salto Talaris XT 翻修踝关节假体后的术中照片显示在邻近胫骨组件龙骨的远端胫骨内侧骨缺损区的金属增强。在 PMMA 骨水泥填充后的踝穴位（H）和侧位（I）踝关节影像增强图像及术中照片（J）。注意到由于在去除 Agility 全踝关节置换系统后产生的骨缺损的特定形态以及残留的内踝很薄，距骨体有完整的覆盖但是只有部分胫骨有覆盖

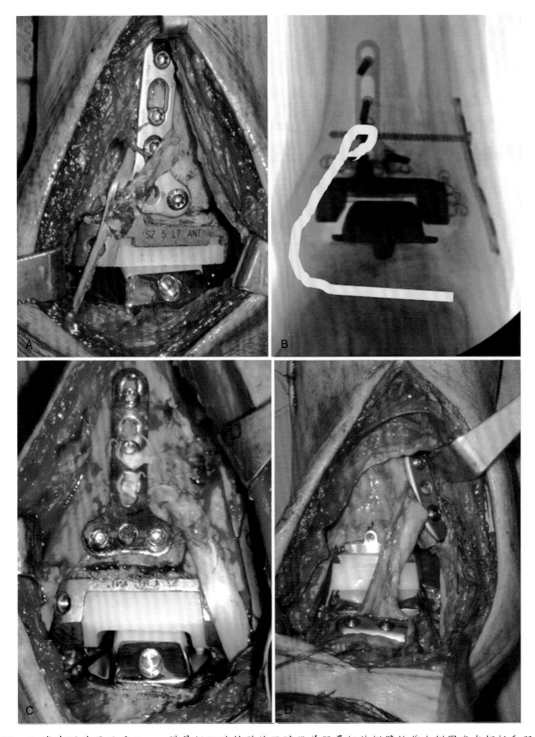

图 29.20　A. 术中照片显示反 Evans 腓骨短肌腱转移使肌腱沿着胫骨组件侧壁的前内侧固定在钢板和胫骨远端之间并反折缝合后来稳定内踝。踝穴位踝关节影像增强图像（B）显示腓骨短肌自体移植（黄色轮廓）在 A 中的走行。C. 将肌腱锚钉在 T 形钢板和胫骨远端前外侧之间的改良 Evans 腓骨短肌腱转移稳定外踝的术中照片。D. 在前方永久性抽屉结构存在的情况下，剩余的腓骨短肌腱可以用一个小的钢板和螺钉固定到距骨颈上来提高外踝的稳定性

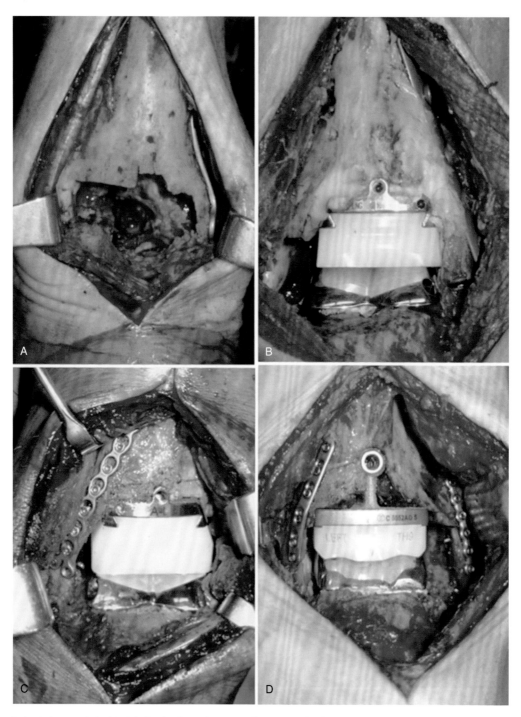

图 29.21 术中照片显示包括解剖钢板（A）、波形 1/3 管型钢板（B）及微型钢板（C、D）内固定在内的踝部骨折固定的各种金属固定结构

并且同样可以作为一个各种肌腱转移的固定点（图 29.20）[58, 59]。虽然各种特殊的钢板可以使用，使用一个标准的 T 形钢板对于解决这个问题很有效。术中的骨折需要固定，最好通过直接内侧或外侧标准 1/3 管型钢板和螺钉固定，或者踝关节前方微型钢板和螺钉固定（图 29.21）来解决。最后，通常有必要进行软组织处理，在冠状面适当地平衡 TAR。除了改良 Evans 腓骨短肌腱转移至胫骨远端或腓骨[58]，在可行的情况下作者选择使用胫后肌腱切断[57] 及三角韧带松解。使用反 Evans 腓骨短肌腱安全地转移至胫骨远端或腓骨对于稳定踝关节内侧和轻到中度三角韧带功能障碍很有帮助[59]。

Agility 或 Agility LP 全踝关节置换系统失败后为保肢可选择的其他翻修技术

对于经选择的不能重建的病例，当前面提到的方法不可行时，更改为胫 - 距 - 跟关节融合 TAR 翻修术时应当保留使用的大块异体股骨头（图 29.22）[60]、自体环状腓骨段移植物[61] 或金属骨小梁间置器[62]。一个关于胫 - 距 - 跟关节融合和胫 - 大块异体骨 - 距 - 跟关节融合处理失败 TAR 的系统性综述显示并发症发生率为 62.3%，其中骨不连率为

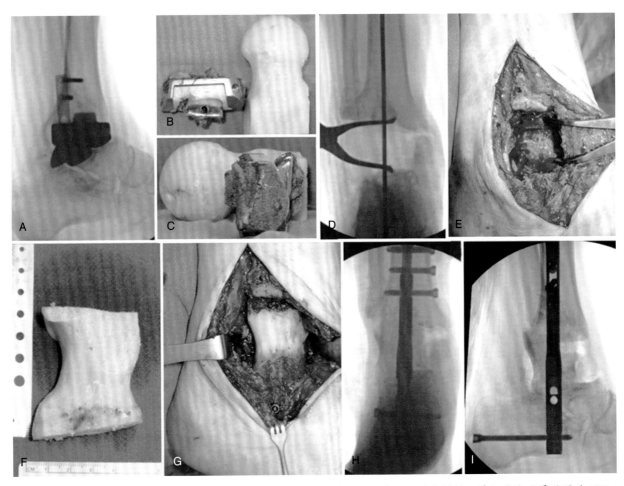

图 29.22　A. 一例失败的 Agility 全踝关节置换系统的侧位影像增强图像显示后方增强距骨组件向跟骨的严重下沉。去除的 Agility 全踝关节置换系统和大块异体股骨头的正位（B）和侧位（C）影像。截断并去除所有坏死骨质直到获得健康的跟骨骨基质，这造成了高达 65mm 的巨大骨缺损，正如前后位影像增强图像（D）和术中照片（E）所展示的那样。F. 特定外形的大块异体股骨头的术中照片。植入特定外形的大块异体股骨头并用锁定加压逆行髓内关节融合钉固定的术中照片（G）以及前后位（H）和侧位（I）踝关节影像增强图像

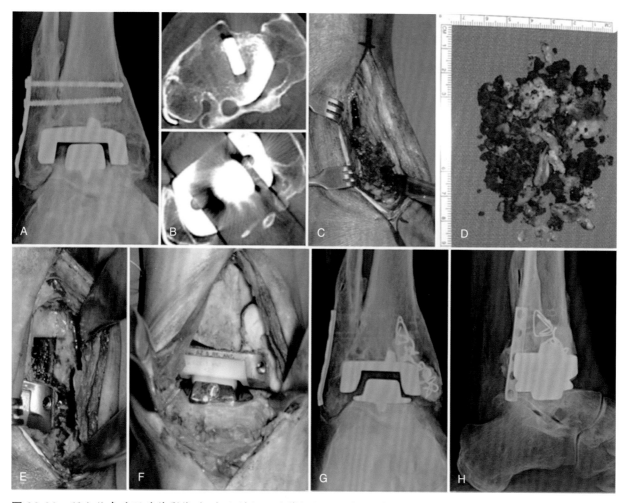

图 29.23 踝穴位负重踝关节影像（A）和横断面计算机断层图像（B）显示内踝及胫骨远端前方的广泛骨溶解。进入内侧关节间隙的术中照片（C）显示广泛的灰暗的 UHMWPE 碎片以及金属磨屑（D）。用来完全清除骨溶解的皮质骨窗的术中照片显示几乎缺失的内踝（E），但是胫骨组件仍然稳定并且对线良好。在骨缺损处植入多个盘曲的 0.062in 克氏针线圈并用 PMMA 骨水泥填充骨性空腔的术中照片（F）以及负重位踝穴（G）和侧位（H）影像。注意后方增强的距骨组件已经改为用 PMMA 骨水泥固定的 LP 距骨组件以及底部负荷的全柱 +2mm UHMWPE 衬垫

24.2%[60]。使用多个金属加强的三角钉或大直径螺钉[63]或 PMMA 骨水泥内盘绕金属丝[39, 40]来支撑胫骨和（或）距骨组件的翻修 TAR 在内踝（图 29.23）、腓骨（图 29.24）或距骨（图 29.25）有骨缺损的情况下是可行的。另外，当其他翻修方法或改为胫 - 距 - 跟关节融合或胫 - 大块异体骨 - 距 - 跟关节融合不可行时，使用金属加强的 PMMA 骨水泥块也是一种可行的替代方案（图 29.26）。去除失败的 Agility 或 Agility LP 全踝关节置换系统并植入一个暂时的 PMMA 骨水泥间置器[64-66]，或行

BKA[67]，应当保留这些设备，以应对不可重建病例的距骨体破坏、不可重建的软组织缺损、伴有关节僵直的持续性疼痛、不可控的感染或患者不愿意或在医疗上无法进行其他类型翻修手术的情况。

结　论

目前，Agility 和 Agility LP 全踝关节置换系统失败的翻修包括胫骨和（或）距骨组件伴

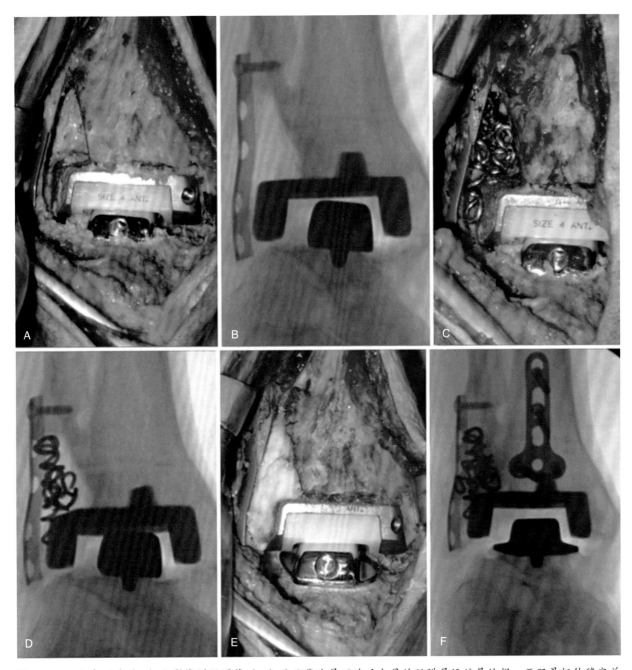

图 29.24　术中照片（A）和影像增强图像（B）显示截除骨不连后大量的胫腓骨远端骨缺损，而胫骨组件稳定并对线良好。在骨缺损处植入多个盘曲的 0.062in 克氏针线圈后的术中照片（C）和影像增强前后位图像（D）。在骨缺损处植入与金属增强块混合并结合的 PMMA 骨水泥后的术中照片（E）和影像增强踝穴位图像（F）。注意到后方增强的距骨组件和底部负荷 0mm UHMWPE 衬垫更换为 LP 距骨组件和底部负荷 +2mm UHMWPE 衬垫，并使用 T 形钢板来固定腓骨短肌腱稳定外踝

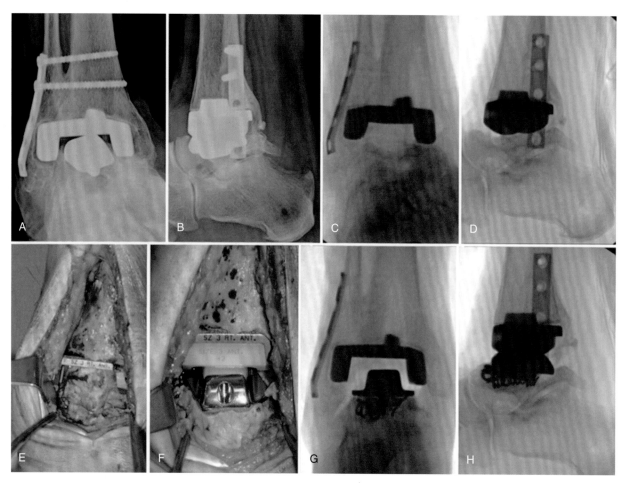

图29.25 踝穴位（A）和侧位（B）负重影像显示失败的 Agility 全踝关节置换系统伴有严重的后方增强距骨组件的内翻位下沉。术中影像增强踝穴位（C）和侧位（D）图像，以及术中照片（E）显示距骨体和颈部外侧 2/3 的广泛缺损。用多个盘曲的 0.062in 克氏针线圈以及 PMMA 骨水泥填充距骨体和颈部骨缺损来支撑距骨组件的术中照片（F）以及斜位（G）和侧位（H）影像增强图像。注意到使用了 LP 距骨组件及底部负荷的 +2mm UHMWPE 衬垫

或不伴继发性组件下沉的无菌性骨溶解。根据组件的对线和骨整合以及骨缺损的大小，存在多种翻修选择，约有 80% 的失败病例可以行翻修术。翻修方法包括使用翻修或 LP 距骨组件及相应的 UHMWPE 更换，以及改为 INBONE Ⅰ 或 Ⅱ 全踝关节置换系统或 Salto Talaris XT 翻修踝关节假体。虽然在美国不再使用，但可以使用个体化定制的长柄胫骨和（或）距骨组件，而且一旦美国 FDA 放松目前的限制，且 Salto Talaris XT 翻修踝关节假体的全部组件都被允许使用时，对于未来很有意义。使用 PMMA 骨水泥结合或不用特定形状的金属垫块来加强骨缺损在无法良好地去除并更换假体时应当被保留，以用于处理经选择的残留缺损。胫 - 距 - 跟关节融合和胫 - 大块异体骨 - 距 - 跟关节融合应当被保留，以用来处理不可重建的距骨体破坏。BKA 应当被保留，用来处理特定的不可重建的病例或患者不愿意或在医疗上无法进行常规翻修手术的情况。鉴于美国剩余的行 Agility 和 Agility LP 全踝关节置换的预期患者量，这些患者在假体翻修术后对于长期生存率有更实际的需求，我们应当在此领域付出更多的努力。

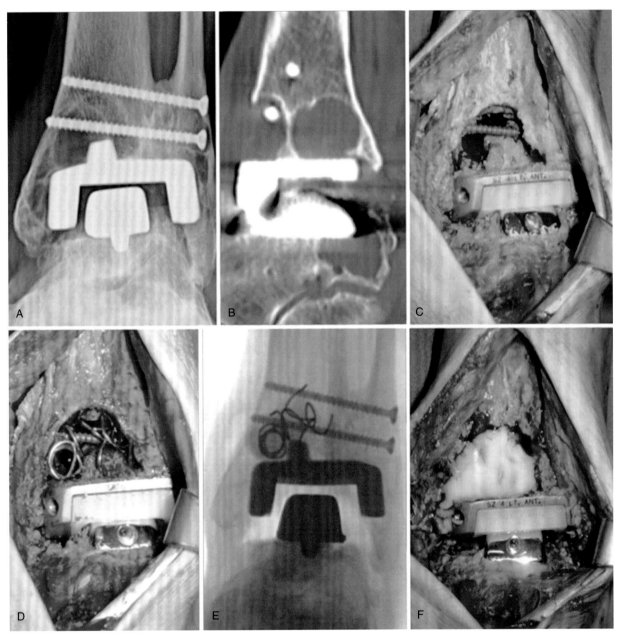

图 29.26　前后负重位踝关节影像（A）、矢状面计算机断层影像（B）及术中照片（C）显示整个胫骨托内侧和中部的大量骨溶解，但胫骨组件稳定并对线良好。D. 清除骨溶解并用多个盘曲的 0.062in 克氏针线圈填充残余骨缺损后的术中照片。在骨缺损处植入 PMMA 骨水泥填充空腔的术中影像增强前后位图像（E）和照片（F）。注意到后方增强的距骨组件已经更换为用 PMMA 骨水泥固定的翻修距骨组件及底部负荷的全柱 +2mmm UHMWPE 衬垫

参考文献

[1] Alvine FG. Total ankle arthroplasty: new concepts and approach. Contemp Orthop, 1991,22(4):397-403.

[2] Alvine FG. The Agility ankle replacement: the good

[3] No authors listed. [cited 2014 Dec 21]. http://www.accessdata.fda.gov/cdrh_docs/pdf5/K053569.pdf .

[4] Alvine FG. Design and development of the Agility ankle. Foot Ankle Spec, 2009,2(1):45-50.

[5] Pyevich MT, Saltzman CL, Callaghan JJ, Alvine FG. Total ankle arthroplasty: a unique design. Two

and the bad. Foot Ankle Clin, 2002,7(4):737-53.

to twelve-year follow-up. J Bone Joint Surg Am, 1998,80(1):1410-1420.

[6] Rippstein PF. Clinical experiences with three different designs of ankle prosthesis. Foot Ankle Clin, 2002,7(4):817-831.

[7] Saltzman CL, Alvine FG. The Agility total ankle replacement. AAOS Instructional Course Lectures, 2002,51:129-133.

[8] Spirit AA, Assal M, Hansen Jr ST. Complications and failure after total ankle arthroplasty. J Bone Joint Surg Am, 2004,86(6):1172-1178.

[9] Knecht SI, Estin M, Callaghan JJ, et al. The Agility total ankle arthroplasty: seven to sixteen- year follow-up. J Bone Joint Surg Am, 2004,86(6):1161-1171.

[10] Vienne P, Nothdurft P. OSG-totalendoprothese Agility: indikationen. Operationstechnik und ergebnisse. Fuss Sprungg, 2004,2(1):17-28. German.

[11] Gould JS. Revision total ankle arthroplasty. Am J Orthop, 2005,34(8):361.

[12] Raikin SM, Myerson MS. Avoiding and managing complications of the Agility total ankle replacement system. Orthopaedics, 2006,29(1):931-938.

[13] Schuberth JM, Patel S, Zarutsky E. Perioperative complications of the Agility total ankle replacement in 50 initial, consecutive cases. J Foot Ankle Surg, 2006,45(3):139-146.

[14] Alvine FG, Conti SF. Die Agility-sprunggelenk-sprothese: Mittelund langfristige erfahrungen. Orthopade, 2006,35(5):521-526. German.

[15] Kopp FJ, Patel MM, Deland JT, O'Malley MJ. Total ankle arthroplasty with the Agility prosthesis: clinical and radiographic evaluation. Foot Ankle Int, 2006,27(2):97-103.

[16] Castro MD. Insufficiency fractures after total ankle replacement. Tech Foot Ankle Surg, 2007,6(1):15-21.

[17] Horowitz EJ, Gould JS, Fleisig GS, et al. Outcome analysis of Agility total ankle replacement with prior adjunctive procedures: two to six year follow-up. Foot Ankle Int, 2007,28(3):308-312.

[18] Myerson MS, Won HY. Primary and revision total ankle replacement using custom-designed prosthesis. Foot Ankle Clin, 2008,13(3):521-538.

[19] Jung H-G, Nicholson JJ, Parks B, et al. Radiographic and biomechanical support for fibular plating of the Agility total ankle. Clin Orthop Relat Res, 2004,424:118-124.

[20] Cerrato R, Myerson MS. Total ankle replacement: the Agility LP prosthesis. Foot Ankle Clin, 2008, 13(3): 485-494.

[21] Castro MD. Agility low profile: short-term update and representative case presentation. Semin Arthroplast, 2010,21(4):267-274.

[22] Henricson A, Carlsson ?, Rydholm U. What is revision of total ankle replacement? Foot Ankle Surg, 2011,17(3):99-102.

[23] Roukis TS. Incidence of revision after primary implantation of the Agility total ankle replacement system: A systematic review. J Foot Ankle Surg, 2012,51(2):198-204.

[24] Criswell BJ, Douglas K, Naik R, et al. High revision and reoperation rates using the Agility total ankle system. Clin Orthop Relat Res, 2012,470(7):1980-1986.

[25] Anderson JG. Agility LP ankle arthroplasty outcomes. ClinicalTrials.gov registration number: NCT01366872. [cited 2014 Dec 21]. http://www.clinicaltrials.gov/ct2/show/results/NCT01366872?term=Agility+LP&rank=1&sect=X867015#outcome3 .

[26] Claridge RJ, Sagherian BH. Intermediate term outcome of the Agility total ankle arthroplasty. Foot Ankle Int, 2009,30(9):824-835.

[27] Gupta S, Ellington JK, Myerson MS. Management of specific complications after revision total ankle replacement. Semin Arthroplast, 2010,21(4):310-319.

[28] Jonck JH, Myerson MS. Revision total ankle replacement. Foot Ankle Clin, 2012,17(4):687-706.

[29] McCollum G, Myerson MS. Failure of the Agility total ankle replacement system and the salvage options. Clin Podiatr Med Surg, 2013,30(2):207-223.

[30] Gaden MTR, Ollivere BJ. Periprosthetic aseptic osteolysis in total ankle replacement: cause and management. Clin Podiatr Med Surg, 2013,30(2):145-155.

[31] Kobayashi A, Minoda Y, Kadoya Y, et al. Ankle arthroplasties generate wear particles similar to knee arthroplasties. Clin Orthop, 2004,424:69-72.

[32] Vaupel Z, Baker EA, Baker KC, et al. Analysis of retrieved Agility total ankle arthroplasty systems. Foot Ankle Int, 2009,30(9):815-823.

[33] Nicholson JJ, Parks BG, Stroud C, et al. Joint contact characteristics in Agility total ankle arthroplasty. Clin Orthop Relat Res, 2004,424:125-129.

[34] Saltzman CL, Tochigi Y, Rudert MJ, et al. The effect of Agility ankle prosthesis misalignment on the peri-ankle ligaments. Clin Orthop Relat Res, 2004,424:137-142.

[35] Conti S, Lalonde KA, Martin R. Kinematic analysis of the Agility total ankle during gait. Foot Ankle Int, 2006,27(11):980-984.

[36] Fukuda T, Haddad SL, Ren Y, et al. Impact of talar component rotation on contact pressure after total ankle arthroplasty: a cadaveric study. Foot Ankle Int, 2010,31(5):404-411.

[37] Espinosa N, Walti M, Favre P, et al. Misalignment of

total ankle components can induce high joint contact pressures. J Bone Joint Surg Am, 2010,92(5):1179-1187.

[38] McInnes KA, Younger ASE, Oxland TR. Initial instability in total ankle replacement: a cadaveric biomechanical investigation of the STAR and Agility prostheses. J Bone Joint Surg Am, 2014,96(14):147.

[39] Roukis TS, Prissel MA. Management of extensive tibial osteolysis with the Agility total ankle replacement systems using geometric metal-reinforced polymethylmethacrylate cement augmentation. J Foot Ankle Surg, 2014,53(1):101-107.

[40] Roukis TS, Prissel MA. Management of extensive talar osteolysis with the Agility total ankle replacement systems using geometric metal-reinforced polymethylmethacrylate cement augmentation. J Foot Ankle Surg, 2014,53(1):108-113.

[41] Ellington JK, Gupta S, Myerson MS. Management of failures of total ankle replacement with the Agility total ankle arthroplasty. J Bone Joint Surg Am, 2013,95(23):2112-2118.

[42] Alvine GS, Steck JK, Alvine F. Early results for the Agility stemmed talar revisional component for total ankle arthroplasty. In: Trepman E, Lutter LD, Richardson EG, Brodsky JW, Donley BG, (eds.) Special report: Highlights of the 22 nd Annual Summer Meeting of the American Orthopaedic Foot and Ankle Society, La Jolla, CA, July 14-16, 2006. Foot Ankle Int 2007,28(5): 646-653.

[43] Ketz J, Myerson M, Sanders R. The salvage of complex hindfoot problems with use of a custom talar total ankle prosthesis. J Bone Joint Surg Am, 2012,94(13):1194-1200.

[44] Noriega F, Villanueva P, Moracia I, et al. Custom-made talar component in primary young patients and total ankle replacement revision: short-term results. J Bone Joint Surg Br, 2011,93(Suppl II):148.

[45] Roukis TS. Salvage of a failed DePuy Alvine total ankle prosthesis with Agility LP custom stemmed tibia and talar components. Clin Podiatr Med Surg, 2013,30(1):101-109.

[46] Sanders RW. Failed total ankle arthroplasty, chapter 30// Nunley JA, Pfeffer GB, Sanders RW, Trepman E, editors. Advanced reconstruction: foot and ankle. Rosemont: American Academy of Orthopacdic Surgeons, 2004:201-208.

[47] Myerson MS. Revision total ankle replacement, chapter 25// Myerson MS, editor. Reconstructive foot and ankle surgery: management of complications. 2nd ed. Philadelphia: Elsevier Saunders, 2010:295-316.

[48] Sanders R. Recognition and salvage of the failed ankle replacement arthroplasty, chapter 20. In: Coetzee JC, Hurwitz SR, editors. Arthritis & arthroplasty: the foot and ankle. Philadelphia: Saunders Elsevier, 2010: 178-86.

[49] Haddad SL. Revision Agility total ankle arthroplasty, chapter 76//Easley ME, Wiesel SW, editors. Operative techniques in foot and ankle surgery. Philadelphia: Lippincott Williams & Wilkins, 2011:622-642.

[50] Conti S, Miller M. Agility ankle component design: preventing subsidence, a finite element study. Warsaw: DePuy Orthopaedics, Inc., 2007.

[51] Rodrigues D. Biomechanics of the total ankle arthroplasty: Stress analysis and bone remodeling. [Cited 2014 Dec 27]. https://fenix.tecnico.ulisboa.pt/downloadFile/395145522892/Resumo.pdf .

[52] McIff TE, Alvine FG, Saltzman CL, et al. Intra-perative measurement of distraction for ligament tensioning in total ankle arthroplasty. Clin Orthop Relat Res, 2004,424:111-117.

[53] No authors listed. [cited 2014 Dec 21]. http://www.fda.gov/ICECI/EnforcementActions/WarningLetters/2011/ucm287552.htm .

[54] DeVries JG, Scott RT, Berlet GC, et al. Agility to INBONE: anterior and posterior approaches to the difficult revision total ankle replacement. Clin Podiatr Med Surg, 2013,30(1):81-96.

[55] Meeker J, Wegner N, Francisco R, et al. Revision techniques in total ankle arthroplasty utilizing a stemmed tibial arthroplasty system. Tec Foot Ankle, 2013,12(2):99-108.

[56] Williams JR, Wegner NJ, Sangeorzan BJ, et al. Intraoperative and perioperative complications during revision arthroplasty for salvage of a failed total ankle arthroplasty. Foot Ankle Int, 2014. doi: 10.1177/1071100714554452 .

[57] Roukis TS. Tibialis posterior recession for balancing varus ankle contracture during total ankle replace-ment. J Foot Ankle Surg, 2013,52(5):686-689.

[58] Roukis TS. Modified Evans peroneus brevis lateral ankle stabilization for balancing varus ankle contracture during total ankle replacement. J Foot Ankle Surg, 2013,52(6):789-792.

[59] Roukis TS, Prissel MA. Reverse Evans peroneus brevis medial ankle stabilization for balancing valgus ankle contracture during total ankle replacement. J Foot Ankle Surg, 2014,53(4):497-502.

[60] Donnenwerth M, Roukis TS. Tibio-talo-calcaneal arthrodesis with retrograde intramedullary compre-ssion nail fixation for salvage of failed total ankle replacement: A systematic review. Clin Podiatr Med Surg, 2013,30(2):199-206.

[61] Paul J, Barg A, Horisberger M, et al. Ankle salvage

surgery with autogenous circular pillar fibula augmentation and intramedullary hindfoot nail. J Foot Ankle Surg, 2014,53(5):601-605.

[62] Horisberger M, Paul J, Wiewiorski M, et al. Commercially available trabecular metal ankle interpositional spacer for tibiotalocalcaneal arthrodesis secondary to severe bone loss of the ankle. J Foot Ankle Surg, 2014,53(3):383-387.

[63] Schuberth JM, Christensen JC, Rialson JA. Metal-reinforced cement augmentation for complex talar subsidence in failed total ankle arthroplasty. J Foot Ankle Surg, 2011,50(6):766-772.

[64] Ferrao P, Myerson MS, Schuberth JM, et al. Cement spacer as definitive management for postoperative ankle infection. Foot Ankle Int, 2012,33(3):173-178.

[65] Myerson MS, Shariff R, Zonno AJ. The management of infection following total ankle replacement: demographics and treatment. Foot Ankle Int, 2014,35(9):855-862.

[66] Lee H-S, Ahn J-Y, Lee J-S, et al. Cement arthroplasty for ankle joint destruction. J Bone Joint Surg Am, 2014,96(17):1468-1475.

[67] Penner MJ. Failed ankle replacement and conversion to arthrodesis: a treatment algorithm. Tech Foot Ankle, 2012,11(3):125-132.

第 30 章　INBONE 全踝置换系统失败后的翻修

Sameh A. Labib, Jason T. Bariteau

引　言

　　踝关节炎疼痛和功能障碍对患者生活质量的影响类似于终末期髋关节炎[1]。踝关节承受的体重超过髋膝关节，而在正常行走时机械载荷还会增加。踝关节的关节软骨表现出更强的抗退变性，所以踝关节炎的发病率约比膝关节炎低 9 倍[2]。绝大多数踝关节的关节炎是创伤后的结果，特别是旋转性损伤[3]。踝关节炎的手术治疗可以采取多种技术保留关节[4]。虽然近年来全踝关节置换（TAR）因其良好的设计和手术技术有复兴的趋势，但对于终末期踝关节炎患者，踝关节融合术仍被认为是"金标准"[5]。

　　第一代踝关节置换是使用聚甲基丙烯酸甲

S. A. Labib, MD (✉)
Department of Orthopedic Surgery, Emory University,
59 Executive Park South, Atlanta, GA 30329, USA
e-mail: slabib@emery.edu

J. T. Bariteau, MD
Department of Orthopedic Surgery, Emory University,
59 Executive Park South, Atlanta, GA 30329, USA

Department of Orthopedics, Emory University School
of Medicine, 59 Executive Park South, Suite 2000,
Atlanta, GA 30329, USA
e-mail: Jason.bariteau@Emory.edu

© Springer International Publishing Switzerland 2016
T.S. Roukis et al. (eds.), *Primary and Revision Total Ankle Replacement*,
DOI 10.1007/978-3-319-24415-0_30

酯骨水泥固定，为限制性和非组配式的两组件系统。在 20 世纪 70 年代，TAR 基本处于被废弃的状态[6]。然而，随着多组件第二代和第三代 TAR 的发展，改进后的固定方式和安装系统使得 TAR 得以复兴。INBONE 和 INBONE Ⅱ 全踝置换系统（Wright Medical Technology, Inc., Arlington, TN） 是 由 Mark Reiley 博士设计的固定衬垫、两组件假体系统，于 2005 年通过美国 FDA 510（k）条款批准首次用于临床[6]。INBONE 和 INBONE Ⅱ 全踝置换系统也是唯一采用髓内参考定位安放胫骨侧假体的系统。该系统设计理论上能提供更精确的安装手段，对于显著畸形的患者具有通用性或作为一种翻修手术的选择。近年来，在安装 INBONE 和 INBONE Ⅱ 全踝置换系统时可依据术前 CT 扫描采用定制的个体化截骨导板（PROPHECY，Wright Medical Technology, Inc., Arlington, TN）。

　　Haddad 等[5] 系统回顾了相关文献，比较了 TAR 和踝关节融合的中期疗效。他们发现大约 70% 的患者接受初次 TAR 后具有良好和优秀的临床效果，而导致翻修的最常见原因是金属组件的松动或下沉。近年来对于初次 TAR 的权威数据分析显示，与踝关节融合术相比，TAR 输血率降低，短期护理设施使用率提高，以及整体并发症发生率降低[8]。然而，这两种术式在常见并发症发生率上无显著差异。此外也未观察到二者在住院时间上的差异。

INBONE 和 INBONE Ⅱ 全踝关节置换系统

INBONE 和 INBONE Ⅱ 全踝置换系统是固定衬垫 TAR 假体，距骨侧组件具有鞍状或沟槽状设计，并具有组配式髓内柄设计的胫骨侧组件。迄今为止缺乏临床数据支持这些设计的应用。近年来，Adams 等[9] 报道了来自一个重要足踝研究中心的 194 例采用 INBONE 系统行 TAR 的中期临床结果（平均随访 3.7 年）[9]。他们发现 TAR 术后视觉模拟疼痛评分（VAS）、Short Form-36 量表和 AOFAS 后足 - 踝评分均有显著提高。步态分析也显示与术前基线相比，术后在步速、TUG 试验（the Timed Up and Go test）、STS 试验（the sit-to-stand test）和 4SST 试验（the Four Square Step Test）等方面有显著提升。对于术前临床上相对内翻或外翻畸形的病例，术后影像学参数也显著改善。194 例患者中有 20 例出现不同类型的伤口并发症，有 10 例出现局部伤口愈合问题或表浅感染。5 例出现深部假体周围感染的患者中有 2 例接受灌洗和清创，更换衬垫并保留金属假体组件，另外 3 例翻修病例中 1 例行置换翻修术，1 例行胫 - 距 - 跟骨关节融合术，还有 1 例接受膝下截肢。5 例患者出现全厚皮肤缺损，其中 2 例行旋转皮瓣、3 例行游离转移皮瓣闭合伤口。有 5 例患者出现术中并发症：4 例内踝骨折和 1 例胫后肌腱撕裂。所有内踝骨折通过内固定成功处理，而肌腱撕裂通过初步修复和趾长屈肌腱转移加强。术后分析显示有 49 例患者接受了辅助手术，其中 21 例确定与 TAR 直接相关。4 例患者接受 TAR 翻修术，其中 2 例翻修了松动的距骨侧组件，1 例翻修了松动的胫骨柄，还有 1 例胫骨侧组件基托和柄连接处断裂。另外 6 例患者因距骨侧组件下沉而无法行 TAR 翻修，最终接受胫 - 距 - 跟

骨关节融合。然而另外 19 例未接受辅助手术的患者也观察到假体下沉，其中 10 例在最终随访时仍然稳定，另外 9 例发生明显下沉感觉，即将失败，但 TAR 翻修的建议却被患者拒绝。

最近发表了一篇关于 INBONE 和 INBONE Ⅱ 全踝置换系统临床效果的对比研究。Lewis Jr. 等[10] 连续观察了 193 例非水泥型 INBONE 全踝置换假体平均随访 3.7 年以及 56 例非水泥型 INBONE Ⅱ 全踝置换假体平均随访 2.1 年。术后 1 年采用这两种全踝置换系统患者的临床检查结果均显示效果显著提升，这种疗效的提升在随访两年中得以延续。采用 INBONE Ⅱ 全踝置换假体组的患者术后 1 年的 VAS 评分提高明显，但未维持 2 年。术后两年再手术率方面 INBONE 全踝系统组（18.5%）高于 INBONE Ⅱ 全踝系统组（15.9%）。此外，术后两年 INBONE 全踝系统组失败率（6%）高于 INBONE Ⅱ 全踝系统组（2.6%），但发生失败的时间两种无显著差异（P=0.295）。Hsu 和 Haddad[11] 报道了接受 TAR 的患者报告的踝关节活动度改善明显，他们针对 28 例非水泥型 INBONE 系统和 31 例非水泥型 INBONE Ⅱ 系统使用患者随访了至少 2 年。如果以胫骨侧和（或）距骨侧假体翻修为统计终点，预计 2 年假体生存率方面：INBONE 系统为 91.3%，而 INBONE Ⅱ 系统高达 100%。平均全踝矢状面活动度由 29° 改善至 38°（$P<0.01$）。14 例患者（24%）因为术后并发症而需要再次手术，其中 5 例（4 例 INBONE 系统和 1 例 INBONE Ⅱ 系统，占全部分组的 8%）。因有症状的距骨侧假体下沉在平均 32.4 个月时需行翻修手术。为便于质量控制，距骨侧假体翻修均采用了 INBONE Ⅱ 系统的组件。接受翻修手术患者的全踝矢状面活动度为 41.6°，中立位对线良好，直到随访终点无再手术报告。

失败病例的病因学

当决定最合适的处理办法时，理解失败

病例的内在原因是至关重要的。Glazebrook 等[12] 将并发症划分为三类：高等级、中等级和低等级。高等级并发症包括假体失败、无菌性松动和深部感染。中等级并发症包括手术技术失误、假体下沉和骨折。低等级并发症并不总和失败相关，包括伤口愈合问题和术中骨折。

近来另一项系统性文献回顾复习了多种当代设计的 TAR 术后并发症发生情况，超过 64 个月的随访结果显示整体失败率为 12.4%[13]。伤口愈合问题及术中和术后骨折被认为是低等级并发症，导致 TAR 翻修的可能性不大。而无菌性松动、深部感染和假体组件下沉等并发症容易导致 TAR 失败和翻修。

并发症也可根据失败的解剖位置来划分。Haddad[12] 发表了一篇很好的摘要，按照他的专业观点总结了 TAR 解剖结构失败的分类，其中包括早期和晚期踝关节骨折、Agility 全踝关节置换系统（DePuy Synthes, Warsaw, IN）、特异性下胫腓关节未融合、胫骨或距骨侧假体下沉、韧带失用、伸肌腱瘢痕相关的跖屈活动度降低、前侧伤口并发症、感染和骨髓炎。一旦出现成角畸形或进行性不稳定，将导致假体边缘载荷增加、骨溶解和假体下沉，最终的失败将不可避免。

术前冠状面畸形超过 10°~15° 是导致失败的一个风险因素。这些因素会造成假体边缘载荷增加，将导致早期失败[14, 15]。

Datir 和 Labib[16] 回顾分析了 30 例连续 INBONE 全踝置换病例的影像学检查结果。随访 2 年的 30 例患者中有 23 例假体完好无缺，临床结果良好。与术后疗效显著相关（P<0.05）的变量是距骨假体外侧角（P=0.002），以及术前和术后胫骨后倾的平均差异（P=0.001）。手术前后冠状面畸形的平均差异显著（P<0.001），但其与最终手术疗效无显著相关性。没有分类变量与术后疗效存在显著相关性。

邻近关节的关节炎也与假体失败有关系。在伴有距舟关节或距下关节的关节炎患者中，持续性疼痛可能会增加关节融合的必要性，从而导致假体应力增加和早期失败。近来 Lee 等[17] 对初次 TAR 后 80 个踝关节进行了前瞻性研究，发现 10% 发生有症状的异位骨化，一般发生在后踝。

骨溶解是 TAR 术后发生的一个重要问题，有很多因素都能导致，但磨屑颗粒是引起骨溶解的最常见原因[18, 19]。磨屑颗粒被认为可以激活 RANK-L 通路，从而导致骨-假体界面破骨细胞积聚[20]。TAR 中这种相关性不如在全髋关节置换中那么明确，全髋置换中金属离子被认为能显著激活 RANK-L 通路。而在 TAR，很少能检出金属离子，更常见的是滑膜样组织包膜围绕与 RANK-L 通路细胞染色相关的坏死组织。TAR 中骨溶解途径的阐明是当前研究领域中的热点，但术者对此问题的理解才是最重要的。另一个导致 TAR 骨溶解发展的因素是明显升高的关节内压，它也能导致骨-假体界面骨坏死。

INBONE 和 INBONE Ⅱ 系统相关的失败机制

INBONE 和 INBONE Ⅱ 全踝置换系统可能有其特有的失败机制。对于任何一种假体系统，安装器械都是复杂的，都有一个陡峭的学习曲线。初期手术时间可能较长、射线暴露程度可能较高，软组织并发症和（或）假体周围深部感染发生率可能较高。INBONE 全踝置换系统庞大的距骨侧组件和平坦的距骨截骨可能带来距骨并发症，造成较高的距骨假体失败率。尽管髓内参考定位和磨锉允许更精确地安放胫骨侧假体，但它确定会侵犯距下关节和跗管的血供。最近 Amendola 等[21] 的尸体研究显示，使用 INBONE 全踝置换系统与其他 3 种 TAR 系统相比，距骨血供破坏的发生率较高。血供的破坏与髓内钻入导针相关，作者在系列研究中得出的经验可能解释了灾难性的距骨下沉[16]，这也与近来关于 INBONE 和 INBONE Ⅱ 全踝置换系统的系列报道相似[9-11]。

病史采集和诊断

Kotnis 等[22] 发表了一篇介绍他们的 TAR 翻修经验的对我们很有帮助的一篇综述。他们发现 TAR 失败患者常伴有持续疼痛，然而临床医生应关注患者任何不适的症状以排除假体周围感染。初步评估应包括踝关节负重条件下正侧位和踝穴位摄片，如果存在邻近关节疼痛还应拍摄足部 X 线片。影像学检查需要重点关注假体周围是否存在透亮带和任何下沉迹象。可以采用无菌条件下诊断性注射来排除关节疼痛的来源。所有患者都应进行基本的实验室检查，包括细胞计数和分类，红细胞沉降率和 C 反应蛋白。如果检查结果模棱两可，就需要进行影像学引导下关节穿刺和组织活检。CT 扫描能够提供关于松动、囊性变或距骨侧组件下沉的宝贵信息。

处理方法

假体周围骨折、骨囊性变、沟槽撞击和关节纤维化可能导致持续性疼痛和术后早期的功能障碍。因为骨折愈合表面以及骨质量可能较差，假体周围骨折可能是临床上的一种挑战。保守治疗可以借助支具固定完成，但延长非负重时间可能会带来矢状面活动度丢失的风险。开放复位内固定也是一种治疗的选择。骨囊性变可能与关节炎相关，应在 TAR 附加操作中给予处理。迟发型囊性变通常是聚乙烯碎屑诱导的异物反应，需刮除后打压植骨。沟槽撞击和关节纤维化可通过关节镜下松解来改善。

无假体周围深部感染的 TAR 失败患者需要考虑是行 TAR 翻修还是接受关节融合。进行 TAR 翻修必须根据骨质量、骨缺损、软组织覆盖情况、患者的合并症等因素决定，其中最重要的是患者的需求。在胫骨侧，使用有柄假体组件常可以挽救骨缺损。然而骨缺损本身，特别是距骨侧可能是 TAR 翻修的禁忌证。临床医生必须警惕任何距骨缺血坏死和邻近关节炎的征象，因为这些都会阻碍翻修手术的成功。使用带柄距骨侧假体合并或不合并距下关节融合是一个有争议的选择，有待于进一步研究。

假体周围深部感染

TAR 感染一般需要二期翻修、膝下截肢或关节融合。在髋膝关节置换术中，对于急性感染（<4 周）可以考虑一期翻修。据作者所知，没有研究证实这也适用于 TAR 中。在 Kotnis 等[22] 的研究中，他们推荐彻底清创并在感染学专家的指导下放置含有细菌敏感抗生素的骨水泥占位器至少 6 周。通过检测感染标志物来判定患者对治疗的反应。随后去除占位器，再行挽救性踝关节或胫 - 距 - 跟骨关节融合。然而，如果患者对抗感染治疗反应失败，就要考虑膝下截肢。

J. Chris Coetzee 医学博士（数据未发表）发展了一套治疗程序，作者进行了少许改动，并将其作为处理失败 TAR 病例的治疗指南（图 30.1）。如图 30.1 所示，如果存在假体周围深层感染将采取二期翻修手术。如果软组织完整，作者常规采用先前存在的前侧入路，如果前侧软组织条件差则可选择劈开跟腱入路。我们更愿意采用逆行髓内钉固定的胫 - 距 - 跟骨关节融合作为挽救性手术方法。如果感染未成为限制性因素，TAR 翻修是可能的，除非存在严重的距骨塌陷或缺血坏死（图 30.2A）。如果距骨骨量充足，使用较为宽大的距骨侧组件和较厚的聚乙烯衬垫再配合囊性变打压植骨常可获得成功的 TAR 翻修结果（图 30.2B）。带有长柄胫骨和距骨侧假体的 TAR 系统固定确实，将有利于获得软组织平衡。

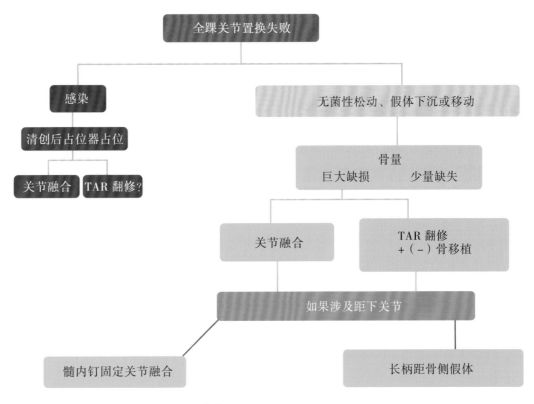

图 30.1　全踝关节置换失败后的治疗策略

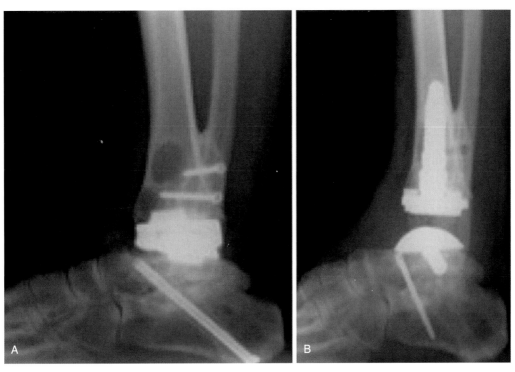

图 30.2　A.Agility 全踝关节置换失败合并距下关节融合术后未融合患者负重条件下侧位 X 线片显示距骨骨量充足。B. 采用 INBONE 全踝系统行 TAR 翻修术和距下关节再融合术后的负重侧位 X 线片

典型病例

病例 1

患者男性，62 岁，既往体健，现患严重的踝关节炎伴有后足外翻和距骨向前半脱位（图 30.3A），采用 INBONE 全踝系统行 TAR，并同时进行了辅助手术以平衡软组织（图 30.3B）。随访的 X 线片显示距骨侧组件进行性下沉（图 30.3C），患者表现为疼痛加剧，遂接受距骨侧翻修并打压植骨，同时通过外侧

跗骨窦入路行距下关节融合术。刮除距骨缺血坏死和塌陷区域组织（图 30.4A）并行自体骨移植，此外将截下的腓骨远端固定在距骨内侧起支撑作用（图 30.4B）。翻修 3 年后疼痛缓解，患者在不需要辅助的情况下行走正常（图 30.4C、D）。

病例 2

患者女性，78 岁，既往体健，在采用 INBONE 全踝系统行关节置换的同时接受距下关节融合术，术后出现距骨塌陷和假体下沉等并发症。由于患者有骨质疏松症，因距骨骨量

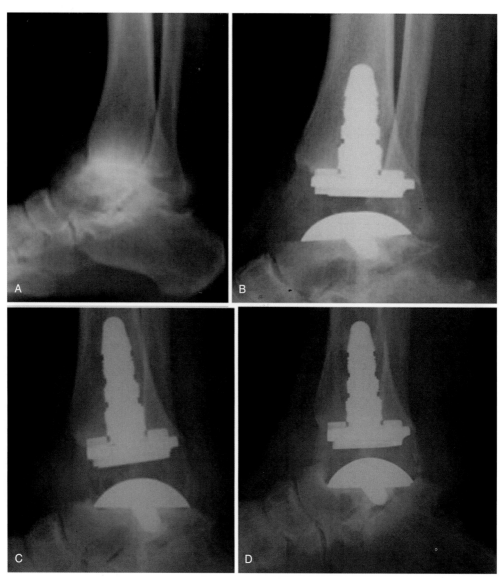

图 30.3　A. 术前负重条件下侧位 X 线片显示严重的右踝关节炎和距骨向前半脱位。B. 采用 INBONE 全踝系统行 TAR 术后早期，随访 6 个月后（C）和随访 1 年后（D）的负重侧位 X 线片

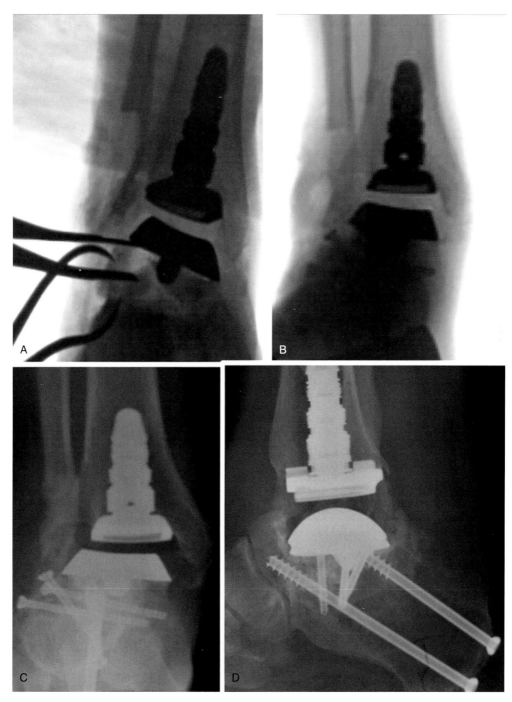

图 30.4　图 30.3 中 INBONE 全踝系统失败的挽救性手术。先行术中 C 型臂正位增强影像检查（A），随后行距骨侧组件翻修术（B），同时行打压植骨以获得距下关节融合，并嵌入腓骨远端支撑以达到对距骨侧组件的结构支持。随访 3 年后负重条件下正位（C）和侧位（D）X 线片显示，尽管距骨组件高度丢失，但对线稳定且距骨侧假体无进一步下沉

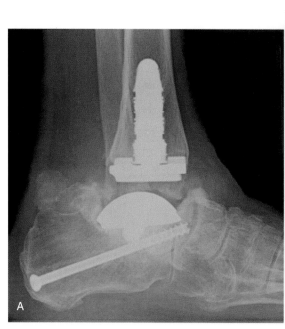
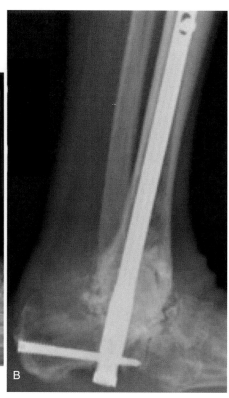

图 30.5　A. 负重侧位 X 线片显示，由于严重的距骨侧组件下沉和距骨塌陷导致采用 INBONE 全踝系统的 TAR 手术失败。B. 采用挽救性异体股骨头移植，逆行髓内钉固定的胫－距－跟骨关节融合，术后 1 年负重条件下侧位 X 线片

缺乏无法行 TAR 翻修术（图 30.5A）。通过外侧入路接受了异体股骨头植骨的挽救性后足融合术（图 30.5B）。术后随访 1 年，患者疼痛显著缓解，可在无辅助支持下正常行走。

总　结

　　目前对 TAR 的研究处于才开始复习回顾中期和长期的临床结果阶段，还缺乏证据支持 TAR 在翻修手术中的地位。在终末期踝关节炎患者中，已经证实 TAR 可以改善临床功能和步态参数。然而也有不少患者在发生假体失败和相关并发症时需要接受翻修手术和（或）挽救性关节融合。迄今为止关于这些手术临床结果的研究受到分析样本数量小的限制。Kotnis 等[22] 报道了 5 例接受 TAR 翻修术的患者中有 3 例出现持续性疼痛，而接受关节融合翻修术的患者中出现长期疼痛者仅占 1/10。然而，关节融合并非没有其自身相关的并发症，包括肢体短缩和步态异常。我们的临床结果也是相似的，在最近的 4 例翻修手术中，2 例转换为逆行髓内钉固定的关节融合术，而另外 2 例 TAR 翻修术后临床评分改善显著，疼痛缓解较为明显。将来的工作是需要定义 TAR 翻修术的确切地位，同时需要加强安装器械的研究以及使翻修假体更好地应付骨缺损和对线不良等翻修环境。对于足踝外科医生来说，当准备进行 TAR 翻修手术时，INBONE 和 INBONE Ⅱ 全踝置换系统可作为一个重要的工具。

参考文献

[1] Glazebrook M, Daniels T, Younger A, et al. Comparison of health-related quality of life between

patients with end-stage ankle and hip arthrosis. J Bone Joint Surg Am, 2008,90(3):499-505.

[2] Thomas RH, Daniels TR. Ankle arthritis. J Bone Joint Surg Am, 2003,85(5):923-936.

[3] Saltzman CL, Salamon ML, Blanchard GM, et al. Epidemiology of ankle arthritis: report of a consecutive series of 639 patients from a tertiary orthopaedic center. IA Orthop J, 2005,25:44-46.

[4] Labib SA, Raikin SM, Lau JT, Anderson JG, SooHoo NF, Carette S, et al. Joint preservation procedures for ankle arthritis. Foot Ankle Int, 2013,34(7):1040-1047.

[5] Haddad SL, Coetzee JC, Estok R, et al. Intermediate and long-term outcomes of total ankle arthroplasty and ankle arthrodesis. A systematic review of the literature. J Bone Joint Surg Am, 2007,89(9):1899-1905.

[6] Abicht BP, Roukis TS. The INBONE II total ankle replacement system. Clin Podiatr Med Surg, 2013,30(1):47-68.

[7] Gougoulias N, Khanna A, Maffulli N. How successful are current ankle replacements? A systematic review of the literature. Clin Orthop Relat Res, 2010,468(1):199-208.

[8] Jiang JJ, Schipper ON, Whyte N, et al. Comparison of perioperative complications and hospitalization outcomes after ankle arthrodesis versus total ankle arthroplasty from 2002 to 2011. Foot Ankle Int, 2015,36(4):360-368.

[9] Adams Jr SB, Demetracopoulos CA, Queen RM, et al. Early to mid-term results of fixed-bearing total ankle arthroplasty with a modular intramedullary tibial component. J Bone Joint Surg Am, 2014,96(23):1983-1989.

[10] Lewis JS, Green CL, Adams Jr SB, et al. Comparison of first-and second-generation fixed-bearing total ankle arthroplasty using a modular intramedullary tibial component. Foot Ankle Int, 2015,36(8):881-890.

[11] Hsu AR, Haddad SL. Early clinical and radiographic outcomes of intramedullary-fixation total ankle arthroplasty. J Bone Joint Surg Am, 2015,97(3):194-200.

[12] Glazebrook MA, Arsenault K, Dunbar M. Evidence-based classifi-cation of complications in total ankle arthroplasty. Foot Ankle Int, 2009,30(10):945-949.

[13] Gadd RJ, Barwick TW, Paling E, et al. Assessment of a three- grade classification of complications in total ankle replacement. Foot Ankle Int, 2014,35(5):434-437.

[14] Haddad SL. Revision Agility total ankle arthroplasty, chapter 76. In: Easley ME, Wiesel SW, editors. Operative techniques in orthopaedic surgery. Philadelphia: Lippincott Williams & Wilkins, 2011:622-642.

[15] Easley ME, Adams SB, Hembree WC, et al. Results of total ankle arthroplasty. J Bone Joint Surg Am, 2011,93(15):1455-1468.

[16] Datir A, Xing M, Kakarala A, et al. A radiographic evaluation of INBONE total ankle arthroplasty: a retrospective analysis of 30 cases. Skel Radiol, 2013, 42(12):1693-1701.

[17] Lee KB, Cho YJ, Park JK, et al. Heterotopic ossification after primary total ankle arthroplasty. J Bone Joint Surg Am, 2011,93(8):751-758.

[18] Koivu H, Kohonen I, Sipola E, et al. Severe peri-prosthetic Osteolytic lesions after the ankle evolutive system total ankle replacement. J Bone Joint Surg Br, 2009,91(7):907-914.

[19] Holt G, Murnaghan C, Reilly J, et al. The biology of aseptic osteolysis. Clin Orthop Relat Res, 2007,460:240-252.

[20] Koivu H, Mackiewicz Z, Takakubo Y, T et al. RANK-L in the osteolysis of AES total ankle replacement implants. Bone, 2012,51(3):546-552.

[21] Tennant JN, Rungprai C, Pizzimenti MA, et al. Risks to the blood supply of the talus with four methods of total ankle arthroplasty: a cadaveric injection study. J Bone Joint Surg Am, 2014,96(5):395-402.

[22] Kotnis R, Pasapula C, Anwar F, et al. The management of failed ankle replacement. J Bone Joint Surg Br, 2006,88(8):1039-1047.

第 31 章 Salto Talaris XT 全踝关节置换翻修系统

Fabrice Gaudot, Thierry Judet, Jean Alain Colombier, Michel Bonnin

引　言

全踝关节置换（TAR）是治疗进展期踝关节炎的一种可行方法，其短期和长期疗效已被大量临床研究所证实[1-8]。随着初次 TAR 数量的增长和临床随访后续工作的增加，二次 TAR 手术的数量也呈增长趋势。二次 TAR 包括许多不同的手术技术，其范畴从关节外修复（如内固定取出或肌腱延长）到一些更复杂的操作（如合并骨重建的双侧翻修）。为了更加清楚地描述，我们将遵循 Henricson 等[9]发表的如

F. Gaudot, MD (✉) • T. Judet, MD
Department of Orthopedic Surgery, Raymond Poincaré
University Hospital, 104 Boulevard Raymond Poincaré,
Garches 92380, France
e-mail: docteur.gaudot@gmail.com; thierry.judet@rpc.aphp.fr

J. A. Colombier, MD
Department of Foot and Ankle Surgery, Clinique de l'Union,
Boulevard de Ratalens, Saint-Jean 31240, France
e-mail: jaColombier@gmail.com

M. Bonnin, MD
Department of Joint Replacement, Centre Orthopédique Santy,
24 Av Paul Santy, Lyon 69008, France
e-mail: bonnin.michel@gmail.com

© Springer International Publishing Switzerland 2016
T.S. Roukis et al. (eds.), *Primary and Revision Total Ankle Replacement*,
DOI 10.1007/978-3-319-24415-0_31

下一些定义和概念进行讨论：

（1）辅助手术：非翻修的、不涉及关节的二次手术。

（2）再手术：涉及关节的二次矫正手术。

（3）翻修术：去除或更换一个或更多假体组件，但更换聚乙烯衬垫除外。

近年来全踝关节置换翻修术变得较为普遍。自 2012 年以来，我们中心（Raymond Poincare Hopital, Garches, France）使用 Salto Talaris XT 系统（Tornier, Inc., Bloomington, MN）开展 TAR 翻修手术。此前我们处理失败 TAR 的方法是去除假体后采用自体骨移植方式行踝关节或胫 - 距 - 跟骨关节融合术，尽管牺牲了关节活动度，但术后结果可以接受。本章节详细描述了我们使用 Salto Talaris XT 系统进行翻修手术的经验，以及通过短期随访得到的初步临床结果。第一部分中我们阐述了 TAR 翻修的基本理论原则，第二部分我们详细描述了手术技术的各个步骤，并探讨了多种手术理念和选择。

全踝关节置换翻修术的原则

总体考虑

近年来一些临床研究报道，初次 TAR 假

体随访 10 年的长期生存率超过 80%[1, 5, 10, 11]。由于发表的文章中的患者人群和关节炎病因学的差别较大，TAR 的并发症发生率难以确定。

除了感染，长期 TAR 失败的原因主要有以下两个：

（1）非假体特异性相关并发症——治疗方法是需要辅助手术或再手术：

• 踝关节撞击症

• 假体周围骨折

• 血管或神经问题

• 慢性不稳定

• 持续性疼痛

• 后足辅助手术

• 纠正力线的截骨手术

• 距下关节融合术

（2）假体特异性相关并发症或其伴发症状——治疗方法是需要行翻修术或假体取出后采用骨移植[12]、骨水泥占位器[13]或骨小梁金属占位器[14]等方式行踝关节或胫 – 距 – 跟骨关节融合：

• 胫骨和（或）距骨侧假体组件固定不牢靠

• 距骨或胫骨远端骨坏死

• 聚乙烯衬垫脱位和（或）磨损导致组件间金属对金属的损坏

• 无菌性骨溶解和囊性变形成

• 由于活动性聚乙烯衬垫偏心负载加大导致的踝关节疼痛

对于感染病例，单纯滑膜切除的成功率很低[15]，临床上多采用二期手术方案，即假体取出后行抗生素骨水泥占位、二期踝关节融合术、胫 – 距 – 跟骨关节融合或 TAR 翻修术。

TAR 翻修术是初次 TAR 失败后希望保留关节活动度的唯一选择。考虑到假体失败的原因和机制的多样性，TAR 翻修术不是所有患者都适用的相同手术，应视具体情况而定。通过分析 TAR 假体组件失败的原因，结合我们初次 TAR 的经验[1, 7]，我们认为准备行 TAR 翻修时要考虑如下问题：

（1）对于胫骨或距骨一侧假体组件失败的病例，在翻修时所选择的翻修假体组件必须和初次 TAR 假体系统兼容。

（2）对于胫骨侧假体组件失败病例，不管骨缺损程度如何，翻修假体都必须具有稳定的锚定机制。

（3）对于距骨侧假体失败病例，翻修假体的选择依残留骨质量和数量以及距下关节情况而定。如果骨存量满意，选择带有短龙骨的假体可以保护距下关节不被破坏。然而，如果骨存量不充足和（或）距下关节退变显著，则需选择带跟骨锚定设计的假体。

（4）TAR 翻修假体的设计理念除了上述考量外，还要满足初次 TAR 的基本原则，并考虑关节解剖几何学、保守的截骨设计和非水泥固定方式（在可能的情况下）。

翻修假体的特殊性

Salto Talaris XT 假体系统在 TAR 翻修中满足上述考量，它包括针对初次 TAR Salto Talaris 解剖型踝关节假体（Tornier, Inc., Bloomington, MN）的翻修组件，采用固定聚乙烯衬垫装配在胫骨侧组件上的设计（图 31.1）。由于金属组件表面使用钛离子喷涂工艺，胫骨和距骨侧非水泥固定是可行的。翻修假体关节几何学与其初次 TAR 假体几乎相同（图 31.2）。初次和翻修 TAR 假体可以完美兼容，除了 0 号初次置换假体，它没有相对应的翻修假体型号。

Salto XT 翻修系统的胫骨侧组件

该系统胫骨侧组件有 3 个型号，由带 40mm 长的龙骨的基托构成，龙骨长度足够锚定在健康干骺端骨上，甚至可用于伴有大量胫骨缺损的患者。柱状龙骨相对较窄，可以最大限度地保留骨量。假体安装时需要开一个皮质骨窗，这将在下文中详细描述。龙骨可使用 1~2 枚直径 4.5mm 的螺钉锁定。

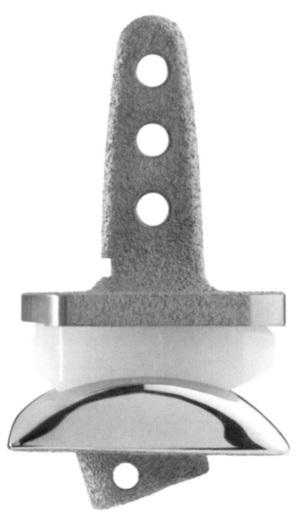

图 31.1 采用胫骨侧翻修组件和短柄距骨水平截骨的距骨侧组件组配后的 Salto Talaris XT 全踝关节置换翻修系统的侧面观

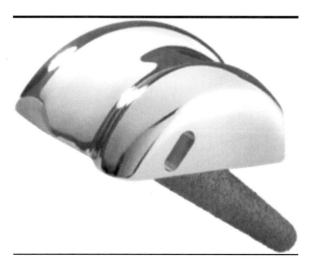

图 31.2 后倾截骨设计的长柄距骨侧假体组件显示关节面特征的角视图

Salto Talaris XT 翻修系统的聚乙烯衬垫

翻修系统中的聚乙烯衬垫与初次置换系统中的衬垫形状完全相同。当初次置换系统的聚乙烯衬垫与 4mm 厚的胫骨侧组件组配后可以获得 4 种型号，即 8mm、9mm、10mm 和 11mm。而翻修系统的聚乙烯衬垫与 4mm 厚的胫骨侧组件组配后型号范围可以扩展到 13mm、15mm、17mm、19mm 和 21mm。

在我们看来，初次 TAR 坚持使用固定衬垫假体是一个明智之举，虽然这一结论有待长期的临床研究来评估。然而对于 TAR 翻修手术，由于截骨量大及不稳定风险高，固定衬垫假体的使用必不可少。无论是一侧还是两侧翻修，固定衬垫的 TAR 翻修假体与固定衬垫的初次 TAR 假体一样都需要胫骨和距骨侧组件相对准确的对线。

Salto Talaris XT 距骨侧假体

可获得的距骨侧假体组件有 3 种型号（图 31.3），这些型号的关节几何学特性相同，包括一下几点：

（1）"水平截面短柄设计"的距骨侧翻修组件（图 31.3A）具有水平的截面（图 31.4A），由一个较初次置换系统距骨侧组件稍深的龙骨组成（图 31.4B、C）。翻修假体组件的水平截面设计是为了弥补初次假体取出过程中造成的骨缺损，同时有利于前后、内外及旋转轨迹。在试模组件的最终位置和方向确定后开始准备开凿龙骨槽沟，操作过程中可以通过术中影像系统确定位置，后侧抗旋转的鳍状结构具有保证假体组件旋转稳定性的作用。

（2）"水平截面长柄设计"的距骨侧翻修组件（图 31.3B）同样具有水平的截面，结合一个 55mm 长的锥形龙骨能使跟骨达到牢固固定。

（3）"后倾截面长柄设计"的距骨侧翻修组件（图 31.3C）与第二种型号的形状相同，只是它的截面向后倾斜 12° 以容纳距骨侧组件后侧 9mm 的扩展延伸，这有助于弥补严重的距骨骨缺损。

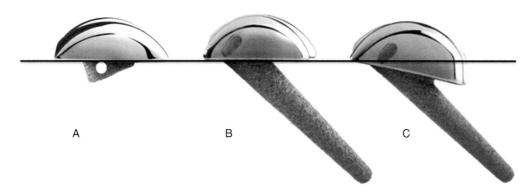

图 31.3　Salto Talaris XT 距骨侧翻修假体组件。A. 侧面观。B. 水平截面，长柄。C. 后倾截面，长柄

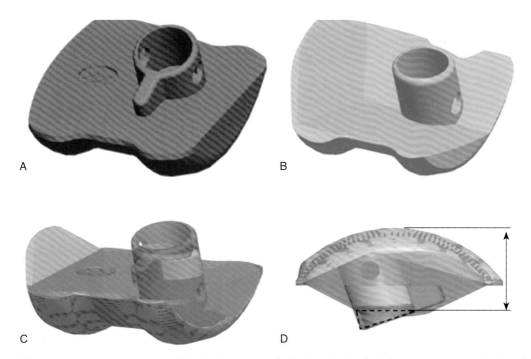

图 31.4　Salto Talaris XT 距骨侧水平截面、短柄翻修假体（粉色）和 Salto Talaris 初次置换系统距骨侧假体（蓝色）的差别。A. 水平截面、短柄翻修假体俯视图。B. Talaris 初次置换假体俯视图。C. 两种假体距骨侧组件重叠俯视图。D. 两种假体距骨侧组件重叠侧视图

临床实践

采用 Salto Talaris XT 系统行 TAR 翻修时必须进行认真的术前计划，完成临床检查和包括负重位踝关节 X 线片及踝关节中立位（背屈 90°，内旋或外旋 0°）高分辨率 CT 扫描的影像学评估。术前 X 线片应该与之前所有的 X 线片进行比较。如果存在疑问，就必须检查下肢血管情况。

一旦明确了初次 TAR 失败的原因，就能确认是否具有 TAR 翻修的指征，可以进行细致的术前计划了。术者必须预见到任何必要的辅助手术，为所有潜在的技术困难做好准备。

（1）单侧或双侧翻修

• 在双侧翻修病例中，不必要考虑与原假体系统兼容性的问题，手术暴露更好。

• 在单侧翻修病例中，翻修系统必须与原假体系统兼容，单纯距骨侧翻修将会导致手术暴露范围狭小。

（2）胫骨骨存量

• 对于所有的翻修病例，再次截骨必须注意既要节省骨量又要截骨充分，这样才能保证金属组件的即刻稳定性，还可通过假体龙骨固

定进一步加强稳定性。如果存在骨囊性变或空洞形成，采用异体或更好的自体骨移植来充填残余间隙，但是金属组件的初始稳定性不能依赖于植骨结构。注意对于骨质疏松症患者，术中可能会发生骨折，必须要做好修复的准备，包括骨固定所需材料和可能的手术入路。

（3）距骨骨存量和距下关节情况

• 如果距骨骨存量足够采用标准 TAR，则选择"水平截面短柄设计"假体。

• 如果距骨骨存量不足，则选择"长柄"假体，"水平截面"或是"后倾截面"的选择要根据是否同时行距下关节融合而定。

• 必须同样遵循经济的再次截骨量、金属组件的初始稳定性和配合骨移植的原则。

（4）通过术前 CT 扫描观察和分析关节周围钙化情况（如数量、位置和体积）。它们必须在手术开始时被完全去除，这样才可以改善关节的暴露。

（5）通过术前临床检查评估韧带松弛或失衡情况，特别是由于假体组件半脱位导致的失败病例。解决的替代方案就是试模假体安装到位后进行运动学检查，行韧带松解或重建来获得可以接受的假体稳定性。

（6）必要时可行肌腱延长术，特别是在马蹄足挛缩的关节僵直病例中，跟腱延长非常有必要。

Salto XT 假体的手术技术

患者仰卧位，胫骨干骺端通常能为自体骨移植提供足够的骨量，但是必须消毒髂嵴范围以备必要时取骨。在切开皮肤前，必须使用大腿近端气压止血带。通常采用与初次 TAR 相同的前侧入路，切口必须足够长，避免皮肤剥离时施加剪切力，否则会导致皮肤问题。术中影像增强系统的使用常有助于确定假体位置。

Salto Talaris 翻修系统中胫骨侧假体的准备

胫骨侧的准备首先是去除失败的 TAR 假体组件，接着需要彻底的骨质清创和灌洗。

接下来使用两枚固定钉固定胫骨力线导向器：一枚固定在胫骨结节前方，另一枚固定在胫骨 Pilon 处（图 31.5）。可以通过调节胫骨力线导向器的位置和方向来获得正确的胫骨力学轴线和想要的后倾角度。通常最佳的对线就是胫骨轴线。将截骨模块固定在胫骨力线导向器远端部分，通过它可以选择再次截骨水平和最佳组件型号，以及内外旋和内外侧方位置（图 31.6）。值得注意的是，胫骨再次

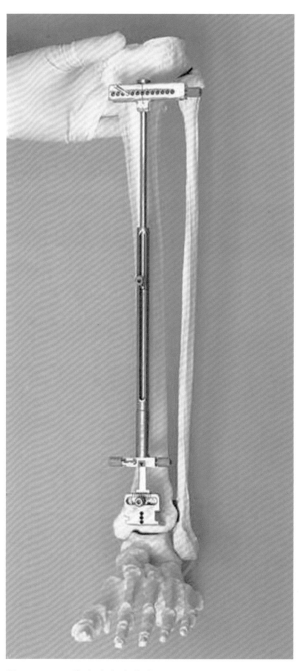

图 31.5 胫骨髓外力线导向器

截骨量应该是最小的，只需获得产生新鲜骨的平滑面。一旦胫骨再次截骨完成，如果还需行距骨侧翻修，距骨截骨模块可被安装在胫骨力线导向器的远端（见下文介绍）（图 31.7）。当去除胫骨力线导向器后，可采用一把定制的骨刀来准备皮质骨窗以容纳胫骨龙骨（图 31.8）。可插入胫骨假体试模来评估其位置和固定情况。

Salto Talaris XT 翻修系统中距骨侧假体的准备

对距骨侧假体准备的直接描述较少，因为根据 TAR 翻修适应证存在多种选择。如果选择"水平截面"的假体，距骨再次截骨可通过安装在胫骨力线导向器上的距骨截骨模块进行（图 31.7、31.9）。足部必须维持在背屈 90°且后足应保持希望的生理外翻。如果准备采用"后倾截面"的假体，距骨再次截骨必须徒手进行。每个型号的假体试模都可以通过调整内外旋转、内外平移及前后平移使胫骨和距骨侧组件对线完美，这是固定衬垫假体系统所必须的（图 31.10）。无论准备使用短柄或是长柄假体，只有在距骨侧假体试模置于最佳位置后，才用两枚固定钉将其牢固固定，准备为距骨锚定龙骨开槽。如果准备使用的是"长柄"假体，可使用空心钻开槽，通过短的跗骨窦入路即可将距下关节融合。当距骨侧假体试模安装到位，就可以选择合适尺寸的聚乙烯衬垫并验证其紧张度和运动学试验。

Salto Talaris XT 改良技术

通过辅助螺钉锁定胫骨侧龙骨的做法已很少使用。对于单侧翻修病例，手术技术稍经改良即可获得胫骨和距骨侧假体组件相互间的完美对线。在单侧胫骨翻修时，初次距骨侧假体组件是要保留在原位的，在准备胫骨龙骨开窗或开槽前，胫骨翻修假体必须与距骨假体严格对线。在单侧距骨翻修时，胫骨侧假体不更换，在准备距骨柄开孔前也要使距骨翻修假体与胫骨侧组件保持对线一致。

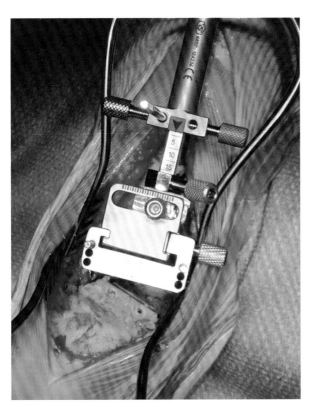

图 31.6 胫骨截骨模块围手术期观

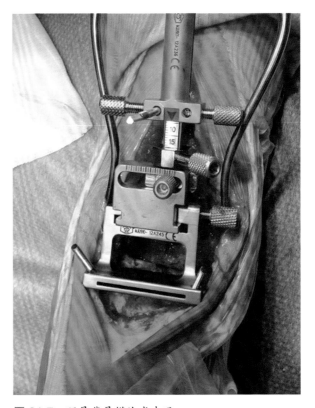

图 31.7 距骨截骨模块术中观

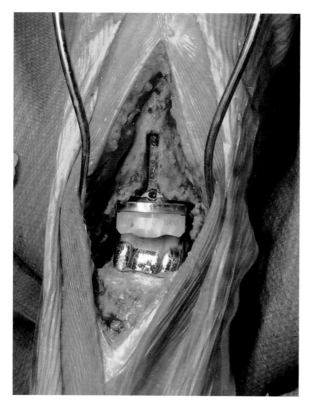

图 31.8　Salto Talaris XT 翻修系统包括胫骨侧假体和距骨侧短柄水平截面假体，确定型号的假体组件术中观

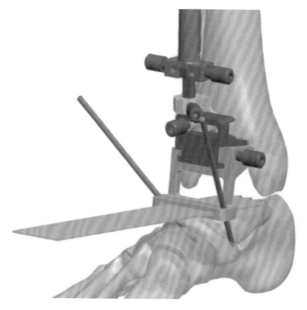

图 31.9　距骨截骨模块，水平截面距骨侧假体准备示意图

收尾步骤和术后护理

在最终植入距骨侧假体后，最终的胫骨侧组件和选定的聚乙烯衬垫组配并植入，必要时两者间通过螺钉锁定，胫骨前侧皮质骨窗打压植骨封闭（图 31.11）。彻底止血，患者术后非负重固定 6 周。术后 2 周要检查伤口情况，如有任何切口愈合问题应早期尽快处理。术后 5 周开始物理治疗，常规临床检查和影像学检查后开始负重锻炼。

我们的经验

我们研究中心在 2012 年 8 月至 2014 年 11 月，至少使用一侧 Salto Talaris XT TAR 翻修假体完成了 11 例 TAR 手术。患者包括 9 例女性和 2 例男性，平均年龄为 56 岁（年龄范围 34~81 岁），其中包括 2 例初次置换和 9 例翻修手术，6 例左侧踝关节和 5 例右侧踝关节。他们的临床疗效包括美国足踝外科协会

（AOFAS）后足 – 踝评分记录在国家信息系统和许可权委员会认可的两个专业数据库中（法国踝关节置换注册系统和我们研究中心内部管理数据库）。

使用 Salto Talaris XT 翻修系统进行初次踝关节置换手术

在两例初次置换手术中，均采用 Salto Talaris 初次 TAR 胫骨侧假体配合 Salto Talaris XT 系统的 "水平截面" 距骨侧翻修假体。第一例为类风湿关节炎患者，使用 "长柄" 距骨侧翻修假体进行了距下关节融合。第二例为进展期骨关节炎患者，使用 "短柄" 距骨侧翻修假体来弥补距骨的广泛损害。两例均未出现术中并发症，第一例患者术后 1 年随访 AOFAS 后足 – 踝评分为 80 分（总分 100 分），第二例患者只随访了术后 3 个月。

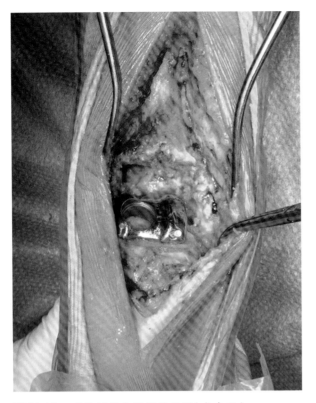

图31.10　距骨侧假体试模的放置（术中观）

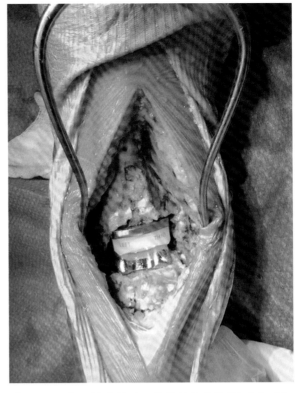

图31.11　打压植骨封闭胫骨前侧皮质骨窗（术中观）

使用 Salto Talaris XT 翻修系统进行踝关节置换翻修手术

在9例翻修手术中，6例为双侧翻修，3例为单侧翻修。所有假体组件的位置术后随访均超过6个月。3例单侧翻修均为需要更换出现了外旋半脱位和踝关节撞击的 Salto 活动衬垫假体（Tornier, Inc., Amsterdam, The Netherlands）患者（图31.12），其中一例单

侧翻修患者还存在聚乙烯衬垫碎裂和胫骨侧假体后倾的问题。这3例的翻修时间分别是初次手术后6年、6年和12年，翻修术后平均随访9个月（随访时间范围6~13个月）。2例效果良好，1例（AOFAS 后足 – 踝评分56分）出现持续性距下关节疼痛，该患者还在观察中。

6例双侧翻修患者具有不同的适应证：3例为距骨侧假体移位，1例为双侧松动，

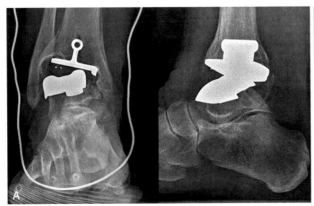

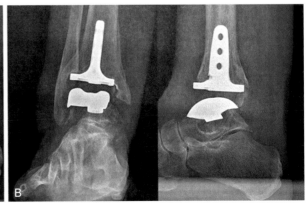

图31.12　对于活动衬垫半脱位的全踝关节置换患者行胫骨单侧翻修的操作。术前正位（A）和侧位（B）X 线片显示 Salto 活动衬垫假体置换后持续的踝关节外侧不稳定。术后正位（A）和侧位（B）X 线片显示去除胫骨侧假体组件后更换为 Salto Talaris XT 系统胫骨侧翻修假体，达到解剖对线

1例为对线不良，还有1例为胫骨囊性变损害了假体的稳定性。取出的TAR假体分别为：3例HINTEGRA假体（Newdeal SA, Lyon, France）、2例Scandinavian全踝置换系统（STAR, Link Inc., Hamburg, Germany）和1例Evolutive系统（AES, Biomet Merck, France）。胫骨侧翻修使用的假体为4例Salto Talaris XT假体和2例Salto Talaris标准初次假体，距骨侧翻修使用的假体均为Salto Talaris XT假体，包括2例"水平截面短柄"假体（图31.13）、1例"水平截面长柄"假体（图31.14）和3例"后倾截面长柄"假体（图31.15）。这3例患者同时行距下关节融合，

其中2例采用跗骨窦入路，1例采用前侧入路。后者的距骨体完整切除，"后倾截面"假体直接固定在跟骨上，通过辅助螺钉固定股骨头（图31.15）。2例行自体骨移植，1例行经皮跟腱延长术。1例术中发生内踝骨折，但还不需要内固定处理。

在这些手术过程中，我们没有遇到Salto Talaris XT假体相关的技术问题。术后2例患者出现皮肤并发症，但不需要取出假体，其中1例为类风湿关节炎患者。这些并发症警示我们手术部位周围先前经过多次手术的患者翻修时困难重重。

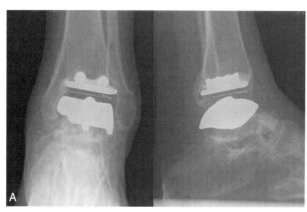
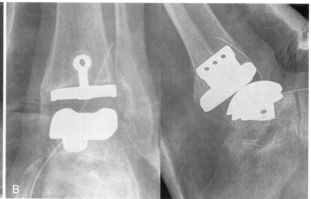

图31.13　距骨侧假体移位行双侧翻修的病例。术前正位（A）和侧位（B）X线片显示STAR假体植入后持续踝关节外侧不稳定。术后正位（A）和侧位（B）X线片显示假体去除后更换为Salto Talaris标准初次胫骨侧假体和Salto Talaris XT系统距骨侧水平截面短柄翻修假体，达到解剖对线

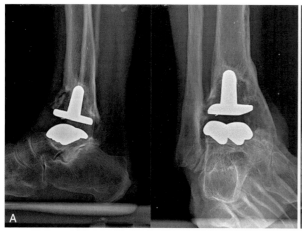
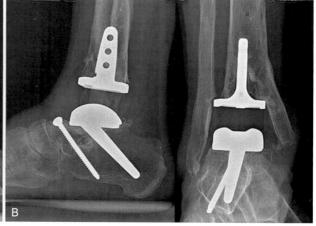

图31.14　胫骨侧骨囊性变形成行双侧翻修的病例。术前正位（A）和侧位（B）X线片显示AES全踝关节置换术后持续踝关节外侧不稳定。术后正位（A）和侧位（B）X线片显示假体去除后更换为Salto Talaris XT胫骨侧翻修假体和距骨侧水平截面长柄翻修假体，同时行距下关节融合

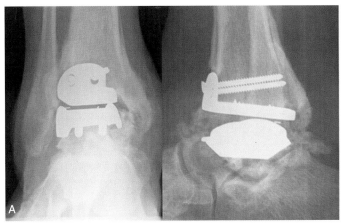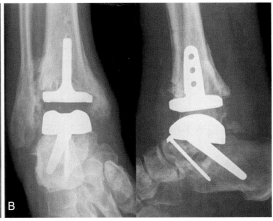

图 31.15　距骨侧假体下沉行双侧翻修的病例。术前正位（A）和侧位（B）X 线片显示 HINTEGRA 全踝关节置换术后持续踝关节外侧不稳定。术后正位（A）和侧位（B）X 线片显示假体去除后更换为 Salto Talaris XT 胫骨侧翻修假体和距骨侧后倾截面长柄翻修假体，同时行残留的距下关节融合

总　结

在过去的 25 年间采用初次 TAR 治疗踝关节功能障碍性关节病的数量显著增加。由于手术经验的积累和假体设计的持续改进，TAR 的临床疗效和假体的长期生存率不断增加。然而，发表的系列研究显示，早期或晚期失败病例和（或）功能疗效差的病例可能需要取出假体行踝关节或胫 - 距 - 跟骨关节融合。关节融合困难以及融合后常出现功能低下导致了髋膝关节翻修的尝试。

一方面由于初次 TAR 数量的增加，另一方面是患者对运动功能保留的要求增加，使得二次 TAR 的手术数量增加。Satlo Talaris XT TAR 翻修系统不仅提供了与初次 TAR 假体的兼容性，还可根据骨缺损程度为单侧或双侧翻修提供组配式假体组件。这一假体系统满足了 TAR 翻修的要求和原则。此外，初次 TAR 假体所倡导的固定衬垫理念在这一类型的翻修手术中似乎更适合甚至不可替代。这类翻修手术显然要求术者具有高水平的经验。这一假体系统的初步结果令人满意，当然还需要中长期随机临床评估的支持。

参考文献

[1] Bonnin M, Gaudot F, Laurent JR, et al. The Salto total ankle arthroplasty: survivorship and analysis of failures at 7 to 11 years. Clin Orthop Relat Res, 2011,469:225-236.

[2] Bonnin MP, Laurent JR, Casillas M. Ankle function and sports activity after total ankle arthroplasty. Foot Ankle Int, 2009,30(10):933-944.

[3] Detrembleur C, Leemrijse T. The effects of total ankle replacement on gait disability: analysis of energetic and mechanical variables. Gait Posture, 2009,29(2):270-274.

[4] Doets HC, van Middelkoop M, Houdijk H, et al. Gait analysis after successful mobile bearing total ankle replacement. Foot Ankle Int, 2007,28(3):313-322.

[5] Easley ME, Adams Jr SB, Hembree WC, et al. Results of total ankle arthroplasty. J Bone Joint Surg Am, 2011,93(15):1455-1468.

[6] Flavin R, Coleman SC, Tenenbaum S, et al. Comparison of gait after total ankle arthroplasty and ankle arthrodesis. Foot Ankle Int, 2013,34(10):1340-1348.

[7] Piriou P, Culpan P, Mullins M, et al. Ankle replacement versus arthrodesis: a comparative gait analysis study. Foot Ankle Int, 2008,29(1):3-9.

[8] Valderrabano V, Nigg BM, von Tscharner V, et al. Gait analysis in ankle osteoarthritis and total ankle replacement. Clin Biomech, 2007,22(8):894-904.

[9] Henricson A, Carlsson Å, Rydholm U. What is a revision of total ankle replacement. Foot Ankle Surg, 2011,17(3):99-102.

[10] Jastifer JR, Coughlin MJ. Long-term follow-up of mobile bearing total ankle arthroplasty in the United States. Foot Ankle Int, 2015,36(2):143-150.

[11] Kraal T, van der Heide HJ, van Poppel BJ, et al. Long-term follow-up of mobile-bearing total ankle replacement in patients with inflammatory joint disease. Bone Joint J, 2013,95(12):1656-1661.

[12] Culpan P, Le Strat V, Piriou P, et al. Arthrodesis after failed total ankle replacement. J Bone Joint Surg Br, 2007,89(9):1178-1183.

[13] Ferrao P, Myerson MS, Schuberth JM, et al. Cement spacer as definitive management for postoperative ankle infection. Foot Ankle Int, 2012,33(3):173-178.

[14] Sagherian BH, Claridge RJ. Salvage of failed total ankle replacement using tantalum trabecular metal: case series. Foot Ankle Int, 2015,36(3):318-324.

[15] Myerson MS, Shariff R, Zonno AJ. The management of infection following total ankle replacement: demographics and treatment. Foot Ankle Int, 2014,35(9):855-862.

第 32 章　STAR 全踝关节置换系统失败后的翻修

Timothy R. Daniels, Sagar J. Desai, Murray J. Penner

引　言

　　Scandinavian 全踝关节置换系统（STAR；Waldemar LINK, Hamburg, Germany；现为 Stryker Orthopaedics, Inc., Kalamazoo, MI 的产品）是全球最常用的全踝关节置换（TAR）系统。自 1981 年初始设计使用以来，Hakon Kofoed 博士已推介了 4 个不同的假体版本。当前 STAR 假体是三组件、活动衬垫 TAR 系统，包括金属的胫骨和距骨侧组件以及聚乙烯衬垫。STAR 系统从 1981 年开始在欧洲应用于临床。1998 年在美国开始试验性使用，于 2009 年被批准应用于临床。在一些研究中，STAR 假体的短期和中期临床数据显示出优良的假体生存率。然而，也有报道较高的翻修率和较差的假体生存率，使人质疑该系统的有效性[1]。

　　本章节叙述了该假体的发展史，以及迄今为止每一版本STAR 系统的临床疗效和潜在缺点。

T. R. Daniels, MD, FRCSC (✉) • S. J. Desai, MD, MSc, FRCSC
Department of Surgery, St. Michael's Hospital,
University of Toronto, 800—55 Queen Street East,
Toronto, ON, Canada M5C 1R6
e-mail: danielst@smh.ca; sjdesai@uwo.ca

M. J. Penner, MD, BMechEng, FRCSC
Department of Orthopaedics, University of British Columbia,
Vancouver, BC, Canada

Department of Orthopaedics, St. Paul's Hospital, Vancouver
Coastal Health Authority and Providence Health Care,
1000-1200 Burrard Street, Vancouver, BC, Canada V6Z 2C7
e-mail: murray.penner@gmail.com

发展史

　　来自丹麦哥本哈根的 Hakon Kofoed 博士于 1978 年设计了最早版本的 STAR 假体。该假体是两组件、解剖型、非限制性设计，由金属的距骨侧组件和聚乙烯的胫骨侧组件组成[2]。距骨侧组件通过内外侧距骨翼覆盖距骨的内外侧关节面。胫骨和距骨侧假体均是通过聚甲基丙烯酸甲酯骨水泥固定。

　　1986 年，STAR 系统改良为三组件假体，由金属的胫骨和距骨侧组件和超高分子聚乙烯的半月板样衬垫组成。这个版本的假体在胫骨平台包含两个圆柱形棒状结构以增强与坚固的胫骨远端软骨下骨的固定。胫骨侧组件的下表面平坦而光滑。金属距骨侧组件中线上有一个纵行的嵴，与活动聚乙烯衬垫的下表面相匹配，来模拟正常踝关节的半限制特性。在距骨 – 聚乙烯关节面，允许踝关节背屈和跖屈运动，但

© Springer International Publishing Switzerland 2016
T.S. Roukis et al. (eds.), *Primary and Revision Total Ankle Replacement*,
DOI 10.1007/978-3-319-24415-0_32

不允许距骨倾斜。

1990 年该系统进行了一个显著的额外改良，添加了生物活性表面涂层以允许非水泥固定，包括胫骨和距骨侧组件表面具有钛离子喷涂多孔涂层和羟基磷灰石涂层。双圆柱形的棒状结构确保假体牢固固定在胫骨远端，而单鳍状结构确保距骨侧假体牢固固定在距骨上。

1999 年羟基磷灰石双涂层被用于距骨和胫骨侧组件表面。2000 年以后，该假体的第 5 个版本目前仍在临床上使用，生物活性涂层又改良为钛等离子喷涂多孔涂层。

假体使用状况

自 1981 年推广使用后，STAR 假体成为世界上最常用的 TAR 系统之一有很多原因。STAR 系统是近似解剖型设计，由包括聚乙烯半月板衬垫在内的三组件构成，它允许非水泥固定，并对胫骨进行有限的截骨。

Kofoed 完全遵循踝关节的解剖学和运动学来发展 STAR 系统。距骨侧假体设计避免了对距骨血供的潜在破坏。距骨血液供应有 4 个基本来源[3]，这些血管在距骨体的中心汇合。Kofoed 设计的距骨鳍固定区域避免了对血管的破坏。此外，STAR 距骨侧假体具有解剖型设计，它的表面形状与正常距骨相似，通过距骨翼置于距骨的内外侧面上[2]。

STAR 系统的三组件设计在踝关节置换领域是个全新的发展。Buechel-Pappas 假体[4]和 STAR 假体于 20 世纪 80 年代率先推广半月板样聚乙烯衬垫组件的理念[5]。这一改进的推广使得骨 - 假体界面上的旋转应力最小化。它只允许传递压应力，这种设计希望能降低假体松动的发生率。发明者采用三组件及两个关节面设计是希望提供更好的踝关节运动学[2]。

安装时仅行有限的截骨是 STAR 系统另一个有吸引力的特点。胫骨侧组件包括两个圆柱形棒状结构，此设计的目的是将其插入

到坚固的软骨下骨中。胫骨远端区域中越靠近端越是疏松的海绵状松质骨[3]，它难以为胫骨侧假体组件提供牢固稳定的基础。STAR 系统仅需最小的截骨量，只需截去胫骨远端前后侧唇[2]。这种设计在假体失败时保留了较大骨量，因此易于转换为关节融合术或再次行 TAR 翻修。

临床结果

Kofoed 发表了 1981—1985 年使用 STAR 假体完成的 28 例 TAR 的数据[6]。结果显示，共发生 7 例假体失败，12 年累计生存率为 70%[6]。Kofoed 和 Lundberg-Jensen 采用该系统进行了一项前瞻性系列研究，对比了两组患者：小于 50 岁的年轻患者组（中位年龄为 46 岁）的 30 例踝和大于 50 岁的老年患者组（中位年龄为 63 岁）的 70 例踝。分别对疼痛、功能和运动能力的改善程度进行评估，两组的评分均显著升高。年轻组的假体生存率为 75%，而老年组为 81%，两组间无统计学差异。Kofoed 和 Sorensen[5]报道了 1981—1989 年 52 例骨关节炎和类风湿关节炎患者的 TAR 临床结果。术后 14 年骨关节炎组和类风湿关节炎组的假体生存率无显著差异，分别为 73% 和 76%。这项研究中在 1986 年前使用的是最初的 STAR 设计，1986—1989 年使用的是第二代三组件、半月板衬垫假体。假体改变前后的临床结果并未分别报道。

1990 年该系统推广使用羟基磷灰石涂层的非水泥固定假体。Kofoed[2]比较了 1986—1989 年的 33 例水泥型假体和 1990—1995 年的 25 例非水泥型假体的临床结果。平均随访 9.4 年，水泥型假体组的 33 例患者中有 9 例（27%）接受翻修手术，而非水泥型假体组的 25 例患者中仅有 1 例（4%）接受翻修手术[2]。根据这些结果，作者（也是假体设计者）建议使用非限制性、三组件、非水泥型踝关节假体。

Wood 和 Deakin[8] 报道了他们 1993—2000 年采用 STAR 系统完成的 200 例 TAR 手术的结果。所有的假体均采用非水泥型、单层或双层羟基磷灰石涂层设计。14 例（7%）因假体失败接受翻修或融合。8 例患者因多种原因接受再手术，包括术中或术后骨折、假体边缘负重、疼痛和僵直。以翻修和融合作为统计终点，5 年的假体生存率为 93%。Wood 等 [9] 报道了 184 例患者的 200 例 STAR 假体的中期临床结果。24 例踝关节（12%）接受了翻修手术，包括 20 例转换为关节融合，4 例采用不同的假体进行了关节翻修。5 年和 10 年的假体生存率分别为 93% 和 80%。Karantana 等 [10] 观察研究了采用 STAR 系统完成 TAR 的 45 例患者的 52 个踝，最少随访时间为 60 个月。5 年和 8 年的假体生存率分别为 90% 和 84%。6 个（12%）踝关节接受了翻修手术，2 个（4%）转换为踝关节融合。平均翻修时间为 44 个月。除了假体组件翻修外的再手术患者为 9 例（17%）。

2011 年，Zhao 等 [11] 发表了一篇关于非水泥型 STAR 假体的系统性回顾分析。综述包括 16 篇研究论著中的 2 088 个假体，平均随访时间为 52 个月。5 年和 10 年的假体生存率分别为 86% 和 71%。综述中有 7 篇论著报道了假体失败的时间，这些论著中 357 例 TAR 患者平均随访 52 个月有 34 例失败，整体失败率为 11%。假体失败最常见的原因是无菌性松动、对线不良和深层感染。他们发现有 41% 的失败病例发生在术后 1 年内。作者认为术者的经验是一个重要因素，因为如果将 1 年的失败病例从研究分析中剔除，假体失败率将显著降低。

早期支持 STAR 系统疗效的研究受到了批评，因为它们都出自假体的设计者。Prissel 和 Roukis[12] 近来进行了一项系统性回顾研究，发现多个踝关节注册系统中翻修率为 18%，而设计者报道的翻修率为 2%，有偿咨询机构报道的翻修率为 6%。

也有其他研究显示出 STAR 假体较差的临床结果。Anderson 等 [13] 随访观察了 1993—

1999 年的 51 例接受非水泥固定的 STAR 假体患者。在他们的系列研究中，12 例（24%）患者接受翻修手术，其中包括假体松动（7 例），聚乙烯衬垫碎裂（2 例）或其他原因（3 例）。除了这 12 例外，还有 8 例患者的影像学检查存在松动征象。5 年假体生存率为 70%。Brunner 等 [11] 报道了 77 个踝关节采用羟基磷灰石单涂层 STAR 假体进行 TAR 的长期临床结果，其中 17 个（22%）踝关节存在慢性疼痛，11 个（14%）发生聚乙烯衬垫碎裂。29 个（38%）踝关节至少一侧的金属组件进行了翻修，其中 1 例转换为关节融合，25 个接受了距骨和胫骨两侧假体组件翻修，3 个仅接受了距骨侧假体翻修。翻修的平均时间为 7.4 年。以任意一侧假体组件翻修为统计终点，10 年和 14 年的假体生存率分别为 71% 和 46%。作者报道的绝大多数翻修病例（25 例 /29 例）是骨 - 假体界面的假体失败。他们推测这可能是羟基磷灰石单涂层生物固定不可靠所致，并警告不要使用这种三组件系统。

北美的 STAR 假体疗效研究仅限于 4 篇基本研究，所有使用的假体均为当前版本 [14-17]。第 5 篇非劣性研究关注于随访 24 个月的使用 STAR 假体 TAR 和关节融合的疗效对比 [18]。

Mann 等 [14] 报道了使用 STAR 假体的 80 例患者的 84 个 TAR 的优良的长期临床结果。患者的美国足踝外科协会（AOFAS）踝 - 后足评分中有关疼痛和功能的子评分有显著提高。平均随访 9.1 年的假体生存率为 91%。然而，有 9 例（12%）患者发生高等级并发症，包括 2 个踝关节发生无菌性松动，3 个发生深层感染以及 4 个假体失败。14 例患者接受辅助手术措施。

Nunley 等 [15] 对 82 例 STAR 假体踝关节置换病例平均随访了 61 个月，通过测量多种疗效参数获得了该系统的中期和长期临床结果。分析后发现多种疗效参数都有显著提升，包括 AOFAS 踝 - 后足评分、疼痛状况、功能、对线和总分，如 SF-36 标准健康调查生理成分总评分和心理成分总评分，可视化模拟疼痛评分

（VAS）、Buechel-Pappas 评分和踝关节活动度。5 例（6%）患者需去除胫骨侧和（或）距骨侧假体组件。以任何组件翻修为随访终点，5 年假体生存率为 94%。

Jastifer 和 Coughlin[16] 报道了 1998—2003 年采用 STAR 系统进行 TAR 的 18 个病例，这个时间段正是美国对这一系统进行调查期间。最短随访时间为 10 年，假体生存率为 94%。18 例中有 7 例（39%）患者需辅助手术，绝大多数手术操作是在 TAR 术后 9 年后。患者的满意率、功能和疼痛缓解程度都较高。

Daniels 等[17] 近来报道了使用 STAR 假体进行 TAR 的 98 例患者的 111 个踝的中期和长期临床结果。本组病例涉及多种基本诊断，包括创伤性骨关节炎、类风湿关节炎及伴有畸形的原发骨关节炎。平均 TAR 术后 4.3 年，有 13 例（12%）踝关节需翻修金属组件，10 年的假体生存率为 88%。平均术后 5.7 年，有 20 个（18%）踝关节因为碎裂需要更换聚乙烯衬垫。平均术后随访 7.6 年，临床疗效参数包括踝关节骨关节炎疼痛评分、功能障碍评分、SF-36 标准健康调查生理成分总评分等均显著改善。

迄今为止，只有一篇研究直接比较了 STAR 系统和另一个假体系统。2000—2003 年，Wood 等[19] 进行了一项前瞻性随机研究对比了使用 STAR 假体和 Buechel-Pappas 假体的共 200 例 TAR。两种假体都是具有半月板样衬垫的三组件设计，主要差别在于显著不同的距骨形状和几何学[19]。Buechel-Pappas 假体的解剖结构更接近正常，它通过矢状沟模拟正常的距骨解剖，而当前版本的 STAR 假体主要采用圆柱形的中央短棒结构。随访最短时间为 3 年，共有 16 例（8%）踝关节接受翻修手术，包括 Buechel-Pappas 假体组的 12 例和 STAR 组的 4 例。虽然存在这样一种趋势，即 Buechel-Pappas 假体组的失败率较高，但是差异不具有统计学意义。6 年假体生存率方面，Buechel-Pappas 假体组为 79%，STAR 组为 95%，两组间无显著差异。

STAR 假体的失败情况

TAR 的最终失败可能由多种因素导致。TAR 常见的失败原因包括感染、踝关节骨折、疼痛和僵直。STAR 假体失败具有特异性，这可能归因于假体设计本身。这些因素包括聚乙烯衬垫由于过早磨损或碎裂而失败、囊性变（图 32.1），无菌性松动和假体下沉（图 32.2）[20]。

任何关节置换主要有 3 种失败模式。第一种情况，假体置于最佳位置，但安放环境不是处于最佳状态；第二种情况，患者的适应证选择非常合适且假体安放环境处于最佳状态，但假体安放不是最佳位置。这些失败模式可以称为假体安装相关失败模式，提示是术者的责任和影响因素。最后一种情况，当将假体置于合适的患者且技术上达到最优状态时发生失败，这是假体设计相关失败模式，提示失败归因于假体设计本身，而并非患者或术者的因素[20]。

对于 STAR 假体特异性失败特点的评估提示存在安装相关失败因素和设计相关失败因素。假体放置可能处于最佳位置，但不是最佳安放环境。一些非最佳环境安放可能会导致假体失败，不管使用何种假体，例如，较差的骨质量、骨缺失、韧带松弛、难以纠正的畸形和感染都会潜在地影响全踝关节置换后的效果。确定引发 STAR 假体失败最重要的具体特征是具有挑战性的。2012 年，Laflamme 等[21] 检查了导致 STAR 假体聚乙烯衬垫磨损失败的患者相关因素，发现男性、体重指数（BMI）增加及术后功能水平高会导致早期聚乙烯衬垫失败。此外，距骨侧尺寸也与聚乙烯衬垫碎裂相关[20]。据我们所知，没有关于其他 TAR 假体的类似文献。是否这些失败因素特异性归咎于 STAR 假体或在其他假体设计中普遍存在，目前还未知。

失败的第二种模式——安装相关失败模式，是指假体安放环境处于最佳状态，但未安放至最佳位置。有证据表明无论使用哪种假体，TAR 都具有陡峭的学习曲线[17, 22-25]。具体到

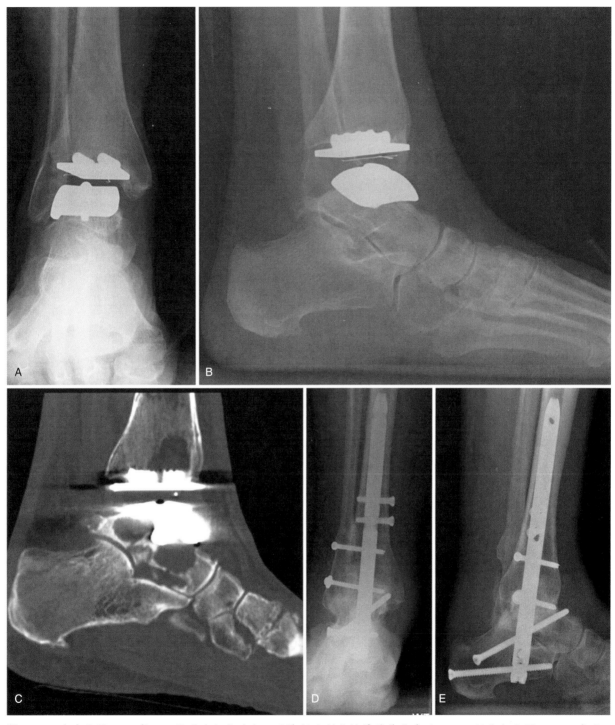

图 32.1　患者女性，70 岁，既往严重扭伤病史，因诊断为创伤性骨关节炎采用 STAR 假体行右踝 TAR。术后 5 年 X 线正位（A）和侧位（B）片。置换术后 10 年患者出现踝关节突发疼痛，CT（C）显示距骨巨大囊性变，并发生距下关节后侧关节面骨折，可能是由于距骨后侧第三部分（骨折块）骨坏死所致。患者接受了胫–距–跟骨关节融合，术后 1 年拍摄正位（D）和侧位（E）X 线片

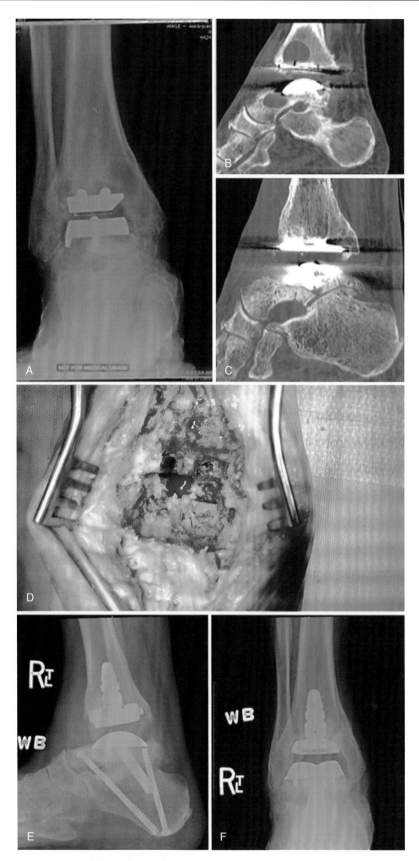

图 32.2　患者男性，70 岁，因踝关节的关节炎采用 STAR 假体行右踝 TAR。术后 10 年，X 线片（A）和 CT（B）显示胫骨和距骨巨大骨溶解囊性变。患者接受囊性变植骨手术，术后 6 个月，CT 扫描（C）显示距骨下沉并骨折，患者出现严重疼痛。D. 在采用 INBONE Ⅱ 全踝置换系统进行翻修时的术中 X 线片。翻修术后 1 年的侧位（E）和正位（F）X 线片

STAR 假体，Haskell 等[22] 报道了前 5 例 TAR 并发症的发生率较后续病例高 3.1 倍。Daniels 等[17] 也报道了前 20 例使用 STAR 假体进行踝关节置换患者的金属组件翻修率和聚乙烯衬垫更换率较高。然而，他们也记录了前 20 例近 2 年的较长随访时间疗效参数，发现后续病例中改善的假体生存率在长时间随访后并未得以维持。STAR 假体安装时的一些特点对于没有经验的术者可能确实是个挑战。STAR 假体安装时涉及胫骨髓外截骨导板的放置，需要利用术中影像检测来确定其位置。利用胫骨踝穴内侧角和第二跖骨为参考很大程度上依靠术者的视觉。这一过程的可重复性还不清楚。其他踝关节假体也是依赖类似的操作过程来正确放置截骨导板。

另一个术者相关因素是 TAR 假体安放之前畸形的矫正。无论哪种假体系统，冠状位畸形的正确矫正和软组织的恰当平衡对于 TAR 的长期疗效至关重要[10, 17, 26]。一些研究者认为 STAR 假体系统的几何学特点决定了其特别难以耐受术后踝关节不稳或对线不良[20]。

第三种失败模式——假体设计相关失败模式，是指当假体通过最优技术方式安放入合适的患者体内时仍发生了失败。STAR 假体设计的主要失败原因是无菌性松动、聚乙烯衬垫失败和骨溶解[1]。STAR 假体系统包含聚乙烯活动衬垫，它与平坦的胫骨侧组件和中线带有纵形隆起的距骨侧金属组件形成关节。胫骨表面和聚乙烯衬垫的关节关系允许前后和内外方向以及轴向的非限制活动。然而，这个关节难以包容冠状面上的任何活动，否则会导致一侧假体边缘翘起和边缘负荷增加[20]。在聚乙烯衬垫的距骨侧末端，只允许矢状面旋转运动（屈和伸）。距骨侧组件由于存在中线矢状嵴而限制了内外侧平移，但它未限制冠状面运动，这将会导致边缘负荷增加。该系统由于缺乏冠状面运动的耐受性将对术者的冠状面软组织平衡提出更高的要求。在运动过程中任何冠状面活动的不平衡将导致聚乙烯衬垫的翘起和边缘负荷增加。

另一个与 STAR 假体设计相关的因素是距骨侧组件的形状，它可能对聚乙烯衬垫边缘负荷增加起到一定作用。距骨侧圆柱形设计是为了模拟距骨关节面的自然特性。然而，STAR 组件在内外侧具有相同的弧度半径，造成了无法精确模拟距骨的自然特性，因为距骨是锥形的，其外侧弧度半径较大。Penner[20] 认为这将导致外侧韧带动态不平衡，因为置换后关节面外侧弧度半径将小于正常弧度半径。如果踝关节在中立背屈位达到良好平衡，就获得了平行的"背屈间隙"。而当踝关节跖屈时，外侧半径偏小会导致外侧关节间室较正常关节充填不足，就会产生外侧间隙大于内侧间隙的非平行"跖屈间隙"。因此，STAR 假体的圆柱形距骨几何学特性会造成"背伸间隙"和"跖屈间隙"的不匹配[20]。无论踝关节怎样良好平衡，轻度的韧带不平衡是无法避免的，会导致一定程度的聚乙烯衬垫边缘载荷增加。Laflamme 等证实在他们的研究中所有 16 例衬垫碎裂的病例中最大边缘载荷都出现在聚乙烯衬垫后内侧[20]，这些临床发现与上述理论完全一致。由于关节外侧"跖屈间隙"增大，而固有的内侧间隙较窄（由于内翻畸形发病率高以及内侧三角韧带相对强健），因此边缘负荷集中在内侧。此外，由于三角韧带和屈肌腱鞘的缘故，踝关节后内侧角是关节限制性最高的部分[20]。

使用组件的尺寸也是要考虑的因素，因为随着距骨解剖尺寸的增加，弧度半径也会增加。然而 STAR 假体的所有尺寸都是单一弧度半径，所用距骨侧假体尺寸越大，上述个体间的不平衡就会越严重。此外随着尺寸增大距骨侧组件会增宽，但聚乙烯衬垫不变，这会导致距骨侧组件相对于聚乙烯衬垫的杠杆力臂增加。患者作用于 TAR 上的力越大，冠状面杠杆力臂就越大，关节外侧跖屈不平衡就越显著[20]。这些因素综合起来就会导致聚乙烯衬垫边缘载荷和整体负荷增大。这与 Laflamme 等[21] 的发现一致，即男性、体重指数较大和术后功能较好（如术后运动过多）的患者发生聚乙烯衬垫碎裂的风险也较大[21]。

骨溶解后的囊性变是导致 STAR 假体失败的另一个隐患。在 TAR 领域，引起骨溶解囊性变的具体原因还存在争议。在全髋和全膝关节置换中，骨溶解继发于聚乙烯磨损已非常明确时，研究者们因此推测 TAR 中骨溶解也是此原因导致。然而，Koivu 等[27]发现自体踝关节置换失败的样本中仅发现很少量的聚乙烯磨损碎屑。作者认为 TAR 假体周围的骨溶解是由慢性异物炎症反应直接导致自体组织坏死激活 RANKL 通路所致，而并非假体来源的碎屑造成[27]。这个发现还没有得到重复，因此还不能被当作明确的证据。然而一些对使用 STAR 假体有经验的研究者发现，骨溶解囊性变在早期形成，经常发生在术后前 2 年，也提示了这个病理过程可能由其他潜在因素介导而并非聚乙烯磨损，因为聚乙烯磨损导致的骨溶解囊性变通常发生在置换数年后。Koivu[27]认为在 STAR 假体安装过程中，距骨需要 5 次截骨和 1 次中央鳍状结构开孔，这些可能造成热坏死而导致 RANKL 通路的激活。

综上所述，使用 STAR 假体进行 TAR 的临床结果总体良好，但是术后 9~10 年的假体生存率平均为 71%。STAR 系统失败可能是由于假体安装相关或假体设计相关因素导致。STAR 假体的多种设计特点可能导致载荷过大和聚乙烯衬垫碎裂。TAR 中骨溶解囊性变形成的机制还需要进一步的研究。在一些研究中上述这些因素均可能导致 STAR 假体的疗效较差和最终失败。

参考文献

[1] Brunner S, Barg A, Knupp M, et al. The Scandinavian total ankle replacement: long-term, eleven to fifteen-year, survivorship analysis of the prosthesis in seventy-two consecutive patients. J Bone Joint Surg Am, 2013,95(8):711-718.

[2] Kofoed H. Scandinavian total ankle replacement (STAR). Clin Orthop Relat Res, 2004,424:73-9.

[3] Crock HV. The bones of the foot. In: Crock HV, editor. The blood supply of the lower limb bones in man. Edinburgh: E & S Livingstone, 1967:72-79.

[4] Buechel Sr FF, Buechel Jr FF, Pappas MJ. Ten-year evaluation of cementless Buechel-Pappas meniscal bearing total ankle replacement. Foot Ankle Int, 2003,24(6):462-472.

[5] Kofoed H, Sorensen TS. Ankle arthroplasty for rheumatoid arthritis and osteoarthritis: prospective long-term study of cemented replacements. J Bone Joint Surg Br, 1998,80(2):328-332.

[6] Kofoed H. Cylindrical cemented ankle arthroplasty: a prospective series with long-term follow-up. Foot Ankle Int, 1995,16(8):474-479.

[7] Kofoed H, Lundberg-Jensen A. Ankle arthroplasty in patients younger and older than 50 years: a prospective series with longterm follow-up. Foot Ankle Int, 1999,20(8):501-506.

[8] Wood PL, Deakin S. Total ankle replacement. The results in 200 ankles. J Bone Joint Surg Br, 2003,85(3):334-341.

[9] Wood PL, Prem H, Sutton C. Total ankle replacement: mediumterm results in 200 Scandinavian total ankle replacements. J Bone Joint Surg Br, 2008,90(5):605-609.

[10] Karantana A, Hobson S, Dhar S. The scandinavian total ankle replacement: survivorship at 5 and 8 years comparable to other series. Clin Orthop Relat Res, 2010,468(4):951-957.

[11] Zhao H, Yang Y, Yu G, et al. A systematic review of outcome and failure rate of Scandinavian total ankle replacement. Int Orthop, 2011,35(12):1751-1758.

[12] Prissel MA, Roukis TS. Incidence of revision after primary implantation of the Scandinavian Total Ankle Replacement system: a systematic review. Clin Podiatr Med Surg, 2013,30(2):237-250.

[13] Anderson T, Montgomery F, Carlsson A. Uncemented STAR total ankle prostheses. Three to eight-year follow-up of fifty-one consecutive ankles. J Bone Joint Surg Am, 2003,85A(7):1321-1329.

[14] Mann JA, Mann RA, Horton E. STAR ankle: long-term results. Foot Ankle Int, 2011,32(5):S473-484.

[15] Nunley JA, Caputo AM, Easley ME, et al. Intermediate to long- term outcomes of the STAR Total Ankle Replacement: the patient perspective. J Bone Joint Surg Am, 2012,94(1):43-48.

[16] Jastifer JR, Coughlin MJ. Long-term follow-up of mobile bearing total ankle arthroplasty in the United States. Foot Ankle Int, 2015,36(2):143-150.

[17] Daniels TR, Mayich JD, Penner MJ. Intermediate to long-term outcomes of total ankle replacement with the Scandinavian Total Ankle Replacement (STAR). J Bone Joint Surg Am, 2015,97(11):895-903.

[18] Saltzman CL, Mann RA, Ahrens JE, Amendola

A, Anderson RB, Berlet GC, et al. Prospective controlled trial of STAR total ankle replacement versus ankle fusion: initial results. Foot Ankle Int, 2009,30(7):579-596.

[19] Wood PL, Sutton C, Mishra V, et al. A randomised, controlled trial of two mobile-bearing total ankle replacements. J Bone Joint Surg Br, 2009,91(1):69-74.

[20] Penner MJ, Laflamme M. The Scandinavian Total Ankle Replacement prosthesis: design and implementation pitfalls resulting in revision surgery. In: Haddad SL, editor. Total ankle arthroplasty. Rosemont, IL: American Academy of Orthopaedic Surgeons, 2015: 71-87.

[21] Laflamme M, Penner MJ, Mayich J, et al. Catastrophic polyethylene failure in the Scandinavian Total Ankle Replacement (STAR): an analysis of patient and implant-related factors. Am Orthop Foot Ankle Soc Annu Meeting Proc, 2012,2012:35-36.

[22] Haskell A, Mann RA. Perioperative complication rate of total ankle replacement is reduced by surgeon experience. Foot Ankle Int, 2004,25(5):283-289.

[23] Henricson A, Skoog A, Carlsson A. The Swedish Ankle Arthroplasty Register: an analysis of 531 arthroplasties between 1993 and 2005. Acta Orthop, 2007,78(5):569-574.

[24] Easley ME, Adams Jr SB, Hembree WC, et al. Results of total ankle arthroplasty. J Bone Joint Surg Am, 2011,93(15):1455-1468.

[25] Schimmel JJ, Walschot LH, Louwerens JW. Comparison of the short-term results of the first and last 50 scandinavian total ankle replacements: assessment of the learning curve in a consecutive series. Foot Ankle Int, 2014,35(4):326-333.

[26] Hintermann B, Valderrabano V. Total ankle replacement. Foot Ankle Clin, 2003,8(2):375-405.

[27] Koivu H, Mackiewicz Z, Takakubo Y, Trokovic N, Pajarinen J, Konttinen YT. RANKL in the osteolysis of AES total ankle replacement implants. Bone, 2012,51(3):546-552.

第33章　全踝关节置换失败后踝关节或胫-距-跟骨融合

Falk Mittag, Markus Wünschel

引　言

全踝关节置换术（TAR）是踝关节融合术的一种替代方案，具有较为满意的中期和长期疗效[1-3]，但另一方面，TAR的并发症发生率仍然高于全髋或全膝关节置换术。无菌性松动和感染是TAR失败的主要原因[2]。其他原因包括聚乙烯磨损、假体周围软组织问题、假体周围异位骨化、假体周围骨折、假体组件对位不良或假体周围无菌性骨溶解。

TAR失败的患者常表现为新近疼痛加重、踝部肿胀以及踝关节活动度降低。开始症状往往表现在行走时，后期在休息时也会出现。

我们需要拍摄踝关节和下肢X线片来评估可能出现的假体松动、组件磨损、骨缺损和骨溶解。下肢全长片可以发现下肢力线的改变。CT常被用来判定假体周围骨缺损的大小。

F. Mittag (✉)
Department of Orthopedic Surgery, University Tuebingen,
Hoppe-Seyler-Str. 3, Tuebingen 72076, Germany
e-mail: falk.mittag@med.uni-tuebingen.de

M. Wünschel, MD
Foot and Ankle Center Karlsruhe,
Waldstr. 67, Karlsruhe 76133, Germany
e-mail: wuenschel@ortho-zentrum.de

© Springer International Publishing Switzerland 2016
T.S. Roukis et al. (eds.), *Primary and Revision Total Ankle Replacement*,
DOI 10.1007/978-3-319-24415-0_33

在行翻修手术前必须排除假体周围潜在的感染。使用免疫抑制剂或一些疾病如糖尿病、肾衰竭、类风湿关节炎和肿瘤都会导致感染率升高[4, 5]。如果实验室检查和临床查体怀疑感染，就需要行踝关节穿刺。通过较长周期的穿刺液培养可能培养出病原菌，就可以给予特异性的抗生素治疗。穿刺液样本中白细胞计数高也能提示存在疑似感染。TAR术后急性感染病例有很大机会保留人工关节[6]，而对于慢性感染患者，通常要去除假体。

TAR术后如果需要翻修，由于踝关节区域可能存在广泛的骨缺损和软组织条件差，术者不得不面临艰难的挑战。由于距骨骨量少和血供不足，并非所有的病例都能进行踝关节置换翻修术。在这种情况下，使用自体或异体骨移植进行踝关节或胫-距-跟骨融合（TTC关节融合）成为替代永久支具或膝下截肢的一个选择。

适应证

踝关节或TTC关节融合的主要适应证是TAR松动伴有广泛骨量缺失，不具备再选择踝关节置换翻修术条件的患者。大多数感染病例在去除假体后也会选择关节融合。如果距骨有足够的骨量用于螺钉或钢板固定，且距下关节无疼痛和关节炎表现就可采用单纯踝关节融合，否则就要采用 TTC 关节融合。

禁忌证

当 TAR 术后出现爆发性或慢性感染时，不能一期采用踝关节或 TTC 关节融合。感染必须使用敏感抗生素治疗，多数患者需去除假体行关节清创术。软组织条件差和血流量减少的血管疾病是踝关节或 TTC 关节融合的相对禁忌证，对此类病例绝对不要低估伤口并发症、感染和骨融合失败的风险。如果患者同时伴有糖尿病、类风湿关节炎或使用免疫抑制剂，将增加感染和骨融合失败的风险。

另一方面，踝关节或 TTC 关节融合经常是膝下截肢前最后一个机会。

手术技术

术前选择的思路

TAR 失败后如果决定进行翻修手术，下一步就是确定假体是保留还是取出。这由以下几个因素决定：患者是否同时伴有上述疾病，骨量和骨质条件以及是否有合适的 TAR 假体用于翻修手术。由于踝关节特殊的解剖结构，对大多数患者来说最可靠的方法是去除假体后行 TTC 关节融合[7]。根据我们的经验，多数病例的距骨破坏严重，导致只能选择最常用的手术方式——胫 – 距 – 跟骨融合术。该术式最显而易见的优势是利用跟骨进行良好融合，这样健康的骨质加上多种来源和尺寸的移植骨，可被作为重建下肢长度的坚实基础。另一个优势是无论使用逆行髓内钉、螺钉或是钢板都可以安全地将骨移植物锚定，这些方法都有利于术后管理。

术前计划

为了了解局部骨的状况，拍摄踝关节和下肢负重位 X 线片是必须的（图 33.1）。如果临床需要，还可以拍摄下肢全长片。目的是确定力线的偏移和骨缺损情况，并测量翻修移植物的精确尺寸和长度。

如果存在巨大骨缺损，通过踝关节 CT 扫描来确定充填间隙的移植骨量是很有帮助的（图 33.2）。这需要提前做好充分准备，因为对一些病例仅使用自体髂骨移植是不够的，必须事先准备异体骨，最好是异体股骨头。

术前计划需要详尽地采集病史和仔细的临床检查。如果我们准备进行翻修，皮肤的条件和先前的手术切口是重要的因素。需要确认充足的血流量，否则可能会发生一些重大并发症，不仅包括需要移植带血管的皮瓣或在最坏情况下行膝下截肢，还包括延迟愈合或 Frank 骨不连。

如果怀疑存在感染，需要行踝关节穿刺取关节液培养。只有通过长达 6 周培养的微生物检测才能排除一些生长缓慢的细菌如布氏杆菌感染的可能，这种情况下就需要使用髓内钉固定来完成初次融合。在感染的情况下，推荐后文所述的一些不同做法。

术前需要告知患者使用自体骨移植可能出现邻近关节退变、双下肢不等长等情况，影响术后治疗计划，以及发生一般的手术风险如出血、输血、感染、瘀斑、神经损伤、不融合、骨折、植入物失败和翻修手术。

手术步骤

对于 TAR 失败后翻修的病例，我们更愿意使用髓内钉固定作为融合的方法，下面将详细介绍该技术。替代技术也将在后续相应章节提及。

我们喜欢让患者仰卧位，因为这是处理足踝的标准体位，能在直视下控制力线矫正。患者最终的体位由采用的内固定系统（如髓内钉系统）决定。对侧下肢也可做好消毒准备，这

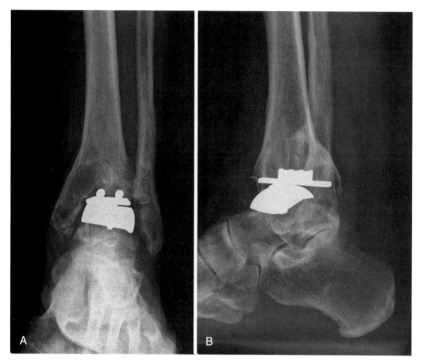

图 33.1　患者男性，70 岁，初次全踝关节置换术后 10 年，拍摄踝关节和下肢负重条件下正位（A）和侧位（B）X 线片。影像学资料显示，全踝置换假体明显松动并伴有大范围骨溶解，距骨侧和胫骨侧组件不匹配。衬垫位置处不透射和破坏情况清晰提示聚乙烯严重磨损

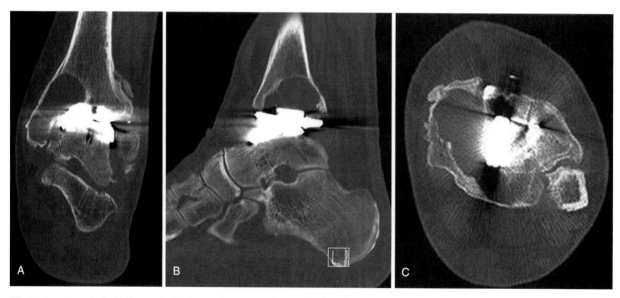

图 33.2　同一患者术前 CT 扫描（A~C）显示胫骨和距骨骨溶解区域的范围，特别是胫骨远端内侧，仅有很薄的一层完整骨壳

样可以直观地比较双下肢长度，当然也可以隔着手术单通过触诊来控制。

有必要常规消毒准备髂棘，这是计划自体骨移植的常用供骨区。同侧骨盆下用小方枕垫起，我们常选取踝关节外侧入路，这样非常利于手术操作。

足部需要自手术床向上抬起 15~20cm，这是髓内钉瞄准系统所要求的。为了术中更好地使用 C 型臂，对侧下肢需放低几厘米。

术者还需要决定是否使用止血带。在一些复杂的病例中，预期手术时间超过 120min，要么手术全程不使用止血带，要么使用过程中需要反复充放气，这样操作存在许多缺点。因此，对于绝大多数病例，只有在紧急时刻，我们才使用止血带。

在患者麻醉准备期间，即大约手术开始前半小时使用抗生素（如第二代头孢菌素）。如果手术持续时间长，通常在术野暴露 3h 或 4h 重复使用一次同等剂量的抗生素。下肢手术铺单至大腿，这样在手术过程中可以清晰地直视髌骨，可以帮助术者确认足踝的正确对线，这一点非常重要。

我们标准的手术入路是采用前外侧切口，即自外踝上方 8~10cm 起于腓骨偏后方竖直向下至距下关节后侧，再转向远端止于跗骨窦。这一入路可以根据具体情况而变化，允许充分暴露腓骨、踝关节和距下关节区域。

切口小心直达骨骼，特别需要注意分离

保护偶尔在这一区域内出现的腓肠神经。接下来为暴露踝关节需行腓骨远端截骨，有几种不同的做法。在采用髓内钉固定的病例中，腓骨远端并不需要重新固定以增加踝关节的稳定性，因此所截骨质可以被用作骨移植。腓骨截骨水平位于关节线近端大约 6cm 处，去除相连软组织包括下胫腓联合和外侧副韧带，取下骨质储存于器械台上的湿润外科海绵中以备后续使用。

此时内植物或其残留物就进入视野（图 33.3A）。如果尚未显露，可在术中取深层组织培养以排除感染。需要针对内植物的不同部分以及磨损碎屑和假体周围界膜取多点组织培养，如果存在细菌就可以提高细菌培养的阳性率。

为了更好地显露关节，通常使用骨凿和手术钳去除衬垫，这时就可以用骨凿小心地去除距骨和胫骨侧假体，这是最需要小心处理的步骤，因为操作不细致可能会破坏健康的骨质或造成骨折。去除距骨侧假体时尤需小心，因为距骨本身骨量较少，经过初次 TAR 后骨质已经变得脆弱。如果术前 CT 扫描已经发现有巨大骨缺损、骨囊性变和皮质骨薄弱，就需要更加谨慎。

最终去除假体后，术者需要彻底地清创，去除关节周围的瘢痕，这类组织通常由于存在金属磨屑而呈现暗灰色（图 33.3B）。滑膜切除后使用脉冲冲洗系统灌洗关节区域，去除坏

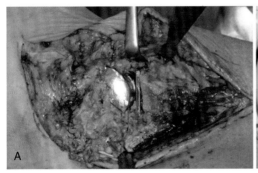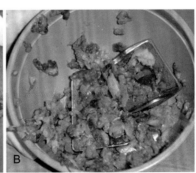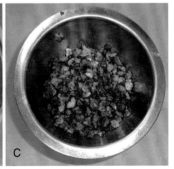

图 33.3 A.进入踝关节后的术中情况，可见由聚乙烯磨损产生的灰黄色磨屑组织。注意胫骨内侧和胫骨侧组件之间的间隙，未见嵌入的衬垫。B.去除植入的假体组件和大量磨屑。C.确认无聚乙烯嵌入物残留。将部分腓骨和髂棘自体骨移植物修整成颗粒状，将踝关节和距下关节间隙填充并嵌实

死骨质，暴露残存的胫骨和距骨表面，用钻和小凿打眼来判定可保留的骨量。

接下来处理距下关节。从外侧暴露关节后，应用板状牵开器牵开间隙有利于直视关节面。用骨凿和咬骨钳去除关节软骨和硬化骨（图33.4A）。此时可以准备融合关节，我们需要决定如何进行骨移植以及采取何种移植方式。通常情况下截取的腓骨远端作为植骨来源已经足够，将其劈成充足长度的双皮质骨条以供植骨，确切植入关节间隙的步骤将随后完成。如果桥接距离过长或需要三面皮质骨移植，可以从髂棘处取自体骨或利用异体股骨头来植骨。

接下来我们通过金属导针和术中C型臂透视来确定理想的进针点，准备置入髓内钉。踝关节侧位和轴位的影像允许精确标记髓内钉

理想的进针点，这是非常重要的步骤。确定进针点后，髓内钉的方向也基本确定，只能在很小的范围内调整。将踝关节置于矫正后的正确位置非常重要，可以通过使用导针和术中C型臂来确定。我们还必须检查导针近端的位置，特别是选择较长的髓内钉时。

皮肤在两条相交轴线处纵行切开，并向远近端各延伸2cm。进一步钝性切开至骨面，通常需要分离足底筋膜。插入导向套筒以保护软组织和内侧的血管神经束，导针自跟骨进针，通过距骨插入胫骨干。再次经术中C型臂于各个平面确认位置，这充分说明此步骤的重要性。如果位置满意，在跟骨上用直径0.5mm的扩髓钻开始逐步扩大至准备使用的髓内钉直径，推荐过度扩髓至少1mm以便于髓内钉的插入。

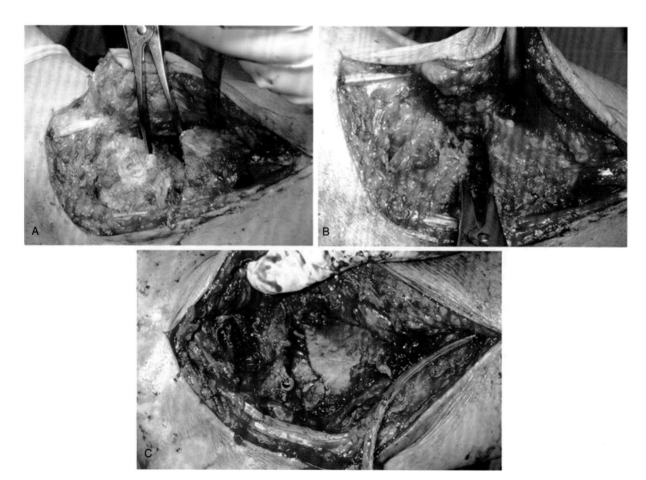

图33.4　A.去除假体并彻底清创后用骨凿和钻将距骨、胫骨及距下关节的硬化区凿去，自体骨移植充填在关节间隙。B.自髂棘处取3面皮质的自体骨和松质骨，以及颗粒骨充填至间隙，并确认关节深部填充完全。C.置入髓内钉后将3面皮质的骨移植物插入。拧入锁定钉（特别是距骨锁定钉），关节间隙填充入事先取得的3面皮质的自体骨移植物

将髓内钉安装至瞄准装置后自跟骨插入。因为绝大多数可用于 TTC 关节融合的逆行髓内钉都是内置 5°~7° 外翻的解剖设计，为了获得满意的疗效，插入深度和精确的旋转角度都非常重要，所有这些均需术中 C 型臂强化影像确认。接下来拧入锁定钉，这一步很大程度上要基于选择的内植物类型[8]，我们的病例使用的是 T2 踝关节融合髓内钉系统（Stryker Trauma, Schonkirchen, Germany）。

从钉孔内锁入距骨锁定钉和近端的胫骨锁定钉，取自自体或定制的骨移植物充填在踝关节间隙髓内钉旁。取两面或三面皮质骨的骨移植物用于桥接去除假体后所留下的间隙以增加稳定性。额外的骨块被用来充填残留的小型腔隙（图 33.4B、C），此时需要与对侧比较下肢长度。自髓内钉远端钉孔顺时针拧入所谓的挤压螺钉对胫距关节产生加压。这一加压作用是通过椭圆形孔槽中缓慢拧入的距骨螺钉向胫骨移动获得的。

需要注意的是，术者要小心不要通过距骨截骨或造成距骨骨折，一旦髓内钉和植骨位置满意，则拧入锁定钉。此时距下关节也获得挤压作用，接下来在跟骨上拧入两枚锁定螺钉。现在可去除瞄准装置，于髓内钉末端拧入封闭螺钉。术中需要使用 C 型臂最终确认位置满意，这时踝关节已被稳定固定在 90° 位置。仔细检查骨移植物被正确插入并嵌压至距骨和胫骨间，完成最后的调整。彻底冲洗伤口，放置 1~2 根引流管并逐层闭合切口。闭合后应用无菌敷料加压包扎，在出手术室前用下肢后侧石膏托固定。

术后处理

患者卧床制动 2d 后，给予第一次换药并去除引流管。此后患者可挂拐负部分体重（20~30Ib；1Ib ≈ 0.454kg）活动。通常患者可在术后 5~7d 出院，术后 14~21d 拆线。根据患者的依从性，可使用圆柱形支具或继续使用石膏托。

部分负重 6 周后复查 X 线片。根据患者

局部的稳定牢固程度来决定在新支具或石膏托保护下负重活动。只要使用支具或石膏托，就要预防深静脉血栓。只有在影像学检查显示有延迟愈合倾向的病例中才需要去除锁定钉给予动态加压。术后 12 周患者就应该完全负重活动，此时需要再次复查 X 线片并同意患者去除支具或石膏托（图 33.5A、B）。很少人需要取除内固定，只有年轻患者或存在症状者至少术后 1 年影像学检查证实关节完全融合才可以考虑取出内固定。如果需要，患者可能要穿着改良的或带有独特摇杆的矫形鞋。

特殊情况和替代技术

对于感染病例，还有一些操作方案[9-11]。这类患者的首要目的是消除关节内的细菌感染。因此为了给予感染患者强力而有效的抗生素治疗，进行微生物学检测是绝对必要的。一旦 TAR 假体被去除，关节被精确清创和灌洗，感染后关节融合就需要使用外固定架。这无疑是一种姑息做法，因为在这种情况下进行骨移植是不可能的，这只是众多缺点之一。对大多数全膝或全髋置换术后感染病例，最好使用伤口负压治疗系统和反复清创。为控制感染，可

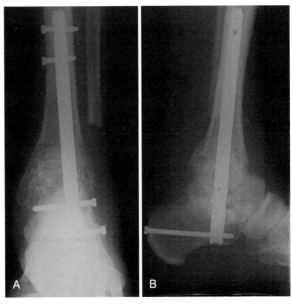

图 33.5　术后 3 个月患者负重条件下正位（A）和侧位（B）X 线片显示胫 – 距 – 跟骨融合牢固。影像学检查还能分辨出颗粒状及三面皮质的自体骨移植物，踝关节高度已恢复

以应用抗生素骨水泥占位器。如果术后 6~7 周行关节穿刺液培养为阴性（需提前停用抗生素 1 周），就可以使用上述的髓内钉系统。

因为用于 TTC 关节融合的逆行髓内钉系统仅数年前才用于临床，之前术者只能使用不同的手术技术包括螺钉和不同的钢板或组合使用[12]。如前所述，在去除假体后很少情况下仅行单纯踝关节融合就已足够。本章节已重点强调了需关注距下关节的情况。如果存在退变，就需要考虑行 TTC 关节融合。

当翻修手术选择踝关节融合时，需要考虑以下几点：腓骨远端应该保留并固定在胫骨和距骨外侧以增加基本稳定性；部分腓骨也可用来植骨；应该尽可能不破坏骨关节周围的血供；因此可能的情况下整个手术过程中腓骨保留在原位。我们喜欢采用 7.0mm 空心自攻螺钉，有时配合（锁定）钢板固定腓骨远端，特别是需要填充的间隙较大时。当前市场上有许多可供使用的特殊钢板。

如上所述，我们认为用于 TTC 关节融合的内固定系统中最稳定的还是逆行加压髓内钉系统。TTC 关节融合当然也可采用钢板固定（如接骨板、L 型或 T 型钢板），很多发表的文献报道了很好的临床效果[13, 14]。

经验和陷阱

经 验

（1）行 TTC 关节融合时，髓内钉系统相对于螺钉固定更稳定可靠，特别是患者同时存在糖尿病或类风湿关节炎等严重影响骨质量的疾病时[15]。

（2）患者的正确体位非常重要，主要根据术者选择的特定内固定系统的要求来确定。

（3）对一些病例为获得关节融合所要求的充分骨接触，切除内踝是必要的。

（4）为便于髓内钉插入，推荐增加扩髓至少 1mm。

（5）踝关节融合时重新固定腓骨远端能增加稳定性，部分腓骨远端也可用作骨移植。

易犯的错误

（1）跟骨足底的正确进针点非常重要。用笔标记理想的进针点，插入导针后再用术中影像系统检查。进行这些操作时，踝关节必须放在矫正的位置上，因此后再也不能重新调整髓内钉或后足的方向。

（2）拧入髓内钉的锁定钉前须确定踝关节旋转位置正确。

（3）对一些踝关节融合病例使用自攻部分螺纹钉时，有必要将带螺纹的部分超过融合区域以获得足够的加压作用。

（4）软组织处理不好将增加并发症发生率，如果可能应采取先前手术使用的踝关节入路。

文献回顾

使用逆行髓内钉的解剖学考虑、并发症和手术技术

如"手术技术"章节所述，手术的主要目的之一就是获得完美的后足和 TTC 复合体对线。这会面临一些变化因素如髓内钉进针点、骨支撑力和所涉及骨骼的中心轴线。Hyer 等[16]的尸体研究中发现如果采用直的髓内钉顺行插入胫骨，它将通过距骨中线的外侧和跟骨内侧靠近载距突处，这将导致骨支撑力丢失。为了改善这种情况，带有外翻弧度的髓内钉随之应用于临床。Marley 等[17]回顾性研究比较了直的和带弧度的髓内钉，发现自带外翻和较长的髓内钉有利于更好地保持胫骨中立位，导致较少的皮质骨应力反应。Richter 等[18]在尸体骨上比较了两种不同髓内钉系统后发现它们在稳定性上的差异：虽然作者得出了两个系统均有充分的初始稳定性的结论，但带有两枚跟骨锁定钉的髓内钉系统的稳定性更佳。

在跟骨的理想进针点方面，Knight 等[19]

推荐跟骨外侧柱这个偏外侧的进针点，这样有利于保护神经血管束。2014 年 Rausch 等[20]在尸体研究中描述了 TTC 关节融合的 3 种不同的手术入路，他们发现内侧和后外侧入路与标准经腓骨入路相比，更有利于清除软骨，但同时损伤神经血管结构的风险更大[20]。

髓内钉固定 TTC 关节融合术后常见的并发症包括未融合、植入物突出、局部慢性疼痛、植入物周围骨折、深部感染和膝下截肢[21]。文献描述了不同的方法使用特定的材料，而不是通过骨移植来恢复后足高度，这样减少了供骨区相关并发症。尽管一些作者通过小样本研究报道了良好的临床结果[22-25]，但 Carlsson[26] 也描述了使用钛笼融合器不成功的病例。

Rammelt 等[27] 报道了 24% 的具有多重适应证的 TTC 关节融合患者至少出现 1 种并发症，不融合率为 16%[27]。DeVries 等[28] 的回顾性研究显示 TTC 关节融合术后截肢的风险与糖尿病史、翻修手术、术前皮肤溃疡和年龄相关。179 例有相关伴发疾病的患者（包括多种不同适应证）中有 11.8% 在 TTC 关节融合术后接受了截肢。

使用逆行髓内钉固定的胫 – 距 – 跟骨融合术

近年来临床上发展了不同逆行髓内钉系统用于矫正后足问题。随着髓内钉内固定系统设计适应不同定位点需求[29, 30]，即使存在复杂的解剖状况，现在术者也广泛使用这些特定的内固定系统[7, 8, 31-37]。

仅有一些公开发表的文献关注 TAR 失败后使用髓内钉固定行 TTC 关节融合，其中Thomason 和 Eyres[38] 系统观察了 3 例患者并随访 32 个月，他们采用股骨头异体骨移植髓内钉固定获得了优良的临床效果。

Schill 等[29] 采用 TTC 关节融合方法治疗了 15 例患者，融合率高达 93%，平均美国足踝外科协会后足 – 踝评分（AOFAS）为 58 分[29]。Henricson 和 Rydholm[23] 使用金属融合器和异体骨移植治疗 13 例患者的融合率高达 100%。

Pelton 等[39] 报道了他们使用髓内钉完成 TTC 关节融合的结果，术后平均 3.7 个月的融合率为 88%。Donnenwerth 和 Roukis[40] 系统性回顾了关于 TAR 失败后使用逆行髓内钉完成 TTC 关节融合的文献，包括符合纳入标准的 6 篇研究论著中共 62 例踝关节病例。他们总结道：由于不融合率为 24.2% 和整体并发症发生率高达 62.3%，使用髓内钉固定的 TTC 关节融合手术应由有经验的术者完成，虽然改良 AOFAS 后足 – 踝评分为 67.6 分，但结果仍令人满意。

替代技术

当所选的 TAR 失败病例准备翻修时，使用螺钉和钢板固定或外固定架技术进行踝关节融合或 TTC 关节融合是可能的，文献描述了一些不同的技术和方法[12, 15, 41-45]。

Culpan 等[46] 使用螺钉或桥接钢板进行关节融合治疗 TAR 失败病例，16 例中的 15 例获得成功。AOFAS 后足 – 踝评分由 31 分提高至 70 分，患者满意率高。作者推荐对于类风湿关节炎病例还是应使用髓内钉固定。

Hopgood 等[47] 采用螺钉固定（胫距关节和 TTC 融合）或髓内钉系统（TTC 融合）治疗了 23 例患者，有 17 例融合。他们建议类风湿关节炎病例应使用髓内钉固定，对于 TTC 关节融合使用螺钉固定的临床结果让人沮丧。

Doets 等[14] 研究分析了 18 例患者 [15 例为炎性关节病（inflammatory joint disease, IJD）]，发现 IJD 可能导致很高的不融合率。钢板固定可用于踝关节融合，7 例患者的融合率高达 100%。Berkowitz 等[48] 比较了两组 TAR 失败后胫距关节和 TTC 关节融合的病例。他们发现 TTC 关节融合的首要风险就是距下关节不融合。两种技术均可显著提高 AOFAS 后足 – 踝评分。

Deleu 等[13] 发表的文章中报道了通过踝关节融合（n=5）或 TTC 关节融合（n=12）治疗 TAR 失败后的患者 17 例。整体融合率为 76.5%，其中踝关节融合组中利用螺钉钢板固定的病例融合率为100%。Zarutsky等[49]采用环状外固定架固定完成踝关节融合的方法对比治疗了43例患者。虽然患者的融合率为80.5%且68.3%的病例临床效果良好，但重大并发症发生率也高达51.2%。

总　结

由于过多的骨量丢失，TAR失败后再次行置换翻修术往往不可能或存在重大风险。因此自体或异体骨移植的TTC关节融合是一个可行的挽救措施。虽然相对较少的文献报道了这项技术，但整体临床效果良好。因为使用逆行髓内钉固定进行TTC关节融合具有一定的挑战，所以建议由有经验的术者来完成。

参考文献

[1] Guyer AJ, Richardson G. Current concepts review: total ankle arthroplasty. Foot Ankle Int, 2008,29(2):256-264.

[2] Krause FG, Windolf M, Bora B, et al. Impact of complications in total ankle replacement and ankle arthrodesis analyzed with a validated outcome measurement. J Bone Joint Surg Am, 2011,93(9):830-839.

[3] Valderrabano V, Pagenstert G, Horisberger M, et al. Sports and recreation activity of ankle arthritis patients before and after total ankle replacement. Am J Sports Med, 2006,34(6):993-999.

[4] Lentino JR. Prosthetic joint infections: bane of orthopedists, challenge for infectious disease specialists. Clin Infect Dis, 2003,36(9):1157-1161.

[5] Pietsch M, Wenisch C, Hofmann S. Treatment of infected total knee arthroplasty. 2-5-year results following two-stage reimplantation. Orthopade, 2009,38(4):348-354.

[6] Giulieri SG, Graber P, Ochsner PE, et al. Management of infection associated with total hip arthroplasty according to a treatment algorithm. Infection, 2004,32(4):222-228.

[7] Kotnis R, Pasapula C, Anwar F, et al. The management of failed ankle replacement. J Bone Joint Surg Br, 2006,88(8):1039-1047.

[8] Thomas RL, Sathe V, Habib SI. The use of intramedullary nails in tibiotalocalcaneal arthrodesis. J Am Acad Orthop Surg, 2012,20(1):1-7.

[9] Wapner KL. Salvage of failed and infected total ankle replacements with fusion. Instr Course Lect, 2002,51:153-157.

[10] Berkowitz MJ, Sanders RW, Walling AK. Salvage arthrodesis after failed ankle replacement: surgical decision making. Foot Ankle Clin, 2012,17(4):725-740.

[11] Kappler C, Staubach R, Abdulazim A, et al. Hindfoot arthrodesis for post-infectious ankle destruction using an intramedullary retrograde hindfoot nail. Unfallchirurg, 2014,117(4):348-354.

[12] Ritter M, Nickisch F, DiGiovanni C. Technique tip: posterior blade plate for salvage of failed total ankle arthroplasty. Foot Ankle Int, 2006,27(4):303-304.

[13] Deleu PA, Devos BB, Maldague P, et al. Arthrodesis after failed total ankle replacement. Foot Ankle Int, 2014,35(6):549-557.

[14] Doets HC, Zurcher AW. Salvage arthrodesis for failed total ankle arthroplasty. Acta Orthop, 2010, 81(1):142-147.

[15] Kitaoka HB, Romness DW. Arthrodesis for failed ankle arthroplasty. J Arthroplasty, 1992,7(3):277-284.

[16] Hyer CF, Cheney N. Anatomic aspects of tibiotalocalcaneal nail arthrodesis. J Foot Ankle Surg, 2013, 52(6):724-727.

[17] Dominic MW, Tucker A, McKenna S, et al. Prerequisites for optimum centering of a tibiotalocalcaneal arthrodesis nail. Foot Ankle Surg, 2014, 20(3):215-220.

[18] Richter M, Evers J, Waehnert D, et al. Biomechanical comparison of stability of tibiotalocalcaneal arthrodesis with two different intramedullary retrograde nails. Foot Ankle Surg, 2014,20(1):14-19.

[19] Knight T, Rosenfeld P, Tudur JI, et al. Anatomic structures at risk: curved hindfoot arthrodesis nail-a cadaveric approach. J Foot Ankle Surg, 2014,53(6):687-691.

[20] Rausch S, Loracher C, Frober R, et al. Anatomical evaluation of different approaches for tibiotalocalcaneal arthrodesis. Foot Ankle Int, 2014, 35(2):163-167.

[21] Fenton P, Bali N, Matheshwari R, et al. Complications of tibio-talar-calcaneal fusion using intramedullary nails. Foot Ankle Surg, 2014,20(4):268-271.

[22] Bullens P, de Waal MM, Louwerens JW. Conversion of failed ankle arthroplasty to an arthrodesis. Technique using an arthrodesis nail and a cage filled with morsellized bone graft. Foot Ankle Surg,

2010,16(2):101-104.

[23] Henricson A, Rydholm U. Use of a trabecular metal implant in ankle arthrodesis after failed total ankle replacement. Acta Orthop, 2010,81(6):745-747.

[24] Horisberger M, Paul J, Wiewiorski M, et al. Commercially available trabecular metal ankle interpositional spacer for tibiotalocalcaneal arthrodesis secondary to severe bone loss of the ankle. J Foot Ankle Surg, 2014,53(3):383-387.

[25] Sagherian BH, Claridge RJ. Salvage of failed total ankle replacement using tantalum trabecular metal: case series. Foot Ankle Int, 2015,36(3):318-324.

[26] Carlsson A. Unsuccessful use of a titanium mesh cage in ankle arthrodesis: a report on three cases operated on due to a failed ankle replacement. J Foot Ankle Surg, 2008,47(4):337-342.

[27] Rammelt S, Pyrc J, Agren PH, Hartsock LA, Cronier P, Friscia DA, et al. Tibiotalocalcaneal fusion using the hindfoot arthrodesis nail: a multicenter study. Foot Ankle Int, 2013,34(9):1245-1255.

[28] DeVries JG, Berlet GC, Hyer CF. Predictive risk assessment for major amputation after tibiotalocalcaneal arthrodesis. Foot Ankle Int, 2013,34(6):846-850.

[29] Schill S. Ankle arthrodesis with interposition graft as a salvage procedure after failed total ankle replacement. Oper Orthop Traumatol, 2007,19(5-6):547-560.

[30] Johl C, Kircher J, Pohlmannn K, et al. Management of failed total ankle replacement with a retrograde short femoral nail: a case report. J Orthop Trauma, 2006,20(1):60-65.

[31] Bussewitz B, DeVries JG, Dujela M, et al. Retrograde intramedullary nail with femoral head allograft for large deficit tibiotalocalcaneal arthrodesis. Foot Ankle Int, 2014,35(7):706-711.

[32] Tenenbaum S, Coleman SC, Brodsky JW. Improvement in gait following combined ankle and subtalar arthrodesis. J Bone Joint Surg Am, 2014, 96(22): 1863-1869.

[33] Tenenbaum S, Stockton KG, Bariteau JT, et al. Salvage of avascular necrosis of the talus by combined ankle and hindfoot arthrodesis without structural bone graft. Foot Ankle Int, 2015,36(3):282-287.

[34] Jeng CL, Campbell JT, Tang F.Y, et al. Tibiotalocalcaneal arthrodesis with bulk femoral head allograft for salvage of large defects in the ankle. Foot Ankle Int, 2013,34(9):1256-1266.

[35] Burks JB. Tibiotalocalcaneal arthrodesis. Clin Podiatr Med Surg, 2012,29(4):529-545.

[36] Budnar VM, Hepple S, Harries WG, et al. Tibio-talocalcaneal arthrodesis with a curved, interlocking, intramedullary nail. Foot Ankle Int, 2010, 31(12):1085-1092.

[37] Jehan S, Shakeel M, Bing AJ, et al. The success of tibiotalocalcaneal arthrodesis with intramedullary nailing¡ªa systematic review of the literature. Acta Orthop Belg, 2011,77(5):644-651.

[38] Thomason K, Eyres KS. A technique of fusion for failed total replacement of the ankle: tibio-allograft-calcaneal fusion with a locked retrograde intramedullary nail. J Bone Joint Surg Br, 2008,90(7):885-888.

[39] Pelton K, Hofer JK, Thordarson DB. Tibiotalocalcaneal arthrodesis using a dynamically locked retrograde intramedullary nail. Foot Ankle Int, 2006, 27(10):759-763.

[40] Donnenwerth MP, Roukis TS. Tibio-talo-calcaneal arthrodesis with retrograde compression intramedullary nail fixation for salvage of failed total ankle replacement: a systematic review. Clin Podiatr Med Surg, 2013,30(2):199-206.

[41] Kitaoka HB. Fusion techniques for failed total ankle arthroplasty. Semin Arthroplasty, 1992,3(1):51-57.

[42] Carlsson AS, Montgomery F, Besjakov J. Arthrodesis of the ankle secondary to replacement. Foot Ankle Int, 1998,19(4):240-245.

[43] DiDomenico LA, Thomas ZM. Use of femoral locking plate for salvage of failed ankle arthoplasty after trauma. J Foot Ankle Surg, 2013,52(3):397-401.

[44] Jehan S, Hill SO. Operative technique of two parallel compression screws and autologous bone graft for ankle arthrodesis after failed total ankle replacement. Foot Ankle Int, 2012,33(9):767-771.

[45] Lui TH. Tibiotalocalcaneal arthrodesis with combined retrograde intramedullary nail and lateral L-plate. J Foot Ankle Surg, 2012,51(5):693-695.

[46] Culpan P, Le SV, Piriou P, Judet T. Arthrodesis after failed total ankle replacement. J Bone Joint Surg Br, 2007,89(9):1178-1183.

[47] Hopgood P, Kumar R, Wood PL. Ankle arthrodesis for failed total ankle replacement. J Bone Joint Surg Br, 2006,88(8):1032-1038.

[48] Berkowitz MJ, Clare MP, Walling AK, et al. Salvage of failed total ankle arthroplasty with fusion using structural allograft and internal fixation. Foot Ankle Int, 2011,32(5):S493-502.

[49] Zarutsky E, Rush SM, Schuberth JM. The use of circular wire external fixation in the treatment of salvage ankle arthrodesis. J Foot Ankle Surg, 2005,44(1):22-31.

第 34 章 踝关节融合及畸形愈合转换为全踝关节置换

Jason George DeVries, Christopher F. Hyer, Gregory C. Berlet

引 言

终末期踝关节炎是一种灾难性疾病，对于患者的生活质量有显著负面效应[1]。如果患者的保守治疗失败又无关节保留手术的指征，那么他们只能在踝关节融合（ankle Arthrodesis，AA）或全踝关节置换（TAR）间选择。在北美，AA 是历史上治疗踝关节骨关节炎的"金标准"。AA 提供了一个可预测的手术方案，因为它几乎适用于所有类型的踝关节炎，包括绝大多数病因、患者人群和畸形类型。这种可预测性主要表现在对手术疗效的预判上，包括好和不好的结果[2-5]，但一个关键的概念需要牢记，就是对于所有患

J. G. DeVries, DPM (✉)
Department of Orthopedic Surgery, BayCare Clinic,
501 N. 10th Street, Manitowoc, WI 54220, USA
e-mail: jdevries@baycare.net

C. F. Hyer, DPM, MS, FACFAS
Orthopedic Foot and Ankle Center, Westerville, OH USA

Grant Medical Center Podiatric Medicine and Surgical Residency,
Columbus, OH, USA
e-mail: ofacresearch@orthofootankle.com

G. C. Berlet, MD, FRCSC
Orthopedic Foot and Ankle Center, Westerville, OH, USA
e-mail: gberlet@gmail.com

© Springer International Publishing Switzerland 2016
T.S. Roukis et al. (eds.), *Primary and Revision Total Ankle Replacement*,
DOI 10.1007/978-3-319-24415-0_34

者，即使是良好的融合位置和成功的植骨愈合也不能保证满意的疗效。总体来说，AA 术后与 TAR 相比，在步速、步幅和协调性方面严重影响了步态的正常[6]。对于一些患者来说，僵直踝的功能丧失已经超过牢固融合疼痛缓解所带来的好处。对于另外一些曾经耐受良好的融合患者，可能由于融合后应力增加导致邻近关节发生骨关节炎或损伤相关的创伤性关节炎而再次出现疼痛。这类融合患者可以考虑接受再次手术转换成全踝关节置换。此外，融合失败或融合术后畸形愈合的患者也可转换成 TAR。

踝关节融合术后转换为全踝关节置换

随着关节外科医生和患者对初次 TAR 的接受度越来越高，AA 的观念慢慢被替代，以 TAR 方式进行的翻修逐渐发展起来。确实，将一个僵直固定的踝关节恢复成活动度接近正常的关节是具有诱惑力的。一些患者，特别是年轻时就接受 AA 的，可能将 TAR 作为首选方案。这个想法也是来源于其他关节的尝试。全髋和全膝关节置换术后良好的疗效促使以往的研究者去评估关节融合或关节强直转换为关节置换的可行性。多项研究显示，过去融合或固定的髋[7, 8]和膝[9, 10]确实能以关节置换的方式翻修，并能通过截骨恢复更接近正常的关节运动学。

基于其他关节融合术后翻修的可行性，踝关节再融合的难度和并发症以及保留关节活动度的已知优势，AA 替换为 TAR 是顺理成章的。

　　AA 转换为 TAR 适应证的证据来自有限的同行评议文献。一般来说，大家公认融合位置良好、功能满意而无疼痛的 AA 不能因希望恢复踝关节活动度行 TAR 翻修。因为存在潜在的并发症和术后疼痛，所以无症状 AA 患者希望防止将来的一些并发症或单纯希望改善功能和步态而翻修时应要格外慎重。

　　然而，AA 术后存在明确疼痛的患者有翻修和转换成 TAR 的指征。此类病例包括踝关节在任何平面超过 10° 的畸形愈合，这将导致疼痛和功能障碍；继发性关节炎伴有邻近关节，特别是距下关节、距舟关节和跗跖关节的严重疼痛（图 34.1）以及 AA 术后踝关节未融合。其他适应证还包括 AA 术后距下关节未融合，因为 AA 术后距下关节承担的应力增加可能会降低关节融合率。踝关节活动度的恢复可以分担卸载这部分应力，从而增加距下关节融合率和缓解疼痛（图 34.2）。最后，AA 术后后足对线不良导致胫腓骨应力骨折也被认为是 AA 翻修转换为 TAR 的一个适应证[11-14]。

　　手术禁忌证很大程度上与初次 TAR 的禁忌证相似，包括难以纠正的严重对线不良，难

以纠正的软组织不稳定，周围血管疾病和（或）神经病变，沙尔科（Charcot）关节，深部感染和骨髓炎，以及慢性疼痛。活动要求高和缺血坏死的患者也被排除在 TAR 之外。具体地说，如果之前的操作导致软组织损害（如前方皮瓣），妨碍了必要的手术入路或导致显著的下肢不等长，将成为 TAR 转换的禁忌证。此外，这里还描述了几个独特的仅针对 AA 术后转换成 TAR 的禁忌证，其中最重要的是由于既往行关节融合时曾行腓骨截骨而造成的腓骨远端缺失（图 34.3）。一些作者曾尝试重建腓骨远端，但即使如此这也是转换成 TAR 的一个相对禁忌证。另一个需要考虑的是融合时间，由于长时间固定踝关节周围软组织可能出现显著的萎缩或难以纠正的挛缩[11-14]。

　　成功完成如此困难手术的关键是仔细完善的术前计划。要细致回顾患者的治疗史，需要认真评估任何复杂的并发症，权衡潜在的益处和存在的风险。患者和术者双方都应该对此手术保持清醒的理解和认识，并积极参与决策过程。需仔细评估先前的切口和潜在的血管损害以确定要采取的手术入路。还要评估后足的活动度，对于 AA 未融合的病例，任何关节的活动度以及先前的内固定范围和位置均应被记录。需要认真评估冠状面、矢状面和横断面上

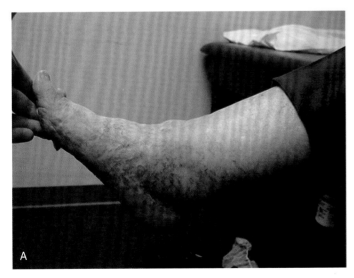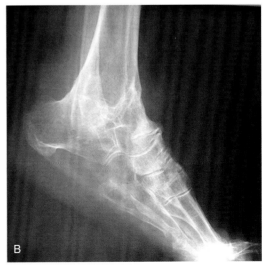

图 34.1　踝关节和距下关节跖屈位畸形愈合的临床照片显示踝关节显著水肿和固定的马蹄足畸形。A. 侧位照片显示踝关节和距下关节固定畸形愈合于严重跖屈位。B. 侧位 X 线片显示距舟关节也呈现显著的关节炎

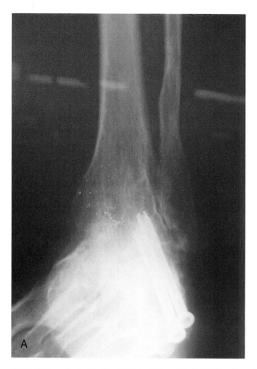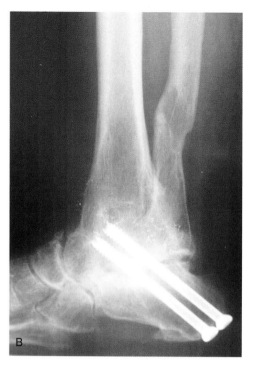

图34.2　负重条件下踝穴位（A）和侧位（B）X线片显示既往踝关节融合术后距下关节未融合。总体来说关节融合位置良好，骨量条件好，内外踝保留且外侧沟存在。行距下关节再融合并将踝关节融合转换为踝关节置换，从而减少了通过距下关节的应力

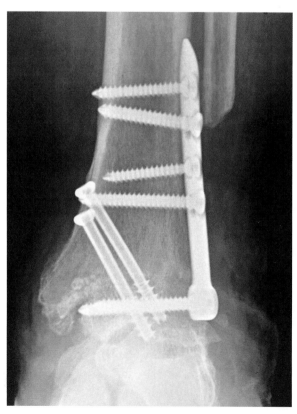

图34.3　踝关节正位X线片显示既往采用完全腓骨截骨、外侧钢板固定的方式融合踝关节。这是踝关节融合后转换成TAR的禁忌证

畸形的临床表现，并与影像学资料进行对比。诊断性封闭可以用来确定疼痛的来源。最后，还应评估双下肢不等长的情况。

　　完成临床检查后，需要对患者进行影像学评估，至少需要拍摄受累足踝的负重位X线片及下肢全长跟骨对线位或Saltzman位片[15]。邻近关节退变的存在和后足关节炎也可通过影像学检查来判断。残留的骨骼解剖需要借助可确定的解剖标志来评估，腓骨的存在或缺失是一个非常重要的参数。通过残留的解剖标准来确认踝关节线水平，特别是内外侧沟（图34.4）。与对侧负重位踝关节X线片对比也很有帮助。这些都有助于确定关节线的水平和位置，对于确认合适的假体位置也有意义。同时还应推广其他影像学检查方法，包括下肢全长片，有助于评估下肢长度、关节近端对线和条件。如果评估困难，就需要应用更先进的影像学检查方法。CT能准确评估骨小梁通过融合位置的情况，特别是对于未融合或部分融合的病例，还能提供残存后足骨质的准确影像（图

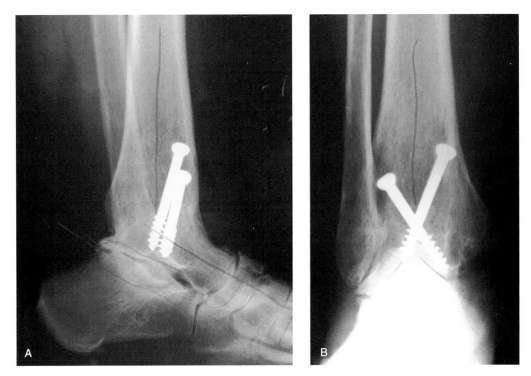

图34.4　踝关节融合翻修前的侧位(A)和正位(B)X线片,显示:踝关节融合固定,内外踝保留,外侧沟存在。踝关节融合在跖屈位,有证据表明距下关节后侧关节面骨关节炎,以及舟骨背侧部分关节面陈旧性撕脱骨折

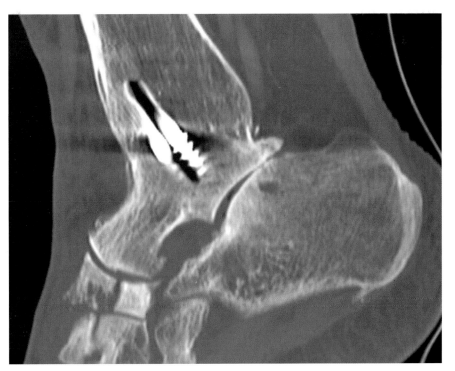

图34.5　CT矢状面影像清晰显示踝关节融合满意,有骨小梁通过融合区域;同时还显示距下关节后侧面硬化,呈关节炎表现。舟骨骨折,距舟关节间隙存在

34.5）。MRI 对于评估骨髓水肿和残留骨关节的血运非常重要。如果先前手术在踝关节内遗留有金属内植物，MRI 可引起明显的伪影。因此，在做 MR 前要么选择其他不同的成像方式，要么将金属内植物去除。其他影像学检查方法还包括 ^{99m}Tc 骨扫描和 SPECT，后者特别被推荐用来准确评估关节周围骨关节病。

文献回顾

有关评估疼痛的踝关节畸形融合或不融合翻修的疗效，公开发表的经同行评议的文献较少，主要来源于世界知名的两个医学中心：华盛顿州西雅图市的 Sigvard T. Hansen Jr. 足踝外科研究中心和瑞士 Liestal Cantonal 医院骨科。所有 4 篇文献中共有 53 例患者代表了过去发表的临床研究结果。尽管公开发表的、经同行评议的文献相对缺乏，但相关研究仍在很多地方进行。

2004 年 Griesberg 等[11] 发表了一篇回顾性研究，连续系列观察了第一批 AA 后翻修采用 Agility 系统（DePuy Synthes, Warsaw, IN）进行 TAR 的疗效。起初，这项研究涉及 23 个踝关节（22 例患者），但是 4 例失访，剩余 19 个踝关节（18 例患者）。平均随访时间超过 3 年，但是至少有 1 例患者随访少于 7 个月。研究者将患者划分为两组，一组是清楚疼痛来源的（如未融合、邻近关节炎症、畸形融合等），另一组是踝关节融合成功而疼痛来源不明的。

虽然这篇早期报道是一个重要的参考，但是文中病例使用的是较早的 TAR 系统，存在一些特殊的相关问题。该系统胫骨侧组件宽大并延伸至腓骨，这种设计在当代 TAR 系统中已不再使用，因为它能增加潜在的踝关节骨折发生率。它还需要在假体植入过程中使用外固定架牵开关节间隙，如果发生关节过度牵拉，也会导致踝关节骨折。研究者记录了 4 例外踝骨折和 3 例双踝骨折，导致踝关节骨折的整体发生率为 52.6%（10/19 个踝）。19 例患者中

有 12 例需要辅助手术操作，包括跟腱延长、距下关节融合、扁平足重建和其他肌腱转移。作者报道术中关节活动度总体为 28°。

研究结果显示，AA 转换为 TAR 后再手术率较高。总体上看，19 个踝关节中有 10 个（52.6%）接受了平均 1.5 次额外手术，其中包括 5 例（26.3%）再次全踝置换翻修术。这 5 例患者中，1 例最终翻修回 AA，1 例最终接受膝下截肢（below knee amputation，BKA）。有 5 例患者因体型过度消瘦或在转换成 TAR 时切除腓骨，都发生了复杂的术后并发症。最终，3 例患者（占所有患者的 15.8%，占先前行腓骨切除患者的 60%）接受 BKA，其中包括 1 例先前已接受全踝置换翻修术的患者。作者证实如果排除 BKA 病例，美国足踝外科协会（AOFAS）后足 - 踝评分平均由术前的 42 分提高到术后的 68 分。当分层分组时，作者发现术前明确疼痛来源组翻修术后平均 AOFAS 后足 - 踝评分为 74 分，而疼痛来源不明组的平均评分为 54 分，两组间存在显著统计学差异（$P=0.006$）。整体上讲，18 例患者中有 15 例对术后结果满意，并表示如果重新选择愿再次接受手术，其中还包括 1 例最终接受 BKA 的患者。平均随访 39 个月至随访终点，踝关节评价活动度维持在 26°。作者承认由 AA 转换为 TAR 手术的再翻修率和失败率高于初次 TAR，先前去除腓骨远端以及不明疼痛原因的患者慎重接受该术式。然而作者也明确表示在这些困难情况下，这种转换手术也不失为一种选择。

Hintermann 等[12] 于 2009 年发表了 AA 转换为 TAR 的临床结果，并于 2010 年发表了正式的技术报告和简要更新[13, 14]。这篇报告包括 30 个踝关节（28 例患者），进行了平均 55.6 个月的前瞻性随访，其中最短随访时间为 3 年。作者采用的是三组件、活动衬垫非水泥固定的 Hintegra 全踝关节置换假体（Integra, Saint Priest, France），该系统具有较宽大的距骨基托且不需要固定入腓骨。所有患者都有明确的疼痛来源，其中超过 90% 的病例是畸形融合

伴有或不伴有邻近关节的关节炎。踝关节或距下关节未融合及胫骨应力骨折也被列入转换为 TAR 的手术适应证。

患者接受 TAR 转换手术是在平均初次 AA 术后 13.2 年，也是在平均未融合 4.5 年后，其中 AA 术后转换成 TAR 的最长时间为 57 年。从踝关节融合到最终转换为 TAR，患者平均接受了 3.3 次额外手术。本项研究的患者群体中只有 5 例出现术中踝关节骨折（占 16.7%，包括 3 例内踝骨折、1 例外踝骨折和 1 例双踝骨折），还有 1 例患者术中切断踇长屈肌腱。

患者术前的 AOFAS 后足 – 踝评分平均为 34.1 分，术后改善至 70.6 分，其中 60 岁以上群体的评分略高于年轻人。先前经历 4 次以上额外手术的患者转换为 TAR 的疗效也会受到影响。无患者最终需要行 BKA，只有 1 例患者因距骨侧假体组件下沉而行 TAR 翻修，还有 1 例患者接受了胫 – 距 – 跟骨融合术。临床检查显示，5 个（17.2%）踝关节达到完全无痛，而 21 个（72.4%）踝关节仍有中度疼痛，3 个（10.3%）踝关节存在显著疼痛，疼痛视觉模拟量表（VAS）评分平均为 5.2 分。24 例患者（85.7%）对术后疗效满意或非常满意。转换成 TAR 后踝关节活动度为 24.3°，约为对侧（非手术侧）踝关节活动度的一半。作者在第二年发表的修正研究中包含了先前的一些同样的患者（2009 年的患者研究人群入组时间为 1999 年 8 月至 2004 年 12 月；2010 年的研究人群入组时间为 2000 年 5 月至 2009 年 1 月），共包括 33 个踝关节（31 例患者）。AOFAS 后足 – 踝评分的改善与之前的研究类似，从 36.2 分提升到 72.3 分，并且关节活动度为 27.3°[13]。

我们从这些文献中可以总结出以下几个重点信息：AA 转换成 TAR 对于伴有疼痛的踝关节畸形融合或未融合患者是一个可行的选择，特别是存在邻近关节的关节炎时；如果患者仅存在慢性疼痛症状或疼痛原因不明，选择此术式要格外慎重；对线良好是至关重要的，我们必须采取一切措施保证 TAR 术后足和下肢是平衡的；术后踝关节活动度平均范围为

24°~27°，随后能够持续保持[16]；如何从失败的 AA 成功转换为 TAR，最重要的一点就是解剖结构存在；切口入路、踝关节结构的保留和重建踝关节的最终位置对术后疗效具有显著影响；既往腓骨切除在 AA 翻修领域是个特别的问题，尽管 Hintermann 等[13]报道了腓骨重建的方法，但腓骨远端切除仍对 AA 转换为 TAR 的可行性和复杂性构成重要威胁。

与 AA 转换为 TAR 相关的一个讨论点是采用何种踝关节融合的方法方便未来可能需要的术式转换。切口选取是非常重要的。腓骨表面标准外侧切口和内侧关节截骨将提供足够的空间，有利于将来通过标准前侧实用切口完成 TAR。尽管这样会造成至少 4cm 的皮桥，但仍被推荐为标准入路[12-14]。如果采用前侧切口来完成初次 AA，则可通过原先的前内或前外切口扩展为标准前侧入路用于 TAR。此外，为避免影响局部的血运，切口不应弧向远端。保留的解剖标志对于原有踝关节线的确定很有帮助。另外，我们可以通过简单观察融合不完全的内外侧沟来确定原来的踝关节线，并以此为引导进行翻修。可以说手术成功最重要的因素是维持腓骨的完整性。AA 手术无论采用前侧、内侧或外侧入路都需要尽量少损害或不损害腓骨。如果必须采取外侧入路，腓骨截骨后须保持完整，因此就能保留后方血供完整，采用腓骨远端向后旋转来替代腓骨完全去除。在腓骨前缘需小心保留腓动脉滋养孔的血液供应。另外，截骨时需非常小心，只截取腓骨内侧必要宽度的骨质作为移植材料，这样既能保证足够坚固的腓骨用于嵌入移植，又可以在将来 AA 转换为 TAR 时使用。

踝关节融合翻修转换为全踝关节置换的手术技术

术前计划

常规血管造影可以了解血管的柔韧性。血

管的钙离子指数高意味着血管痉挛和最终血管功能障碍的风险升高。任何先前存在的受累肢体血管疾病都要作为潜在的手术禁忌证来仔细评估。

拍摄对侧负重位 X 线片作为对照也很重要，踝关节的相对关系有助于手术侧肢体建立踝关节轴线。SPECT 和标准 CT 扫描也能帮助我们理解踝关节典型的解剖结构，这可能会影响假体植入的位置。术前彻底了解下肢负重位对线是很有必要的。

踝关节前方软组织条件要仔细评估，了解先前手术切口和软组织及肌腱状态非常重要。软组织的柔韧性必须良好。如果受累下肢曾行皮瓣手术重建软组织或中厚皮片移植，就不建议行踝关节转换手术，因为失败难以避免。

手术入路

按照作者的经验选择前侧入路作为 AA 转换为 TAR 的手术入路。它允许直视观察内外踝，这样有利于更好地保护双踝和建立正确的踝关节线。血管神经束可能因先前手术而偏离正常的解剖位置，所以必须仔细分辨和保护。

保护内外踝

AA 术后内外踝可能会出现骨质疏松而导致容易发生术中骨折。建议使用预防性稳定保护措施，通常使用两枚空心螺钉自内踝顶端拧入胫骨干骺端用以保护内踝。如果计划使用带柄组配假体，固定螺钉的长度和轨迹方向必须不影响将来髓内柄的植入（图 34.6）。所有的出发点都是为了保证带龙骨的胫骨侧假体中心植入。将一枚髓内螺钉垂直方向同样自腓骨远端顶点拧入以保护腓骨。保护内外踝均可使用全螺纹螺钉，标准是采用 4.0mm 的空心钉。

确定关节线

踝关节线的确定要通过对照参考对侧下肢得出，术中增强系统获得的影像要与术前 X 线片进行对比。通常在骨融合节段有一个锯齿状凹陷，可以用来帮助术者确定踝关节的水平关

节线。为了清楚地鉴别踝关节的内外侧沟，建议自沟槽向远端和内外踝尖端向近侧探查。即使在内外侧沟均融合的病例中，两侧沟槽的远端仍清晰可辨。多枚导针于正位进行标识，通过所要建立的水平和垂直位关节线上使用术中影像增强系统仔细评估（图 34.7）。使用多枚导针来确定水平关节线是非常有帮助的。一旦位置确定，如果计划采用导针作为截骨导引则需仔细检查导针间的对线（图 34.8），特别要注意前后位导针的屈曲角度。

截　骨

一旦关节线确定，可以利用两种不同的技术进行截骨，每种方法都非常有效，且各有各的优缺点。每种技术都有适合的病例，需要认真地选择和使用。

对于第一种技术，在放置截骨导板前需要分离融合的胫距关节。这将根据截骨指示导针徒手使用动力锯和骨刀完成，成角畸形需要根据术前计划截骨矫形。这个技术的优势在于允许胫骨相对于距骨可以自由移动，从而明显降

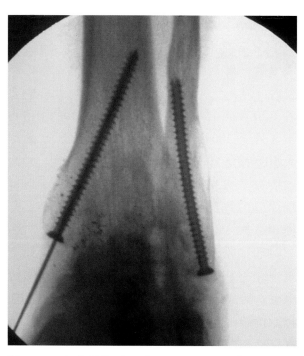

图 34.6　术中影像增强系统显示预防性采用 4.0mm 全螺纹空心钉预防性固定保护双踝。螺钉固定方向必须要考虑到将来的假体植入，特别是在选择带柄胫骨侧假体时。小心避免固定钉撞击假体

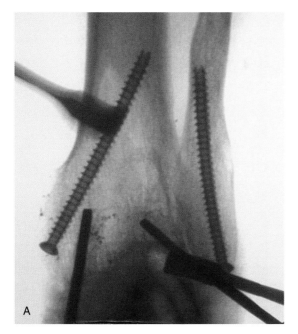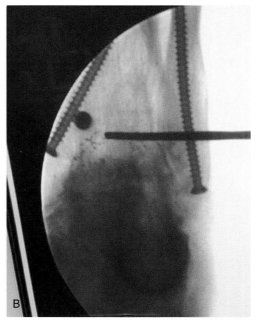

图 34.7　术中影像增强系统根据导针确定踝关节线和内外侧沟。分别确定垂直（A）和水平（B）关节线

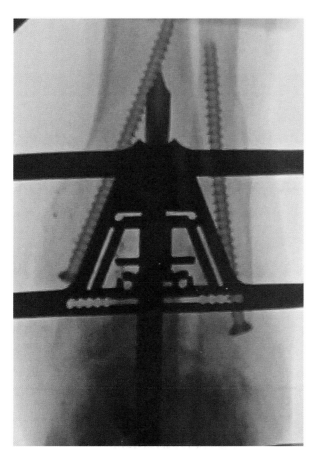

图 34.8　术中采用增强影像来评估假体安装时的计划截骨位置和角度。仔细检查双踝是否保留以及踝关节屈曲角度是否正确。使用导针确定关节线和内外侧沟以保证假体安装在合适位置

低了术中发生骨折的风险。另外，一旦完成截骨重建关节，就可以通过截骨区矫正任何畸形，剩下的步骤与初次 TAR 非常相似。此外，一旦融合的踝关节完成截骨，就可以评估软组织的稳定性和挛缩情况，通常要行跟腱延长术。这个技术的缺点是要在放置截骨导板前徒手截骨。通过徒手截骨重新建立关节线和完成对线具有较大的失误可能，同时具有损伤内外踝的潜在风险。我们推荐在未融合、部分融合或需要通过截骨矫正畸形的病例中采用这种技术。

第二种技术包括安放截骨导板后去除截骨块，再分离胫骨和距骨。这种技术的优势是允许牢固固定参照支架后精确安放截骨导板。利用这种技术截骨方便且不易出现失误；而缺点就是截骨完成后踝关节仍无法移动，因此很难去除截骨块。如果不采用预防性空心螺钉固定保护，术中内外踝骨折的风险很大。使用这种技术在去除截骨块后仍需要徒手完成沟槽内截骨。我们推荐对于牢固融合难以通过肉眼观察确定关节线，且踝关节处于中立位的病例采用这种技术。术者将从截骨引导系统和术中增强影像系统中获益。

截骨技巧

因为软组织包括蹞长屈肌和神经血管束可能紧贴在胫骨后侧，所以我们倡导预截骨技术。锯片长度事先进行标记，这样术者就可以通过观察标记在锯片接近截断后侧皮质时停止截骨。在对骨皮质截断感知不明确时，可以采用骨刀完全截断胫骨和距骨后侧皮质。通常可以采用先截断前方 50% 的骨质，再小心凿断后侧连续骨皮质的方法，在这个过程中使用板状牵引器会很有帮助。

去除截骨块

术者在任何情况下都不能以内外踝为支点进行撬拨。即使内外踝已采取预防性螺钉固定保护措施，这样做仍存在骨折的风险。我们必须从前方截骨处将截骨块取出，将其分离成易于去除的多个小骨块是个可行的方法。最难去除的截骨块往往位于后侧，它与后外侧胫腓韧带相连。在螺纹钉的保护下，弧形刮匙和骨刀配合使用将有利于去除截骨块。

软组织松解

踝关节不能通过暴力操作来恢复活动度，因为这样可能造成骨折。在几乎所有病例中都需要行跟腱延长术，胫骨后肌腱和腓骨长短肌腱也可能需要松解。内侧三角韧带的深层也可能有显著的纤维化。所有这些软组织问题都需要在完成截骨后、安装假体前判定。蹞管处是否需要松解作者尚无经验，但这也可以考虑。必须在安装假体前使胫骨和距骨间恢复活动。

植入胫骨和距骨侧假体

这类患者的骨质较为疏松，术者必须采用轻柔的方式安装假体。建议使用水泥固定的假体，假体安装到位后调整关节运动，再次评估踝关节周围软组织的紧张程度。

最终影像学检查

最后需要确定人工关节和内外踝内固定物位置是否满意。即使没有证据支持术中踝部骨质薄弱，我们也倾向于保留内踝内固定物以获得附加力学保护（图 34.9）。在有些病例中，如果有必要也可以去除踝部的保护螺钉（图 34.10）。我们推荐安装假体后术中拍摄背屈和跖屈位 X 线片以确定踝关节的活动度（图 34.11）。

放松止血带

作者推荐在闭合切口前放松止血带。众所周知,胫神经和动脉损伤是 TAR 的手术并发症，AA 转换为 TAR 时这种风险会更高。如果出现踝关节后内侧角出血不止，就需要确定是否为胫后动脉损伤所致。

切口闭合

TAR 完成后正常逐层闭合切口。虽然对一些病例切口负压有利于伤口愈合，但引流并不一定常规使用。

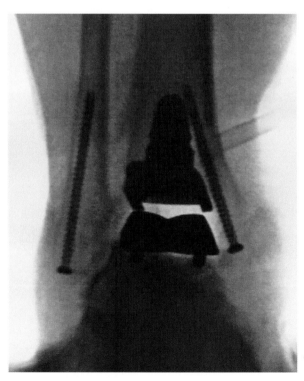

图 34.9 双踝螺钉固定保护和最终假体安装完毕后使用术中影像增强系统确定内植物位置满意，各组件相互协调一致，内外侧沟已松解开放，固定螺钉未撞击假体

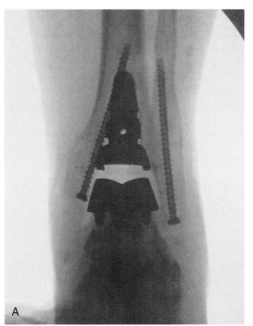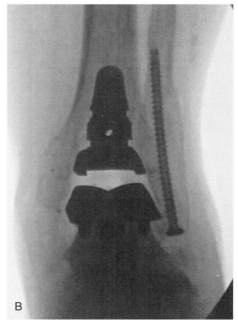

图 34.10　A. 术中最终增强影像确定假体安装位置满意。B. 该病例中发现内踝固定螺钉与假体距离过近，随后将其去除。因为内侧骨质结构良好，假体位置和对线满意，去除内踝保护螺钉是可行的

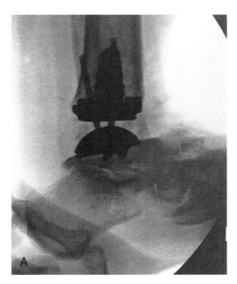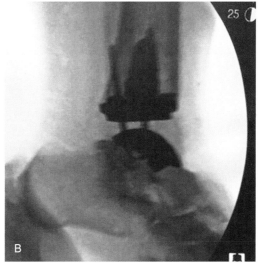

图 34.11　术中拍摄踝关节最大背屈（A）和跖屈位（B）侧位增强影像，以确定踝关节融合转换为全踝关节置换后获得的关节活动度

总　结

　　AA 被证明是一种缓解终末期踝关节炎疼痛的有效方法。内固定和生物增强技术的进步提高了关节融合率，使得 AA 成为一种可靠的术式。由于 AA 功能上的受限以及邻近关节会发生进展性关节炎，调低了 AA 的长期满意率。有明确疼痛来源的踝关节融合术后患者可以成功接受转换为 TAR 手术，但其适应证有限，

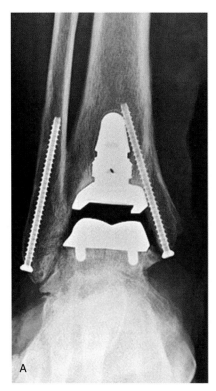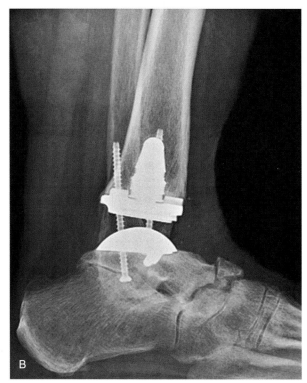

图 34.12 踝关节融合后转换为踝关节置换术后 1 年负重条件下正位（A）和侧位（B）X 线片。踝关节活动度得以保留，邻近关节应力降低使疼痛缓解，恢复活力

包括踝关节畸形融合，邻近关节发生关节炎且患者不愿再接受融合手术，或 AA 术后持续未融合。相关文献支持 AA 转换为 TAR 的适应证有限，但也证实了这种选择的可行性（图34.12）。该术式要求较高的手术技巧，风险也高于初次 TAR，其长期疗效还有待进一步观察。

参考文献

[1] Glazebrook M, Daniels T, Younger A, et al. Comparison of health-related quality of life between patients with end-stage ankle and hip arthrosis. J Bone Joint Surg Am, 2008,90(3):499-505.

[2] Straub G. Arthrodesis of the ankle. Surg Gynecol Obstet, 1927,45:676-684.

[3] Smith R, Wood PLR. Arthrodesis of the ankle in the presence of a large deformity in the coronal plane. J Bone Joint Surg Br, 2007,89(5):615-619.

[4] Ferkel RD, Hewitt M. Long-term results of arthroscopic ankle arthrodesis. Foot Ankle Int,

2005,26(4):275-280.

[5] Holt ES, Hansen Jr ST, Mayo KA, et al. Ankle arthrodesis using internal screw fixation. Clin Orthop Relat Res, 1991,268:21-28.

[6] Piriou P, Culpan PC, Mullins M, et al. Ankle replacement versus arthrodesis: a comparative gait analysis study. Foot Ankle Int, 2008,29(1):3-9.

[7] Brewster RC, Coventry MB, Johnson Jr EW. Conversion of the arthrodesed hip to a total hip arthroplasty. J Bone Joint Surg Am, 1975,57(1):27-30.

[8] Hardinge K, Murphy JC, Frenyo S. Conversion of hip fusion to Charnley low-friction arthroplasty. Clin Orthop Relat Res, 1986,211:173-179.

[9] Cameron HU, Hu C. Results of total knee arthroplasty following takedown of formal knee fusion. J Arthrop, 1996,11(6):732-737.

[10] Naranja Jr RJ, Lotke PA, Pagnano MW, et al. Total knee arthroplasty in a previously ankylosed or arthrodesed knee. Clin Orthop Relat Res, 1996,331:234-237.

[11] Greisberg J, Assal M, Flueckiger G, et al. Takedown of ankle fusion and conversion to total ankle replacement. Clin Orthop Relat Res, 2004,424:80-88.

[12] Hintermann B, Barg A, Knupp M, et al. Conversion

of painful ankle arthrodesis to total ankle arthroplasty. J Bone Joint Surg Am, 2009,91(8):850-858.

[13] Barg A, Hintermann B. Takedown of painful ankle fusion and total ankle replacement using a 3-component ankle prosthesis. Tech Foot Ankle Surg, 2010,9(4):190-198.

[14] Hintermann B, Barg A, Knupp M, et al. Conversion of painful ankle arthrodesis to total ankle arthroplasty: Surgical technique. J Bone Joint Surg Am, 2010,92:55-66.

[15] Saltzman CL, El-Khoury GY. The hindfoot alignment view. Foot Ankle Int, 1995,16(9):572-576.

[16] Lagaay PM, Schuberth JM. Analysis of ankle range of motion and functional outcome following total ankle arthroplasty. J Foot Ankle Surg, 2010,49(2):147-151.

第 35 章　全踝关节置换失败后的保肢技术

Christopher Bibbo, Stephen J. Kovach, L. Scott Levin

引　言

幸运的是，全踝关节置换术（TAR）后灾难性的并发症并不常见，但高位截肢（即膝下或膝上截肢）时要努力维持肢体的长度，以便改善生物力学表现，使假肢的使用更方便，增强患者对自身形象的认知。保肢技术包括采用踝关节截肢、Ilizarov 环形外固定架固定技术，以及局部和游离组织转移。

C. Bibbo, DO, DPM, FACS (✉)
Department of Orthopaedic Surgery, Marshfield Clinic,
1000 North Oak Ave., Marshfield, WI 54449, USA
e-mail: drchrisbibbo@gmail.com

S. J. Kovach, MD
Division of Plastic Surgery, Department of Orthopaedic Surgery,
Hospital of the University of Pennsylvania, 3400 Spruce St,
Philadelphia, PA 19104, USA

Division of Plastic Surgery, Perelman Center For Advanced
Medicine, 3400 Civic Center Boulevard,
South Pavilion, Philadelphia, PA 19104, USA
e-mail: Stephen.kovach@uphs.upenn.edu

L. S. Levin, MD, FACS
Paul P. Magnuson Professor of Orthopedic Surgery,
Raymond and Ruth Perelman School of Medicine at the
University
of Pennsylvania, 3737 Market Street, 6th fl., Philadelphia,
PA 19104, USA
e-mail: scott.levin@uphs.upenn.edu

© Springer International Publishing Switzerland 2016
T.S. Roukis et al. (eds.), *Primary and Revision Total Ankle Replacement*,
DOI 10.1007/978-3-319-24415-0_35

区域截肢以保持肢体的长度

不幸的是，TAR 后的灾难性并发症可能最终导致截肢，这是最后的挽救手段。原因有很多，包括缺乏提供其他形式的功能性保肢解决方案，或患者希望终止进一步重建的努力而选择截肢。膝下截肢术（below-knee amputation，BKA）是一种常用的手术方式，但作者认为对于足部截肢还有其他可行的选择。绝大多数截肢是在足踝区域完全丧失后进行的，截肢手术中保持肢体长度的愿望使患者只想牺牲足部，截肢时每个肢体保留的长度取决于后足骨骼保留的体积。

踝关节水平保留肢体长度的截肢术：Pirogoff、Boyd 和 Syme 截肢术及其改良

踝关节平面的截肢对于保留肢体长度很有价值，可让肢体经久耐用。根据作者的观察，与 BKA 相比，特别是在老年人群中，假肢的使用更容易、依从性更高。而在中年人群中，患者可参与的活动范围更大，自身形象得到增强，可以更好地融入社会生活。当确实需要截肢时，应该尽量在踝关节水平进行。在踝关节水平的截肢中，根据需要选择经典或改良的 Pirogoff、

Boyd 和 Syme 截肢术，对于维持肢体远端长度并使患者避免 BKA 具有很大的意义[1]。

Pirogoff 截肢术需要在 TAR 假体去除平面牺牲掉足部，仅保留跟骨。该技术非常简单，在去除足部和残留距骨后自跟骨前缘截断，在移除足部和距骨的其余部分后，将跟骨的前缘横断；将残余的跟骨体在矢状位上旋转 90°，

将跟骨前方的截面朝上相对放置在保留的胫骨穹隆上。这样处理后，跟骨后部成为肢体的负重面（图 35.1）。如果踝关节前方存在较大的软组织缺损，可使用"足部去骨"皮瓣技术将足底的皮肤作为皮瓣翻转至前方缺损处（图 35.2）。如果胫骨远端存在骨缺失，为保持肢体的长度就需要在移除 TAR 假体的位置

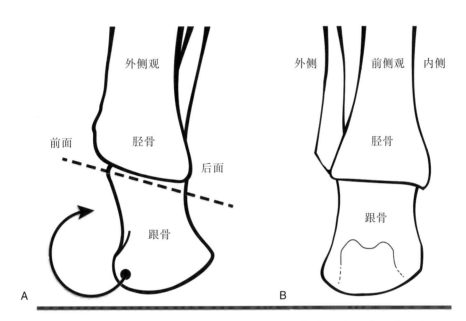

图 35.1　Pirogoff 截肢的侧面观（A）和前面观（B）。将跟骨沿着胫骨平台的轮廓从前侧远端部分（虚线）切除，然后在矢状面中旋转约 90°（箭头所示），这样跟骨结节的后侧面接触地面（蓝色实线）并负重

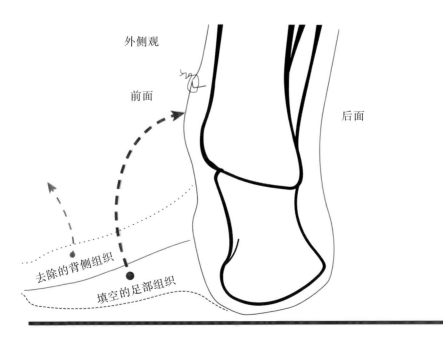

图 35.2　足部去骨皮瓣覆盖前侧软组织缺损的侧面观。去除足部所有骨骼、足背部皮肤和结构，由足底内侧和外侧动脉提供血运的足底组织翻转和修整后填补软组织缺损

进行自体骨、骨库同种异体骨或游离的血管化骨瓣移植。作者会尽量避免使用冷冻的同种异体移植物，因为反复的感染并不罕见。重组骨形成蛋白（rhBMP-2）可用于促进复杂病例的骨愈合[2-6]。"干细胞"生物移植物（Trinity Evolution，OrthoFix，McKinney，TX）的进展也被证明对局部不利条件下获得骨愈合具有重要价值[7]。改良 Pirogoff 截肢术（如 Lefort-Neff 改良截肢术）保留跟骨在其解剖位置，但需要切除跟骨的上表面并将其融合到残留的胫骨穹隆处，然后修整踝关节以减少内侧或外侧的突起。显然，切除的跟骨越多，需要进行的移植就越多，或者通过近端牵张成骨可提供所需要的肢体长度（图 35.3）。

Boyd 截肢术是 Pirogoff 截肢术的一种变形，是将跟骨后移。如果将跟骨向前移动，则行走时将体重向前传递，这称为 Boyd 截肢术的 Camilleri 改良法。

上述截肢技术是以增加截肢后的剪切力为代价来保持远端肢体长度的，如果没有适当的矫正控制可能会发生失败的情况，例如对于 Pirogoff 截肢术，要让耐用的足跟皮肤来负重。此外，在一些患者中足底间隙可能是一个问题，由于产生了剩余的长度，远端不存在连接的关节，可能会对足底间隙产生轻微的阻碍。外科医生可以选择制造一个 1~2cm 的轻度肢体长度差异，以便截肢后行走时增加足底间隙。

Syme 截肢术是一种踝关节离断截肢术，除了保留跟腱止点和足跟垫外，要将整个足部截掉（图 35.4），它常用于感染的糖尿病患者或沙尔科（Charcot）神经关节病的截肢。Syme 截肢术在行走步态中可提供良好的摆动相，并依靠完整的后跟垫覆盖整个远端的肢体，因此行 Syme 截肢必须有完整的足跟垫。Syme 截肢术非常适合在引流管移除后立刻负重，可使用良好衬垫的简单髌腱负荷支具支撑，该支具在定制假体前可经调整匹配肢体长度（图 35.5）。Syme 假肢有一个简单的衬垫卡槽安装在假肢的鞋托上，可将假体调整到与远端胫骨残端一样低或稍高，以帮助衰弱的患者分摊重量（图 35.5）。作者发现患者在家中走动时约有 50% 的时间都是裸露着下肢残端，不佩戴假肢，也未发生不良后果。然而，对于腿部肌肉较弱，胫骨内翻或膝内翻的患者，可能由于行走时的推挤会发生晚期足跟垫内翻移位。通过将腓骨肌腱与外侧足跟垫固定在一起可以减轻这种晚期足跟垫内翻移位的发生，即 Syme 截肢的 Bibbo 改良法[8]。

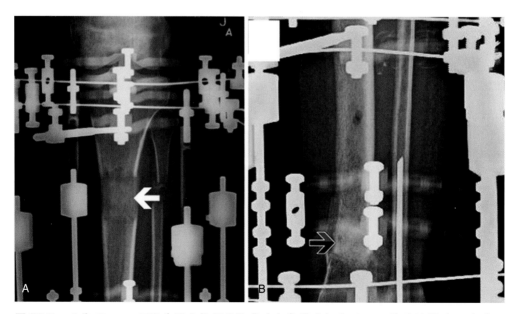

图 35.3 双焦 Ilizarov 环形外固定架固定技术（白色箭头）处理 4cm 骨质缺损的 X 线片。在近端牵张成骨（A；白色箭头）的同时远端压缩成骨（B；黑色箭头）

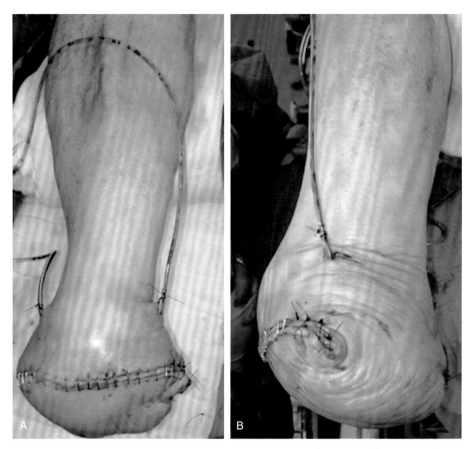

图 35.4　Syme 截肢的前方和侧面临床照片。注意足底跟骨垫充当了截肢部位的负重面

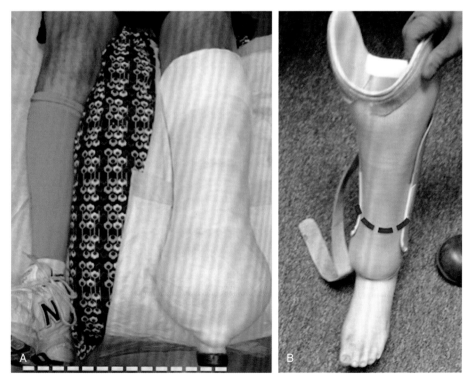

图 35.5　A. Syme 截肢术后的行走支具。B. 注意肢体长度是相等的（虚线所示）。用于病态肥胖患者分担负载的 Syme 假肢。对于正常体重患者，假肢可以与胫骨远端平面（虚线）一样低

在大量软组织缺损的情况下，标准的后足或踝关节平面的截肢将难以实现，这时使用游离组织移植可以帮助保留截肢的远端长度。在这种情况下，由皮肤、皮下脂肪、筋膜甚至肌肉组成的复合游离组织皮瓣是最理想的游离皮瓣（图35.6）。一个复合皮瓣可提供所有的软组织成分，极大地满足了填充组织和修复表面的需要，并为截肢部位提供了一个长期且非常稳定的软组织包被。游离组织移植技术也可应用于肢体出现灾难性并发症时，需要膝上截肢的部位存在严重损害（即通过游离组织移植提供 BKA 平面的覆盖，这样可以挽救 BKA 和膝关节的功能，避免进行生物力学功能较差的膝上截肢术）[1]。

骨缺损的临界长度

骨缺损方面要分别考虑到"距骨侧"和"胫骨侧"因素。距骨的完全缺失意味着需要行胫骨 – 跟骨或胫骨 – 大量同种异体移植骨 – 跟骨的关节融合术，胫骨的额外缺损表示有移植重要骨量的需要。距骨与跟骨的缺损是一个极大的挑战，可能最后需要"借用"足部放置在胫骨下方起支撑作用，或选择更高平面的截肢术（如 BKA），我们将在本章节中讨论。

通过鞋内垫高可轻松地弥补最多 2cm 的骨质缺损。如果骨质缺损导致肢体短缩长度 ≥ 4cm，即使鞋内垫高也很难获得肢体等长的平衡状态。所有保肢技术的目标就是防止更高平面的截肢并最大限度地保留足部。

骨缺损可以通过自体和库存骨移植（2~4cm）、双侧髂嵴大范围的自体骨移植（4~6cm）、游离的血管化骨移植或配合使用 Ilizarov 环形外固定架固定技术：通过远端对接的牵张成骨术或快速远端压缩与近端牵张成骨的双焦点技术来实现（图35.3），作者发现后者更具有可重复性和可靠性[9]。并发症导致胫骨缺损 ≥ 6cm 时通常需要游离的带血管腓骨移植来保全肢体长度。使用"Weber 滑轮牵引技术"可以获得 ≥ 8cm 的牵张成骨，但在技术上具有挑战性（图35.7）。

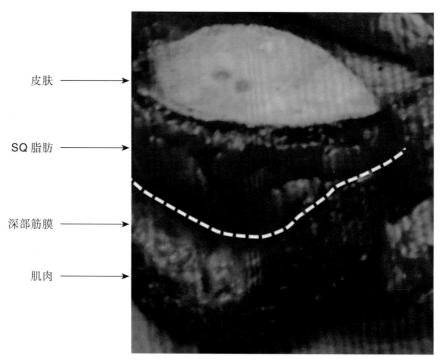

皮肤

SQ 脂肪

深部筋膜

肌肉

图35.6　一个复合游离皮肤穿支皮瓣（大腿前外侧皮瓣）的术中照片。可以获取所有组织层或部分组织层。虚线表示"皮肤穿支皮瓣"[皮肤和皮下（SQ）脂肪]

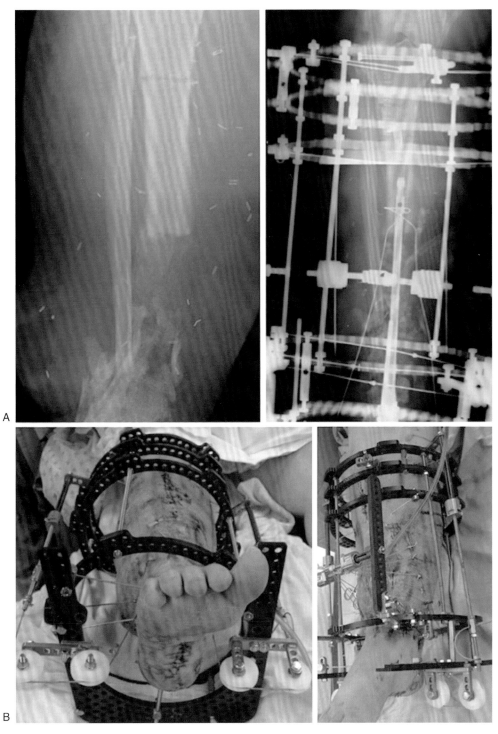

图 35.7　Weber 滑轮牵引技术的 X 线片（A）和临床照片（B），它可用于胫骨长节段大量骨缺损（该患者为 12cm）时牵张成骨，该病例为耐甲氧西林金黄色葡萄球菌胫骨感染后的保肢治疗

软组织缺损的临界尺寸

在本书的其他章节已对 TAR 后伤口管理问题中的软组织技术进行了全面讨论。然而，软组织缺损是判断能否进行功能性保肢手术的决定性因素。一般而言，在灾难性 TAR 并发症发生后尝试保肢，可以通过局部皮瓣或软组织游离皮瓣来覆盖大的伤口。当保肢是主要的关注点时，局部的软组织可提供所有的要素来使保留的肢体获得稳定的软组织包被。足部去骨皮瓣可以为末端负重的假肢提供非负重的软组织覆盖以及可负重的高质量皮肤。

骨和软组织缺损的临界尺寸

TAR 灾难性并发症后的大量复合肢体组织缺损需要软组织和骨骼来共同维持功能性肢体。在这种情况下，有两种方法可以避免更高平面的截肢（如 BKA）。在胫骨远端牵张成骨时，可以通过减容技术和（或）骨缺损技术来减小软组织的缺损，进而促进伤口的闭合[10]。

双焦 Ilizarov 技术复杂的变化需要术者具有计算机辅助畸形矫正方面的大量知识和经验。另一种选择是游离的骨皮瓣，即游离腓骨皮瓣，与简单的外固定架（"三角支架"或单边设计）配合使用。如果需要将残余的畸形矫正，则后续需将简单的外固定架更换为计算机辅助的细钢丝环形外固定架装置，外固定架必须在游离皮瓣配合下使用。

总　结

幸运的是，TAR 后灾难性的并发症并不常见，但需要在高位截肢时（即膝下或膝上截肢）尽量维持肢体的长度，以提高生物力学性能，使假肢使用更便利，使患者的自身形象认知得到加强。保肢技术包括踝关节平面的截肢、Ilizarov 环形外固定架固定技术，以及局部和游离组织的移植。对于 TAR 失败病例的治疗，特别是需要在软组织覆盖和保全肢体长度的情况下，应由经验丰富的外科医生来处理，理想情况下应由多学科共同支持和参与。

参考文献

[1] Bibbo C, Ehrlich DA, Levin LS, et al. Maintaining level of lower extremity amputation with tissue transfers. J Orthop Surg Adv, 2015,24(2):144-146.

[2] Bibbo C, Patel DV, Haskell MD. Recombinant bone morphogenetic protein-2 (rhBMP-2) in high-risk ankle and hindfoot fusions. Foot Ankle Int, 2009,30(7):597-603.

[3] Bibbo C, Haskell MD. Recombinant bone mor-phogenetic protein-2 (rhBMP-2) in high-risk foot and ankle surgery: techniques and preliminary results of a prospective, intention to treat study. Tech Foot Ankle Surg, 2007,6(2):71-79.

[4] Mechell RJ, Bibbo C. The role of bone morphogenetic protein in ankle and hindfoot fusions. Curr Orthop Prac, 2013,24:460-475.

[5] Bibbo C, Nelson J, Ehrlich DA, et al. Bone mor-phogenetic proteins: indications and uses. Clin Podiatr Med Surg, 2015,32(1):35-43.

[6] Bibbo C. Revision ankle arthrodesis, chapter 20// Alexander IJ, Bluman EM, Greisberg JK, editors. Advanced reconstruction: foot and ankle 2. Chicago: American Academy of Orthopaedic Surgeons, 2015.

[7] Guyton GP, Miller SD. Stem cells in bone grafting: trinity allograft with stem cells and collagen/beta-tricalcium phosphate with concentrated bone marrow aspirate. Foot Ankle Clin, 2010,15(4):611-619.

[8] Bibbo C. A modification of the syme amputation to prevent postoperative heel pad migration. J Foot Ankle Surg, 2013,52(6):766-770.

[9] Bibbo C. Reverse sural flap with bifocal lizarov technique for tibial osteomyelitis with bone and soft-tissue defects. J Foot Ankle Surg, 2014,53(3):344-349.

[10] Nho SJ, Helfet DL, Rozbruch SR. Temporary in-tentional leg shortening and deformation to facilitate wound closure using the Ilizarov/Taylor spatial frame. J Orthop Trauma, 2006,20(6):419-424.